Petra Skibbe

Ayurveda-Handbuch für Frauen

Petra Skibbe

Ayurveda-Handbuch für Frauen
Typgerecht essen, rundum wohl fühlen

pala
verlag

Danke!

An alle Frauen dieser Welt in großer Dankbarkeit. Besonders danken möchte ich den Frauen, die in meinem Leben eine wichtige Rolle gespielt haben: Meiner Mutter Gertrud für ihre Zuneigung, Fürsorge und große Liebe zum Kochen, die auf mich übergesprungen ist. Meiner Großmutter Cläre, die ich schon als kleines Mädchen bewunderte; eine selbst im hohen Alter noch immer hübsche und zierliche Dame, der man ihre adelige Herkunft ansah – mit ihr habe ich meinen ersten Marmorkuchen gebacken. Meiner älteren Schwester Margit, die leider schon vor meiner Geburt verstarb, jedoch als große Schwester immer einen Platz in meinem Herzen hat – ebenso wie meine älteste Schwester Uschi, die mir als Kind wie eine zweite Mutter war. Helga Köhnlein, die ich ebenso liebe wie meine eigene Mutter – sie hat mir in ihrem großen Olivengarten in der Toskana während der schwierigen Phasen dieses Buches immer wieder durch ermutigende Gespräche und Berichte eigener Erfahrungen neue Facetten des Frauseins enthüllt. Sie ist für mich ein Vorbild dafür, dass viele Aspekte des Lebens erst »ab 40« so richtig beginnen.

Neben all den Frauen in meinem Leben danke ich Joachim Skibbe, ohne den dieses Buch niemals das Licht der Welt erblickt hätte. Seine Ayurveda-Forschungen und -Studien, seine medizinisch-fachliche Mitarbeit, einfühlsame Beratung und beständige Ermutigung ließen mich die Prinzipien des Ayurveda immer wieder neu, umfassend und integrativ verstehen.

Mein tief empfundener Dank gebührt auch meinen Lehrern, die mich in die tiefen Wissensbereiche und Geheimnisse des Ayurveda und der Veden eingeführt und unterwiesen haben.

Dieses Buch erhebt nicht den Anspruch eines Heilbuches, das konkrete Diätvorschläge zum Ausgleich bestimmter Beschwerden und Krankheiten anbietet.
Die Informationen in diesem Buch können die Diagnose und Hilfe einer Heilpraktikerin/ eines Heilpraktikers bzw. einer Ärztin/eines Arztes nicht ersetzen.

Inhaltsverzeichnis

Frauen und Ayurveda 6

Grundlagen des Lebens 7

Welcher Typ bin ich? 14

Test: Welcher Typ bin ich? 23

Meine Ernährung 32

Welcher Typ isst wie? 43

Mein Tageszyklus 46

Mein Monatszyklus 48

Mein Jahreszeitenzyklus 55

Mein Lebenszyklus 60

Partnerschaft 63

Sexualität –
die Perle der Lust entdecken 67

Wir wollen ein Kind 70

Schwangerschaft –
die Zeit der zwei Herzen 72

Die Geburt unseres Kindes 82

Sport und Freizeit 88

Im Beruf und zu Hause 92

Freizeit, Ferien, Ausspannen 94

Menopause – die Wechseljahre 97

Leben in den Tag bringen 104

Natürlich schön –
die Ayurveda-Kosmetik 111

Genießen will gelernt sein 120

Meditation des Kochens 123

Das sollten Sie noch wissen 125

Rezepte

Frühstück 127

Salate 139

Suppen und Eintöpfe 151

Gemüsegerichte 171

Beilagen und Snacks 190

Pikantes aus dem Backofen 211

Brote, Frikadellen und Aufstriche 222

Saucen, Chutneys und Dips 234

Kuchen, Muffins und Pies 247

Desserts 260

Getränke 279

Grundrezepte 290

Anhang

Welches Nahrungsmittel
für welchen Dosha-Typ? 297

Die Autorin 305

Erklärung der benutzten
Sanskrit-Begriffe 306

Literatur 308

Bezugsquellen 309

Rezeptindex 311

Frauen und Ayurveda

Frauen sind anders. Sie machen sich Gedanken über ihren Körper und ihre Gefühle, sie machen sich Gedanken über ihre Seele, die anderen und ihre Umwelt. Frauen sind sensibel und sensitiv, sie spüren vieles an und um sich, was anderen oft verborgen bleibt. Sie wollen ihre Ziele im Leben erreichen und freuen sich, dabei eine ganz neue Welt zu entdecken. Frauen wollen sich wohl fühlen, genießen und glücklich sein – allein und gemeinsam mit anderen. Frauen wollen Neues schaffen, Altbewährtes bewahren und das Gegenwärtige verbessern. Frauen ...

Frauen sind etwas Besonderes. Haben sie dann nicht auch eine besondere Heilkunst verdient? Eine, in der sie sich ganz angenommen, verstanden, geborgen und behandelt fühlen. Eine, die ihnen hilft, wenn Beschwerden da sind, ihnen aber auch Möglichkeiten an die Hand gibt, es gar nicht erst so weit kommen zu lassen. Eine Heilkunde, in der sie sich ganz und wohl fühlen, um gesund und glücklich leben zu können. Eine Heilkunde, in der sie ihr Frausein noch vertiefen können: eine ganzheitliche Heilkunde eben.

Frauen und Ayurveda. Die altindische Heilkunde für andere, ganzheitliche und besondere Frauen, eine Heilkunde für jede Frau also. Eine Heilkunde, die den Frauen einen besonderen Platz und einen eigenen Zweig gewidmet hat. Nicht umsonst ist der Ayurveda – wie ein Jahrtausende alter Sanskritklassiker erklärt – »die Wissenschaft vom guten, gesunden, glücklichen und langen Leben«.

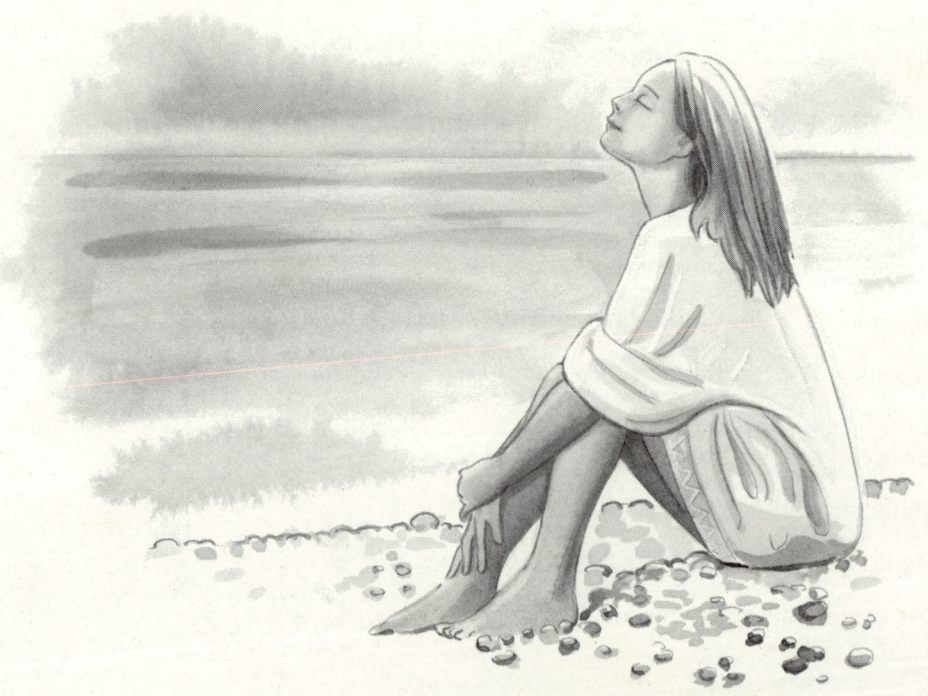

Grundlagen des Lebens

Die Harmonie des Seins

»Körper, Geist und Seele sind wie ein Dreifuß. Ihr Zusammenspiel erhält die Welt und stellt das Substrat für alles Existierende. Vereint bringen sie das fühlende Wesen hervor, für das der Ayurveda ins Licht gerufen wurde.«

Charaka Samhita, Sutrasthana, 1.46–47

Ayurveda ist die Wissenschaft *(Veda)* vom guten, gesunden, glücklichen und langen Leben *(Ayus)*. Ihn umgibt der Hauch von Jahrtausenden, ist er mit über 5000 Jahren doch die älteste der Menschheit bekannte Medizin und Heilkunst. Ob die Buddhisten vor 2500 Jahren, die Perser und Griechen vor 2000 Jahren, die Araber vor 1000 Jahren oder wir Kosmopoliten des heutigen Computerzeitalters, wer auch immer mit dem Ayurveda in Kontakt kommt, ist fasziniert von seiner Aktualität und Effektivität.
Wie würden Sie sich das Leben in einem Indien vor 5000 Jahren vorstellen?

Es ist April. Der Frühling geht dem Ende zu, die Tage werden schon wieder recht heiß. Am Dorfbrunnen stehen Frauen in farbenfrohen Saris, den langen Gewändern aus Seide oder Baumwolle, die jede Frau, ob jung oder alt, schlank oder kräftig, immer hübsch und attraktiv aussehen lassen. Sie tauschen die neuesten Nachrichten aus, während eine nach der anderen mit einem Tonkrug das kühle Nass hochzieht. Mehrere lachende junge Mädchen helfen sich gerade gegenseitig, ihre Wasserkrüge auf den Kopf zu setzen. Eine davon ist Radhika, sie trägt einen bauchigen Messingkrug auf dem Kopf, ihre Freundin Chaitya einen Tonkrug. Beide scherzen und lachen, weiße Zähne blitzen in den fröhlichen Gesichtern. Vor dem hellgrünen Haus trennen sich ihre Wege. Radhika betritt das Haus ihrer Familie. Ein Haus wie alle anderen: mit einem Flachdach, in der Mitte ein Atrium, in der sich das tägliche Leben halb im Freien, halb unter einem Säulengang abspielt. Hier wird Gemüse geputzt, genäht, unterhalten, spielen die Kinder, Großmutter wacht über allem – und vielleicht verreibt die Mutter gerade ayurvedische Kräuter in einem großen Steinmörser. In der Küche wird, wie wir hören, das Mittagessen vorbereitet. Man kann es auch riechen, gerade ist der besondere Moment, in dem die Gewürze angeröstet werden – das verleiht ihnen ihr besonderes Aroma. Dort hinein bringt Radhika ihren Krug mit dem kühlen Brunnenwasser.

5000 Jahre ist es her, als die Weisen des antiken Indiens begannen, das gesamte bis dahin mündlich überlieferte Wissen niederzuschreiben. Geschrieben wurde in Sanskrit, damals die Sprache der Gebildeten und Gelehrten, heute die älteste Hochsprache der Menschheit, von der nahezu alle europäischen Sprachen abstammen. Aus der Sorge, dass der Lauf der Zeit den altüberlieferten Wissensschatz einmal vergessen lassen könnte, schrieb man damals Abhandlungen über Architektur, Baukunst, Statik, Mathematik, Geometrie, Astrologie, Astronomie, Kosmologie, Kampfkunst, die Wissenschaft der Flugzeuge, Geomantie (Berücksichtigung der planetaren Kraftorte) und natürlich die Heilkunde (Ayurveda). Neben den Wissenschaften hielt man selbstverständlich auch Kulturelles fest: Musik, Tanz, Rhetorik, Theater, Dramaturgie, Poetik, Metrik und Prosodie.
Als Begründer des Ayurveda nennt das *Shrimad Bhagavata Purana*, ein bekanntes altindisches Schriftdokument, Dhanvantari, eine Inkarnation Vishnus oder Krishnas.
Die Therapieformen, die er lehrte, beinhalten Diätetik, Kräuterheilkunde, Meditation, Mantrameditation, Lebensweise, Edelsteintherapie, Yoga, Hygienik, Musiktherapie etc. und werden in acht Fachbereichen angewandt: Innere Medizin, Chirurgie, Frauen- und Kinderheilkunde, Hals-Nasen-Ohren-Augen- und Zahn-Heilkunde, Psychiatrie, Toxikologie, Sexualheilkunde *(Vajikarana)*, Regenerativmedizin und Geriatrie *(Rasayana)*.
Während sich in allen vier Veden schriftliche Hinweise auf Medizin, Hygiene, Chirurgie etc. finden, liegt der Schwerpunkt der Inneren Medizin und Kräuterheilkunde im *Rig-Veda*, während der *Atharva-Veda* in erster Linie den chirurgischen Bereich des Ayurveda behandelt. Zu den ältesten und bedeutendsten der noch heute erhaltenen Ayurveda-Kommentare und -lehrbücher zählen die *Charaka Samhita* und *Sushruta Samhita*.

»Was sind die Veden?« Radhika hat sich inzwischen neben ihre Mutter gesetzt und sieht ihr fragend beim Verreiben der Kräuter zu.
»Veda bedeutet echtes Wissen.«
»Wissen über was, Mutter?«
»Wissen über dich und über uns, die Gesellschaft, Wissen über Menschen, Tiere und Pflanzen, Wissen über das Universum da draußen und Wissen über den, der dies alles geschaffen hat.«
»Und weißt du dann, wer ich bin?« Radhika sieht ihre Mutter fragend an.
»Ja, du bist ein Lebewesen, wie wir auch. Du bestehst aus einem Körper, das ist das, was du greifen kannst, und aus einem Geist, das sind deine Gedanken, Gefühle und Wünsche. Körper und Geist verändern sich ständig, in wenigen Jahren wirst du eine junge Frau sein und ganz anders denken, später eine erwachsene Frau, irgendwann einmal alt und weise, und einmal wirst du sterben, wie wir alle. Doch da ist auch noch etwas in dir, was unveränderlich und unsterblich ist, ein göttlicher Funke: das bist du, deine Seele.«
»Aber wozu müssen wir all dies wissen?«, bohrt Radhika nach, wie es ihre Art ist.
Die Mutter ist geduldig. »Damit du dein Ziel im Leben bestimmen und danach leben kannst. Pflanzen und Tiere können auch fühlen und denken, wenn auch mehr oder weniger eingeschränkt. Doch du kannst das besser. Das ist ein besonderes Geschenk und eine besondere Möglichkeit. Du kannst dir Fragen stellen und nach Antworten suchen, was Tiere und Pflanzen nicht können. Zum Beispiel: Woher komme ich? Wohin gehe ich? Was ist der Sinn in meinem Leben?«
»Und was hat der Ayurveda mit all dem zu tun? Was haben diese Kräuter mit dem Sinn des Lebens zu tun?«
»Wenn du krank bist, Radhika, hast du Schmerzen. Wenn du Schmerzen hast, bist du abgelenkt, vielleicht sogar ärgerlich. Das stört dich und auch uns andere, wir machen uns Sorgen. Und so sind du und auch wir beeinträchtigt und können uns nicht um unser letztendliches Ziel kümmern: Selbst- und Gotteserkenntnis. Nur wer in sich selber ruht, kann sich und anderen helfen, harmonisch zu leben. Und das geht am besten, wenn man gesund ist.«
»Dann soll der Ayurveda uns also helfen harmonisch zu leben?«
»Genau! Das nennt man Sattva. Wer in seinem Denken, Fühlen und Wollen ausgeglichen ist, der wird auch so sprechen und handeln. Innere Ausgeglichenheit erzeugt äußere Ausgeglichenheit. Und äußere Ausgewogenheit beeinflusst wiederum unsere innere Harmonie. Wie innen, so außen und umgekehrt.«

Die drei Psychoprinzipien – Sattva, Rajas, Tamas

»Sattva *(Glück, Erkenntnis)*, Rajas *(Aktivität, Leistungsstreben)* und Tamas *(Hilflosigkeit, Apathie)* – diese drei Psychoprinzipien *(Gunas)* der materiellen Natur binden das verkörperte ewige Lebewesen an seinen Körper.«

Bhagavad-Gita 14.5

Picasso, Monet oder Rembrandt? Welches Gemälde wir auch immer betrachten, es setzt sich aus den drei Grundfarben gelb, rot und blau und ihren unzähligen Mischtönen zusammen. Was für Farben und Gemälde gilt, wirkt ähnlich auch im Großen des Universums: Alles in dieser Welt besteht aus verschiedenen Kombinationen der drei Psychoprinzipien *Sattva*, *Rajas* und *Tamas*.

Sattva (wörtlich: Reinheit, Tugend, Wahrhaftigkeit) ist das positive Prinzip, das alles Bestehende erhält, bewahrt und weiter in Richtung Erkenntnis fortbewegt. Es entspringt dem Wunsch, sich weiterzuentwickeln, im Leben voranzuschreiten und die Fülle der eigenen Möglichkeiten zu entfalten. Frauen mit vielen *Sattva*-Eigenschaften sind ausgeglichen, liebevoll, gelehrt, weise und tolerant. Sie ruhen in sich und geben auch anderen gerne, insbesondere ihr Mitgefühl, Verständnis und ihre Liebe. Wem immer es um Glück, Harmonie, Gesundheit und Schönheit geht, der wird dem *Sattva*-Prinzip einen großen Raum in seinem Leben einräumen.

Rajas ist die Energie in unserer Psyche, die uns nach außen lenkt und uns Wünsche eingibt, die wir in der Außenwelt erfüllen wollen. *Rajas* betonte Frauen sind sehr aktiv und kreativ, sie leben davon, sich selbst in neu geschaffenen Leistungen oder Errungenschaften zu beweisen. Leistungen werden zum Maßstab, an dem sie sich selbst und andere messen. Schnell ignorieren sie darüber fremde und sogar eigene Bedürfnisse. Und nicht selten entlädt sich ihre übermäßige innere Spannung in Missmut, Ungeduld, Reizbarkeit und Ärger und kann zu Rechthaberei, Stolz, Eifersucht und Überaktivität führen. Verständlich, dass von *Rajas* beeinflusste Frauen oft nicht im Interesse ihrer eigenen Gesundheit handeln. Bedingt durch ihre unausgewogene Lebensweise und Ernährung entstehen über kurz oder lang Krankheiten.

Bei **Tamas** betonten Menschen überwiegt das Prinzip der Dunkelheit, die unempfindlich macht und vergessen lässt. Solche Frauen besitzen kaum noch von ihrer natürlichen Sensitivität. Eigene und erst recht fremde Bedürfnisse nehmen sie nicht mehr richtig wahr, sie werden zunehmend

Sattva-Nahrung	*Rajas-Nahrung*	*Tamas-Nahrung*
vegetarisch, vollwertig, frisch, süß, ölig, leicht, sanft kühlend	zu scharf, zu salzig, zu sauer, zu bitter, zu trocken, überstimulierend	abgestanden, verdorben, verwesend, gegoren, geschmacklos, berauschend, mit dem Einsatz von Gewalt erworben
frisches Obst frisches Gemüse vollwertiges Getreide Nüsse und Ölsamen kaltgeschleuderter Honig Vollrohrzucker, Gur, Jaggery Milch (Vorzugsmilch oder nur pasteurisiert) Milchprodukte (nur pasteurisiert) reines Wasser Trockenfrüchte Beeren Küchenkräuter und Gewürze Muttermilch	weißer Zucker (Fabrikzucker) Weißmehlprodukte wärmegeschädigter Honig homogenisierte Milch homogenisierte Milchprodukte konserviertes Obst und Gemüse Fruchtsaft in Flaschen Tiefkühlgemüse und -obst Ketchup	Fleisch, Fisch, Eier Alkohol, Zigaretten und andere Rauschmittel Kaffee, Cola Schwarztee Kakao, Schokolade Muscheln, Austern Schnecken Pilze Knoblauch, Zwiebeln Lauchgewächse H-Milch, Kondensmilch Fast Food genmanipulierte Nahrung Design-Food Mikrowellen-Gerichte
Auswirkungen: Lebensfreude, Langlebigkeit, Stärke, Glück, Zufriedenheit, gesteigertes Feingefühl für Körper und Geist; Mitgefühl für Mensch, Tier, Natur; Großherzigkeit, Freigiebigkeit, Wahrheitsliebe, Gelehrsamkeit, Weisheit, Toleranz, Verständnis und Liebe; Erkenntnis, Klarheit, Harmonie und Glück; Leben nach inneren Werten, Streben nach spirituellem Wissen und Gotteserkenntnis; Gesundheit	**Auswirkungen:** Überaktivität, Maßlosigkeit; Egoismus, Ergebnis- und Leistungsbezogenheit; Ehrgeiz; Ignorieren eigener und fremder Bedürfnisse und Gefühle; emotionale Unausgeglichenheit, Ärger, Reizbarkeit, Ungeduld, Rechthaberei, Neid, Hektik und Unwohlsein; über kurz oder lang körperliche Krankheiten	**Auswirkungen:** Abgeschlagenheit, Energielosigkeit, Bildung von Stoffwechselgiften (*Ama*); Unsensibilität für körperliche und psychische Bedürfnisse von sich und anderen; körperliche und geistige Trägheit, Apathie, übermäßiges Schlafbedürfnis; langfristig gesehen ernsthafte Krankheiten

Die Qualität unserer Nahrung

träge, hilflos und lethargisch. Sie lassen sich hängen, ernähren sich mit qualitativ schlechten Nahrungsmitteln, schließlich flüchten sie sich in übermäßigen Schlaf beziehungsweise Alkohol oder Tabletten. Mehr und mehr werden sie destruktiv – gegen sich und häufig auch gegen andere. Kein Wunder, dass sie mit einer Vielzahl von Beschwerden und Krankheiten zu kämpfen haben.

In jedem Menschen, in jedem Lebewesen und in jedem Gegenstand des Universums wirken diese drei Psychoprinzipien. Mal überwiegt *Sattva*, mal *Rajas* und vielleicht auch einmal *Tamas* – so ist das Leben. Glück, Harmonie, Gesundheit und Schönheit basieren auf dem Prinzip des *Sattva*. Genau deswegen legt der Ayurveda so großen Wert auf alles, was *Sattva* fördert. Das ist sein Ziel: uns auf die Ebene von *Sattva* zu erheben. Nur so werden wir in die Lage versetzt, all unsere Fähigkeiten voll zu entfalten und auszuschöpfen.

Alles im Universum wird von diesen drei Psychoprinzipien beeinflusst. Was aber bedeutet das praktisch? Kehren wir zu unserem Farbeispiel zurück, so können wir *Sattva* die Farbe Gelb, *Rajas* die Farbe Rot und *Tamas* Blau zuordnen. Kleiden wir uns nun überwiegend mit hellen, lichten Farben, dann wird dies unser Bewusstsein und unser Wesen in Richtung *Sattva* beeinflussen. Das Gleiche gilt natürlich auch für die Nahrung, die wir verzehren, die Musik, die wir hören, den Beruf, den wir ausüben, die Menschen, mit denen wir zusammen sind – kurz: für unseren ganzen Lebensstil, den wir führen. Alles hat seinen Einfluss auf uns, mag er noch so klein und gering erscheinen.

Der Ayurveda nun will uns all diese unzähligen Einflüsse bewusster machen und uns in die Lage versetzen, sie in einem gewissen Maße nach unseren Wünschen zu lenken.

Ein erster praktischer Schritt, den wir in Richtung Ausgewogenheit, Gesundheit und Schönheit gehen können, ist unsere Ernährung. Wenn wir uns mit frischen, vegetarischen und vollwertigen Lebensmitteln ernähren, wird sich dies nicht nur positiv auf unser Wohlbefinden, unsere Gesundheit und Lebensdauer auswirken, darüber hinaus erlangen wir mit einer *Sattva*-Ernährung automatisch mehr Klarheit und ein besseres Einfühlungs- und Unterscheidungsvermögen in Bezug auf uns selbst, andere Menschen und höhere Zusammenhänge. Nicht ohne Grund heißt es im Ayurveda, dass der Mensch ein Produkt ist von dem, was er isst und tut.

Körper, Geist und Seele

»*Gesundheit ist Glück, Krankheit dagegen ist Unglück.*«

Charaka Samhita, Sutrasthana, 9.4

Gesund ist, wer glücklich ist. Doch was bedeutet Glück? Nach dem Ayurveda ist es ein Leben der Ausgewogenheit. Nicht allein eine Ausgewogenheit, die unseren Körper und unsere Psyche betrifft, sondern auch unsere Mitlebewesen, unsere Umwelt ebenso einbezieht wie unsere Suche nach Selbst- und Gotteserkenntnis. Erst wer in diesem Sinne ausgewogen lebt, kann nach dem Verständnis des Ayurveda rundum glücklich und somit auch gesund sein.

Geraten wir in einem dieser Bereiche aus dem Gleichgewicht, so macht sich das in unserem Wohlbefinden bemerkbar. Zuerst reagieren vielleicht nur unsere Umwelt oder unsere Psyche darauf, bewusst oder unbewusst. Besteht die Disharmonie aber länger, wird schließlich auch unser Körper antworten: Wir werden krank. Krankheitsbeschwerden sind Symptome. Sie weisen uns darauf hin, dass etwas nicht stimmt, nicht in Ordnung ist. Krankheit will uns zeigen, das wir unsere innere Stimme und Gefühle, unsere innere Ausgeglichenheit ignoriert und verlassen haben. Was bis jetzt unsichtbar verlaufen ist, hat sich als Krankheitssymptom manifestiert. Nun blinkt das Symptom als rote Warnlampe: Krankheit will, dass wir innehalten, in uns hineinspüren und uns überlegen, was nicht in Ordnung ist – und wie wir dies ändern wollen.

Unser Organismus ist wie ein Orchester. Harmonie erklingt dann, wenn alle Instrumente richtig gestimmt und gespielt werden. Harmonie ist kein Patt, nicht alle Instrumente sind gleich verteilt und spielen zur gleichen Zeit immer den gleichen Ton. Vielmehr ist Harmonie ein ausgewogener Rhythmus, nach einer kurzen Passage sanfter Flötenmusik setzen die Streicher ein und vielleicht ertönt die Pauke nur ein einziges Mal. Doch alles hat seinen individuellen Platz und seine eigene

1. Ausgewogene Bioenergien *(Doshas)*
2. Optimale Verdauungskraft und Stoffwechsel *(Agni)*
3. Stabile und gut entwickelte Körpergewebe *(Dhatus)*
4. Rechtzeitige und angemessene Ausscheidung *(Mala)*
5. Ausgewogene Sinnesfunktionen
6. Glück und Harmonie *(Sattva)*
7. Selbsterkenntnis/Gotteserkenntnis

Gesundheit im Ayurveda

Wichtigkeit und trägt zur Harmonie der gesamten Komposition bei. Harmonie ist an- und abschwellender Rhythmus.

In ähnlicher Weise, wie einzelne Zellen in den ganzen Organismus eingeordnet sind und einzelne Gefühle und Gedanken in unsere Psyche, so sind wir als Individuen eingeordnet in eine Gesellschaft, diese wiederum in einen Nationenverbund, und dieser letztendlich in das Universum. Kommt ein Teilchen durcheinander, so verändert sich das Ganze. Ist die Störung zu groß und dauert sie zu lange, dann setzt sich das Ganze mit dieser Disharmonie auseinander: Es wird krank.

Absolute Gesundheit und ewiges Leben sind in einer Welt der Dualitäten und der Vergänglichkeit nicht möglich. Das Leben ist dynamisch und nicht statisch. Die Rhythmen des Tages, der Jahreszeiten und des Lebens kommen und gehen und kommen wieder. Ebenso wiederholen sich die Rhythmen von Periode, Schwangerschaft und Menopause, wie auch die Rhythmen von Krankheit, Lernphase und Gesundheit. Die alten Ayurveda-Texte weisen deswegen auch auf unseren unvergänglichen Aspekt hin: die Seele. Es ist also nicht nur wichtig, im Einklang mit unseren Mitgeschöpfen, unserer Umwelt und den göttlichen Naturgesetzen zu leben, sondern sich auch spirituell weiterzuentwickeln.

Nach dem Ayurveda ist ein Mensch dann glücklich und gesund, wenn er alle sieben Aspekte harmonisch integrieren kann (siehe Tabelle). Ziel des ayurvedischen Lebens ist es, den Wohlklang all dieser Instrumente des Lebens zu ermöglichen bzw. wiederherzustellen.

Die drei Bioenergien (Doshas) – Vata, Pitta, Kapha

»Befinden sich die drei Bioenergien (Doshas) Vata, Pitta und Kapha in ihrem harmonischen Zustand, dann beschenken sie den Menschen mit ausgewogenen Sinnen, Kraft, Ausstrahlung, Glück sowie mit einer langen Lebensspanne.«

Charaka Samhita, Sutrasthana 8.13

Ayurveda ist einfach. Wenn Sie die wenigen Grundprinzipien verstehen, können Sie sich alles Weitere selbst herleiten. Fangen wir gleich damit an.

Alles Existierende in unserem Universum besteht aus den fünf Elementen Äther, Luft, Feuer, Wasser und Erde und ihren verschiedenen Kombinationen. Nehmen wir zum Beispiel einen Wassertropfen. Obwohl er in erster Linie aus Wasserstoff (Wasser) besteht, finden wir in ihm Sauerstoff (Luft), Energie, welche die Atome und ihre Partikel zusammenhält (Feuer), gelöste andere Elemente (Erde), und alles befindet sich an einem bestimmten Ort, in einer bestimmten Raumausdehnung, zu einer bestimmten Zeit (Äther).

So wie jeder Tropfen die Informationen des Meeres in sich trägt, so wie jede unserer Zellen alle Informationen des Körpers in sich trägt, so ist auch der menschliche Körper als Ganzes das mikrokosmische Abbild des Makrokosmos, des gesamten Universums. Auch wenn der menschliche Körper überwiegend aus Wasser besteht, enthält er doch ebenso alle anderen vier Elemente des Universums. Drei feinstoffliche Bioenergien, die *Doshas*, halten nach dem Ayurveda die fünf Elemente des Körpers intakt. Alle organischen und psychischen Vorgänge im Menschen werden von ihnen geregelt. Jeder Mensch besitzt alle drei *Doshas*, allerdings in einer individuellen, nur für ihn spezifischen Kombination, die sich das ganze Leben nicht mehr ändert.

Diese *Dosha*-Konstitution bestimmt sich zum Zeitpunkt der Zeugung aus den Eigenschaften der Ei- und Samenzelle von Mutter und Vater sowie den Umweltfaktoren. Unsere spezifische, mit der Zeugung festgelegte *Dosha*-Verteilung ist unser individueller Idealzustand. Bleibt diese *Dosha*-Verteilung ungestört, können die Bioenergien harmonisch fließen und wir fühlen uns körperlich und psychisch gut, gesund und glücklich.
Unser organisches und psychisches Wohlbefinden kann allerdings aus dem Gleichgewicht kommen. Zum Beispiel durch einen Lebensstil, das heißt Gedanken, Gefühle und Handlungen, die nicht uns und unserer *Dosha*-Verteilung entsprechen, und uns folglich auch nicht gut tun. Oder durch eine uns nicht entsprechende Ernährung sowie eine gestörte Verdauung. Sind die *Doshas* einmal aus dem Lot gekommen, so werden sie sich über kurz oder lang als Beschwerden und Krankheiten in unserem Körper und unserer Psyche manifestieren. Wörtlich bedeutet *Dosha* deswegen auch »das, was gestört werden kann«.
Ein Ayurveda-Therapeut macht somit zwei *Dosha*-Bestimmungen: zum einen versucht er die eigentliche und gesunde *Dosha*-Konstitution herauszufinden und zum anderen, welche *Doshas* im Augenblick gestört sind.
Sehen wir uns also diese drei Bioenergien einmal näher an.

Vata steht für das Gleichgewicht der Elemente Äther und Luft. Es beeinflusst alles, was mit Bewegung und Transport zu tun hat, in unserem Körper wie in unserer Psyche. Also auch die Fähigkeit, Nahrung, Luft und Gedanken aufzunehmen und in Form von Worten, Impulsen, Verarbeitungs- und Ausscheidungsprodukten wieder abzugeben.
Die Eigenschaften von Vata sind mobil, agil, leicht, veränderlich, kalt, rau und trocken.

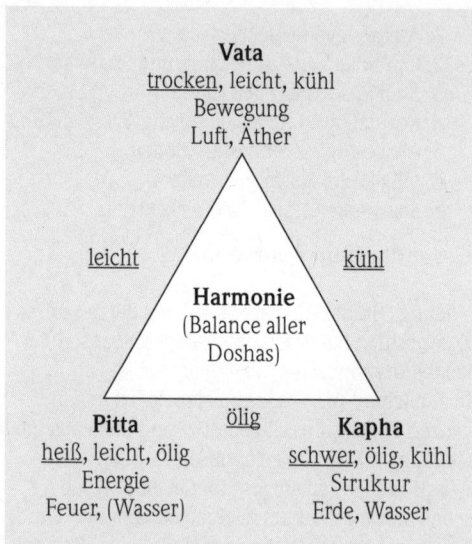

Der Dosha-Dreiklang

Pitta besteht aus dem Element Feuer und zu einem geringen Teil auch aus Wasser. Es ist zuständig für Energie, Stoffwechsel, Verdauung und den Wärmehaushalt. Wie wir unseren Willen und unsere Gefühle ausdrücken und wie schnell wir Dinge verstehen und umsetzen, hängt ebenfalls von unserem Pitta ab.
Pitta-Eigenschaften sind heiß, scharf, leicht, sauer, intensiv, stark riechend und leicht ölig.

Kapha setzt sich aus den beiden Elementen Erde und Wasser zusammen. Immer wenn es um Ruhe, Stabilität und Struktur geht, hat es seine Hände mit im Spiel. Außerdem fördert Kapha die Abwehrkraft und regelt den Flüssigkeitshaushalt.
Kapha-Merkmale sind schwer, ölig, langsam, stabil, kalt, üppig, sanft, süß, fest, kompakt und klar.

	Vata	Pitta	Kapha
Sattva	enthusiastisch, innovativ, energetisch, kommunikativ, anpassungsfähig, flexibel, schnelle Auffassung, wahrheitsliebend, Sinn für die Gleichheit aller Lebewesen, integratives Denken, Initiative ergreifend, fähig zur positiven Veränderung und Bewegung, gute Heilerin, Musikerin, Künstlerin, Lehrerin, Journalistin, Seelsorgerin	intelligent, klar erfassend, selbstständig, entscheidungsfreudig, mutig, effektiv, warm, freundlich, fröhlich, tolerant, differenzierend, weitsichtig, kooperativ, wohlwollend, geduldig, teamorientiert, Anregungen gebend, gute Managerin, Leiterin, Lehrerin, Organisatorin	ruhig, geduldig, ruhender Pol, stabil, intelligent, konsequent, loyal, liebevoll, sanft, vergebend, zufrieden, wohltätig, unterstützend, hilfsbereit, arbeitsam, Anregungen aufnehmend, Berufe in Verwaltung, Medizin, Erziehung, Fürsorge, Handwerk, Seelsorge, Landwirtschaft, Landschafts- und Gartengestaltung
Rajas	unentschlossen, unzuverlässig, unbeständig, überaktiv, erregt, rastlos, verwirrt, abgelenkt, verzettelt sich, nervös, ängstlich, geschwätzig, laut, oberflächlich, neidisch, schnell begeistert und leicht entmutigt	impulsiv, ehrgeizig, hektisch, eigensinnig, aggressiv, dominant, manipulierend, ungeduldig, kritisch, jähzornig, eifersüchtig, gereizt, rücksichtslos, egoistisch, stolz, eitel, berechnend, skrupellos	materialistisch, habgierig, stur, neidisch, lüstern, kontrollierend, geizig, anhänglich, sentimental, sicherheitsbedürftig, nach Komfort und Luxus strebend
Tamas	furchtsam, unehrlich, heimlichtuerisch, deprimiert, selbstzerstörerisch, drogenabhängig, zu sexuellen Perversionen neigend, psychotisch, selbstmordgefährdet, suchtgefährdet	hasserfüllt, gemein, rachsüchtig, gewalttätig, zerstörerisch, psychopathisch, feige, suchtgefährdet	lethargisch, gefühllos, depressiv, apathisch, faul, derb, gelangweilt, ungehobelt, begriffsstutzig, suchtgefährdet

Wie die Psychoprinzipien uns beeinflussen

Welcher Typ bin ich?

Sieben Konstitutions-Typen

»Gesund ist man, wenn die drei Doshas in ihrem ausgeglichenen Zustand sind. Deshalb sollten kluge Menschen ihr Ausgewogensein anstreben.«

Charaka Samhita, Sharirasthana 6.18

Jede Frau hat eine ganz individuelle *Dosha*-Verteilung, die im Detail nur sie und niemand anders hat. Steht bei einer Frau Vata im Vordergrund und sind die Pitta- und Kapha-Charakteristika eher untergeordnet, dann sprechen wir bei ihr von einer Vata-Frau. Dominieren bei einer Frau zwei *Doshas* in etwa gleichen Anteilen, was bei den meisten von uns der Fall ist, so ist sie ein Dualtyp. Treten bei ihr also beispielsweise die Vata- und Pitta-Merkmale hervor und steht Kapha im Hintergrund, dann sprechen wir von einer Vata-Pitta-Frau. Auf diese Weise unterscheiden wir insgesamt sieben verschiedene Konstitutionstypen: Vata, Pitta und Kapha sowie Vata-Pitta, Vata-Kapha und Kapha-Pitta und schließlich noch die Vata-Pitta-Kapha-Frau.

Kein *Dosha* und keine *Dosha*-Konstitution ist dabei besser oder schlechter als das oder die andere. Jedes *Dosha* erfüllt seine besonderen Aufgaben und Funktionen, ohne die auch die anderen *Doshas* nicht richtig funktionieren würden. Es geht also um Aufgabenteilung und Teamwork, ein Prinzip im Ayurveda, auf das wir noch zurückkommen werden.

Im Folgenden finden Sie eine exemplarische Beschreibung jedes dieser sieben Konstitutionstypen. Da allerdings jede Frau ihre ganz spezifische *Dosha*-Verteilung hat, werden niemals *alle* Merkmale auf Sie passen. Dennoch bekommen Sie so schon einmal eine Idee von den verschiedenen Ayurveda-Konstitutionen. Beobachten Sie doch einmal beim nächsten Mal im Café, in der Fußgängerzone oder beim Familienfest Ihre Mitmenschen. Welcher Typ könnten sie sein? Und von welchen Typen fühlen Sie sich am meisten angesprochen?

Vata (Wind) – Leben ist Bewegung

Vanessa, 27 Jahre, arbeitet als angestellte Grafik-Designerin in Hamburg. Obwohl sie recht groß ist, hat sie doch eine zierliche Figur. In ihrem schlanken Gesicht, umrahmt von lockigen, dünnen, aschblonden Haaren, fallen ihre feinen Lippen, die dünne Nase und darüber die lebendigen, flinken, grauen Augen auf. Wer sie näher kennt, merkt schnell, dass alles an ihr sensibel und sensitiv ist: nicht nur ihr Äußeres, wie ihre zarte, helle Haut und ihre grazilen Finger, sondern auch ihr ganzes Innenleben, ganz besonders ihr Einfühlungsvermögen und ihre Kreativität.

Vanessa kommt gut mit anderen Menschen aus, die ihren Takt, Teamgeist und Einfallsreichtum zu schätzen wissen. Harmonie, Stabilität, Wärme und Regelmäßigkeit tun Vanessa gut. Ob bei ihrer Arbeit oder in ihrem Privatleben, Vanessa fühlt sich am wohlsten und ist am effektivsten, wenn ihre Umgebung ruhig und die Menschen, mit denen sie zusammen ist, ausgeglichen sind. Als Hobbys schätzt Vanessa Lesen auf dem Balkon in der Sonne, Spazierengehen, Segeln, Bergsteigen und Töpfern. Ein aufgeräumter und geordneter Arbeitsplatz, nette Kollegen, sanfte angenehme Musik, helle lichte Farben, Blumen, Pflanzen, ihr Wellensittich Carlo um sie herum, und das alles noch an einem warmen Sonnentag, dann sind Vanessas Ideenfluss und Stimmung nicht mehr zu stoppen.

Vanessa ist empfindsam, kreativ und intuitiv. Sie drängt sich anderen Menschen nicht auf, ist eher schüchtern, und gerade dadurch in der Lage, viel Unausgesprochenes und Atmosphärisches zu erspüren. Vanessa ist schnell von Begriff, schnell begeistert und schnell im Handeln – aber auch schnell gelangweilt und erschöpft. Routine ist nichts für sie. Sie braucht Bewegung, Neues, Interessantes, ob in der Ausbildung, im Beruf oder in der Partnerschaft. Manchmal hat Vanessa Phasen, in denen sie sehr asketisch lebt, vor Sonnenaufgang aufsteht, Yoga macht und reguliert lebt und isst. Dann wiederum kennt sie Zeiten, in denen sie erst spätnachts ins Bett geht, lieber lesen als arbeiten will und auf alle Ernährungs-Diäten pfeift.

Dabei hat Vanessa mit ihrem Gewicht eigentlich selten Probleme. Nur wenn ihr etwas zu sehr unter

> **Das Schmetterlingsweibchen:** Lässt man der Raupe ihre Zeit zum Verpuppen und Heranwachsen, so wird, wenn sie ihren Kokon verlässt, ein wunderschöner Schmetterling aus ihr. Sie flattert hierhin und dorthin, lässt sich einmal treiben, sucht ein anderes Mal gezielt eine farbenfrohe Blüte mit ihrem Nektar. Sie sucht das Schöne im Leben und ist schön. Wer sich dem Schmetterlingsweibchen nähern will, macht dies am besten ruhig, sachte und sanft. Mit genügend Einfühlungsvermögen kann man ihre vielseitigen Farben und Formen bewundern und an ihnen all die Freude empfinden, die ihr Wesen und Leben sind.

die Haut geht, greift sie zu ihrer »Nudeldiät«. Das passiert dann, wenn sie sich fühlt, als hätte sie eine Haut zu wenig. Wer sie gut kennt, weiß, dass sie in solchen Zeiten nervös und unruhig ist, und auf Geräusche, Schmerzen, Kälte, Wind und negative Energien besonders empfindlich reagiert. Vor etwaigen negativen Einflüssen möchte sie sich am liebsten durch Rückzug schützen, was andere oft als Unsicherheit, Konfliktscheue und Angst interpretieren. Als junge Erwachsene steckte Vanessa zusammen mit ihrem damaligen Freund in einer Sinnfindungskrise, was bei ihr zu einer tiefen Depression führte, in der sie sogar mit Selbstmordgedanken spielte. Doch als sie sich nach langem Überlegen zwischen Lehrerin, Heilpraktikerin und Künstlerin für ihren jetzigen Beruf entschied und auch die sie belastende Beziehung endete, hörte dies rasch auf.

Vanessa macht ihr Beruf großen Spaß. Nur eins stört sie: der gar nicht seltene Termin- und Konkurrenzdruck. Überstunden bis spät in die Nacht, hitzige Diskussionen, verqualmte Arbeitszimmer, Kaffee und Kekse als einzige Mahlzeit – und schnell kommt Vanessa aus dem Lot. Sie wird hektisch, verspannt, friert noch leichter als sonst, fühlt sich nervös und unkonzentriert, ihre Stimmung wird labil und sie fängt vieles an, ohne etwas so recht zu Ende zu bringen. In solchen Phasen trocknet Vanessa regelrecht ein: Ihre Lippen, ihre ohnehin leicht spröde Haut, ihre brüchigen Nägel, und selbst ihre Verdauung funktioniert nur noch unregelmäßig, Verstopfung und Blähungen folgen oft schnell aufeinander. Wenn sie in derart intensiven Phasen spätnachts nach Hause kommt, geht ihr so viel durch den Kopf, dass sie gar nicht richtig einschlafen kann. Besonders schlimm wird es, wenn Vanessa in solchen Stresssituationen noch ihre Regel bekommt – und das passiert ihr häufig, denn ihre Tage kommen oft zu früh oder zu spät und sind überhaupt recht unregelmäßig. Schon vorher fühlt sich Vanessa erschöpft und depressiv, macht sich viele Sorgen und wird gegen alles noch sensibler. Ihr Unterleib verkrampft sich, sie verspürt starke Schmerzen in der unteren Wirbelsäule, zu alledem kommen noch diese starken Kopfschmerzen. Dagegen sind die Rückenschmerzen und steifen, knackenden Glieder, über die sie vor allem im Winter klagt, fast noch erträgliche Beschwerden.

Was Vanessa braucht – ob in Stresssituationen oder ganz allgemein – ist Entspannung, Ausgleich und Wärme. Und das in körperlicher, geistiger und emotionaler Hinsicht. Vanessa verkörpert vor allem das Luft- und Ätherelement. Und wenn diese aus dem Lot geraten sind, dann helfen ihr die Elemente Erde, Wasser und in rechtem Maß auch Feuer, um wieder ins Gleichgewicht zu kommen. Von ruhigen, sanften und schöpferischen Tätigkeiten, am besten in der Sonne, wird Vanessa in jedem Fall profitieren.

Bei der Ernährung werden ihr Speisen gut tun, die warm, stärkend, genügend flüssig und nicht zu schwer sind. Die idealen Geschmacksrichtungen sind für sie: süß, sauer und salzig, zusammen mit verdauungsanregenden Gewürzen, die allerdings ihr Pitta nicht überaktivieren sollten.

Pitta (Feuer) –
Leben als Herausforderung

Pia ist 44 Jahre alt und eine erfolgreiche Immobilienmaklerin mit mehreren Angestellten in Köln. Pia erkennt man schon von weitem: dynamisch, von sportlicher, mittelgroßer Statur und immer tipptopp in kräftigen Farben gekleidet. In ihre blonden Haare mit einem leicht rötlichen Touch mögen sich schon etliche graue Strähnen gemischt haben, doch die energetische und attraktive Pia fühlt sich in den besten Jahren. Beim festen Händedruck spürt man ihre geschmeidige, warme und eher helle bis rötliche Haut, auf der sich auch einige Sommersprossen wahrnehmen lassen. Zusammen mit ihrer geraden Nase, ihrem energischen Kinn und ihren leuchtend grünen Augen

> **Die Löwin:** Wenn die Löwin auf Jagd geht, entgeht nichts ihrer Aufmerksamkeit. Sie schreitet ruhig, bestimmt und voller Würde – dennoch dominiert sie aufmerksam das Terrain. Wenn sie sich anpirscht, ist sie methodisch und überlegt, und wenn es darauf ankommt, auch energisch und laut. Jeder im Dschungel, ob er es will oder nicht, vernimmt ihren Standpunkt klar und deutlich. Die Löwin nimmt sich nicht nur Zeit für ihre eigenen Belange, sondern sorgt ebenso löwinnenhaft für ihre Jungen und kümmert sich um den Partner. Fähig, intelligent, konsequent und energisch ist sie eine ruhige, verantwortungsbewusste Herrscherin und treue Kameradin – wenn man sie nicht angreift oder ihr Vertrauen missbraucht.

verraten sie, dass hier eine Frau steht, die weiß, was sie will.

Ihre Angestellten schätzen an Pia neben ihrer Intelligenz, ihrem Engagement und ihrem Organisationstalent auch die Gabe, selbst in unvorhergesehenen und komplizierten Problemfällen schnelle Entscheidungen zu treffen. Sie arbeitet rasch, effizient, methodisch und zielorientiert. Ihre Klienten besticht Pia durch ihren witzigen Humor, ihre praxisbezogene Beratung und ihr gewinnendes Charisma.

Pia machen die Herausforderungen ihres Berufs Spaß. Damals, nach der Schule, hat sie sich schnell für ihren Beruf entscheiden können, denn hier ist sie selbstständig, kann organisieren und verkaufen. Ihre Zwillingsschwester dagegen hat sich für einen Beruf im Bereich Forschung und Entwicklung entschieden, sie will herausfinden, warum die Dinge so wirken, wie sie wirken, um mit den gewonnenen Erkenntnissen Neues zu schaffen.

Auch Pia will es im Leben genau wissen. Sie ist ein energetischer und intensiver Mensch, eine Kämpfernatur, die nicht aufgibt, sich manchmal aber auch festbeißen kann wie ein Workaholic. »Probleme sind dazu da, um gelöst zu werden«, ist ihr Motto, und »schnell«, »jetzt« und »sofort« sind ihre Lieblingswörter.

Am wohlsten fühlt sich Pia, wenn es geschäftig ist, sie richtig gefordert wird, und wenn es verantwortungsvolle Aufgaben gibt, an denen sie sich beweisen kann. Für sie ist das ein Teil des Lebens und ihrer Selbstbestätigung. Am liebsten hätte sie es allerdings, wenn ihre Sekretärin oder auch ihr Partner ihr mehr von den kleinen Dinge des Lebens abnehmen und zuverlässig erledigen würden. Dann hätte sie mehr Zeit für die großen Projekte, die sie eigentlich interessieren. Und dann würde es ihr auch leichter fallen, sich nach getaner Arbeit zu entspannen, sich einmal verwöhnen und massieren zu lassen und die Ruhe ihrer Lieblingshobbys Bogenschießen und Schach zu genießen.

Doch je erfolgreicher Pia wird, umso mehr Zeit und Energie investiert sie in ihre Arbeit, da bleiben ihre Hobbys und manch zwischenmenschliche Beziehung auf der Strecke. Denn so schnell wie sie selbst Aufgabenstellungen durchschaut und Herausforderungen löst, erwartet sie dies auch von den Menschen ihrer Umgebung. Wenn da einmal jemand unsicher nachfragt oder nicht gleich aufspringt, um etwas sofort zu erledigen, reißt ihr schnell der Geduldsfaden – und sie macht doch lieber alles schnell selbst. Auf diese Weise türmt sich rasch ein Berg voller Aufgaben auf, die sie eigentlich weiterdelegieren möchte. Nur kann es leider keiner so schnell und effektiv wie sie. Und das wiederum macht sie noch reizbarer und ungeduldiger – ein wahrer Teufelskreislauf. Am schlimmsten wird es, wenn sie vor lauter Stress, Hektik und Eile nichts gefrühstückt hat. Wenn dann nicht das Mittagessen pünktlich um 12 Uhr auf dem Tisch steht, kann Pia unleidlich werden. Auch wenn es oft spät wird – Pia liebt den Feierabend. Luxus, Ästhetik und Musik sind ihr wichtig. Ein geselliges Beisammensein, ein Tennismatch, ein Geschäftsessen – Pia isst und trinkt gern – und sie kann sich mal etwas entspannen. Meint sie. Ihre Gedanken und Gesprächsthemen kreisen trotzdem immer wieder um Geschäfte, Finanzen, Leistung und Erfolg. Und auch ihren Freundinnen und Freunden fällt auf, dass sie, vor allem wenn sie angespannt ist, immer weniger Kritik oder gar Widerspruch verträgt. In Stoßzeiten ist es fast so, als würde Pia heiß laufen. Das zeigt sich auch organisch, sie klagt über Sodbrennen, Leberprobleme, brennende Hautausschläge und auch der Zwölffingerdarm wird immer empfindlicher. Überhaupt verträgt Pia Hitze und grelles Licht nicht sehr gut, ihre Haut und ihr Temperament sehen dann schnell rot. Wenn Pia ihre Tage hat, empfindet sie alles noch intensiver: das Brennen, die Reizbarkeit, die Ungeduld. Ihre Blutung ist reichlich, warm und rot ebenso wie ihr Gesicht und die Hitzewallungen, die sie ab und zu überfallen.

Pia braucht einerseits Herausforderung und Verantwortung, andererseits auch Ruhe und Entspannung. Sie verkörpert das Feuerelement. Deswegen wird ihr alles gut tun, was dieses Element beruhigt und kühlt, z. B. ein geöffnetes Fenster, eine kühle Dusche, mal ein kühles Glas Wasser zwischendurch und ein Spaziergang an der frischen Luft morgens oder abends. Geistige Herausforderungen sowie Sport sind ein willkommenes Ventil für Pias Energie und Wettkampfgeist. Noch mehr, als nur gegen einen einzigen Gegner zu spielen, wird sie jedoch von Teamsportarten profitieren – hier lernt sie, was ihr sonst manchmal schwer fällt: sich unterzuordnen unter eine gemeinsame Idee oder ein gemeinsames Ziel.
Auch gehaltvolle sowie süße, bittere und zusammenziehende Nahrungsmittel werden Pia helfen, ihr überaktives Feuerelement wieder zu harmonisieren. Dazu noch etwas Regelmäßigkeit und – eingeplante! – Pausen, gerade in der Pitta-Zeit des Mittags und des Sommers. Auf diese Weise wird Pia schnell wieder zu einer dynamischen und gleichzeitig ausgeglichenen Powerfrau werden.

Kapha (Erde und Wasser) – in der Ruhe liegt die Kraft

Karin, 36 Jahre, arbeitet halbtags als Verwaltungsangestellte und ist Mutter von drei Kindern in München. Sie ist von kräftiger, wohl proportionierter Statur. In ihrem weichen, ovalen Gesicht finden sich volle Lippen, eine wohl geformte Nase und große, sympathische, dunkelbraune Rehaugen, alles eingehüllt von langen, gewellten, dunklen Haaren. Ob es der Händedruck der kühlen, kräftigen Hand ist oder ihre ruhige, überlegte Stimme, beides weist auf Karins Hauptmerkmale hin: Ruhe, Stabilität und Struktur.
Karin gehört zu den Menschen, die sich gerne Zeit nehmen, um den Dingen auf den Grund zu gehen. Erst wenn sie verstanden hat, wie die Dinge liegen und funktionieren, wird sie tätig. Dann aber kann sie nichts und niemand mehr aufhalten. Ihre Arbeitskolleginnen schätzen ihre Bedachtsamkeit, Methodik und Geselligkeit, ihre Kinder mögen sie als fürsorgliche und liebevolle Mutter und ihr Partner mag die Unterstützung und das warme Nest, das sie ihm schenkt. Für ihre Mitmenschen hat Karin immer ein mitfühlendes Wort und hilft, wo sie kann. Selbst wenn ihre Kinder einmal wild herumtollen, lässt sie sich kaum aus der Ruhe bringen. Das ist richtig ansteckend, ihre Kinder und ihr Partner mögen die stille Stärke, die sie ausstrahlt. Mit ihrem Motto »langsam, aber sicher« kommt Karin immer und überall gut durch.
Am wohlsten fühlt sich Karin in einer sicheren und geborgenen Atmosphäre: in gewohnter Umgebung, in ihrer Familie, mit ihrem Partner, mit ihren Kolleginnen und alten Bekannten. Seit fünf Jahren fährt sie mit den Kindern im Urlaub am liebsten auf einen kleinen Bauernhof im Allgäu. Dort können die Kinder nach Herzenslust spielen, reiten, Rad fahren und wandern. Sie selbst genießt es, neben dem kleinen Teich bei den erntereifen Feldern zu sitzen und nichts zu tun. Einfach nur den farbenfrohen Blumen und den großen und kleinen Tieren zuzusehen. Einfach nur alle Düfte und Klänge in sich aufzunehmen. Das erinnert sie an ihre Kindheit, als ihre Eltern immer im August auf einen Bergbauernhof in Österreich fuhren.
Was Karin ebenfalls wichtig ist, sind ein gewisser Komfort und Wohlstand. Sie ist sparsam, doch sich und ihrer Familie gönnt sie gerne etwas Schönes. Leben bedeutet für sie immer auch Genießen mit den Menschen, die sie in ihr Herz geschlossen hat. Am liebsten ist es Karin, wenn sie praktisch tätig sein kann, das kann die routinierte Arbeit auf dem Amt sein, das Kochen in der Küche oder die Arbeit im Garten. Ihren Hobbys wie Blumenstecken, Töpfern und Bowling mit Freunden geht sie gern nach, wann immer es ihre Zeit zulässt.

Die Elefantin: Ihre Bewegungen sind ruhig, bedachtsam und sensibel. Sie geht den Dingen auf den Grund, bevor sie einen Schritt tut, tastet sie erst vorsichtig den Boden ab. Wenn sie ihren Schritt getan hat, verbreitet sich Stabilität, Ruhe und Stärke, wo immer sie sich auch befindet. Und ist sie erst einmal in Fahrt, kann sie nichts mehr aufhalten. Zeit und Gemütlichkeit bekommen in ihrer Anwesenheit eine ganz besondere Note. Um andere Lebewesen kümmert und sorgt sie sich gerne. Überhaupt ist sie sehr mütterlich und einfühlsam. Nur sollte man ihre Gutmütigkeit nicht ausnützen, denn was sie einmal erfahren hat, vergisst sie nicht so schnell.

Schwierig wird es für Karin nur, wenn andere Menschen oder Situationen ihr eine größere Flexibilität oder einen schnelleren Rhythmus abfordern, als sie es gewohnt ist. Ihre Freundinnen oder auch ihr Partner empfinden sie dann nicht selten als zögernd, unentschlossen, unbeweglich bis hin zu starrköpfig. Neuen Ideen, Menschen und Situationen steht Karin manchmal etwas zu skeptisch gegenüber, das lässt sie schnell selbstzufrieden und auch konservativ erscheinen. Wenn sich Karin überfordert oder unter Druck gesetzt fühlt, oder wenn andere ihre Bedachtsamkeit und Vorsicht als körperliche und geistige Unbeweglichkeit empfinden, dann wird Essen bei Karin oft zur emotionalen Streicheleinheit. Obwohl sie eigentlich recht kräftig ist und früher auch Sport getrieben hat, lässt sich Karin in solchen Phasen etwas hängen. Sie schläft mehr, als sie eigentlich bräuchte, ihre Gewebe setzen leichter Wasser an, immer häufiger tauchen Erkältungen und Bronchitis auf, und sie nimmt mehr und mehr zu. In solchen Situationen fühlt sich Karin in ihrer eigenen Haut nicht mehr wohl. Am schlimmsten ist es, wenn sie dann noch ihre Periode bekommt. Das beginnt schon einige Tage zuvor, wenn sie sich zurückzieht, sensibler wird und zu Schwermütigkeit neigt. Eine Woche, manchmal sogar noch länger, fließt beständig hellrotes Blut. In solchen Phasen fühlt sich Karin schwer und erschöpft, weint leicht und vor allem um ihre Knöchel sammeln sich Ödeme.

Karin braucht Motivation, Bewegung und Stimulation – und manchmal auch nur ein bisschen Zeit. Sie verkörpert die Elemente Erde und Wasser, deswegen wird ihr alles, was ihr Luft (Bewegung) und Feuer (Energie) gibt, gut tun. Geistige und körperliche Aktivitäten, neue Ideen und Sport werden ihr neue Impulse geben. Ihr gesammelter Versuch, Neues aufzunehmen, sollte aber nicht wieder zu unbewussten Gewohnheiten verkümmern. Regelmäßige, kleine Änderungen im Freizeitprogramm, wie z. B. neue Aerobic-Schrittfolgen oder auch einmal ein anderer Urlaubsort werden Karin den Schwung geben, der ihr bisher gefehlt hat.

Bei der Ernährung helfen Karin die Geschmacksrichtungen scharf, bitter und zusammenziehend; selbstverständlich sollte alles leicht verdaulich und warm sein. Und bitte, nicht zwischendurch naschen oder essen. Für Karin reichen eigentlich zwei größere warme Mahlzeiten (mittags und abends) aus, auf das Frühstück kann sie entweder ganz verzichten oder es sollte nur klein, warm und leicht sein, z. B. Früchte oder Fruchtsäfte mit verdauungsanregenden Gewürzen.

Vata-Pitta (Wind und Feuer) – die Dynamik des Lebens

Priscilla, 52 Jahre, ist freie Schriftstellerin. Sie ist geschieden, ihre zwei erwachsenen Kinder leben nicht mehr bei ihr. Priscilla vereint in sich die beiden Doshas Vata und Pitta. Sie erscheint zierlicher als Pitta, gleichzeitig aber athletischer als Vata. Ihr welliges, dunkelblondes Haar ist eine Kombination aus krausem Vata-Haar und glattem Pitta-Haar, ebenso wie ihre lebendigen Augen, die manchmal graublau und ein anderes Mal graugrün erscheinen. Ihre Nase ist dünn und prägnant, ebenso wie ihr energisches Kinn. Wie Vata-Frauen fühlt sich Priscilla nicht so gut durchblutet, am liebsten mag sie Sonne und Wärme, doch aufgrund ihrer Pitta-Natur verträgt sie keine starke Hitze. Priscilla ist eine intelligente und tiefgründige, ebenso wie eine intensive und aktive Frau. Sie vereint in sich die Flexibilität und den Ideenreichtum von Vata mit dem pragmatischen und effizienten Umsetzungsvermögen von Pitta. Mit ihrer großartigen Sensitivität kann sie sich gut in andere Menschen und Situationen einfühlen, eine Fähigkeit, die sie auch in ihrem früheren Beruf als Heilpraktikerin immer gut einsetzen konnte. Doch steckt in ihr auch ein stetiger Antrieb weiter zu gehen, Tieferes zu ergründen und etwas Substanzielles im Leben zu erreichen. Das Wichtigste für Priscilla ist es, ihren Lebensweg immer wieder neu zu reflektieren und zu hinterfragen. Ob es der Beruf ist, in dem sie arbeitet, die Stadt, in der sie lebt, die Menschen, mit denen sie zusammen ist, oder die Weltanschauung, die sie vertritt, für Priscilla muss es immer stimmig sein. Und falls es das nicht ist, hat sie auch den Mut, Altbewährtes zu verlassen und zu neuen Ufern aufzubrechen. Andere Menschen schätzen an Priscilla ihre Ehrlichkeit und Authentizität. Man weiß schnell, woran man bei ihr ist, selbst wenn sie nichts sagt. Im ausgeglichenen Zustand ist sie eine verständnisvolle Freundin, die sich selbst aufbrauchen und aufopfern kann. Doch sie hat ihre Grenzen, und die können schnell erreicht sein.

Die Adlerin: Einsam, hoch oben am blauen Himmel kreist sie – unerreichbare Grazie eines weit entfernten Himmelspunkts. Rund, geschwungen, gleichmäßig, wie ohne Absicht und Ziel ist ihr Flug. Nur ab und zu hört man ihren kurzen Ruf, der einen zu ihr hochblicken lässt. Plötzlich geht alles überschnell: Die Reaktionen sind eingefroren, staunend ahnt man, wie etwas herabstürzt. Das Herz krampft sich zusammen. In Sekundenschnelle greift sie sich das, was sie zum Leben braucht. Bis man endlich ruft, ist sie schon wieder weg, gleich einem kurz unterbrochenem Traum aus einer anderen Welt. Erst in ihrem unzugänglichen Horst teilt sie, was sie holte, mit ihresgleichen.

Priscilla pendelt am liebsten zwischen ihrer Wohnung in Süddeutschland und ihrem Feriendomizil in Italien. Am liebsten sitzt sie im Sommer im Halbschatten eines Obstbaumes in ihrem kleinen Garten, liest, schreibt und beobachtet die Vögel bei ihrem Spiel im Gras und in den Zweigen. Auch wenn sie sich oft nicht mehr die Zeit dafür nimmt, da die zahlreichen Reisen und Veränderungen viel Energie gekostet haben, freut sich Priscilla ab und zu auf eine Tennis- oder Squashpartie mit Freundinnen oder auf eine Wanderung mit Bekannten in waldigen oder hügeligen Gebieten. Treten zu viel Veränderung, Unruhe, Sorgen, Ideen und Stress in ihr Leben, so bläst Vata zu viel Wind in ihr Pitta. Dann reagiert Priscilla entweder mit Angst und Depression oder aber mit Gereiztheit und Überaktivität. Ihr Pitta-Aspekt möchte gern das Kommando übernehmen, aber ihr Vata-Aspekt nagt an ihr in Form von Minderwertigkeitsgefühlen und Unsicherheit. In solchen Phasen nimmt Priscilla eine häufig etwas harsche, dominante und manchmal sogar dogmatische Art an, fast als solle ihre innere Unruhe und Unsicherheit dadurch stabilisiert werden. In Partnerschaften oder im Berufsleben allerdings führt dies meist zu Reibereien, aus denen sich Priscilla in der Regel zurückzieht, ohne dass ihre Mitmenschen die Möglichkeit gehabt hätten, sie wirklich zu verstehen. In solchen Phasen setzt sie gern etwas Kummerspeck an. Sie selbst stört das eigentlich nicht, denn in einigen Monaten, wenn sie sich wieder besser fühlt, hat sie ja ihr Idealgewicht wieder. Was sie dagegen stört, ist die innere Unausgeglichenheit und Reizbarkeit, die ihr hinterher immer Leid tun. Ihre Verdauung wird zum Seismograf ihres inneren Zustands, in Stresssituationen neigt sie zu Blähungen und Durchfall. Im Herbst und Winter bereiten ihr die knackenden Gelenke, die steife Lendenwirbelsäule und immer mehr auch die trockene Haut Schwierigkeiten. Mindestens zweimal im Jahr klagt sie auch über einen kleineren Hexenschuss, der sie eine Woche starr wie ein Brett macht. Zum Glück ist ihre ohnehin recht unregelmäßige Periode, während der sie oft unter starken, brennenden Unterleibsschmerzen klagte, schon seit einigen Jahren ausgeblieben. Auf der einen Seite genießt Priscilla die neue Lebensphase, in der sie sich befindet, auf der anderen Seite hat sie das Gefühl, noch etwas Besonderes im Leben vollbringen zu wollen.

Priscilla braucht Stabilität und Ruhe. Alles, was die Erdigkeit ihres Kaphas erhöht, wird ihr gut tun, z. B. Ölmassagen, Entspannung, Yoga und mehr Regelmäßigkeit in ihrem Leben. Ihr Essen sollte nicht zu leicht, aber auch nicht zu opulent sein, nicht zu heiß und nicht zu kalt. Gerade von der süßen Geschmacksrichtung wird sie mehr als alles andere profitieren.

Vata-Kapha (Wind, Erde und Wasser) – die Leichtigkeit des Daseins

Kerstin, 32 Jahre, verheiratet, ohne Kinder, arbeitet als Physiotherapeutin in Freiburg. Sie ist von mittlerer Statur, sportlich, hat feine, leicht lockige, dunkelbraune Haare, große dunkelbraune Augen und eine weiche, sensitive, helle Haut. Dazu noch eine kleine, runde Nase und ihr ovales Gesicht – eine sympathische Frau.
Kerstin vereint zwei ganz gegensätzliche Doshas in sich: die Sensibilität und Kreativität von Vata und das Ruhige, Bodenständige von Kapha. Ihre Chefin schätzt ihre Ausgeglichenheit und Kompetenz, aber auch die Fähigkeit, ihrer Tätigkeit immer wieder neue Ideen und Impulse zu geben. Ihre Freundinnen mögen die Offenheit und Leichtigkeit, mit der Kerstin auf neue Menschen, Situationen und Themen zugeht. Und ihr Partner weiß, dass er sich auf sie verlassen kann, auch wenn sie ab und zu etwas Raum zum Rückzug braucht.
Am wohlsten fühlt sich Kerstin, wenn sich ihr Vata und Kapha die Waage halten. Nämlich dann, wenn

Die Delfinin: Sie liebt das Leben und das leichte Spiel der Wellen. Sie mag die Fische und auch den Menschen. Wann immer sie ein Boot sieht, macht sie ein Wettspiel daraus, ihm nachzuschwimmen, springt aus dem Wasser, um die Menschen zu begrüßen oder einfach aus Freude am Leben. Die Delfinin liebt das Meer, es ist die Grundlage ihrer Existenz und Gefühle. Stimmt diese Basis, dann kann sie lebensfroh ihre Spiele und Sprünge machen und selbst andere an die Leichtigkeit des Daseins erinnern. Doch wenn ihre Lebensgrundlage vergiftet wird, dann zieht sie sich in die Tiefe zurück.

sich die Zeiten, in denen sie andere Menschen und neue Ideen trifft, mit den Phasen abwechseln, in denen sie sich zurückziehen kann, um für sich selbst da zu sein. In Gesellschaft diskutiert Kerstin gern, auch über kontroverse Themen, sie möchte Dinge von Grund auf verstehen. Spannungen und Reibereien geht sie lieber aus dem Weg, am liebsten hat sie es, wenn sich alle gut verstehen und alles harmonisch ist. Wenn sie allein ist, probiert sie gern neue Kochrezepte aus, räumt auf, mistet aus und putzt, ein anderes Mal liest, malt, töpfert oder gärtnert sie. Ein abwechslungsreiches Leben auf einer sicheren Basis, so geht es Kerstin am besten. Auf Fortbildungsveranstaltungen, Seminaren und Workshops macht sich Kerstin glänzend – als Vortragende wie als Teilnehmerin. Im Urlaub zieht sie es mehr in den Süden, z. B. Italien mit der Wärme von Sonne und Meer sowie der Abwechslung von Museen und Menschen. Kerstin setzt sich mit Leib und Seele für alles ein, hinter dem sie voll und ganz steht. Das mag ihr Beruf sein, die Vollwerternährung oder auch ihre Weltanschauung.

Das allerdings führt dazu, dass sie rasch ihre Grenzen übersieht und sich leicht übernimmt. Auch kann es sein, dass andere Menschen ihre sanftmütige und hilfsbereite Art ausnutzen und sie als seelischen Mülleimer missbrauchen. Kerstin fällt es ziemlich schwer, »Nein« zu sagen, selbst wenn sie schon längst erschöpft ist und Zeit für sich bräuchte. In solchen Situationen reagiert sie mit emotionalem Rückzug oder Gefühlskälte, quasi als Schutz vor emotionaler Ausnutzung und Verletzung. Nach außen mag sie vielleicht noch weiter kontaktfreudig erscheinen, doch innerlich lässt sie keinen mehr an sich heran – auch ihren Partner nicht. Dabei hat sie gerade in solchen Situationen ein ausgeprägtes emotionales Bedürfnis nach Wärme und Zuneigung, wobei das ihre Umgebung leider nur selten bemerkt. Schließlich kennen die meisten Kerstin als offene und starke Person und kämen nicht im Traum auf die Idee,

dass sich dahinter eine sensible, weiche Persönlichkeit versteckt, die nach Ruhe, Geborgenheit und Wärme sucht.

Obwohl ihre Haut eigentlich genügend Flüssigkeit zu besitzen scheint, wird sie in Zeiten emotionaler Unruhe und Unsicherheit trocken. Kerstin sorgt sich dann auch über etwas Haarausfall, das Zahnfleisch geht etwas zurück, einmal drückt die Leber und ein anderes Mal schmerzen ihre Nieren, weil sie häufig zu wenig Flüssigkeit aufnimmt. Ein weiterer Schwachpunkt ist ihre Lunge: Husten, Asthma, Allergien – alles setzt sich leicht dort fest. Auch die Verdauung klappt nicht so, wie sie sollte. In Stresszeiten beunruhigen Kerstin einige Knoten in der Brust, immer wieder an einer anderen Stelle, und sie nimmt etwas zu, obwohl sie stets wohl proportioniert erscheint. Andere mögen ihr das nicht anmerken, sie selbst jedoch fühlt sich nicht wohl. Am ausgeprägtesten wird dies immer vor und während ihrer Regel. Dann wird Kerstin besonders anhänglich und wärmebedürftig, sie besucht Freundinnen oder will einfach nur bei ihrem Partner sein. Ein lautes Wort, eine scharfe Kritik, und sie fühlt sich sofort verletzt, zieht sich zurück, wird vielleicht auch depressiv und macht sich viele Sorgen über ihre Zukunft und ihr Leben. Auch die untere Lendenwirbelsäule schmerzt sie dann immer.

Was Kerstin braucht – ob während ihrer Tage oder auch sonst – ist besonders viel Wärme, Liebe und Zuneigung. Es wird ihr gut tun, mal etwas für sich selbst zu machen, nicht immer nur für andere da zu sein. Das könnte eine Ölmassage sein, ein Spaziergang in der Natur, vielleicht auch ein sanfter Sport, in jedem Fall aber etwas Kruscheln in der Wohnung, Tagebuch schreiben oder Ähnliches: einfach »etwas ganz für mich«.

Warme, leichte und flüssige Speisen sind genau das Richtige für Kerstin, ebenso wie die Geschmacksrichtungen scharf sowie sauer und salzig.

*Kapha-Pitta (Feuer, Erde und Wasser) –
der Elan der Ruhe*
Michaela, 57 Jahre, geschieden, Kauffrau, ist Kommunalpolitikerin in Berlin. Kräftige, rotbraune Haare, lebhafte, grünbraune Augen in einem weichen und doch energischen Gesicht passen zu ihrer wohl proportionierten, sportlichen Figur. Die quirlige Michaela zu übersehen, dürfte keinem passieren, ständig ist sie aktiv, ständig spricht sie mit Menschen. Ihr kommt zugute, dass sie in sich die Stabilität von Kapha und die Dynamik von Pitta vereint. Vielleicht die beste Dosha-Kombination, um sich in einer Metropole, die von ständigem Wechsel und Veränderung geprägt ist, durchzusetzen. Der ideale Ausgleich zum ungeduldigen Pitta-Elan ist das für Kapha typische bedachtsame Vorgehen.

Michaela ist eine gern gesehene, gesellige Person. Ihre Parteikollegen schätzen ihre Methodik und Ausdauer, und die Wähler ihr Engagement und ihre Durchsetzungskraft. Ihre Freundinnen mögen ihren Esprit und ihr Charisma und ihre Enkel ihre Toleranz und ihren Sinn zur praktischen Realität. Von ihrem Mann hat sich Michaela schon vor vielen Jahren getrennt, er war – wie sie sich ausdrückt – »ein lieber Mensch, mir aber einfach zu langweilig und farblos: Bei mir muss nämlich immer etwas los sein, er aber saß oft ein ganzes Wochenende nur hinter seinen Büchern«.

Am wohlsten fühlt sich Michaela, wenn sie etwas Praktisches tun kann – und zwar zusammen mit lebendigen Wesen. Ihr Elan und ihre Aktivität sind scheinbar unerschöpflich, ständig versucht sie ihre Ideale umzusetzen. Beruf und Privatleben sind bei ihr schon lange verschmolzen, und sie freut sich sehr, dass sie so viele Menschen kennt und fördernden Einfluss auf die Geschicke ihrer Stadt und ihrer Mitbürger nehmen kann. Trotzdem nimmt sie sich auch gerne etwas Muße für sich. Für sie heißt das, früh eine halbe Stunde zu joggen, einmal auch etwas Poesie zu lesen und klassische Musik zu hören oder sich um die Blumen auf ihrer Terrasse zu kümmern. Abends sitzt sie am liebsten gemütlich mit anderen beim anregenden Plausch und einem guten Rotwein, und wenn sie heimkommt, kümmert sie sich liebevoll um ihren zugelaufenen Kater. Wo immer die quirlige Michaela auftaucht, steht sie im Zentrum des Geschehens, schnell hat sich eine Traube um sie gebildet, in der sie den Ton angibt. Michaela mag Menschen, Tiere und Pflanzen und diese mögen auch sie. Und wen Michaela mag, für den setzt sie sich auch gerne ein.

Im Leben von Michaela läuft alles »wie geschmiert«. Die meisten Menschen mögen ihren erfrischenden Witz und ihre belebende Art. Manchmal kann es allerdings geschehen, dass sie zu verbissen ihr Ziel verfolgt oder zu starr in ihrer Position verharrt. Dann kommen die Schattenseiten von Pitta (übersteigertes Selbstbewusstsein) und von Kapha (Selbstzufriedenheit) zum Vorschein. Zuweilen hat sie ihre ganz eigene Wahrnehmung von der Welt und wird immun gegen alle gut gemeinten Ratschläge. In diesen Phasen kann es sein, dass sie mehr isst und trinkt als ihr gut tut, und die körperliche Bewegung zu kurz kommt. In ihrer Kapha-Phase wird sie dann immer etwas behäbig, setzt einige Kilo an und auch ihre Kurzatmigkeit plagt sie wieder. Dominiert dagegen in ihr die Überaktivität ihres Pitta-Aspekts, so melden sich Sodbrennen und Magenschmerzen, und auch die Leber drückt wieder. Früher, als sie noch ihre Periode bekam, hatte sie oft brennende und pochende Schmerzen. Jetzt allerdings ist dies vorbei. Und mit der Menopause hat sie wenig Probleme gehabt. Nur wenn sie unausgeglichen war, machte ihr manchmal die fliegende Hitze etwas zu schaffen.

Was Michaela braucht, ist eine Zeit am Tag zum »Insichkehren«, zum Überdenken eigener Ideale und Positionen und zum Auseinandersetzen mit neuen Ideen und anderen Anschauungen. Das

---

Die Katze: Sie räkelt sich im Sessel, verschlafen putzt sie sich die Pfoten. Sie kennt die Kunst, das Leben zu genießen. Wenn ihr danach ist, ruht sie auf dem Sessel und lässt sich streicheln. Wenn jedoch die Zeit des Handelns gekommen ist, kann sie schnell und entschieden ihr Ziel verfolgen. Dann gibt es nichts und niemanden, der sie aufhalten kann. Die Katze geht ihre eigenen Wege, sie liebt Freiheit und Unabhängigkeit. Lässt man ihr diese, kann sie allerdings sehr anhänglich und auf ihre Weise eine treue Gefährtin werden. Doch ist es immer sie, die entscheidet, wann die Zeit der Stille und wann die Zeit der Aktivität gekommen ist.

Arbeiten im Team mit anderen Menschen und anderen Meinungen werden ihr dabei sicher Flexibilität und Ideen geben. Gut tun wird ihr auch regelmäßige körperliche Betätigung, sei dies nun Joggen, Walking, Boccia, Golf oder Gartenarbeit, eine morgendliche Selbstmassage mit etwas Öl sowie ein künstlerisches Hobby, wie z. B. Malen, Singen oder Musizieren. Ideal für Michaela sind auch regelmäßige Mahlzeiten in einer entspannten und gemütlichen Atmosphäre mit den Geschmacksrichtungen bitter und zusammenziehend.

Kapha-Pitta-Vata
(Erde, Wasser, Feuer, Luft und Äther) – die Energie der Ideen

Kim, 29 Jahre, ist Bildhauerin und Mutter von Zwillingen. Sie ist von mittlerer Statur, besitzt kräftige, braune Haare, eine wohl geformte Nase und große braune Augen. Beim Händedruck spürt man eine gewisse sanfte Festigkeit, ein Merkmal, das ihr ganzes Wesen durchzieht.

Kim gehört zu den wenigen Frauen, die in sich alle drei Doshas zu gleichen Anteilen besitzen. Die Flexibilität und Kreativität von Vata hat sie einen künstlerischen Beruf wählen lassen. Die Dynamik und der Wille von Pitta kommen ihr bei der Präsentation ihrer Werke wie auch bei ihren Kindern zugute. Und ihre Ruhe und Fürsorge durchdringen sowohl ihre Erziehung als auch ihre Partnerschaft. Ihr Galerist bewundert ihre innovativen Ideen, neue Materialien und Techniken einzusetzen, ihre Freundinnen schätzen ihre Zufriedenheit und ihr soziales Wesen, ihre Kinder mögen sie als tolerante und verständnisvolle Mutter, und ihr Partner liebt ihre Freude am Leben in großen Ereignissen wie in kleinen Alltagsbegebenheiten.

Am wohlsten fühlt sich Kim, wenn ihr der Tagesablauf Raum für alle ihre Anteile lässt. Gern kümmert sie sich um ihre beiden Kleinen, die in ihrem Atelier eine eigene Ecke zum Spielen, Malen und Modellieren haben. Kim genießt es, dass ihre Kinder bei ihr sind, bei der Hausarbeit wie während des künstlerischen Schaffens. Bei Kim ist eigentlich alles integriert, alles fügt sich ein, als habe es schon immer so und nur so dazugehört: auch ihre fünf Kanarienvögel, die Katze und ihr Bernhardiner. Alles funktioniert reibungslos, nicht zuletzt, weil ihr Partner ihr vieles im Haushalt abnimmt. Gegenseitiges Helfen und Unterstützen ist Kim selbstverständlich. Wer sie näher kennt, weiß, dass sie eine lebendige Frau ist, auf die man sich verlassen kann, die ihre Meinung frank und frei sagt und statt vieler Worte lieber gleich zupackt.

Es muss schon recht viel passieren, bis Kim wirklich aus dem Lot kommt. So richtig krank wird sie sehr selten. Wenn sie aber doch nicht mehr in ihrem Gleichgewicht ist, dann sind gleich alle drei Doshas durcheinander. Ihr gestörtes Vata führt dann zu Kopfschmerzen und gedankenvoll durchwachten Nächten, ihr gestörtes Pitta macht sie ungeduldig und gereizt und lässt vielleicht auch einmal die Leber drücken, und das gestörte Kapha bringt ihr Antriebslosigkeit und Erkältungen. Während sie normalerweise mit ihrer Periode keine Probleme hat, klagt sie in solchen Zeiten über zu kurze oder zu lange Blutungen, eine gewisse Übersensibilität, Ödeme in den Beinen und Rückenschmerzen.

Kim braucht in solchen Phasen ein bisschen Hilfe, um ihre gestörten Doshas wieder ins Lot zu bringen. Das könnte ein bisschen Unterstützung ihres Partners sein, regelmäßige Ölmassagen und Ausgleichssport, vielleicht auch eine kurze Zeit am Morgen für eine Meditation. Gut tun wird Kim in jedem Fall eine ausgeglichene, auf die jeweilige Jahreszeit abgestimmte Ernährung, bei der alle sechs Geschmacksrichtungen zum Zug kommen.

Die Wölfin: Sie geht ihren Weg, für viele unauffällig, doch in sich ruhend und selbstbewusst. Ihr gefällt es in ihrem Bau, genauso wie sie gerne herumwandert, um nach Nahrung für sich und ihre Jungen zu suchen. Sie ist gerne allein und sie ist gerne mit ihresgleichen zusammen. In allem, was sie tut, ist sie überlegt und ruhig, aber auch schnell und energiegeladen. Alles kommt aus ihrer Mitte. Wer sie kennen lernen möchte, wartet am besten, bis sie von sich aus auf ihn zu tritt. Wer sich einfühlsam und loyal zeigt, der wird in ihr eine Freundin für alle Höhen und Tiefen des Lebens gewinnen.

Test: Welcher Typ bin ich?

Haben Sie sich in einer der Beschreibungen wiedererkannt? Oder sind Sie sich nicht ganz sicher, weil Sie sich von mehr als einer Beschreibung angesprochen fühlen? Macht nichts, das geht vielen so. Es ist immer einfacher, andere Menschen zu beurteilen als sich selbst. Damit Sie genau herausfinden oder nachprüfen können, welcher Typ Sie selbst sind, habe ich in Zusammenarbeit mit meinem Mann Joachim für Sie den folgenden Test ausgearbeitet.

Der Test besteht aus zwei Teilen: Im ersten Teil finden Sie Ihren Konstitutionstyp heraus und der zweite Teil sagt Ihnen, in welche Kategorie etwaige Beschwerden oder ein etwaiges Unwohlsein von Ihnen einzuordnen sind. Wenn Sie die Auswertung der ersten beiden Teile vorgenommen haben, finden Sie im dritten Teil Tipps und Empfehlungen, die Sie leicht in Ihr Leben einbauen können.

Kreuzen Sie jeweils die Eigenschaften an, die auf Sie zutreffen; machen Sie Ihre Kreuzchen rasch und spontan. Wenn Sie die Antwort nicht wissen, gehen Sie einfach zum nächsten Punkt weiter. Und wenn Sie einmal mehr als ein Kästchen ankreuzen wollen, dann machen Sie das ruhig. Schließlich sind ja die meisten von uns Mischtypen. Am Ende zählen Sie bitte alle Kreuzchen zusammen, getrennt nach Typ und Unwohlsein, und getrennt nach Vata, Pitta und Kapha.

Die Auswertung könnte beispielsweise bei Ihrem Typ 23 Kreuzchen bei Vata, 27 bei Pitta und 12 bei Kapha ergeben: Das bedeutet, Sie wären eine Pitta-Vata-Frau. Wenn Sie während einer Erkältungskrankheit Ihre Beschwerden auswerten, könnten drei Kreuzchen bei Vata, sieben bei Pitta und 18 bei Kapha stehen: Das würde bedeuten, dass Sie im Augenblick hauptsächlich eine Kapha-Störung hätten. Was tun? Der Ayurveda versucht zuerst immer ein etwaiges Unwohlsein auszugleichen: In diesem Fall würde Ihren Beschwerden eine Anti-Kapha-Ernährungsweise und ein Anti-Kapha-Lebensstil gut tun. Sind Ihre Beschwerden dann behoben, dann kümmern Sie sich um Ihre Konstitution: In unserem Beispiel würde die Ernährung und der Lebensstil nun auf Anti-Vata-Pitta umschwenken. Also immer zuerst die Beschwerden und danach die eigentliche Konstitution angehen. Nicht jede Frau, die schlank ist, muss Vata sein, und nicht jede, die Gewichtsprobleme hat, ist eine Kapha-Frau. Schauen Sie ruhig genauer hin, der psychische Aspekt ist bei der Beurteilung mindestens ebenso wichtig wie der physische. Wenn eine schlanke Person sehr ruhig und eher bequem ist, dann kann es sich nicht um eine reine Vata-Frau handeln, vielleicht ist sie ja eine Vata-Kapha-Frau. Wenn Sie sich nicht im Klaren über sich selbst sein sollten, fragen Sie doch mal Ihre Freundinnen. Wie schätzen diese Sie denn ein?

Trotz aller Mühe: Ein Test bleibt ein Test. Die differenzierte Diagnose eines Ayurveda-Therapeuten kann er nicht ersetzen. Dennoch wird er Ihnen helfen, sich selbst und andere besser kennen zu lernen und zu verstehen – und mit Ihren *Doshas* besser umzugehen. Viel Spaß!

Teil 1: Mein Typ (der ausgewogene Zustand)

VATA	PITTA	KAPHA

Psyche (im ausgewogenen Sattva-Zustand)

VATA	PITTA	KAPHA
○ enthusiastisch, innovativ	◉ intelligent, klar erfassend	○ ruhig, stabil, konsequent
◉ kommunikativ, Sinn für die Einheit aller Menschen	○ selbstständig	○ loyal, vergebend
◉ heiter, beschwingt	○ humorvoll, witzig	○ unterstützend, liebevoll
◉ lebendig, lebhaft	○ engagiert, energetisch	○ zufrieden, ausgeglichen
○ klar, wach	○ scharfsinnig, differenziert	○ ausdauernd
◉ flexibel, geistig wendig	◉ starker Wille, durchsetzungsfähig	○ nimmt sich Zeit, geduldig
○ ideenreich	○ genießt die Herausforderung	◉ geht den Dingen auf den Grund
○ kreativ, musisch	○ zielorientiert, effizient	○ bedachtsam, methodisch
○ reiselustig	○ methodisch, organisiert	◉ Komfort liebend
◉ gesprächig, kommunikativ	○ erfinderisch, analytisch	○ tolerant, sanftmütig
◉ offen, intuitiv	○ realitätsbezogen	○ mitfühlend, hilfsbereit
◉ sensibel	○ charismatisch	○ praktisch
○ sanfte, wechselhafte Emotionen	◉ intensive, leidenschaftliche Emotionen	○ stabile, ausgeglichene Emotionen

Gedächtnis

VATA	PITTA	KAPHA
◉ schnelle Aufnahmefähigkeit	○ selektive Aufnahmefähigkeit	○ langsame Aufnahmefähigkeit
◉ mäßiges Kurzzeitgedächtnis	○ gutes Kurzzeitgedächtnis	○ extrem gutes Kurzzeitgedächtnis
○ schlechtes Langzeitgedächtnis	◉ selektives Langzeitgedächtnis	○ gutes Langzeitgedächtnis
○ akustisches Gedächtnis	◉ optisches Gedächtnis	○ sensitives Gedächtnis

Energie

VATA	PITTA	KAPHA
○ vielseitig aktiv	○ gezielt aktiv	○ beständig aktiv
◉ rasch erschöpft	○ energische Kämpfernatur	○ ausdauernd

Sprache

VATA	PITTA	KAPHA
◉ flüssig, schnell	○ prägnant, ausdrucksstark	○ langsam, überlegt
◉ redegewandt, gesprächig	○ überzeugungsstark	○ spricht wenig, aber bestimmt
○ leise	◉ gute Rednerin	○ trägt ruhig vor
○ helle Stimme	◉ mittlere Stimmlage	○ tiefe, sonore Stimme

Körperbau

VATA	PITTA	KAPHA
○ sehr groß oder sehr klein	◉ mittlere Statur	○ große, breite Statur
○ schlank bis unterentwickelt; schwankendes Gewicht	◉ schlank bis athletisch	○ gut proportioniert bis Übergewicht
◉ leicht, zartgliedrig	○ sportlich, dynamisch	○ ausdauernd, standfest, stark
◉ beweglich, flink, gelenkig	○ fester Griff, bestimmter Schritt	○ ruhige, maßvolle Bewegungen
◉ zarte Gelenke	○ weiche, flexible Gelenke	○ kräftige, flexible Gelenke

Welcher Typ bin ich?

VATA	PITTA	KAPHA

Gesicht
- ● ovale, schlanke Kopfform
- ○ zarte Gesichtszüge
- ○ zarte Wimpern und Augenbrauen
- ○ gebogene, dünne Nase
- ● feine, zarte Lippen

Pitta – Gesicht
- ○ mittelgroßer Kopf
- ○ energisches Kinn
- ● mäßig dicke Wimpern und Augenbrauen
- ○ prägnante gerade Nase
- ○ rote, geschwungene Lippen

Kapha – Gesicht
- ○ großer, eher quadratischer Kopf
- ● weiche, runde Gesichtsform
- ○ kräftige Wimpern und buschige Augenbrauen
- ● runde, wohl geformte Nase
- ○ große, volle Lippen

Haut
- ● normal bis trocken
- ○ fein, zart, kühl
- ● gute Venenzeichnung
- ● heller oder dunkler Teint
- ● bräunt langsam
- ● mag gerne Eincremen und feuchte Wärme (Dampfbad)

Pitta – Haut
- ○ normal bis empfindlich
- ○ geschmeidig, warm
- ○ Sommersprossen
- ○ rötlich, gelblich
- ○ sonnenempfindlich
- ○ mag Kaltwaschungen und Schwimmen im kühlen See

Kapha – Haut
- ○ normal bis fettig
- ○ geschmeidig, straff, kühl
- ○ Venen kaum sichtbar
- ○ blass, weiß
- ○ bräunt leicht
- ○ mag gerne Trockenreibungen und trockene Wärme (Sauna)

Haare
- ○ aschblond und andere Zwischentöne
- ● leicht lockig bzw. kraus
- ○ spärlicher Haarwuchs
- ● feine, zarte Haare
- ● trocken

Pitta – Haare
- ○ blond oder rötliche Farbe; früh grau
- ○ glattes Haar
- ● mäßiger Haarwuchs
- ○ weiche Haare
- ○ seidig glänzend

Kapha – Haare
- ● dunkel, braun, schwarz
- ○ gewellt, dicht
- ○ viele, kräftige Haare
- ○ kräftiger Haarwuchs
- ○ ölig, glänzend

Augen
- ○ klein
- ○ grau und andere dunkle Zwischentöne
- ● wacher, lebendiger Blick
- ○ rasches Erkennen von Details

Pitta – Augen
- ● mittlere Größe
- ● grün, kupferfarben
- ○ leuchtend, energetisch
- ○ scharfe Sehfähigkeit

Kapha – Augen
- ○ anziehend groß, »Rehaugen«
- ○ blau, dunkelbraun
- ○ ruhiger, sanfter Blick
- ● gutes Sehvermögen

Zähne
- ○ klein oder lang und schmal
- ● unregelmäßig
- ○ perlartig glänzend
- ○ trockenes Zahnfleisch

Pitta – Zähne
- ● mittlere Größe
- ○ scharfe Bisskante
- ● weiß-gelblich
- ○ rosa Zahnfleisch

Kapha – Zähne
- ○ groß, kräftig, wohl geformt
- ○ resistent gegen Karies
- ○ weiß
- ● weißliches Zahnfleisch

Hände/Füße
- ○ kühle, grazile, feine Hände und Füße
- ○ schmale, dünne Nägel

Pitta – Hände/Füße
- ● warme, wohl geformte Hände und Füße
- ○ rosig durchscheinende Nägel

Kapha – Hände/Füße
- ○ kühle, große, kräftige Hände und Füße
- ● kräftige weiße Nägel

Welcher Typ bin ich?

VATA	PITTA	KAPHA

Appetit/Durst
- ○ eher wenig bis veränderlich
- ○ unregelmäßig
- ● nimmt Hunger und Durst wahr

- ○ isst und trinkt häufig und viel
- ○ starke Verdauungskraft
- ○ isst mit dem Auge

- ● gleichmäßig, wenig Durst
- ● kann gut fasten oder eine Mahlzeit auslassen
- ● genießt den Geruch und Geschmack der Speisen (stille Genießerin)

bevorzugtes Essen
- ● süß, sauer, salzig
- ○ gewürzt, mit Öl/Fett
- ● warme Speisen u. Getränke

- ● süß, bitter, zusammenziehend (herb)
- ● roh, ohne Öl/Fett, mild gewürzt
- ○ kühle Speisen und Getränke

- ○ scharf, bitter, zusammenziehend (herb)
- ● gut gewürzt, ohne Öl/Fett
- ● warme Speisen u. Getränke

Ausscheidung
- ○ eher trocken
- ● regelmäßiger Stuhlgang

- ● weich, ölig, locker, viel
- ○ kräftiger Stuhlgang

- ○ zäh, ölig, schwer
- ○ regelmäßiger, wohl geformter Stuhl

Biorhythmen
- ● Leistungshoch frühmorgens und nachmittags, im Herbst und Winter

- ○ Leistungshoch zu Mittag und Mitternacht, im Sommer

- ○ Leistungshoch vormittags und am frühen Abend, Winterende und Frühling

Schlaf/Träume
- ○ weniger als 6 Stunden
- ● leicht, aber erfrischend
- ● Träume: fantasievoll, vom Fliegen und Bewegung

- ● 6 – 8 Stunden
- ○ regenerierend, tief
- ● träumt viel, farbenfroh und leidenschaftlich, von Feuer

- ○ mehr als 8 Stunden
- ○ tief, erholsam
- ○ Träume: wenig, sanft, vom Wasser

Sinne
- ● guter Orientierungssinn
- ○ feines Tastempfinden
- ● gute akustische Wahrnehmung, musikalisch
- ○ Sinn für Proportionen und Details

- ○ guter optischer Wahrnehmungssinn
- ○ gutes Gefühl für Farben, Malerei
- ○ scharfe Wahrnehmung
- ○ gute Unterscheidungsfähigkeit

- ○ guter Geschmacks- und Geruchssinn
- ○ gutes Formempfinden
- ○ kann Gewichte gut schätzen
- ● Sinn für Ordnung, Struktur und das Wesentliche

Teil 2: Meine Beschwerden (der unausgewogene Zustand)

VATA	PITTA	KAPHA

Psyche
- ○ schreckhaft, übersensibel
- ◉ wechselhaft, unregelmäßig
- ◉ unruhig, nervös
- ○ fühlt sich oft unter Zeitdruck
- ◉ unkonzentriert, zu viele Gedanken
- ◉ unsicher, unentschlossen
- ◉ vergesslich
- ○ kann Neues nicht aufnehmen
- ◉ sorgenvoll, ängstlich
- ○ stimmungslabil
- ○ unstet, orientierungslos
- ○ fängt vieles an, bringt nichts zu Ende

- ○ wenig tolerant
- ○ perfektionistisch
- ○ kritisiert und nörgelt
- ○ zu ehrgeizig
- ○ übernimmt sich, Workaholic
- ○ tut sich schwer, wertfrei zu urteilen
- ◉ reizbar
- ○ ungeduldig
- ◉ aufbrausend
- ○ emotional
- ○ dominant
- ○ draufgängerisch

- ○ schwerfällig, langsam
- ○ Nachdenken fällt schwer
- ○ stur, unnachgiebig
- ○ hängt an Vergangenem
- ○ lethargisch
- ○ kann sich nicht aufraffen
- ○ schwermütig
- ○ neidisch
- ○ sentimental
- ○ hängt an Luxus und Komfort
- ○ häuft Besitztümer an
- ○ verlässt nicht gerne den angestammten Platz

Sprache
- ◉ verliert leicht den Faden
- ◉ abschweifend, hastig
- ○ spricht zu viel
- ○ stotternd

- ○ wird rasch scharf und laut
- ◉ provokant, sarkastisch
- ◉ möchte überreden
- ○ argumentativ

- ○ langsam
- ○ Sprechen fällt schwer
- ○ oft wortkarg, verschlossen
- ○ unverständlich, stumpf

Körperbau und Bewegung
- ○ Untergewicht, hager oder Übergewicht bei leichtem Körperbau; starke Gewichtsschwankungen
- ◉ steif, verspannt
- ○ zappelig, fahrig
- ○ zittrig, ungeschickt
- ○ steife Gelenke, Arthrose
- ○ kalte Hände und Füße, friert leicht

- ○ gedrungener, athletischer Körperbau
- ◉ hitziger Kopf, gerötete Nase
- ○ impulsiv, hektisch
- ○ stößt sich öfter an
- ○ Gelenke heiß, rot, entzündet
- ○ schwitzt leicht und stark

- ○ übergewichtig
- ○ bewegungsarm, behäbig
- ○ schnell außer Atem
- ○ kommt nur langsam in Schwung
- ◉ Schwellungen, Ödeme
- ○ friert leicht

Haut
- ○ dunkel, bläulich
- ◉ trocken, kalt, rissig, spröde
- ○ hart, pergamentartig, dünn
- ◉ braune Flecken, Muttermale
- ○ mag keine kalten und trockenen Anwendungen
- ◉ frühe Faltenbildung, Grießkörner, dunkle Augenringe, Überempfindlichkeit

- ◉ gerötet
- ○ warm, gereizt, entzündet
- ○ sonnenempfindlich
- ○ rote Male, Sommersprossen
- ○ verträgt keine Hitze und heiße Anwendungen
- ○ Entzündungen, Ausschläge, geplatzte Äderchen, brennende und allergische Haut, entzündliche Akne

- ○ blass, feucht
- ○ feuchtkalt, fettig
- ○ teigig, dick
- ○ weiße Flecken
- ○ mag keine kalten und feuchten Anwendungen
- ○ erweiterte Hautporen, Mitesser, Pickel, Akne, Lymphstau, Ödeme

VATA	PITTA	KAPHA
Haare		
● trocken, spröde, splissig	○ vorzeitiges Ergrauen	○ schuppig, fettig
○ lichtes Haar	○ Geheimratsecken	○ störrisch
○ glanzlos	○ vorzeitiger Haarausfall	○ stumpf
Augen		
● trocken, Sandkörnchen	○ gelber Rand der Iris	○ Einlagerungen
● nervöses Lidzucken,	○ licht- und blendempfindlich	○ leicht tränend
○ Zwinkern, Flimmern	○ Brennen, Sehstörungen	○ träge, müde
○ dunkle Augenringe	○ Entzündung der Augenbindehäute, blutunterlaufen	○ Schlieren
● besorgter, ausweichender Blick	○ durchdringender Blick	○ schwermütiger Blick
Lippen		
○ schmal, blass	○ rot	○ dick, blass
● trocken, rissig	○ Entzündung, Herpes	○ geschwollen
Zähne		
○ unregelmäßig	● gelb verfärbt	○ weiße Flecken
● kariesanfällig, bräunlich	○ Neigung zu Zahnfleischbluten	○ Zahnstein
○ Zahnfleischschwund	● Zahnfleischentzündungen	○ Zahnfleischwucherungen
● kälte- und wärmeempfindlich	○ wärmeempfindlich	○ kälteempfindlich
Hände/Füße		
● kalt, trocken, rissig, faltig	○ warm, gerötet	○ kalt, feucht, schwer
○ Nägelkauen	● gut durchblutet	○ Nägel verdickt
○ brüchige Nägel mit Rillen und Erhebungen	● Nagelbettentzündung	○ weiße Einlagerungen
Appetit/Durst		
● wechselnder Appetit	● unstillbarer Appetit und Durst	○ isst zu schwer, zu viel und oft
● isst unregelmäßig, durcheinander, zwischendurch	○ überisst sich und würzt zu stark	○ nimmt leicht an Gewicht zu und schwerer ab
○ isst zu viel oder zu wenig	○ anfällig für Genussmittel (Alkohol, Rauchen, Stimulanzien)	○ trinkt zu viel Nahrhaftes
● vergisst zu trinken	○ gereizt, wenn eine Mahlzeit übergangen wird	● schläfrig nach dem Essen
Unverträgliche Speisen		
● Rohkost, Kohl und Hülsenfrüchte blähen	● verträgt keine stark gewürzten und heißen Speisen	● verträgt keine Milchprodukte, kein Fett und keine kalten Speisen

Welcher Typ bin ich?

VATA	PITTA	KAPHA

Ausscheidung
- ○ hart und trocken
- ● Blähungen, Verstopfung, unregelmäßiger Stuhlgang

- ○ dünner Stuhl
- ○ Durchfallneigung

- ○ Schleim- und Fettstühle
- ○ träge Ausscheidung

Biorhythmen/Anfälligkeit
- ○ frühmorgens und nachmittags
- ○ im Herbst und Winter
- ● bei Wetterwechsel, Wind, Zugluft, Föhn, trockener Kälte

- ○ zur Mittagszeit und Mitternacht
- ○ im Sommer
- ○ bei heißem Wetter

- ○ am Vormittag und frühen Abend
- ● am Ende des Winters und im Frühling
- ○ bei feucht-kühlem Wetter

Schlaf/Träume
- ● leichter, gestörter Schlaf
- ● Einschlafschwierigkeiten
- ● Träume: angstvoll, ruhelos, Verfolgungsträume, Fallen aus großer Höhe

- ○ Nachtschweiß
- ● Schlafstörungen um Mitternacht
- ○ Träume: von Feuer, Krieg und Kampf

- ○ schläft lange
- ● tagsüber müde
- ○ traumloser Schlaf oder schwere depressive Träume

Sinne
- ● schlechte Orientierung, verliert den Überblick
- ● überempfindlich auf alle Sinneswahrnehmungen, vor allem auf Geräusche und Berührung
- ○ schmerzempfindlich

- ○ licht- und blendempfindlich
- ○ subjektive Wahrnehmung
- ○ wählt knallige bis schrille Farben

- ○ Geruch und Geschmack vermindert
- ○ neigt zum Schlemmen, maßlos
- ○ nachlässig in Geschmacksfragen

Krankheitsneigung
- ○ psychische Beschwerden
- ● Ängste, Nervosität, Schlafstörungen
- ○ Erschöpfung, Trockenheit
- ● Verstopfung, Blähungen
- ○ Rückenschmerzen, Steifheit, vor allem während Periode und Schwangerschaft
- ○ Gelenk- und Kopfschmerzen
- ○ jede Art von Schmerz
- ○ Periodenschmerzen

- ○ entzündliche Erkrankungen, z. B. Gastritis, Hepatitis
- ○ Sodbrennen
- ○ Gelenkentzündungen
- ○ Hautkrankheiten
- ○ brennende Beschwerden, z. B. während der Periode
- ○ übler Körpergeruch
- ○ pochende, pulsierende, klopfende Schmerzen
- ○ Hitzewallungen

- ○ Depression, Lethargie
- ○ Müdigkeit, Übergewicht
- ○ Ansammlung von Giftstoffen
- ○ Diabetes
- ○ Schwellungen, Ödeme, Wasseransammlungen, v. a. vor Periode und in Schwangerschaft
- ○ Erkältung, Husten, Asthma
- ○ dumpfe, schwere Schmerzen
- ● PMS (Prämenstruelles Syndrom)

Summe:

VATA
Teil 1: 16
Teil 2: 24
Gesamt: 40 (69)

PITTA
Teil 1: 34
Teil 2: 35
Gesamt: 69 (34)

KAPHA
Teil 1: 19
Teil 2: 10
Gesamt: 29 (19)

Teil 3: Was mir und meinen Doshas gut tut

VATA

- Ihr Motto: Das Leben macht Freude
- Machen Sie neben Ihren Alltagstätigkeiten auch Dinge, die Ihnen besondere Freude machen und Ihr Selbstvertrauen steigern
- Bringen Sie Regelmäßigkeit in Ihr Leben
- Schlafen Sie genug, am besten vor 22 Uhr
- Konzentrieren Sie sich auf das Wesentliche, das macht Sie leistungsfähiger und kreativer
- Schöpferische Pausen sind Gold wert
- Nehmen Sie sich Zeit beim Essen und genießen Sie es
- Essen Sie warme, leichte, flüssige und genügend gewürzte Speisen
- Essen Sie dreimal täglich, immer
- Cremen und ölen Sie sich regelmäßig ein
- Bauen Sie Phasen der Ruhe und Beschaulichkeit in Ihr Leben ein
- Planen Sie genügend Phasen zum Erden ein: z. B. Spaziergänge, ruhige Musik, künstlerische Beschäftigung, Lesen, Kochen, Gärtnern, sanfter Sport, Yoga
- Eine ruhige, warme Umgebung ist am besten für Sie

PITTA

- Entspannung tut gut
- Machen Sie neben Ihrer Arbeit auch Sachen, die Ihnen etwas Beschaulichkeit und Rückzug gönnen
- Planen Sie bewusst Ruhepausen in Ihren Tag ein
- Gehen Sie unbedingt vor 22 Uhr ins Bett; Unerledigtes kann auch bis morgen warten
- Zwischendurch abschalten macht Sie leistungsfähiger und bringt Ihnen Ihre Mitmenschen näher
- Ihre Arbeit ist effektiver, wenn Sie sich *täglich* entspannen, nicht erst im Jahresurlaub
- Machen Sie beim Essen nichts nebenher, Geschäftliches kann bis nachher warten
- Essen Sie ruhig Gehaltvolles, aber nichts Scharfes
- Nehmen Sie sich regelmäßig Zeit für drei Mahlzeiten täglich
- Suchen Sie sich einen entspannenden Ausgleich, in dem Sie einmal nichts leisten
- Helfen Sie anderen; versetzen Sie sich auch einmal in deren Ansichten und Probleme
- Planen Sie genügend Phasen zum Kühlen ein: z. B. ruhige Musik, soziale Tätigkeiten, künstlerische Aktivitäten, Gärtnern, Segeln, Schwimmen, Wandern, Teamsportarten
- Eine kühle Umgebung mit viel frischer Luft und genügend Flüssigkeit sind ideal für Sie

KAPHA

- Sich regen bringt Segen
- Beginnen Sie heute noch einige neue Aktivitäten, in denen Sie die Initiative in der Hand haben
- Bringen Sie Ihre Kreativität wieder selbstbewusst an den Tag
- Schlafen Sie nicht zu lange, und nicht tagsüber
- Übernehmen Sie die Eigeninitiative, dadurch werden Sie neue Dimensionen kennen lernen und Bekanntschaften machen
- Stellen Sie sich Herausforderungen im beruflichen und privaten Leben
- Essen Sie bewusst, aber maßvoll
- Essen Sie warme, gut gewürzte und möglichst fettarme Speisen
- Ein leichtes Frühstück tut's für Sie und die Hauptmahlzeit sollte mittags sein
- Trockenmassagen geben Ihnen neuen Schwung
- Machen Sie alles, was neu ist und den gewohnten Gang der Dinge einmal durchbricht
- Ihnen tun neue aktivierende Impulse gut: z. B. anregende Musik, dynamische Sportarten, Tanzen, Wandern, Radfahren, künstlerische Aktivitäten, neue Bekanntschaften, Beschäftigung mit neuen Ideen
- Eine warme, trockene und anregende Umgebung ist genau das Richtige für Sie

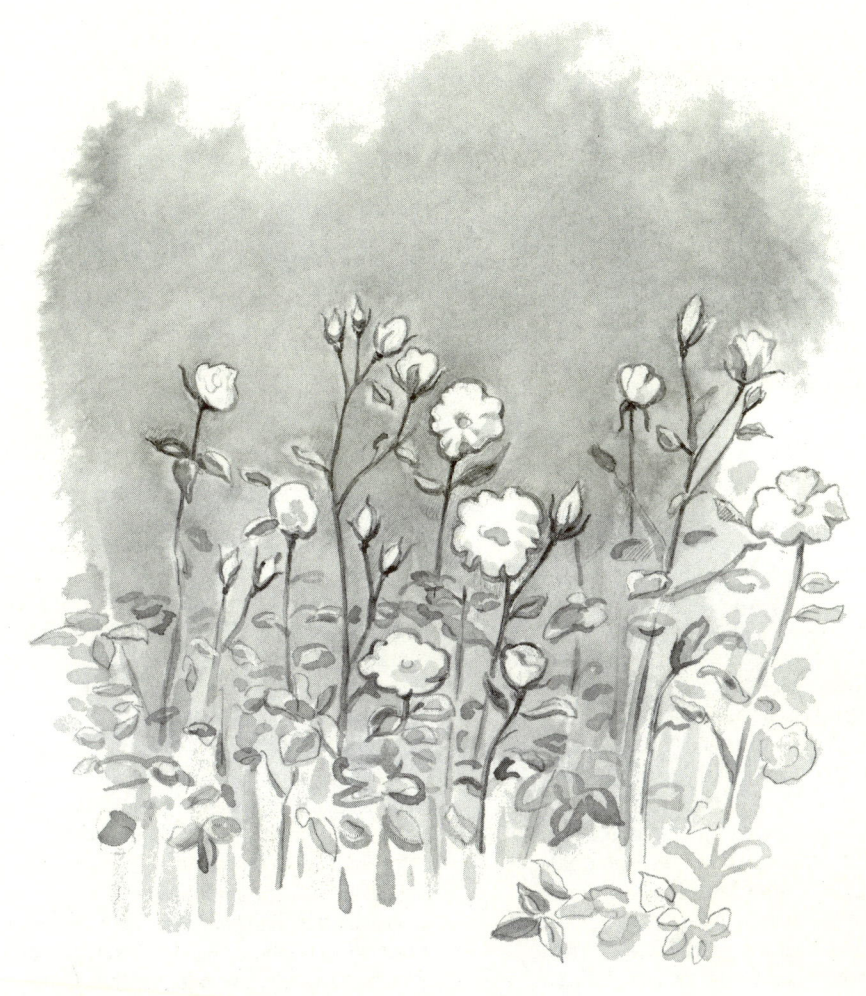

Meine Ernährung

Agni – die Verdauungskraft

»Alle Lebensmittel, die wir zu uns nehmen, fördern – wenn sie gesund und richtig verdaut sind – über den Prozess der Dhatu-Umwandlung (Stoffwechsel) Entwicklung, Stärke, Ausstrahlung, Glück und Energie.«

Charaka Samhita, Sutrasthana 28.3

Um zu leben, brauchen wir Nahrung. Was wir an Energie und Nährstoffen verbrauchen, müssen wir in Form von Nahrung wieder zuführen. Das scheint zum Zyklus der Natur zu gehören, wie das Kommen und Gehen von Tag und Nacht, von Sommer und Winter.

Was jedoch hilft das schmackhafteste und nährstoffreichste Essen, wenn wir es nicht verdauen können? Was nützt das beste Brennholz, wenn das Feuer zu schwach ist oder überhaupt nicht brennt? So wichtig dem Ayurveda die Qualität unserer Nahrung auch ist, ohne die entsprechende Verstoffwechselung (*Agni*) können wir sie nicht nutzen. Dabei helfen dann auch noch so gut gemeinte Vitaminpräparate oder Nahrungsergänzungsmittel nicht. Deshalb legt der Ayurveda auf die drei Grundpfeiler eines gesunden Lebens so großen Wert: eine gesunde Ernährung und Verdauung, notwendige Erholungsphasen und Schlaf sowie ein ausgewogener Umgang mit unserer kreativen Energie.

> Bei jeder Stoffwechselleistung entsteht Wärme. Aus diesem Grund bezeichnet der Ayurveda die Verdauungsleistung des Körpers als *Agni* (wörtlich: Feuer), das Verdauungsfeuer. *Agni* steuert nicht nur die Verdauungstätigkeit in Magen-Darm-Trakt und Leber, sondern reguliert den Stoffwechsel bis hin zur Umformung der Nahrungsbestandteile in jeder einzelnen Körperzelle zu Energie oder neuen Körperbestandteilen.

Ist unser *Agni*, unsere Stoffwechselaktivität, zu schwach, dann kämpfen wir mit einer langsamen Verdauung, mit Aufstoßen, Blähungen und Verstopfung; wir tun uns schwer, am Morgen aufzustehen und schwitzen auch bei körperlicher Anstrengung wenig bis gar nicht. Schuld daran ist meist zu häufiges und zu üppiges Essen.

Ein überaktives *Agni* dagegen zeigt sich in Sodbrennen, Aufstoßen, Durchfall, Reizbarkeit sowie starkem Durst; schon der Gedanke an körperliche Betätigung oder den Sommer lässt uns in Schweiß ausbrechen. Das passiert, wenn wir zu scharf oder zu heiß gegessen, zu lange gefastet oder uns zu sehr geärgert haben.

Was tun? Ganz einfach. Ist unser *Agni* zu schwach, so aktivieren wir es wieder: mit entsprechender verdauungsanregender Ernährung, mit körperlicher und geistiger Betätigung. Und ist *Agni* zu stark, so versuchen wir es zu besänftigen: mit Ruhe, Entspannung sowie einer Kapha-betonten Ernährung. Ist unser *Agni* so, wie es sein sollte, nämlich ausgewogen, dann verspüren wir zwei- bis dreimal am Tag ein natürliches Hungergefühl, unsere Verdauung verläuft regelmäßig und auch unser Wärmehaushalt ist ausgeglichen. Wir fühlen uns stark, energievoll, gesund und vital.

Ama – Unverarbeitetes aus Körper und Psyche

Ein gestörtes *Agni* bringt nicht nur unsere Verdauung und unseren Stoffwechsel durcheinander, sondern ruft auch *Ama* hervor. Wörtlich bedeutet *Ama* »unreif«, »ungekocht« oder »unverdaut«. Im Ayurveda steht *Ama* für Körpergifte, die durch eine unzureichende Verdauung im Magen-Darm-Trakt, in der Leber oder im Stoffwechsel der Zellen und Gewebe entstehen. Über den Blutkreislauf wird *Ama* über den ganzen Körper verbreitet und in den Zellen abgelagert; es schwächt die Gewebe und spielt bei praktisch allen Krankheiten eine Rolle: zum Beispiel Erkältungskrankheiten, Fieber, Asthma, Arthritis, Immunschwäche, Allergien bis hin zu Krebs.

Hat sich *Ama* in unserem Körper angesammelt, erscheinen Symptome wie Verdauungsstörungen, Blähungen, Mundgeruch, Körpergeruch und ein dicker Zungenbelag. Andere Hinweise sind ein körperliches wie psychisches Schweregefühl, Müdigkeit und Antriebslosigkeit.

Im erweiterten Sinn kann *Ama* auch im psychischen Bereich gebildet werden, als Folge »unverdauter«, also unverarbeiteter Gefühle, Gedanken, Belastungen und ungelöster Konflikte.

Was auch immer in unserem Nervensystem oder unserem Stoffwechsel an Unverarbeitetem zurückbleibt, belastet und schadet uns über kurz oder lang. *Ama* stört unsere *Doshas*, die wiederum das Geschehen in unserem ganzen Organismus durcheinander bringen. Aus diesem Grund steht der Abbau von *Ama* praktisch immer am Anfang einer ayurvedischen Behandlung. Erst nach der Entschlackung und Reinigung des Körpers wird versucht, das gestörte *Dosha* wieder auszugleichen.

Was ist es aber nun im Einzelnen, was *Ama* entstehen lässt? *Ama* entsteht durch alles, was unsere Ernährung und unser Leben aus dem Gleichgewicht bringt. Das sind zu üppige und zu häufige Mahlzeiten, aber auch Zwischenmahlzeiten und andere Gewohnheiten, z. B. beim Essen zu lesen, fernzusehen oder hitzig zu diskutieren. *Ama* verstärkend wirken auch zu späte Mahlzeiten am Abend oder in der Nacht, nicht richtig zubereitete, schimmlige oder gegorene Nahrung, zu trockene oder zu kalte Speisen, Alkohol, Zigaretten und andere Drogen, Fleisch, Fisch und Eier, unregelmäßige Essenszeiten, unterdrückte körperliche Ausscheidungsbedürfnisse, Stress und intensive negative Emotionen.

Wir brauchen Zeit, um alles, was wir aufnehmen, zu verdauen. Der Ayurveda empfiehlt, nach einer Mahlzeit vier, besser noch sechs Stunden bis zur nächsten Nahrungsaufnahme zu warten (nach einem kleinen und leichten Essen ohne Getreide – z. B. nach Früchten – braucht der Körper etwa zwei Stunden zum Verdauen). Nehmen wir dagegen Speisen zu uns, bevor die vorhergehende Mahlzeit vollständig verdaut worden ist, dann entsteht ein Tohuwabohu in unserem Verdauungstrakt, die Verdauung geschieht unvollständig und es entstehen Stoffwechselschlacken, *Ama*. Geschieht das öfter, so lagert sich *Ama* in den jeweiligen Schwachpunkten unseres Organismus ab und verursacht Beschwerden. Und so wie unser Organismus seine Zeit zum Verdauen braucht, so braucht auch unsere Psyche Zeit zum Verarbeiten von Emotionen, Gedanken und Eindrücken.

Sich Zeit für sich selbst zu nehmen, ein bisschen an jedem Tag, in jeder Woche und in jedem Jahr ist kein Luxus, sondern äußerst wichtig für unser Wohlbefinden, unser Selbstverständnis und unsere Ausgewogenheit.

Renate und ihr Ama

Schon seit einiger Zeit fühlt sich Renate ganz allgemein schlapp. Normalerweise hat die schlanke, kleine, energievolle Enddreißigerin ihr Leben im Griff, ihr Beruf macht ihr großen Spaß und auch in der Freizeit unternimmt sie viel. Doch Renates früherer Elan scheint sich in Luft aufgelöst zu haben, es fällt ihr schwer, sich auch nur für die kleinen Dinge des Tages aufzuraffen. Wenn sie so darüber nachdenkt, fällt ihr auch auf, dass ihr vermehrt Blähungen zu schaffen machen und sich jeden Morgen nach dem Aufstehen ein bräunlicher Belag auf der Zunge findet. Vor ihrer Periode ist dies besonders ausgeprägt, dann hat Renate immer das Gefühl, sie sei besonders schwer, vor allem ihre Beine – und tatsächlich sind diese zu dieser Zeit auch immer etwas geschwollen.

Beim Nachfragen stellt sich heraus, dass sie – auch ihrem viel beschäftigten Mann zuliebe – ihre Hauptmahlzeit auf den späten Abend verlegt hat. Die einzige Zeit, in der sie sich sehen und entspannen können. Zwar spürt Renate, dass ihr das nicht bekommt, aber es kommen immer noch Fleisch, Wurst, Fisch und Eier auf den Tisch. Und wenn sie so sitzen und der Fernseher läuft, kann sich Renate, obwohl sie eigentlich schon müde ist, immer erst spät aufraffen, ins Bett zu gehen. Am nächsten Morgen kommt sie umso schwerer aus den Federn. Renate fühlt sich unausgeglichen, unkonzentriert und wird nun öfter auch reizbar. Irgendwie weiß sie trotzdem nicht so recht, was mit ihr los ist und was sie ändern könnte.

Renate ist eine Vata-Pitta-Frau. Das späte üppige Essen, vor allem aber Fleisch, Fisch und Eier, haben *Ama* verursacht. Dazu noch die Fernsehberieselung und das späte Zu-Bett-Gehen, die für ihr Vata Gift sind: Und fertig ist der Frust-Mix.

Als Erstes wird es Renate helfen, ihren Ernährungs- und Lebensstil ein bisschen umzustellen. Ihr Tag beginnt nun mit einem ruhigen, leichten Frühstück und ihre Hauptmahlzeit hat sie auf mittags gelegt. Inzwischen weiß sie ja, dass der Körper zum Verdauen einer Hauptmahlzeit bis zu sechs Stunden braucht. Aus diesem Grund hat sie sich das Zwischendurch-Naschen abgewöhnt. Nun hat sie auch kein Bedürfnis mehr danach, schließlich hat sie ja ausreichend gegessen. Auf das abendliche Beisammensein verzichtet sie natürlich nicht, nur hat sie nach einem Gespräch mit ihrem Mann die Essenspalette erweitert, weniger Fleischliches und mehr leicht Bekömmliches, wie leichte Gemüsegerichte und Suppen. Um ihr *Ama* loszuwerden, macht sich Renate jeden Morgen eine Thermoskanne heißes Wasser, die sie über den Tag begleitet. Selbst wenn sie mittags essen geht, hat sie immer ein kleines Döschen mit Gewürzen dabei, die zwar die Verdauung anregen, aber ihr Pitta nicht aus dem Lot bringen: Fenchel, Ingwer, Koriander, Kardamom und etwas Pfeffer. Mit von der Partie sind ebenso Küchenkräuter wie Basilikum, Thymian und Salbei. Zweimal im Monat legt sie einen Saft-Fastentag ein, und in ihren Speiseplan hat sie etliche leckere Mungdal- und Reisgerichte eingebaut. Auch nimmt sich Renate jetzt mehrmals in der Woche Zeit für eine morgendliche Ölmassage vor dem Duschen und für etwas sanften Sport, wie Jazz-Dance oder Yoga mit ihren Freundinnen. Und am Wochenende hat sie bewusst Zeit für sich eingeplant, für eine Ayurveda-Schönheitskur und ihre künstlerischen Neigungen. Dann ist gelegentlich auch mal ein halber Tag für gemeinsame Unternehmungen wie ein Museumsbesuch, Wandern oder Volleyball mit befreundeten Familien drin.

Schon nach wenigen Wochen fühlt sich Renate wie ausgewechselt. Ihre alte Dynamik und gute Laune sind wieder da, sie fühlt sich allgemein viel ausgeglichener. Der Zungenbelag ist nur noch dünn weiß und die Blähungen sind verschwunden. Auch die Schwere und die geschwollenen Beine vor der Regel plagen sie nicht mehr, überhaupt hat Renate den Eindruck, dass ihre Periode leichter und unbeschwerter verläuft. Interessant findet sie, dass sie inzwischen ein viel besseres Gefühl für ihren Körper hat: Sie spürt mehr und mehr von sich aus, was für sie gut ist und was nicht. Selbst ihr anfangs etwas skeptischer Partner beginnt die kleinen Veränderungen zu bemerken – und zu schätzen.

Wie ich Ama wieder loswerde

Wenn wir gedankenlos und unbewusst gegenüber uns selbst und unseren eigentlichen Bedürfnissen leben, sammeln wir *Ama* an. Um *Ama* loszuwerden, müssen wir also eine gezielte und bewusste Bemühung machen. Eine schwere *Ama*- und *Dosha*-Störung kann durch eine Panchakarma-Kur (eine mehrwöchige ayurvedische Reinigungskur) ausgeglichen werden.

Eine *Panchakarma*-Reinigungskur umfasst drei Behandlungsphasen:
1) Die vorbereitenden Maßnahmen (*Purvakarma*) beinhalten Ölmassagen, Hitzeanwendungen und eine individuell abgestimmte Diät, um in den Geweben abgelagertes *Ama* und störende *Dosha*-Überschüsse zu mobilisieren.
2) Mit *Panchakarma*, wörtlich die fünf Handlungen, nämlich therapeutischem Erbrechen (*Vamana*), therapeutischem Abführen (*Virechana*), reinigenden und nährenden Einläufen (*Basti*) und nasalen Anwendungen (*Nasya*), werden diese unausgeglichenen *Doshas* und Gewebeschlacken ausgeschieden.
3) Die Nachbehandlung mit einer individuell abgestimmten Aufbaudiät und einem entsprechenden Lebensstil regeneriert und vitalisiert den so gereinigten Organismus von Grund auf. Auch nach Abschluss einer *Panchakarma*-Kur empfiehlt sich eine dauerhafte Sattva-Ernährung und Lebensstil, schließlich reagiert der sensibilisierte Organismus nun auf alle – positive wie negative – Einflüsse viel empfindlicher.

Eine traditionelle *Panchakarma*-Reinigungskur dauert mindestens drei Monate und ist nur in einem entsprechend ausgestatteten Ayurveda-Therapiezentrum durchzuführen. Beschränkt man sich auf eine der drei Kuren – eine Brech-Kur zum Ausgleich von gestörtem Kapha, eine Abführ-Kur zur Harmonisierung von Pitta-Störungen oder eine Einlaufkur, um gestörtes Vata wieder ins Lot zu bringen –, so muss man mit etwa vier Wochen rechnen. Kürzere Therapieangebote können den Organismus nicht umfassend genug reinigen.

Für leichte und mittlere Störungen tun es auch folgende so einfache wie wirksame Do-it-yourself-Maßnahmen:
- Das regelmäßige **Trinken von heißem Wasser** (mineralstoffarm und kohlensäurefrei) ist unglaublich wirkungsvoll, um *Ama* abzubauen. Durch 10- bis 15-minütiges Kochen bekommt es einen leicht süßlichen Geschmack, der zur Besänftigung von Vata beiträgt. Das häufige, schluckweise Trinken hat eine stabilisierende und beruhigende Wirkung, bringt Darmstörungen allmählich zum Verstummen, lindert *Ama*-bedingte Beschwerden und verbessert den

Geschmackssinn. Zwei bis drei Schlucke halbstündlich oder stündlich aus der Thermoskanne reichen dafür aus.

Vata-Naturen tut eine größere Menge von heißem Wasser mit Sicherheit gut. Kapha-Konstitutionen dagegen werden sich mit der Flüssigkeitsmenge etwas zurückhalten, da ihr Organismus gerne Wasser speichert. Dafür sollten sie ruhig noch etwas Zitronensaft und einige Gewürze (siehe unten) hinzugeben. Was die Flüssigkeitsmenge angeht, richten Sie sich am besten nach Ihrem eigenen Durstgefühl: Trinken Sie nur, wenn sie wirklich durstig sind, dann sollten Sie aber auch wirklich trinken. Gesunde Pitta-Frauen nehmen sicher am meisten Flüssigkeit zu sich; sie sollten allerdings eher zu lauwarmem Wasser greifen, da ihr Naturell sonst leicht überaktiv wird.

- **Reinigende Kräutertees** sind ideal, z. B. Brennnessel-, Fenchel- oder Ingwertee.
- Bringen Sie alle anregenden **Gewürze und Küchenkräuter**, die Ihrem Typ entsprechen (S. 303), auf den Tisch.
- Hier eine gute **Gewürzpulvermischung** zur Verdauungsanregung: Mischen Sie zu gleichen Teilen Ingwerpulver, gemahlenen schwarzen Pfeffer, Muskat, Nelke und Langpfeffer (Pippali). ¼ TL davon nehmen Sie dreimal täglich vor dem Essen, zusammen mit ½ TL Honig für Kapha, mit 2 EL heißem Wasser für Vata oder 2 EL warmem Wasser bzw. Aloe-Vera-Saft für Pitta.
- Im Rezeptteil finden Sie ein ***Ama* reduzierendes Mungbohnen-Gericht** (Grüner Mung Dal mit Roter Bete, S. 160). Ayurveda-Therapeuten empfehlen dieses Gericht mehrmals pro Woche als Hauptgericht, sowohl um Stoffwechselschlacken auszuscheiden als auch um dem Verdauungstrakt bei Krankheit, in der Rekonvaleszenz oder während einer Verjüngungstherapie etwas Ruhe und Erholung zu gönnen.
- Ohne **Khichari** (sprich: Kidschari), dem indischen Nationalgericht aus Reis und Mungbohnen (ab S. 163), wäre eine Ayurveda-Reinigungskur undenkbar. Es unterstützt die Ausscheidung von physischem und psychischem *Ama*, wirkt entspannend und aufhellend auf das Bewusstsein und reinigt und nährt die *Dhatus* (Körpergewebe, S. 40).
- Überhaupt ist eine **Sattva-Ernährung** gleich in zweifacher Hinsicht Gold wert: Erstens hilft eine vegetarische, vollwertige Ernährung mit frischen Lebensmitteln ganz natürlich *Ama* zu reduzieren und zweitens verhindert man mit einer *Sattva*-Ernährung schon die Entstehung von *Ama*, vorausgesetzt, Sie halten **genügend Abstände zwischen den Mahlzeiten** ein, also zwischen vier und sechs Stunden.
- **Meiden Sie Nahrungsmittel, die zu sehr Kapha vermehren**, wie Hartkäse, Joghurt und Sojaprodukte. Und natürlich alles, was nicht dem *Sattva*-Aspekt entspricht, wie Fleisch, Fisch, Eier, Alkohol, Zigaretten sowie weißer Zucker und Weißmehl.
- **Fasten** hilft ebenfalls bei Abbau und Ausscheidung von Stoffwechselschlacken. Berücksichtigen Sie nur Ihren individuellen *Dosha*-Typ: Vata sollte maximal einen Tag keine Nahrung zu sich nehmen. Pitta kann bis zu drei Tage und Kapha noch länger fasten. Wer möchte, kann ein-, zweimal im Monat einen Fasttag einlegen (genügend trinken!).
- **Alles, was uns ins Schwitzen bringt**, hilft ebenfalls *Ama* loszuwerden, wie z. B. Ölmassagen, Trockenmassagen, Dampfkompressen, Dampfbäder, körperliche Betätigung, Walking, Yoga und Sport.
- Innere Ruhe und **Zeit für uns selbst**, Zeit zum Verarbeiten von Gefühlen, Gedanken und Eindrücken sind unersetzlich, um all unsere psychischen Stoffwechselschlacken auszumisten. Das gilt auch und gerade in der Zeit der Menstruation, wenn unser Körper vermehrt Gewebe und Giftstoffe ausscheidet.

Zeit für mich

Jede Frau (und übrigens auch jeder Mann) braucht in gewissen Abständen Zeit für sich selbst. Egal, ob Sie in der Ausbildung sind, berufstätig oder zu Hause bei den Kindern, ob Sie ledig oder in einer Partnerschaft leben, ob Sie allein erziehen oder die erwachsenen Kinder schon ihre eigenen Wege gehen. In jeder Lebensphase und in jedem Lebensalter gibt uns der »Rückzug nach innen« die Möglichkeit, über neue und vergangene Ereignisse, Veränderungen und Begegnungen, über Freuden und Schwierigkeiten unseres Lebens zu reflektieren. Die Zeit für uns selbst ist eine wunderbare Möglichkeit, all dies verdauen zu können und neue Kraft zu sammeln. So werden wir wieder aufnahmebereit für zukünftige Erfahrungen und Entwicklungen. Für jede Frau mag diese Rückzugsphase unterschiedlich lange und auch individuell verschieden sein. Ob wir in der Natur spazieren gehen oder im tosenden Meer schwimmen, ob wir Tagebuch schreiben, ein schönes Buch lesen, malen oder ob wir singen. Ob wir still im Garten sitzen, die Blumen und Vögel betrachten oder meditieren. Ob wir den Vollmond bewundern oder einfach nur die Beine hoch legen und unserer Lieblingsmusik lauschen. In jedem Fall füllen wir auf diese Weise unsere emotionalen, geistigen und körperlichen Batterien und wir stärken unser *Ojas* (S. 41), unsere Energiebasis, die uns zu Wohlbefinden, Gesundheit und Schönheit verhilft. Dies ist auch der Grund, weshalb Menschen, die von einem erholsamen Waldspaziergang oder einer Phase der inneren Einkehr zurückkommen, eine so starke natürliche Ruhe und eine so freundliche, anziehende Ausstrahlung umgibt.

Die sechs Geschmacksrichtungen (Rasas)

»*Wer jede einzelne der sechs Geschmacksrichtungen zu sich nimmt, erhöht allmählich seine Abwehrkraft ebenso wie jemand, der sich schrittweise von den Auswirkungen der gestörten* Doshas *in seinem Körper befreit*«

Sushruta Samhita, Sutrasthana 42.24

Wenn wir die *Doshas* und ihre Verteilung in unserem Körper kennen, so kennen wir unsere Konstitution und können auch den Umfang etwaiger Beschwerden einschätzen. Um nun herauszufinden, welche Ernährung ganz speziell für uns am besten ist – egal ob wir uns rundum gesund oder etwas angeschlagen fühlen –, dafür hat uns der Ayurveda das Wissen von den sechs Geschmacksrichtungen (*Rasas*) gegeben.
Die sechs Geschmacksrichtungen sind süß, sauer, salzig, scharf, bitter und zusammenziehend. Jeder *Rasa* besteht aus zwei Elementen und besitzt demzufolge verschiedene Eigenschaften (siehe Tabelle Seite 37).
Nehmen wir zum Beispiel ein Nahrungsmittel, das im Mund süß schmeckt, wie den Roh-Rohrzucker oder ein Stück Brot. Süß besteht hauptsächlich aus den Elementen Erde und Wasser. Das gibt ihm eine kühle Eigenschaft, d. h. es verlangsamt den Stoffwechsel, der Pulsschlag wird geringer, man schwitzt weniger. Außerdem wirkt Süßes feucht, das heißt, Gewebe aufbauend, und ist schwer, das heißt, es braucht einige Zeit zum Verdauen. Süßes vermehrt das Kapha-*Dosha*. Von süßen Lebensmitteln profitieren also Vata- und Pitta-Frauen, während Kapha-Typen sich bei Süßem eher zurückhalten sollten.
Etwas Scharfes wie eine Chilischote wirkt dagegen heiß, also Stoffwechsel anregend, und trocken, also Gewebe abbauend. Zudem ist Scharfes leicht, das heißt, es wird schnell verdaut. Da Scharfes Pitta und Vata vermehrt, ist es ideal für Kapha-Konstitutionen, wohingegen sich Pitta- und Vata-Frauen eher zurückhalten sollten.
Sie sehen also, wie praktisch der Ayurveda ist. Wenn wir unsere Konstitution kennen, wissen wir sofort, welche Geschmacksrichtungen uns gut tun, und welche uns eher abträglich sind. Und dennoch geht es im Ayurveda nicht darum, bestimmte Geschmacksnuancen ab sofort ganz zu meiden. Idealerweise kommen immer *alle* sechs Geschmacksrichtungen auf den Tisch – entweder im Laufe des Tages oder bei der Hauptmahlzeit. *Wie viel* wir dabei von einer bestimmten Geschmacksrichtung essen sollten, richtet sich in erster Linie nach unserer individuellen *Dosha*-Konstitution.
Sicher kennen Sie das: Plötzlich haben Sie ein unbändiges Verlangen nach etwas Süßem oder Saurem, obwohl Sie nicht schwanger sind. Manchmal dauert das vielleicht nur einen Tag, manchmal zieht sich das über Monate hin. Solche Vorlieben, seien sie nun intensiv oder weniger ausgeprägt, zeigen uns, dass unser Körper nach etwas verlangt, was ihm fehlt. Kleine Kinder haben oft genug noch ein gesundes Verlangen: Was immer ihr Körper braucht, das essen sie. Bei uns Erwachsenen hat sich das meist verändert. Wir haben unser Leben bewusst oder unbewusst nach gewissen Diätvorschriften, Kalorientabellen und dem, was gesund oder nicht gesund sein soll, ausgerichtet. Trotzdem – oder vielleicht gerade deswegen? – versuchen wir über unser Essen größere oder kleinere psychische Bedürfnisse zufrieden zu stellen. Zwar räumt der Ayurveda ein, dass dies in gewissem Maß und bis zu einem gewissen Grad hilfreich sein kann, doch ist es immer besser – und gesünder –, wenn

Geschmacks-richtung (Rasa)	Elemente	Eigenschaften	Vermehrt	Gut für
1. Süß (Madhura)	Erde + Wasser	kühl, feucht, schwer	Kapha	Vata + Pitta
2. Sauer (Amla)	Erde + Feuer	warm, feucht, leicht	Kapha, Pitta	Vata
3. Salzig (Lavana)	Wasser + Feuer	warm, feucht, schwer	Kapha, Pitta	Vata
4. Scharf (Katu)	Luft + Feuer	heiß, trocken, leicht	Pitta, Vata	Kapha
5. Bitter (Tikta)	Luft + Äther	kalt, trocken, leicht	Vata	Kapha + Pitta
6. Zusammen-ziehend, herb (Kashaya)	Luft + Erde	kühl, trocken, mittelschwer	Vata	Kapha + Pitta

Die sechs Rasas

wir unsere psychischen Mangelerscheinungen bewusst und direkt angehen.
Aus diesem Grund habe ich im Folgenden die sechs Geschmacksrichtungen auf ihrer körperlichen und psychischen Ebene beschrieben. In den kleinen Geschichten wird jede Geschmacksrichtung von einer Frau verkörpert, was sie isst und wie sie im Extremfall lebt. Sicher wird es selten sein, dass wir oder andere Bekannte einen Geschmackstyp so ausgeprägt leben wie in den Beispielen. Gewisses mag überzeichnet sein, doch will es uns den Typus verdeutlichen und auch, in welche Richtung die jeweiligen Geschmacksrichtungen zielen. Vielleicht kann uns die eine oder andere Geschichte helfen, uns selbst und andere besser zu verstehen – und genau darum geht es dem Ayurveda.

Das süße Leben
Süßes ist für Susanne ihr Ein und Alles. Ob Kuchen, Nussmus oder Eiscreme, ob Brote, Nudeln oder Reis, Susanne mag alles, was die Elemente Erde und Wasser enthält und auf der Zunge süßlich schmeckt. Wenn es ums Essen geht, wird Susanne zur unumschränkten Genießerin. Dafür nimmt sie sich immer ausreichend Zeit und auch die Umgebung und Atmosphäre müssen passen. Denn für Susanne bedeutet Süßes nicht nur Essen allein, sondern ebenso Ruhe und Besinnlichkeit, Stabilität und Geborgenheit, Zärtlichkeit und Zuneigung. Eine angenehme Musik, süßlichschwer duftende Blumen, eine hübsche Tischdekoration in gedeckten oder erdfarbenen Tönen, dazu noch sympathische Tischpartner mit angenehmen Gesprächsthemen fernab von Unruhe, Stress und Hektik – das ist das Leben, wie es sich Susanne wünscht. Eben alles, was die Elemente Erde und Wasser in Kombination enthält. Wann immer Susanne etwas Süßes isst oder erlebt, fühlt sie sich zufrieden und durch und durch pudelwohl.
Ein Übermaß an Genuss wie auch an Süßigkeiten allerdings fordert seinen Preis – auch für Susanne. Sie fühlt sich allmählich träge und schwer, nimmt zu, wird selbstzufrieden, unflexibel und fast ein bisschen stur. Und obwohl Susanne in ihrem Körper und um sich herum immer mehr anhäuft, bekommt sie doch nie genug. Dies zeigt, dass zu viel Süßes ihr Kapha-Element aus dem Gleichgewicht gebracht hat und über kurz oder lang auch ihre anderen beiden *Doshas* stören wird. Besser Susanne lässt es erst gar nicht so weit kommen und balanciert ihr Verlangen nach Genuss und Süßem mit den anderen fünf Geschmacksrichtungen aus.
Nach dem Ayurveda wirkt Süßes stärkend, nährend und insbesondere auf den Geist ausgleichend. Es erdet das luftige Element von Vata und das feurige Element von Pitta. Ist eins dieser *Doshas* oder sind vielleicht sogar alle beide gestört, dann schafft Süßes den idealen Ausgleich. Für Kapha-Frauen allerdings ist Süßes nur in kleinen Mengen ratsam; ihnen wird es besser gehen, wenn sie an Stelle von Süßigkeiten und kohlenhydratreichen Nahrungsmitteln mehr zu frischem Obst und Gewürzen greifen.

Sauer macht lustig
Sabine steht auf Saures. Zu ihren Leibspeisen gehören Tomatensalat mit Joghurt, saure Gurken, saure Früchte wie Orangen sowie Kompott aus Rhabarber und Hagebuttentee sowie Johannisbeersaft. Da ist alles drin, was die Elemente Erde und Feuer enthält und säuerlich schmeckt. Nicht nur in

der Ernährung schätzt Sabine Saures. Auch in ihrem Leben bevorzugt sie anregende Musik, kräftige Farben, neue Impulse, hinterfragende Bemerkungen und den erfrischenden Realismus ihrer Freundinnen. Erst damit kommt Sabine so richtig in Schwung. Nicht umsonst ist einer ihrer Lieblingssprüche »Sauer macht lustig.«
Doch wer zu viel mit Saurem lebt, wird allmählich selbst zu sauer. Zu viel Saures verstärkt die Tendenz, nach Dingen zu suchen, die man eigentlich gerne selbst besitzen möchte – und was unfreundliche Menschen als Neid bezeichnen. In einer solchen Phase beurteilt und verurteilt man gerne alles, was man sieht, nach den eigenen Wünschen und Zwecken. Wie der Fuchs in der Fabel, der nicht an die zu hoch hängenden Trauben kam und mit der Bemerkung weiterzog, dass diese Trauben ja ohnehin zu sauer wären. Daher also die Saure-Trauben-Philosophie. Zu viel Saures führt auch im Leben zu Griesgram, Neid, Rivalität und Eifersucht – und von dem eigentlich Erstrebten, was man nicht bekommen kann, wendet man sich säuerlich-verächtlich ab.
Nach dem Ayurveda regt der saure Geschmack an, stärkt und löscht den Durst. Die Vata-Frau profitiert von der Wärme, der Feuchtigkeit und der Erdverbundenheit des Sauren; selbst ihre Verdauung kommt damit wieder in Schwung. Pitta-Frauen dagegen vertragen zu viel des Sauren weniger gut, sie haben ja schon genügend von dem Feuerelement. Und bei Kapha-Konstitutionen führt die milde Schwere und Feuchtigkeit des sauren Geschmacks oftmals dazu, dass sie Flüssigkeit zurückhalten und Gewicht zulegen, von den oben erwähnten Charaktereigenschaften ganz zu schweigen.

Das Salz in der Suppe
Für Sigrid kann das Essen fast nicht salzig genug sein. Bevor sie auch nur einen Bissen zu sich nimmt, greift sie erst einmal zum Salzstreuer. Meersalz, Steinsalz, Gomasio, Salzstangen und japanische Seetang-Spezialitäten wie Sushirollen müssen bei jedem Essen dabei sein – in ausreichenden Mengen versteht sich. Feuer und Wasser sind die Elemente des salzigen Geschmacks. Sigrid geht es allerdings um mehr als nur den salzigen Geschmack im Essen. Auch im Leben mag sie die Prise Feuer und Wasser, die eine dahinplätschernde Unterhaltung, eine lasche Situation und eine langweilige Beziehung im Handumdrehen interessant, schwungvoll und gehaltvoll macht. Salz bringt Pep ins Leben; erst mit Salz wird der Appetit geweckt, will man etwas erleben und erfahren. Eine kleine Prise Salz, und ein fades Essen oder ein flaues Leben bekommen wieder Geschmack.
Salz in Maßen bringt Stabilität und Schwung in das Leben jedes Menschen. Vor den Auswirkungen eines Zuviel an Wasser und Feuer kann aber selbst Sigrid ihre Augen nicht verschließen. Wird zu viel Wasser zurückgehalten, dann wird Sigrid zunehmend rigide, überstrukturiert und starr, ist das Feuerelement überaktiviert, so stellt sich allmählich eine ich-zentrierte Sinnenfreude und ein fast zwanghaftes Genussbedürfnis ein. Sigrid fühlt sich in solchen Momenten fast so wie ein Seemann, der nach einer langen Seereise wieder in den Hafen zurückkehrt und glaubt, jetzt so viel wie möglich und so schnell wie möglich nachholen zu müssen. Bei Salz geht es um die Freude und den Pfiff im Leben. Salz ist gut für Vata-Frauen, da es wärmt und Feuchtigkeit hält. Pitta-Typen dagegen besitzen ja genügend Wärme und Feuer, sie brauchen nur ganz wenig von dieser Geschmacksrichtung. Der Wärmeaspekt wäre für Kapha-Frauen eigentlich förderlich, trotzdem sollten sie Salz wegen seiner wasserstauenden und gewichtserhöhenden Tendenzen nur sparsam einsetzen – am besten als Steinsalz. Für sie gilt: Weniger ist mehr!

Die Scharfmacher
Von Scharfem kann Sandra nicht genug bekommen. Meerrettich, Tabascosaucen, mexikanische Salsas, Rettich und jede Menge Gewürze – ganz besonders aber Chili, Pfeffer und Senfsamen – müssen bei jeder Mahlzeit in irgendeiner Form dabei sein. Dazu eine peppige Unterhaltung mit schillernden Menschen in einer abwechslungsreichen, anregenden Atmosphäre, eine rhythmische Musik, starke Gerüche, kräftige, grelle Farben – das bringt die Elemente Feuer und Luft gehörig in Fahrt. Erst wenn es Sandra so richtig warm ums Herz und im Gesicht wird, fühlt sie sich wohl. Auch in ihrem Leben schätzt sie die Schärfe und sucht Aufregungen, Stimulationen und Leidenschaften. »Das Leben muss man intensiv und deutlich spüren«, sagt Sandra immer.
Ihrer Aufmerksamkeit entgeht nichts, nie ist sie um ein Wort verlegen. Nicht umsonst hat eine

Freundin sie einmal treffend als scharfsinnig und scharfzüngig bezeichnet. Sandra selbst braucht diesen Pep in ihrem Leben, sie empfindet eine scharfe Bemerkung oder ihren Scharfsinn als belebend und klärend – anderen kommt sie dagegen manchmal eher verletzend vor, wenn sie das rechte Maß verliert.

Und das kann leicht geschehen bei ihrer Ernährung und ihrem Lebensstil, der so viel Feuer und Luft enthält. Schnell kann Sandra zu intensiv und zu scharf werden – vor allem für andere. In solchen Situationen kann es geschehen, dass Sandra reizbar und aggressiv, voreingenommen und dominant wird. Dann wirkt ihre Schärfe nicht mehr belebend, sondern schneidend wie ein Rasiermesser. Scharf ist die Geschmacksrichtung, die Verdauung und Stoffwechsel am meisten anregt, sie macht im wahrsten Sinne des Wortes heiß. Die Wärme des Feuerelementes und das leichte, trockene Luftelement sind genau das Richtige, um die Kapha-Frau in Schwung zu bringen. Auch Vata-Frauen tun kleine Mengen des scharfen Geschmacks recht gut, nur sollte es bei ihnen nicht zu viel sein, sonst wird ihre Leichtigkeit und Trockenheit zu sehr verstärkt. Pitta-Konstitutionen dagegen sind von Haus aus schon mit genügend Feuer ausgestattet, ihnen wird diese Geschmacksrichtung nicht bekommen – ihre Flammen würden nur zu hoch schlagen. Für Pitta-Typen wäre Scharf zu viel des Guten.

Bittere Pillen

Berta mag bitter über alles. Ihr Lieblingsmenü besteht aus zartbitteren Salaten wie Chicorée und Radicchio sowie Gemüsegerichten aus dunkelgrünen Blattgemüsen mit Wildkräutern wie Löwenzahn und Giersch. Bittere Tees wie Birkenblättertee gehören ebenso dazu wie ein Gemüsegericht aus Bittermelone und Curry-Gewürzmischungen mit Neemblättern, die sie vor kurzem in einem indischen Restaurant kennen gelernt hat. Von allem aber nicht zu viel. Das ist auch das Motto von Bertas Leben. Sie bevorzugt ein Ambiente, das anderen eher karg und kühl erscheint. Mit ernster Musik, dunklen Farben und stillen, introvertierten Freundinnen fühlt sie sich am wohlsten.

Berta schätzt an der bitteren Geschmacksrichtung, dass sie ihr hilft, wieder klar zu sehen. Bitter erzeugt eine leichte Unzufriedenheit und hilft ihr, weiterzublicken und die Dinge realistisch zu betrachten. Bitter macht ernst und sachlich. Luft und Äther sind die Elemente des bitteren Geschmacks, der kältesten und leichtesten aller sechs Geschmacksrichtungen. Bitter wirkt leicht, trocken und kühlend. Es entgiftet den Körper, reinigt das Blut, trocknet alle Sekretionen, verstärkt den Appetit und senkt Fieber.

Bei Bertas Affinität zu Bitter kann es jedoch leicht geschehen, dass ihre Bitterkeit überhand nimmt. Dann kommt sie manchen Freundinnen recht asketisch und bitterernst vor. Und tatsächlich,

Geschmacksrichtung	Nahrungsmittel-Beispiele
1. Süß	Weizen, Dinkel, Reis, Milch, reife Bananen, Datteln, Zuckerrohr, Ahornsirup, junger Honig (vor weniger als sechs Monaten abgefüllt); eingeweichte bzw. gekochte Rosinen
2. Sauer	Joghurt, Zitrusfrüchte, Tamarinde, Rhabarber, Tomaten, Hagebutten
3. Salzig	Meersalz, Steinsalz, Algen, Kelp
4. Scharf	Chili, Pfeffer, Paprika, Asafoetida, Senfsamen, Rettich, Meerrettich, Radieschen
5. Bitter	Radicchio, Chicorée, Bittermelone (Karela), Löwenzahn, Giersch, Neemblätter, Birkenblätter
6. Zusammenziehend/ Herb	gereifter Honig (vor mehr als sechs Monaten abgefüllt), Brombeeren, Heidelbeeren, Schlehen, Äpfel, unreife Bananen, Granatäpfel, Stachelbeeren

Nahrungsmittel-Beispiele für die sechs Geschmacksrichtungen (Rasas)

Berta wird zunehmend nachtragend, hängt voller Groll an vergangenem Kummer und belastenden Erfahrungen. Immer und immer wieder erinnert sie sich an die bitteren Pillen, die sie im Leben schlucken musste. In solchen Phasen ist sie mit sich und ihrem Leben von Grund auf unzufrieden, was dazu führen kann, dass sie ständig etwas an ihrer Außenwelt verändern will. Doch all ihr Grollen und Kritteln lindern nicht ihre Enttäuschung, vielmehr wird ihre Bitterkeit nur noch größer, und schließlich mündet alles in großer Frustration und bitterkalter Resignation.

Die Kühle des Luft- und Ätherelements von Bitter ist optimal, um Pitta-Frauen auszugleichen. Und Kapha-Frauen profitieren von seiner Leichtigkeit und Trockenheit, körperlich wie auch geistig. Nur Vata-Konstitutionen sollten eher einen Bogen um die bittere Geschmacksrichtung schlagen, es würde ihre bereits vorherrschenden Merkmale zu sehr aus dem Gleichgewicht bringen.

Eine herbe Enttäuschung

Zarah ist eine Anhängerin des zusammenziehenden bzw. herben Geschmacks, einer Kombination aus den Elementen Luft und Erde. Entsprechend stimmt sie auch ihre Mahlzeiten ab, am liebsten hat sie unreife Bananen mit gereiftem Honig. Dazu noch Äpfel, Brombeeren, Blaubeeren, Stachelbeeren und Granatäpfel und Zarah fühlt sich voll und ganz in ihrem Element. Gedeckte Farben, leise und kühle Musik, kontrolliert erscheinende Freundinnen – Leben ist für Zarah maßvoll. Und dabei hilft ihr Herb: Es gleicht extreme Emotionen aus und fördert eine asketische und nüchterne Einstellung zum Leben. Eigenschaften, die Zarah seit dem frühen Tod ihrer Eltern und einer unglücklichen Partnerschaftsbeziehung sehr zu schätzen gelernt hat. Seither lebt sie eher zurückgezogen in ihrer kleinen Wohnung; getrocknete Küchenkräuter, Bücher und ihr Rauhaardackel sind ihre liebsten Lebensgefährten. Ihre wenigen Freundinnen wissen, wie stolz Zarah auf ihr Herbarium, ihre Sammlung getrockneter Pflanzen, ist.

Nimmt das Herbe und Zusammenziehende im Leben von Zarah überhand, so kommen ihr Körper und Geist durcheinander. Dann kann es geschehen, dass Zarah Angst vor dem Leben und etwaigen weiteren herben Erfahrungen bekommt, und sich zu sehr ins eigene Schneckenhaus zurückzieht. Im Bestreben, allen unliebsamen Situationen und Aufregungen aus dem Weg zu gehen, wird sie immer unsicherer, sorgenvoller und ängstlicher, bis sie innerlich wie äußerlich vertrocknet ist.

Herb besitzt eine trockene, kühlende und dämpfende Wirkung, auch auf den Kreislauf und die Verdauung. Für die Hitze der Pitta-Frau ist die sanfte Kühle von Herb ideal, und Kapha-Konstitutionen profitieren von seiner trockenen Qualität. Nur für die Vata-Frau ist Herb nicht geeignet, denn es macht ihre Konstitution nur noch trockener und kühler.

Die sieben Gewebe (Dhatus)

»Die sieben Körpergewebe (Dhatus) werden auch Grundprinzipien genannt, da sie für die grundlegende Erhaltung des menschlichen Organismus sorgen.«

Sushruta Samhita, Sutrasthana 14.16

Unsere Nahrung wird beim Verdauungs- und Stoffwechselprozess aufgespalten: Die Nahrungsbestandteile werden nacheinander den sieben Körpergeweben (*Dhatus*) und den Zellen zugeleitet und die Stoffwechselabfallprodukte (*Malas*) werden über Schweiß, Atem, Urin und Stuhl ausgeschieden. *Dhatu* bedeutet wörtlich unterstützen, nähren, aufbauen. Nach dem Ayurveda hängen die sieben *Dhatus* voneinander ab. Jedes *Dhatu* wird von dem vorangegangenen *Dhatu* ernährt und enthält dessen potenzierte Essenz.

In **Plasma und Zellflüssigkeit** (*Rasa*) sind die in unserer Nahrung aufgenommenen Nährstoffe enthalten. Diese werden über den Blutkreislauf an alle anderen Gewebe und Organe weitergegeben. **Rote Blutkörperchen** (*Rakta*) versorgen die Gewebe und Organe mit Sauerstoff und halten so die Funktionen aller nachfolgenden Gewebe – Muskeln, Fett, Knochen, Nervensystem und Keimzellen – aufrecht. Das **Muskelgewebe** (*Mamsa*) schützt die empfindlichen Organe, ermöglicht Bewegung und verleiht dem Körper physische Kraft. Das **Fettgewebe** (*Meda*) dient sowohl der Speicherung von Nährstoffen als auch der Polsterung und dem Schutz von Organen, Muskeln und Knochen. Die **Knochen** (*Asthi*) stützen den Körper und halten ihn aufrecht. Das **Knochenmark** (*Majja*) ernährt die Knochen und die **Nerven** leiten motorische und sensorische

Körpergewebe (Dhatu)	Sanskrit-Name	Körperliche Funktion	Emotionale Funktion	Haupt-Element
1. Plasma, Zellflüssigkeit	Rasa	Ernährung	Freude Gelassenheit Zufriedenheit, Aufbau	Wasser
2. Blut (Hämoglobinanteil)	Rakta	Sauerstoff-versorgung	Anregung Heiterkeit Ehrgeiz	Feuer
3. Muskelgewebe	Mamsa	Bewegung Schutz Kraft	Pflege, Versorgung Vergebung Mut, Sicherheit	Erde
4. Fettgewebe	Meda	Schutz, Speicher	Zufriedenheit Liebe, Hingabe	Erde
5. Knochen	Asthi	Stabilität	Selbstbewusstsein Unterstützung Mut, Aktivität	Luft
6. Nervengewebe, Knochenmark	Majja	Informations-fluss Verstandes-funktion	Fülle Selbstsicherheit Konzentration Kraft	Äther
7. Keimzellen	Shukra	Fortpflanzung Kreativität	Elan, Romantik Kreativität Freude, Zielbewusstsein	Wasser

Die sieben Gewebe (Dhatus)

Impulse – Befehle zur Bewegung und Sinneswahrnehmung – an ihre Erfüllungsorgane, Muskeln, Gehirn oder Fettgewebe, weiter. **Keimzellen** (*Shukra*) dienen der Fortpflanzung und der Weitergabe der in ihnen gespeicherten Informationen über alle Organe, Gewebe und Funktionen unseres Körpers – dem Erbmaterial – an unsere Nachkommen.

Ojas (Lebenskraft), manchmal auch als achtes *Dhatu* bezeichnet, ist die potenzierte Essenz des *Shukra-Dhatus*. *Ojas* vermittelt Stärke, Energie und Kreativität.

Die Körpergewebe sind für unsere gesamte psychophysische Struktur verantwortlich. Sie ermöglichen nicht nur die Ernährung und das Funktionieren verschiedener Organe und Organsysteme, sondern spielen auch bei der Entwicklung unserer Psyche eine wichtige Rolle.

Unser Körper folgt unserer Psyche. Kommt unsere psychische Verfassung aus dem Lot, so kommen auch die drei *Doshas* Vata, Pitta und Kapha durcheinander und stören ihrerseits unsere *Dhatus*. Und arbeitet ein *Dhatu* nicht mehr richtig, zieht es auch die nachfolgenden in Mitleidenschaft, was wiederum unser Wohlbefinden und Immunsystem beeinträchtigt. Ein Kreislauf, der – wenn er nicht unterbrochen wird – früher oder später zu spürbaren körperlichen Veränderungen führt: Wir werden krank.

Meine Lebenskraft

»Ojas *wird aus der Essenz aller Körpergewebe gebildet, so wie Honig die Essenz der Blumen ist.*«

Charaka Samhita, Sutrasthana 17.75

Wörtlich bedeutet *Ojas* »Lebenskraft« oder – wie wir heute sagen würden – Ausdauer, Vitalität,

Abwehrkraft und körperliche wie psychische Energie. Aber *Ojas* beinhaltet noch mehr. Es ist die leuchtende Ausstrahlung oder Aura, die jedes lebende Wesen – ob Mensch, Tier oder Pflanze – umhüllt. Feinfühlige Menschen spüren diese Aura, hellsichtige Menschen nehmen sie als farbigen Strahlenglanz wahr und Wissenschaftler können sie in Form der Kirlian-Fotografie optisch darstellen. Selbst Tiere reagieren auf unsere Ausstrahlung mit Zuneigung und Vertrauen oder Angst und Flucht.

Ojas versorgt alle lebenswichtigen Organe wie Herz, Leber und Nieren mit Energie, Ausdauer und Widerstandskraft. Menschen mit einem starken *Ojas* bewegen sich natürlich, anmutig und entspannt. Sie besitzen einen kräftigen, flexiblen und ausdauernden Körper mit einer geschmeidigen, glänzenden und reinen Haut. Ihre Stimme und ihr Wesen sind voll und harmonisch. Darüber hinaus verleiht *Ojas* uns auch die Fähigkeit zu lieben und geliebt zu werden. Emotional sind Menschen mit einem starken *Ojas* erfüllt und ausgeglichen: Sie strahlen eine angenehme innere Ruhe und Zufriedenheit aus, sind freundlich, dankbar, kreativ und voller Mitgefühl und Wahrhaftigkeit. Kein Wunder, dass ein starkes *Ojas* nicht nur das Leben verlängert und verjüngt, sondern uns auch Wohlbefinden, Gesundheit und Schönheit schenkt. (Siehe auch: Natürlich schön – Die Ayurveda-Kosmetik, S. 111)

Ojas wird jeden Tag neu aufgebaut. Entsprechend unserer Ernährung, unserem Lebensstil und unserer geistigen Einstellung wird es angereichert, gespeichert und auf höhere Bewusstseinsebenen transformiert – oder auch vermindert und zerstört. Einen Monat dauert es etwa, bis unsere Nahrung den Transformationsprozess der einzelnen sieben *Dhatus* durchlaufen hat und das Fortpflanzungsgewebe *(Shukra)* erreicht hat. Und aus der Essenz von *Shukra* wird schließlich *Ojas* gebildet. Aus diesem Grund bezeichnet man *Ojas* auch als das achte *Dhatu*.

Gestört wird unser *Ojas* durch alles, was unser Vata-*Dosha* aus dem Gleichgewicht bringt. Zunächst bemerken wir vielleicht nur ein Nachlassen der Spannkraft, eine gewisse Unzufriedenheit und noch fast unmerkliche organische Beschwerden, doch je länger *Ojas* reduziert bleibt, umso deutlicher tritt unser Mangel an körperlicher und geistiger Vitalität zutage.

So wie *Ojas* durcheinander gebracht werden kann, so kann es auch wieder aufgebaut und gestärkt werden. Wie das genau geht, erfahren Sie aus unserer Tabelle.

Ojas stärkend	Ojas reduzierend
Sattva-Ernährung: z. B. frisches Obst, Gemüse, Sprossen, Vollkornmehl, Ghee, kaltgepresste Öle, Vorzugsmilch, Nüsse, Rosinen, Datteln, Honig, Quellwasser, Safran, Kardamom, Zimt	*Rajas*- und *Tamas*-Ernährung: z. B. Fleisch, Fisch, Eier, Alkohol, Weißmehlprodukte, Fertignahrung und Fast Food; zu trockene, zu scharfe, zu heiße Nahrung; Hunger
ausgeglichener integrativer Lebensstil	zerstreuter, unregelmäßiger, exzessiver Lebensstil
liebevolle Fürsorge für sich selbst, andere Menschen, Tiere, Natur und Gott	egoistische Weltanschauung ohne Rücksicht auf eigene innere und fremde Bedürfnisse
Kräuter: Spargelwurzelpulver, Ashvagandha (Withania somnifera) und Guduchi (Coccolus cordifolius); Ölmassagen mit Ghee	Alkohol, Nikotin, Drogen, Aufputschmittel, Psychopharmaka
Spaziergänge in der Natur, ausreichende Schlaf- und Ruhepausen, innere Einkehr, Gebet und Mantra-Meditation, Leben nach inneren Werten	Überanstrengung, Schlafdefizit, sexuelle Exzesse, Schichtarbeit, schnelles und häufiges Reisen, überlanges Sitzen vor Computer und TV, Verletzungen, Angst, Sorgen, Kummer

Wie ich mein Ojas beeinflusse

Welcher Typ isst wie?

Kochen für mich, in der Partnerschaft und in der Familie

Sicher haben Sie gemerkt, dass die Ayurveda-Grundlagen leicht zu verstehen sind. Doch wie können wir sie in unseren Speiseplan einbauen? Was koche ich für mich und meinen Partner, und wie bringe ich alle Bedürfnisse meiner Kinder unter einen Hut oder besser an einen Tisch? Muss ich jetzt für jeden einzeln kochen?
Natürlich nicht! So einfach der Ayurveda ist, so praktisch ist er auch.

1) Die Schnupperphase
Sehen Sie sich erst einmal die Rezepte in diesem Buch durch und kochen Sie dann, was Ihnen gefällt und schmeckt. Eine *Sattva*-Ernährung allein wirkt schon ausgleichend auf alle *Doshas*. Und das spüren Sie nach kurzer Zeit auch: Ihr Körper reinigt sich sanft von alleine, und Sie fühlen sich selbst rasch klarer, wacher und immer besser. Gewohnheiten sind unsere täglichen Rituale. Wir haben einiges dafür getan, sie zu unserer Gewohnheit zu machen – und wir können sie auch wieder ändern. Das gilt natürlich ebenso für Essgewohnheiten. Am besten, wir lassen es mit den Änderungen *langsam* angehen. Kochen Sie einfach das, was Sie und Ihre Lieben gerne essen – weiterhin lecker, nur eben sattvisch-gesund.
Machen Sie sich allmählich mit den ayurvedischen Prinzipien vertraut. Lernen Sie die neuen Zutaten und Gewürze mit ihren Heilwirkungen kennen und integrieren Sie diese in Ihre gewohnte Küche. Für viele ist dies schon ein großer und wichtiger Schritt. Damit haben Sie schon viel für Ihr Wohlbefinden, Ihre Gesundheit und Ihre Schönheit getan. Haben Sie bitte auch Geduld mit Ihrem Partner und Ihrer Familie, wenn sie nicht gleich so begeistert mitmachen, wie Sie selbst. Liebe geht durch den Magen, und wenn es lecker schmeckt, dann wird jeder zugreifen. Vergessen wir nicht: Die Ayurveda-Küche soll auch und gerade schmackhaft sein.

2) Alle Geschmacksrichtungen
Optimal ist es, wenn in einer Hauptmahlzeit – oder wenigstens einmal am Tag – alle sechs Geschmacksrichtungen – süß, sauer, salzig, scharf, bitter und zusammenziehend auf den Tisch kommen. Bei salzig, bitter und zusammenziehend muss es ja wirklich nur ein kleines bisschen sein: eine Prise hier, ein Küchenkraut da genügt da schon. Egal welcher Konstitutionstyp wir sind, wir brauchen alle sechs Geschmacksrichtungen und die nährenden und heilenden Impulse, die sie unserem Organismus geben.

3) Typgerecht Essen
Jeder *Dosha*-Konstitution tun drei Geschmacksrichtungen besonders gut. Wenn wir ausgeglichen sind, dann sind dies ohnehin die Geschmacksrichtungen, die wir in erster Linie auf unseren Tisch bringen. Wenn allerdings ein oder mehrere unserer *Doshas* aus dem Lot gekommen sind, dann essen wir nicht selten Dinge, die uns nicht so sehr bekommen. Gerade in solchen Phasen ist es gut, sich an die Ayurveda-Empfehlungen zu erinnern. Vata wird durch Speisen mit süßer, saurer und salziger Geschmacksrichtung besänftigt. Pitta hingegen tun bittere, süße und zusammenziehende Nahrungsmittel gut und Kapha fühlt sich am wohlsten mit Speisen, die in erster Linie scharf, bitter und zusammenziehend sind.

4) Auf dem Esstisch
Wie sieht dies nun praktisch aus? Nehmen wir einmal an, Sie servieren zu Mittag ein Getreide- und Gemüsegericht mit Salat. Der Vata-Typ wird eine größere Portion Reis oder Nudeln mit gekochtem und gewürztem Gemüse bevorzugen und dafür eine kleinere Portion Salat essen. Der Pitta-Typ wird lieber einen großen Salatteller als Vorspeise wählen, ebenfalls eine größere Portion Reis oder Nudeln, dafür weniger von dem warmen und gewürzten Gemüsegericht. Und der Kapha-Typ schließlich greift mehr bei Gemüse und Salat zu, dagegen weniger bei Reis und Nudeln.
Sollten Sie – wie die meisten von uns – eine duale Konstitution haben (Vata-Pitta, Vata-Kapha oder Pitta-Kapha), dann beachten Sie die Empfehlungen für *beide* Typen. Eine Kapha-Pitta-Frau beispielsweise wird von allem profitieren, was ihr Vata aktiviert und ihr Kapha und Pitta besänftigt. Sehr bald werden Sie ein sicheres Gespür dafür entwi-

ckeln, wie Sie Ihre beiden *Doshas* unter einen Hut bringen können.

Die ausführliche Übersicht im Anhang (ab S. 297) macht Sie mit der vorherrschenden Ayurveda-Wirkung einzelner Nahrungsmittel und Gewürze vertraut. So können Sie schnell feststellen, welche Lebensmittel für Ihre tägliche Ernährung am besten sind.

Apropos Tabellen. Wenn Sie eine Vata-Frau sind, dann ist es nicht so, dass Sie ab jetzt keinen Salat, Kohl oder Hülsenfrüchte mehr essen dürfen. Vielleicht wird es davon nur etwas weniger sein, und manchmal brauchen Sie nur die richtigen Gewürze und einen Schuss Öl dazu, dann können Sie ebenso gut zugreifen und genießen. Die Ayurveda-Küche ist immer individuell und kreativ: Ihr geht es nicht um Verbote, sondern um das »Gewusst wie«, damit möglichst jeder das essen kann, was ihm schmeckt – und es ihm auch gut tut.

Von bestimmten **Nahrungsmittelkombinationen**, die uns nicht bekommen würden, rät der Ayurveda ab:

- In ein und derselben Mahlzeit kombiniert der Ayurveda **kein rohes Obst mit rohem oder gekochtem Gemüse**. Ebenso verträgt sich **Milch nicht mit Salzigem oder Saurem**, wie Joghurt bzw. rohe saure Früchte.
- **Abends bekommen uns weder säuerliche rohe Früchte noch Sauermilchprodukte** wie Joghurt und Quark, sie kühlen den Körper und können *Ama* verursachen.
- Kochen und backen Sie nicht mit Honig, denn **erhitzter Honig** mit seinen veränderten Inhaltsstoffen erzeugt *Ama*. Und lassen Sie auch heißen Tee oder Milch erst etwas abkühlen, bevor Sie mit Honig süßen.
- In einer Zubereitung werden **Ghee und Honig nie in gleichen Anteilen** verwendet, um Hautirritationen zu vermeiden.
- Während des Essens können Sie gerne etwas **trinken**, doch eine Stunde vor und nach Ihrer Mahlzeit sollten Sie Ihre Verdauung nicht durch Getränke stören.
- **Vermeiden Sie Zwischenmahlzeiten** und geben Sie Ihrem Körper genügend Zeit für seine Verdauung. Nach einer leichten Mahlzeit ohne Getreide warten Sie mindestens zwei, nach einer normalen Mahlzeit vier bis sechs Stunden bis zur **nächsten Mahlzeit**. Essen Sie am besten erst dann, wenn Sie wirklich hungrig

Vata	Pitta	Kapha
In erster Linie: süße, saure, salzige Geschmacksrichtung und *Sattva*-Nahrung* warme Speisen und Getränke reichhaltige, flüssige Speisen mit verdauungsanregenden Gewürzen, mit etwas Ghee, Butter oder Olivenöl z. B.: Vollkorngerichte, gedünstete Gemüse, Suppen, süßes Obst, Süßspeisen regelmäßig drei Mahlzeiten am Tag	In erster Linie: süß, bitter, zusammenziehend und *Sattva*-Nahrung* gehaltvolle Speisen kühlende Getränke mild gewürzte, besänftigende Mahlzeiten mit Ghee, aber wenig Öl z. B.: frisches Obst und Gemüse, Salate, Rohkost, Vollkorngerichte regelmäßig drei Mahlzeiten am Tag	In erster Linie: scharf, bitter, zusammenziehend und *Sattva*-Nahrung* warme Speisen und Getränke leichte, fettarme, gut gewürzte Speisen kaum Ghee und Öl z. B.: gedünstete Gemüse, Salate, Kräuter, frisches Obst mit Gewürzen zwei Hauptmahlzeiten, evtl. ein leichtes Frühstück

*****Sattva-Ernährung** (d. h. vegetarische, vollwertige und frische Lebensmittel) hat auf jeden Konstitutionstyp einen enorm positiven Einfluss. Vata-Frauen, die sich sattvisch ernähren, schätzen die Stabilität und den Frieden von *Sattva*, die ihnen helfen, ihre Kreativität gezielt umzusetzen. Pitta-Typen fällt es durch die Ruhe von *Sattva* leichter, ihren kraftvollen Elan effektiv in die gewünschten Bahnen zu lenken. Und Kapha-Naturen profitieren von den leichten Impulsen der *Sattva*-Ernährung, die sie flexibler und energetischer machen.

Welche Ernährung für welchen Typ?

sind und die vorhergehende Mahlzeit verdaut ist. Und sollten Sie wirklich einmal zu viel gegessen haben, dann lassen Sie einfach die nächste Mahlzeit aus oder legen Sie einen Fastentag ein.
- Genießen Sie Ihr Essen in einer **entspannten Atmosphäre** und in Ruhe.

Alle gemeinsam an einem Tisch

»Was gibt's denn heute zum Mittagessen, Mami? Ich hab totalen Kohldampf, gibt es Salat?« Die fünfjährige Johanna (Kapha-Pitta) kann es schon gar nicht mehr erwarten. Heute hat ihre Mutter Martina für die ganze Familie Dinkelvollkornnudeln mit weißer Basilikumsauce, gebratene Zucchini, Salat und einen Nachtisch zubereitet.

»Natürlich, Johanna. Für dich gibt es doch immer Salat.« Martina weiß, dass Johanna am liebsten die ganze Salatschüssel für sich allein hätte, aus Nudeln macht sie sich kaum etwas. Ihr Mann Werner (Vata-Pitta-Typ) ist da ganz anders: Er könnte nur von Nudeln und Nachtisch leben. Salat isst er nur wenig und nur, weil er so gesund sein soll – aber eigentlich macht er sich aus ihm nicht so viel. Der siebenjährige Florian (Vata-Typ) mag wie Papa am liebsten reichlich Nudeln, auch etwas warmes Gemüse und natürlich genügend von dem süßen Nachtisch.

Martina (Kapha-Typ) blickt zufrieden in die Runde. »So einfach ist Ayurveda«, denkt sie für sich. Sie selbst isst am liebsten das Gemüsegericht und Salat, die wenigen Nudeln würzt sie noch mit etwas Pfeffer nach. Den Nachtisch braucht sie dann nicht mehr – sehr zur Freude von Florian und Werner.

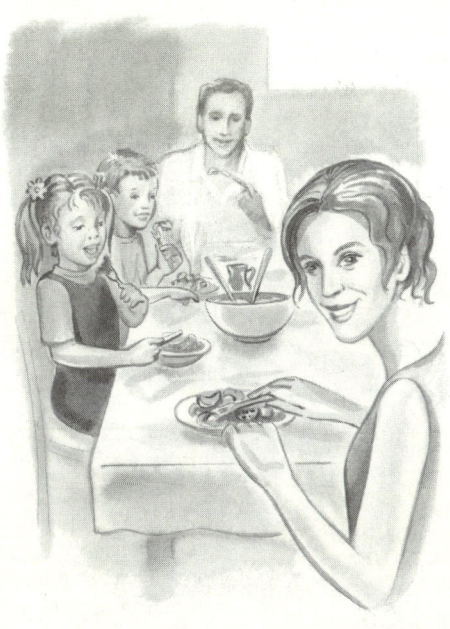

Mein Tageszyklus

»Wie bei den Jahreszeiten so steigen auch zu verschiedenen Tages- und Nachtzeiten die drei Doshas Vata, Pitta und Kapha auf natürliche Weise an, erreichen ihren Höhepunkt und nehmen wieder ab.«

Sushruta Samhita, Sutrasthana 6.16

Zeit ist etwas Zyklisches. Ein Rad oder besser eine Welle, die sich hebt und senkt, vom Morgen über den Mittag bis zum Abend und über die Nacht zum nächsten Morgen. Vom Frühling über den Sommer bis zum Herbst und über den Winter zum nächsten Frühling. Von der Jugend über das Erwachsensein bis zum Alter und über den Tod zur nächsten Jugend. *Samsara* nennt der Ayurveda dies, das Leben als Kreislauf der Tage, Monate, Jahreszeiten und Leben.

Sonne und Mond sind die Rhythmusgeber der Zeit. Der Mond kontrolliert die Monate und unsere Monatsblutung, die Sonne beeinflusst den Rhythmus der Jahreszeiten, das Kommen und Gehen von Sommer und Winter, aber auch von Tag und Nacht. Sonne und Mond lösen unzählige biorhythmische Veränderungen in uns aus. Die Phase von Ruhe und Aufbau am Morgen (Kapha) geht über in die Mittagszeit mit ihrer Energie und Aktivität (Pitta) und wechselt zum Abend, die Zeit des Ausklingens (Vata). Mit der Dämmerung beginnt die Regenerationsphase des Abends (Kapha). Gegen Mitternacht wechselt sie über in eine erneute Aktivitätsphase (Pitta), die mit der Leichtigkeit des frühen Morgens (Vata) endet. Leben wir harmonisch, d. h. im Einklang mit unserer inneren und äußeren Uhr, fördern wir unsere Ausgeglichenheit, Gesundheit und Schönheit. Koppeln wir uns z. B. durch Schichtarbeit, großzügiges Nachtleben u. Ä. von unseren inneren und äußeren Zeitgebern ab, dann kommen wir aus dem Lebenstakt und haben große Schwierigkeiten mit der Synchronisation unserer inneren Uhr. Krankheiten, psychische Beschwerden und ein schlechter Allgemeinzustand können die Folge sein. Besser, wir leben und fühlen mit unseren natürlichen *Dosha*-Rhythmen.

Tagein, tagaus

Christiane ist eine wohl proportionierte, kraftvolle wie gütige Dame Anfang fünfzig. Sie ist eine Kapha-Frau. Schon seit einiger Zeit beschäftigt sie sich begeistert mit dem Ayurveda. Besonders faszinierend findet sie den Umgang des Ayurveda mit Tag und Nacht und versucht, diese Prinzipien auch in ihr Leben einzubauen.

Obwohl es ihr als Kapha-Frau immer etwas schwer fällt, morgens in die Gänge zu kommen, steht Christiane doch – wenn möglich – vor sechs Uhr auf. Und tatsächlich, in der Vata-Zeit **frühmorgens**, von zwei bis sechs Uhr, lässt sich's viel leichter aufstehen.

Eine kurze dynamische Gymnastik am **Morgen**, zwischen sechs und zehn Uhr, bringt Christiane auch ohne Kaffee in Schwung. Während ihre Pitta- und Vata-Freundinnen nicht ohne ein gehaltvolles Frühstück auskommen, genügen ihr etwas Obst oder Saft mit einigen anregenden Gewürzen wie Ingwerpulver oder Zimt. Oder sie verzichtet ganz darauf, um die gewisse Schwere, die gerade sie in der Kapha-Zeit des Morgens und Vormittags von sechs bis zehn Uhr spürt, gar nicht erst aufkommen zu lassen.

Mittags, von zehn bis vierzehn Uhr, profitiert Christiane von der Pitta-Energie. Alles, was sie erledigen möchte, macht sie am besten jetzt – anders als ihre Pitta- und Vata-Bekannten, die dafür lieber den ruhigeren Vormittag vorziehen. Doch Christiane fühlt sich wohl, wenn es um sie herum rege zugeht. Mittags, am besten um zwölf Uhr, ist auch die beste Zeit für ihre Hauptmahlzeit.

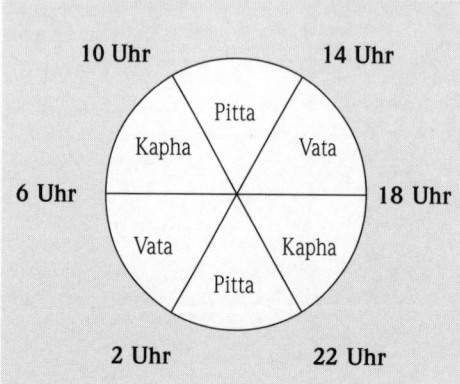

Die Dosha-Rhythmen im Tageslauf

Da trifft Christiane immer in der Kantine oder ihrer Lieblingspizzeria ihre Vata- und Pitta-Freundinnen, für die das Mittagessen ja noch wichtiger als das Frühstück ist. Ohne regelmäßige Mahlzeiten wird Vanessa (Vata) bald müde und unkonzentriert, Pia (Pitta) dagegen schnell ungeduldig und ungemütlich.

Nachmittags, zwischen vierzehn und achtzehn Uhr, kommen Christianes Körper und Geist so richtig in Fahrt – außer sie hat zu viel oder zu schwer gegessen. Während es in dieser Zeit ihrer Pitta-Freundin ebenso gut geht wie ihr, wirkt ihre Vata-Freundin doch immer leicht abgespannt und zieht sich nun lieber zurück.

Am **Abend**, von achtzehn bis zweiundzwanzig Uhr, kehrt Ruhe ein – in der Natur wie in Christiane. Ihr genügt ein kleines, leichtes Abendessen wie auch ihren beiden Freundinnen. Joghurt und rohes Obst bringen alle drei zu dieser Zeit nicht mehr auf den Tisch, da dies ihre Verdauung zu sehr belastet und *Ama* hervorruft. Seitdem Christiane und ihre Freundinnen ihre Hauptmahlzeit auf mittags gelegt haben und auf Zwischenmahlzeiten verzichten, geht es ihnen allen dreien besser. Auch mit dem Gewicht haben sie nun kaum mehr Probleme. Gerne geht Christiane auch vor zweiundzwanzig Uhr ins Bett, etwas, was ihren Freundinnen auch gut tun würde. Nach zweiundzwanzig Uhr, wenn Pitta wieder dominiert, schlafen sie alle nicht mehr so gut und tief.

Gegen **Mitternacht**, genauer gesagt von zweiundzwanzig Uhr bis zwei Uhr, hat Pitta das Zepter des Biorhythmus übernommen. Nun produziert Christianes Stoffwechsel Wärme für den Schlaf, auch die geistige Verdauung, die Verarbeitung der Tageseindrücke, beginnt. Nicht umsonst sagt Christiane immer, der beste Schlaf sei der vor Mitternacht.

Frühmorgens, zwischen zwei und sechs Uhr, ist Vata rege. Dies ist die Zeit der intensiven Träume, an die sich Christiane immer gerne erinnert. Allmählich bereitet sich der Körper wieder auf das Aufstehen vor und aktiviert die Ausscheidungsorgane. Für Christianes Freundinnen ist dies die beste Phase zum Meditieren und sich innerlich zu sammeln – bevor die Tagesaktivitäten beginnen. Christiane allerdings nimmt sich dafür lieber erst nach ihrer Morgengymnastik Zeit. Dann kann sie mit ihren beiden Freundinnen den Tag erfrischt, belebt und konzentriert beginnen.

Mein Monatszyklus

»Eine gesunde Menstruation (Artava) ist hellrot wie Schellack und lässt sich leicht aus Stoff herauswaschen.«

Sushruta Samhita, Sharirasthana 2.17 – 18

Ein ganz besonderes Ereignis im Leben eines Mädchens ist der Tag, an dem es zum ersten Mal seine Periode bekommt. Die Menstruation verkörpert Fruchtbarkeit und Weiblichkeit und ist wohl der persönlichste Aspekt unseres Frauseins. An unseren Tagen können wir wie an einem Seismograf sehen, wie wir uns körperlich und psychisch fühlen, wie energiebedürftig wir sind und auch welche Einstellung wir zu unserem Körper und zu unserer Weiblichkeit haben.

Die meisten Frauen finden es vollkommen natürlich, ihre Monatsblutung zu haben. Sie gehen relativ locker damit um. Doch der hektische Alltag lässt es nicht immer zu, gelassen auf die organischen und psychischen Veränderungen während der Tage zu reagieren. Vor allem berufstätige Frauen und Mütter können nicht einfach sämtliche Verpflichtungen absagen und sich zurückziehen, wenn sie stark bluten, Schmerzen haben oder einfach allein sein wollen.

Im normalen Alltagsgeschehen erscheint manchen Frauen ihre Periode als eine Störung, ein Manko und fast wie eine Krankheit. Manche Frau glaubt gar, Schmerzen, Krämpfe, Scheidentrockenheit oder starke Stimmungsschwankungen vor und während der Periode seien das unabänderliche Los der Frau, mit dem sie sich eben abfinden müsse. Oder sie hält ihre Monatsblutung für etwas Unsauberes. Wie oder was auch immer, so manche Frau fühlt sich durch ihre Periode beeinträchtigt und gestört, um nicht zu sagen benachteiligt.

Eigentlich schade, denn der Ayurveda sieht in der Monatsblutung eine große Chance für die Frau. Es ist die Phase des Monats, in der sich Frauen traditionell Zeit für sich selbst nehmen – zum Erholen, Auftanken, Reflektieren und um mit sich und der Welt ins Reine zu kommen.

Meine Tage

Patrizia ist heute 35 Jahre alt: »Wann ich zum ersten Mal meine Periode bekam, daran kann ich mich nicht mehr genau erinnern – ich muss wohl etwa 13 Jahre alt gewesen sein. An meine Gefühle allerdings erinnere ich mich noch sehr genau. Ich freute mich riesig darüber, jetzt eine Frau zu werden und beobachtete alle Veränderungen in meinem Körper mit großem Erstaunen und voller Erwartung. Zu dieser Zeit war es völlig natürlich für mich, meine Periode zu bekommen. Da war vielleicht ein leichtes Ziehen im Bauch, aber das war es dann auch schon.

Inzwischen bin ich jedoch sehr in meinen Beruf eingebunden, der mir sehr viele Reisen abverlangt. Wenn ich nun meine Periode bekomme, fühle ich mich oft nicht sehr wohl, um nicht zu sagen recht beeinträchtigt. Ziemlich eingepackt bin ich unterwegs, ohne die Möglichkeit etwas kürzer zu treten. An solchen Tagen bin ich immer sehr angespannt, wozu auch die Auseinandersetzungen in meiner Partnerschaft das ihrige beitragen. Dann machen mir meine krampfartigen Bauchschmerzen besonders zu schaffen, außerdem fühle ich mich emotional sehr verletzlich und ohne geborgenes Zuhause.«

Patrizia ist vom Typ her eher eine Kapha-Pitta-Frau. Doch ihr Lebensstil hat Pitta ziemlich unterdrückt und ihr Vata gestört. Ihre Tage sind für Patrizia ein Barometer ihres Inneren. Solange sie sich zufrieden und ausgeglichen fühlte, hatte sie keine Beschwerden. Mit der zunehmenden beruflichen und privaten Anspannung fehlt ihr genügend Zeit für sich – so verkrampft sich ihr Bauch und sagt ihr, dass sie doch wieder mehr in ihre innere Mitte kommen und auf ihre Bedürfnisse achten möchte.

Unbewusst weiß Patrizia eigentlich schon, was ihr gut tun würde. »Am liebsten würde ich an meinen Tagen zu Hause bleiben und es mir mit einer Wärmflasche auf dem Bauch und einem schönen Buch im Bett gemütlich machen.« Auch wenn dies nicht möglich sein sollte, wird es Patrizia helfen, wenigstens am ersten Tag ihrer Regel alles etwas langsamer anzugehen, unwichtige Termine zu verlegen und sich abends zu Hause zu verwöhnen. Es wird ihr gut tun, nach einem warmen entspannenden Kräuterbad ein leichtes Abendessen mit verdauungsanregenden Gewürzen zu sich zu nehmen, um anschließend mit der Wärmflasche im Bett zu schmökern. Besonders entspannend wirkt auch eine sanfte Bauchmassage mit warmem Sesamöl und einigen Tropfen Ylang-Ylang und

Muskatellersalbei. So kann auch Patrizia wieder neue Kraft und Energie für den restlichen Monat schöpfen.

So wie Patrizia geht es vielen Frauen. Aber kann es angehen, dass wir Frauen in unserem eigenen Alltag keinen Raum für unsere weiblichen Bedürfnisse finden? Was hat es zu bedeuten, wenn wir unsere Regel als Beeinträchtigung oder mit Schmerzen erleben? Am besten ist es, solchen Signalen immer erst einmal etwas Positives abzugewinnen: Unser Körper will uns etwas sagen, und es kommt ganz allein auf uns an, ob wir die Botschaften verstehen und wie wir darauf reagieren.

Im Ayurveda bedeutet die Menstruation mehr als nur ein monatliches Abstoßen von Gebärmutterschleimhaut: Unsere Tage sind eine wundervolle Möglichkeit zum inneren und äußeren Reinigen, Erholen und Wieder-Ganz-Werden. Mit der Monatsblutung werden nicht nur verbrauchte Zellen, sondern auch Stoffwechselgifte und verbrauchte Emotionen (*Ama*) ausgeschieden. Je ungestörter dieser Prozess verläuft, umso erfrischter und gestärkter fühlen wir uns hinterher – körperlich wie emotional. Und tatsächlich, jede Frau, die sich während ihrer Tage wenigstens ein bisschen bewusst Zeit für sich und ihre organische und psychische Erholung gönnt, erlebt nicht nur ihre Periode ausgeglichener und beschwerdefreier, sondern spürt die frei gewordenen Energien auch den restlichen Monat über.

Selbst wenn wir uns durch Pflichten eingebunden fühlen sollten, ist ein bisschen Zeit immer drin: Zeit für uns, unser Frausein und unsere Tage. Auf diese Weise eröffnet uns unser Zyklus auch einen tieferen Zugang zu unserem Inneren: Wir werden feinfühliger, kreativer und können auch den Fluss und die Verbundenheit mit den kosmischen Urkräften der Natur direkter als sonst in uns wahrnehmen.

Der Mondzyklus

Alles im Kosmos bewegt sich in Zyklen, seien es der Tag- und Nachtzyklus, die Jahreszeiten oder der Zyklus unseres Lebens. Alles fügt sich ein in das Wechselspiel der Natur von Aufbau (Kapha), Bestehen (Pitta) und Vergehen (Vata). Je mehr wir unsere Verbundenheit mit den wechselnden Rhythmen der Natur spüren und ihren Einfluss auf uns erkennen, umso besser werden wir verstehen, wie wichtig ein gesundes Gleichgewicht von Aktivität und Ruhe für unser Leben und letztlich auch für unseren Menstruationszyklus ist.

Der Lauf des Mondes spielt nicht nur für Wachstum und Heilkraft der Pflanzen oder für Ebbe und Flut des Meeres eine entscheidende Rolle, er beeinflusst auch die menschliche Psyche und den Menstruationszyklus von uns Frauen. Nicht umsonst dauert die Periode bei einer Frau mit ausgeglichenen *Doshas* etwa 29 Tage, so lang wie der Mond braucht, um seinen Zyklus von Neumond über Vollmond bis zum neuen Neumond zu vollenden.

Wie sieht im Idealfall eigentlich ein Monatszyklus aus – dann wenn wir alle Aspekte unseres Frau-

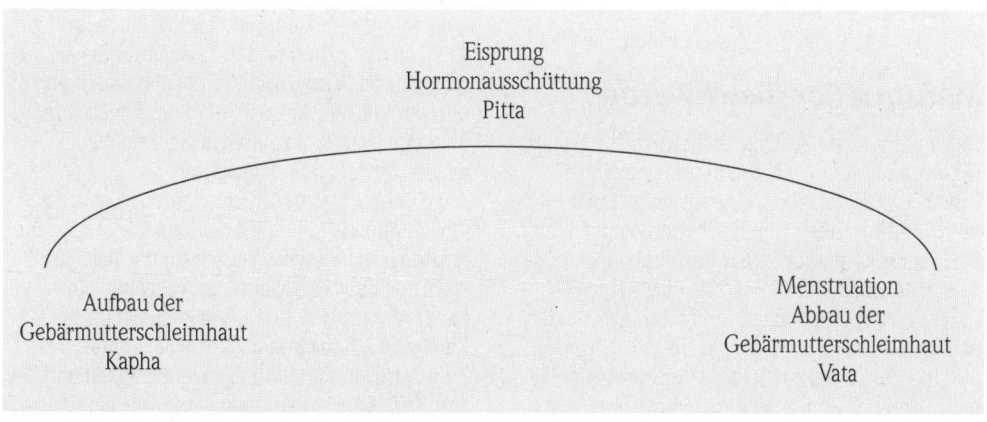

Der Monatszyklus im Wechsel der Doshas

seins integriert haben und eine tiefe und fürsorgliche Verbundenheit zu unseren Mitmenschen, zur Natur, zum Kosmos und zum Schöpfer von allem verspüren?

Mit dem **Neumond**, wenn Vata auf seinem Höhepunkt ist, beginnt die **Menstruationsblutung**. Mit jedem Tage des zunehmenden Mondes jedoch lässt die Kraft von Vata und die Blutung nach und Kapha gewinnt an Einfluss. In dieser Zeit speichert der Körper neue Energien, wir werden sehr leistungs- und widerstandsfähig, eine neue Gebärmutterschleimhaut wächst heran und wir nehmen leichter zu. In dieser Zeit kann unser Körper aufbauende Kuren und Tonika am besten aufnehmen. Allmählich wird jedoch auch Kapha abgelöst: Mit dem **Vollmond** gelangt Pitta zum Höhepunkt seiner Energie und der **Eisprung** findet statt. Sensible Frauen fühlen sich von dieser Kraft so aufgeladen, dass sie in einer Vollmondnacht nur schwer einschlafen können.

Die Pitta-Zeit ist ideal, um neue Ideen und Projekte zu verwirklichen. Mit abnehmendem Mond zieht sich die extrovertierte Pitta-Energie zunehmend zurück und Vata betritt wieder die Bühne. In der Pflanzenwelt wandern die aufgestiegenen Säfte und Energien zur Wurzel zurück, genau wie in unserer Psyche und in unserem Körper die Phase des Reflektierens, Bewertens, Aussortierens, Entgiftens und Entrümpelns beginnt – eine ideale Zeit für alle Reinigungs- aber auch Verwöhnkuren. Am Ende unseres Zyklus nimmt die körperliche Energie etwas ab und lädt zu Einkehr und Ruhe ein. Mit dem erneuten Neumond setzt unser Zyklus zu einer neuen Umdrehung an.

Menstruationsbeschwerden

Unser natürliches Gleichgewicht kann durch viele Faktoren aus dem Lot geraten: unregelmäßige Essens- und Schlafzeiten, eine einseitige Ernährung mit wenig Frischkostanteil, Schwierigkeiten in der Beziehung, körperliche Überanstrengung, emotionale Anspannung und Probleme, überwiegend sitzende Tätigkeit, Schicht- und Nachtarbeit oder häufige Reisen. Oft ist auch ein Übermaß an *Ama* die Ursache für starke Menstruationsprobleme: Je mehr *Ama* sich im Körper angesammelt hat, umso mehr versucht sich der Körper in den Tagen von diesen Gewebegiften und Stoffwechselschlacken zu befreien.

Menstruationsbeschwerden können aber auch mit unserem Selbstverständnis als Frau zusammenhängen. Wenn eine Frau ihre Weiblichkeit, Mütterlichkeit oder Sexualität bewusst oder unbewusst ablehnt, liegt es nahe, dass sie auch mit ihrer Menstruation nicht zurechtkommt.

Was wir durcheinander gebracht haben, können wir auch wieder in Ordnung bringen. Der Ayurveda gibt uns genügend Mittel in die Hand, wie wir unsere Menstruationsbeschwerden wieder loswerden können. Mit einer typgerechten Ernährung und einer ausgeglichenen Lebensweise bringen wir unser *Dosha*-Gleichgewicht und damit unser Körpergefühl wieder ins Lot. Eine Stoffwechselaktivierung wird uns von *Ama* befreien (S. 34, Tipps zur *Ama*-Reduzierung). Und bewusste Pausen werden uns und unserem Frausein gut tun (S. 35, Zeit für mich).

Vergleichen Sie ruhig Ihre *Dosha*-Konstitution (S. 23) mit dem *Dosha*, das Ihre Regel beeinflusst (s. S. 51). Beides muss sich nicht unbedingt decken, wenn Ihre *Doshas* gestört sind.

Die Amenorrhö
(verzögerte oder ausbleibende Regel)

Seit einiger Zeit ist die Periode von Angela unregelmäßig, manchmal bleibt sie sogar ganz aus. Anfangs hatte sie sich keine größeren Gedanken darüber gemacht, weil sie durch den Wechsel in eine neu eröffnete Niederlassung ihrer Firma und den einhergehenden Umzug ganz ausgefüllt war. Nun aber macht sie sich schon Gedanken, dass ihre Regelblutung so spät und dann auch nur spärlich kommt. Ihr Blut ist dunkel bis bräunlich, und vor allem an den ersten beiden Tagen ihrer Regel klagt sie über Schmerzen und Krämpfe im Bauch und unteren Rücken. Außerdem plagen Angela ihre trockene Haut und zahlreiche Sorgen, die sie nachts schwer einschlafen lassen.

Angelas Menstruationsbeschwerden zeigen, dass ihre gesamte Vata-Energie aus dem Gleichgewicht geraten ist. Unbewusst passen ihr die Tage und wohl auch etwaige Kinder im Augenblick überhaupt nicht in den Kram. Vielleicht ist ihr die Karriere auch wichtiger als ihre Sexualität.

Zum Ausgleich sind Ruhe, Regelmäßigkeit und Zeit zum Reflektieren ebenso angesagt wie eine Anti-Vata-Diät. Das heißt in erster Linie Suppen,

	Vata	Pitta	Kapha
Zyklus	Unregelmäßig, veränderlich, kürzer als 25 oder länger als 32 Tage	Normal (ca. 29 Tage)	Zu lang (länger als 32 Tage)
Blutungsdauer	Kürzer als 3 Tage	mittlere Dauer (3 – 5 Tage)	6 Tage und länger
Blut	Spärlich; dunkelrot, bräunlich, wirkt etwas trocken und verbraucht	Reichlich; warm, intensiv rot, purpur, evtl. klumpig	Beständige Blutungen; hellrot, schleimig, klumpig
Hauptcharakteristik	Krämpfe, Schmerzen, Trockenheit	Hitze, Wärme, brennende Beschwerden	Körperliche und psychische Schwere
Psyche	Empfindsam, nervös, überempfindlich, ängstlich, sorgenvoll, wechselhaft	Reizbar, ungeduldig, streitet leicht, jähzornig	Träge, lethargisch, depressiv, liebebedürftig, weint leicht
Mögliche Beschwerden während der Periode	Bauch-, Rücken- und Kopfschmerzen, Schlaflosigkeit, verminderte Abwehrkraft und Vitalität, Verstopfung, Blähungen, trockene Haut und Vagina, Schwindel, Amenorrhö (verzögerte, ausbleibende Blutung), friert leicht	Hitze, Fieber, rotes Gesicht und Augen, Durst, Hautausschläge, Akne, Durchfall, weicher, gelber Stuhl, Zwischenblutung, Menorrhagie (überstarke Blutung), schwitzt leicht	Schwere, Übelkeit, Erbrechen, Appetitlosigkeit, Müdigkeit, vergrößerte und spannende Brüste, Ödeme (v. a. Unterschenkel); Erkältungsanfälligkeit; Leukorrhö (Weißfluss), friert eher
PMS (Beschwerden vor der Periode)	Dto.; mit Eintritt der Blutung geht es besser	Dto.	Dto.
Beschwerde-Höhepunkt	Vor und während der Blutung; von 2 – 6 und 14 – 18 Uhr; im Herbst und Winter	Während des Eisprungs; von 10 – 14 und 22 – 2 Uhr; im Sommer	Nach Ende der Blutung, zu Beginn des Monatszyklus; von 6 – 10 und 18 – 22 Uhr; im Frühling
Therapie	Einölen mit Sesamöl/Ghee, heißes Wasser, Tee, verdauungsanregende Gewürze, flüssige Nahrung, Anti-Vata-Diät, warme Milch mit etwas Muskat, Öleinläufe, Bauchpackungen, Wärmflasche, entspannendes Wannenbad, Ruhe, Atemübungen, Meditation, *Ama*-Reduzierung (S. 34)	Einölen mit Kokosöl/Ghee, Anti-Pitta-Diät, weder heiß noch scharf essen, frische Luft, kühle, besänftigende Atmosphäre, keine Hitze, keine Überanstrengungen, Entspannung, Meditation, *Ama*-Reduzierung (S. 34)	Trocken- und Sesamölmassage, warme, leichte, fettarme, gut gewürzte Nahrungsmittel, Ingwertee, Anti-Kapha-Diät, Spaziergänge, Gymnastik, geistige Anregungen, *Ama*-Reduzierung (S. 34)

Zyklus und Menstruationsbeschwerden

Eintöpfe, Khicharis (ab S. 163) und Reisgerichte, alles mit verdauungsanregenden Gewürzen und etwas Ghee oder Olivenöl versteht sich. Vor und während der Menstruation nimmt sich Angela ihren Kräutertee in einer Thermoskanne mit zur Arbeit, regelmäßig ein Schluck hilft ihr sehr. Auch ein bis drei Gläser Aloe-Vera-Saft pro Tag wirken sanft anregend. Ihr besonderer Favorit ist allerdings Ingwertee mit Safran, Fenchel, Süßholz oder Zimt. Die täglich warme Ganzkörpermassage mit Sesamöl oder Ghee hilft ihr wieder Zugang zu ihrer weiblichen Sexualität zu bekommen, ebenso wie die anschließende heiße Dusche oder ein Wannenbad mit anregenden ätherischen Ölen. Dazu gehören auch entspannende Atem- und Yogaübungen (S. 90) morgens oder abends, seit neuestem geht Angela sogar in eine Bauchtanzgruppe. Die wertvollste Erfahrung jedoch sind für Angela ihre bewussten Auszeiten vor und während ihrer Tage geworden: Nach Feierabend unternimmt sie dann nichts mehr, diese Zeit gehört ihr. Ihr wurde klar, dass bei ihrem interessanten Job häufig genug ihre inneren Bedürfnisse nach Zärtlichkeit und einer engeren Partnerschaft zu kurz gekommen sind. Angela entdeckte Seiten ungeahnter Weiblichkeit und Sinnlichkeit in sich, und wünscht sich inzwischen auch Kinder.

Mit ihrer neu gewonnenen Einstellung zu sich und ihrer Weiblichkeit fühlt sich Angela schon bald viel ausgewogener und stabiler. Ihre Sorgen und Regelbeschwerden sind in den Hintergrund getreten, sie hat eine zusätzliche Kraftquelle gefunden und wirkt weitaus selbstbewusster. Mit ihrem neuen Körpergefühl spürt sie inzwischen auch genau, wann sie einige Stunden oder auch mal ein Wochenende für sich und ihre Bedürfnisse braucht. Da sie sich hinterher immer viel ausgeruhter fühlt, macht ihr auch ihre Arbeit wieder mehr Spaß. Seitdem sie weiß, dass Körper, Gefühle und Arbeit jeweils zu ihrer Zeit ihre Aufmerksamkeit fordern, fühlt sich Angela viel unbelasteter und freier.

Menorrhagie (zu starke Blutung)

Lydia klagt vor allem über eine zu starke, intensive Blutung und manchmal sogar über Zwischenblutungen. Ihr Blut ist hellrot, klumpig und brennt etwas. Außerdem stört Lydia, dass sich ihre Haut während der Regel schnell rötet, manchmal sogar Ausschläge auftreten und sie insgesamt mehr schwitzt als sonst. Während der Periode muss ihr Partner etwas nachsichtiger mit ihr sein, da Lydias Emotionen sich leicht entzünden können.

Lydia leidet unter Pitta-Beschwerden. Alles, was den Körper und das Gemüt kühlt, wird Lydia gut tun: kühle Duschen, schwimmen gehen, entspannende Waldspaziergänge oder Ölmassagen mit Kokosöl, Ghee oder Sonnenblumenöl. Besonders besänftigend wirkt ein leichtes Einreiben der Füße mit Ghee am Abend. Angesagt ist außerdem eine Anti-Pitta-Diät mit Getreide, Gemüse, Rohkost, Salat sowie Milch. Alles Scharfe und Heiße ist tabu. Während ihrer Tage sollte Lydia große Anstrengungen vermeiden, Ruhe und Entspannung sind genau das Richtige für sie – in welcher Form auch immer. Lydia gewöhnt sich auch an, sich gerade in diesen Tagen zu verwöhnen, sie nimmt sich ein Buch vor, nimmt sich Zeit zum ausgleichenden Musikhören und Malen und beginnt und beendet den Tag neuerdings mit sanften Atemübungen (S. 91). Mit ihrem Partner hat sie die Abmachung getroffen, dass etwaige Streitthemen in diesen Tagen einfach vertagt werden. Lydia beginnt zu verstehen, dass während ihrer Tage Ruhe, Entspannen und Verwöhnen besonderen Vorrang haben und ihre Periode ein hervorragendes Warnsignal ist, wenn sie diese Bedürfnisse vernachlässigt. Immer wenn sie den ganzen Monat beruflich oder privat herumgewirbelt ist, zieht ihr Körper während ihrer Tage die Notbremse, um ihre Feuerenergie mit der Sensibilität und Einfühlsamkeit von Vata und der Sanftheit und Ruhe von Kapha auszugleichen. Allmählich versucht sie auch außerhalb ihrer Tage den Vata- und Kapha-Aspekten mehr Raum zu gewähren und mehr Kreativität und Körpergefühl in ihr Leben zu integrieren. Schon bei ihrer übernächsten Periode merkt Lydia einige Veränderungen. Ihre Blutung ist weniger stark und brennt nicht mehr. Jetzt fällt ihr auch auf, dass sie gar keine Zwischenblutungen mehr gehabt hat, und von den Ausschlägen ist keine Spur mehr. Überhaupt beginnt Lydia die Auszeiten und Verwöhnabende mehr und mehr zu schätzen und auch mehr auf die Bedürfnisse ihres Bauches zu hören. Insgesamt fühlt sich Lydia ausgeglichener und nicht mehr so reizbar. Selbst ihrem Partner sind diese Veränderungen positiv aufgefallen. Er hat ihr versprochen, ein Auge darauf zu haben, dass sie ihren entspannenden Anti-Pitta-Lebensstil auch in Zukunft beibehält.

*Das PMS-Syndrom
(Beschwerden vor der Regel)*

Marianne leidet unter prämenstruellen Beschwerden (PMS-Syndrom) und fühlt sich schon einige Tage vor dem Eintritt ihrer Blutung sehr müde, depressiv und unwohl. Morgens kommt sie nur langsam in Fahrt und fühlt sich aufgedunsen und schwer. Ihre Brüste sind ebenfalls gespannt und vergrößert. Schon bei kleinen Auseinandersetzungen stehen ihr die Tränen in den Augen, eigentlich möchte sie dann nur von ihrem Mann in den Arm genommen werden und Geborgenheit spüren. Mariannes Kapha ist vermehrt, außerdem hat sich bei ihr *Ama* angesammelt. Alles, was Kapha reduziert und Pitta erhöht, wird ihr helfen. Angesagt sind Gemüse, Salate und – besonders wichtig – verdauungsanregende Gewürze. Ideal ist auch die Trikatu-Gewürzmischung aus gemahlenem Pfeffer, Langpfeffer (Pippali) und Ingwerpulver (¼ TL mit ½ TL Honig vor den Mahlzeiten). Morgens trinkt sie eine heiße Tasse Ingwertee mit Kurkuma und Pfeffer und tagsüber gerne reinigende Kräutertees wie Brennnessel. Ihr Tagesprogramm beginnt sie neuerdings mit einem 15-minütigen Gymnastikprogramm sowie einer Bürstenmassage vor dem Duschen. Darüber hinaus besucht Marianne mit einigen Freundinnen einen Lauftreff. Schließlich fällt es ihr in der Gemeinschaft immer leichter, sich zu etwas aufzuraffen. Nicht zuletzt möchte Marianne auch klären, ob ihre Beschwerden mit einer zwiespältigen Einstellung zu einer möglichen Schwangerschaft zusammenhängen. Was ist es, das sie eine so große Schwere fühlen lässt? In Gesprächen, auch mit ihrem Mann, möchte sie herausfinden, ob sie jetzt überhaupt ein Kind will oder sich trotz Kinderwunsch nur der Verantwortung eines Lebens mit einem Baby nicht gewachsen fühlt. Als sich Marianne klar wird, dass sie sich schon gerne ein Kind wünscht, aber erst ihre Ausbildung beenden möchte, fühlt sie sich viel leichter. Vorbei ist die psychische und physische Schwere vor der Periode, die ihr sonst immer so zu schaffen machte. Sie empfindet ihre Tage nun nicht mehr als Belastung, sondern als eine Möglichkeit, körperlich und emotional innezuhalten und nach dem Rechten »in mir« zu sehen. Schon nach wenigen Wochen spürt Marianne, wie sie mehr und mehr Energie bekommt. Liebesbedürftig ist sie nach wie vor, aber nicht mehr depressiv. Auch die Spannung ihrer Brüste ist verschwunden. Am meisten schätzt Marianne jedoch, dass sie ihre Dynamik nun endlich so einsetzen kann, wie sie das schon immer wollte.

Ayurveda-Tipps für die Tage

- Gönnen Sie sich **Zeit und Ruhe**, vor allem in den ersten ein, zwei Tagen der Regel. Falls Sie es irgendwie einrichten können, planen Sie im Beruf oder Haushalt ein etwas lockereres Programm oder einen freien Abend. Sagen Sie unwichtige Termine ab, ziehen Sie sich ein paar Stunden zurück und versuchen Sie loszulassen. Sollten Sie generell Schwierigkeiten beim Entspannen haben, können Sie einen Kurs für autogenes Training, Yoga, Tai Chi, Feldenkrais oder progressive Muskelentspannung (nach Jacobsen) belegen. Reservieren Sie sich bewusst Ihre Zeit, z. B. zum Lesen, Tagebuchschreiben, Musizieren oder zum Stöbern. Sie werden bald spüren, wie einige »langsamere Tage« Sie mit einem ganzen Monat körperlicher und emotionaler Vitalität und Energie zum »Durchstarten« belohnen.
- Trinken Sie vor allem vor und während der Tage **viel Flüssigkeit**. Dies bringt den Menstruationsfluss in Gang und besänftigt etwaige Krämpfe. Für Vata- und Kapha-Frauen empfehlen sich heißes Wasser und Kräuter- und Ingwertee mit Fenchel, Zimt oder Safran. Eine immer griffbereite Thermoskanne kann Sie daran erinnern, stündlich etwas zu trinken. Pitta-Frauen fahren am besten mit Quellwasser oder Obst- und Gemüsesäften.
- Entkrampfend wirken auch **Tees** mit Frauenmantel, Gänsefingerkraut, Angelika und Melisse. Bei Wasseransammlungen helfen harntreibende Tees wie Schachtelhalm, Birkenblätter, Hauhechelwurzel, Goldrute, Brennnessel oder Maishaar. Niedergeschlagenheit vertreiben Tees mit Johanniskraut, Melisse, Lavendel und Schafgarbe. Zu starke Blutungen lindern Tees mit Hirtentäschelkraut, Zinnkraut, Schafgarbe, Brennnessel und Frauenmantel.
- Ideal sind **warme, leichte und flüssige Speisen mit verdauungsanregenden Gewürzen** wie Kreuzkümmel, frischer Ingwer, Koriander, Fenchel, Kardamom und Zimt. Empfehlenswert sind vor allem Suppen,

Khichari (ab S. 163), gedünstetes Gemüse, Dal (ab S. 158) und Reis. Und träufeln Sie über die Speisen immer etwas geschmolzenes Ghee bzw. Olivenöl, das ist reiner Balsam. Auch frisches Obst und Säfte tun gut, für Vata- und Pitta-Frauen sollten sie allerdings süß sein. **Gerstenmus mit Milch** (S. 135) wirkt reinigend und stärkend während der Periode.

- Das tägliche **Massieren mit warmem Sesamöl** vor allem von Bauch und Rücken ist gerade für Vata- und Kapha-Frauen sehr wohltuend. Duschen Sie sich anschließend mit warmem Wasser. Auch ein warmes Wannenbad mit duftenden ätherischen Ölen wirkt für alle Vata-Frauen entkrampfend und entspannend.
- Noch ein Geheimtipp: Massieren Sie sanft einige Tropfen **Lavendel- oder Fenchelöl in Ihren Bauchnabel**.
- Eine **Wärmflasche** für den schmerzenden unteren Rücken oder Bauch wird Vata und Kapha-Typen immer gut tun. Pitta-Frauen dagegen fahren besser mit kühler Luft und sanfter Entspannung.
- Ein warmes **Fußbad** mit Lavendel wirkt sehr entspannend.
- **Spaziergänge in der Sonne** und helles Licht heben die Stimmung.
- **Gehen Sie früh zu Bett** und vermeiden Sie übermäßige geistige Arbeit oder langatmige »Plaudereien«. Besonders wohltuend und entspannend ist abends das sanfte Einmassieren von Gesicht (vor allem Stirn, Schläfen, Ohren und Naseninnenflügel), Scheitelchakra, Händen und Fußsohlen mit warmem Sesamöl bzw. Kokosöl oder Ghee für Pitta-Typen. Ebenso fördert eine Tasse warme Rosinen-Mandelmilch, Gewürz- oder Ingwermilch (ab S. 286) einen erholsamen Schlaf.
- **Vermeiden Sie schwer verdauliche Speisen**, Fast Food, Fleisch, Fisch, Eier, saures, scharfes oder gegorenes Essen sowie Essig und Ketchup – Ihrer Gesundheit und Ihrem Wohlbefinden zuliebe. Das Gleiche gilt für Alkohol, Kaffee und Nikotin.
- **Meiden Sie körperliche Anstrengungen und Sportarten** gerade in den ersten Tagen der Blutung. Machen Sie lieber einen Spaziergang in der Natur, Atemübungen oder ein sanftes Yogaprogramm ohne Umkehrhaltungen: Frauen, die sich regelmäßig sanft bewegen, erleben ihre Tage viel leichter. Die Regel ist eine Zeit der Ruhe und inneren Einkehr, sie ist eine Zeit des Energiesammelns und nicht Verstreuens. Um das belastete Vata nicht weiter zu beeinträchtigen, rät der Ayurveda von Sex während der Periode ab.
- **Vermeiden Sie emotionale Aufregungen, starken Wind**, lautes Sprechen sowie alle extremen und negativen Sinneseindrücke.

Mein Jahreszeitenzyklus

»Unsere Ernährung fördert Gesundheit und Schönheit nur, wenn wir unsere Lebens- und Essgewohnheiten an die Eigenheiten der Jahreszeiten anpassen.«

Charaka Samhita, Sutrasthana 6.3.

Während unsere Periode nach dem Zyklus des zu- und abnehmenden Mondes ausgerichtet ist, sind es die Jahreszeiten nach dem Lauf der Sonne von Norden nach Süden und wieder zurück.

Beginnt sich die Sonne nach der Sommersonnenwende in Richtung Süden zu bewegen, so werden die Tage bei uns auf der nördlichen Halbkugel allmählich wieder kürzer, die Nächte länger und die Temperaturen sinken. Wolken, Regen und später auch der Schneefall schwächen zusätzlich die Kraft der sich entfernenden Sonne. Nun kann der Mond seinen sanften Einfluss besser geltend machen. Das ist die kühle Jahreshälfte, die Zeit der (Wärme-)Abstrahlung oder Emission *(Visarga)*, wie der Ayurveda sagt, sie reicht vom Spätsommer mit seinen Wolkenbrüchen über den Herbst bis in den Winter. Auch unser Organismus stellt sich auf diese Änderungen ein: Je kühler es draußen wird, umso mehr Energie behalten wir für uns. In der sich abkühlenden Jahreshälfte steigt unsere Körperkraft ebenso wie die Kraft unserer Verdauung und unserer Gedanken.

Zur Zeit der Wintersonnenwende ändert die Erde wieder ihre Position zur Sonne. So scheint es, dass die Sonne sich nach Norden bewegt und uns näher kommt. Nun werden die Nächte allmählich wieder kürzer und die Tage länger. Bis die Temperaturen ansteigen, vergeht noch einige Zeit. Die zunehmende Kraft der Sonne im Frühjahr allerdings vertreibt langsam, aber sicher den Schnee, Regen und die Wolken der kalten Jahreszeit.

Das ist die warme Jahreshälfte, die Phase der (Wärme-)Aufnahme oder Integration (*Adana*), sie umfasst den späten Winter, Frühling und Hochsommer. So wie die Sonne und die ganze Natur ihre Energie nach außen richten, so werden auch wir zunehmend extrovertiert. Wir kommunizieren, wir tauschen uns aus, begegnen neuen Menschen, Situationen und Eindrücken. In dieser Phase verstreuen sich unsere Energien und auch unsere Körper- und Verdauungskraft wird schwächer.

Essen mit den Jahreszeiten

Unseren Lebensrhythmus richten wir nach den Einflüssen der verschiedenen Jahreszeiten aus. Im Sommer setzen wir einen Sonnenhut auf und cremen uns mit Sonnenschutzöl ein, im Winter dagegen müssen es warme Unterwäsche, eine Wollmütze und ein dicker Mantel sein. Jahreszeiten beeinflussen aber auch unsere Ernährungsgewohnheiten und unsere Gesundheit. Eine Joghurtspeise im Sommer ist eine herrliche Erfrischung. Im Winter dagegen kann die gleiche Joghurtspeise uns räuspern lassen oder sogar einen Schnupfen einbringen. Wie ist das möglich? Nach dem Ayurveda hat jede Jahreszeit spezifische Eigenschaften, die auf uns alle einwirken. Auf den einen intensiver, auf den anderen weniger – je nachdem, ob diese Jahreszeit unseren individuellen *Dosha*-Typ verstärkt oder mindert.

Der Ayurveda beschreibt sechs Jahreszeiten, die jeweils zwei Monate dauern und auf dem indischen Subkontinent tatsächlich als solche wahrnehmbar sind: Frühling, Sommer, Regenzeit, Herbst, Frühwinter, Spätwinter. Die folgende Einteilung richtet sich nach den von uns in Europa erfahrbaren vier Jahreszeiten Frühling, Sommer, Herbst und Winter, wobei die Monatseinteilung die spezifischen Ayurveda-Wirkungen dennoch miterfassen will.

Die Ayurveda-Empfehlungen für unsere Ernährung und unseren Lebensstil sind immer als Tipps zu verstehen. Sie sind keine starren Regeln, sondern nur Gedächtnisstützen, die uns etwas (wieder) bewusst machen wollen: Wie wir uns als fühlende Wesen wieder in den Rhythmus der Natur eingliedern können, um gemeinsam mit und in ihr zu leben.

Frühling – März bis Mai

Der Frühling ist die Jahreszeit der Reinigung, um etwas Neues zu schaffen. Jetzt will sich der Körper von angesammeltem Kapha und den Schlackenstoffen des Winters befreien. Das ist der Grund, weswegen wir vielleicht auch etwas an Gewicht zugelegt haben. Steigende Temperaturen, Feuchtigkeit und Frühjahrsregen verflüssigen das angesammelte Kapha und schwächen gleichzeitig unsere Verdauungskraft *(Agni)*.

Jetzt hilft alles, was unser Pitta- und Vata-*Dosha* aktiviert: ein oder mehrere Fastentage, eine Heißwasser-Trinkkur (S. 34) sowie eine verdauungsanregende Anti-Kapha-Diät mit warmen, leichten, scharfen, bitteren und zusammenziehenden Speisen und Getränken.

Der Frühling ist die Zeit für Nahrungsmittel wie Dinkel, Gerste, Buchweizen, Quinoa, Amarant, Hirse, alle Linsensorten, Karotten, Spargel, grünes Blattgemüse sowie kleine Mengen Ghee und Olivenöl. Mit dabei sein sollten auch Blattsalate sowie Äpfel, Birnen, Granatäpfel und an Gewürzen Meerrettich, Majoran, Kümmel, Asafoetida, Bockshornklee, Ingwer, Kreuzkümmel, Senfkörner, schwarzer Pfeffer, Nelken, Paprika, Kardamom, Zimt und Lorbeerblätter. Besonders ideal sind im Frühling natürlich frische Kräuter wie Rosmarin, Salbei, Basilikum und Thymian. Frühlingssuppen und -salate aus frischen (Wild-)Kräutern wie Brennnessel, Löwenzahn oder Giersch entschlacken ebenso wie Tees aus Holunderblüten, Ingwer, Schafgarbe oder Ajwan (Selleriesamen). Sehr empfehlenswert ist kaltgeschleuderter Honig, der vor mehr als sechs Monaten abgefüllt wurde: Er entschlackt und verleiht Körper und Geist neue Energie.

Zum Frühling gehört natürlich jede Art von Sport und körperlicher Aktivität. Kommen Sie ruhig ins Schwitzen, das wird Ihr Kapha-*Dosha* ausgleichen. Hilfreich sind Massagen, je nach Typ ohne oder nur mit ein wenig warmem Sesamöl. Auch in der Natur ist es auf Schritt und Tritt rege, genießen Sie forsche Spaziergänge im Park oder das Arbeiten im eigenen Garten. Der Ayurveda empfiehlt in dieser Zeit *Panchakarma*-Reinigungskuren oder Maßnahmen zur *Ama*-Reduzierung (S. 34).

Einen Bogen sollten Sie allerdings um schwere, ölige Speisen sowie um süße und saure Nahrungsmittel machen. Auch Salz ist nur in kleinen Mengen zu empfehlen.

Sommer (Frühsommer/Hochsommer) – Mai/Juni bis Juli/August

Der Sommer ist die Phase der Wärme, in der Energie ausgetauscht wird. Die Sonnenwärme beeinflusst vor allem *Agni*, unsere Stoffwechsel- und Verdauungsaktivität. Während um uns herum Pitta mit seinem feurigen Aspekt vorherrscht und selbst unser Äußeres, die Haut, zum Schwitzen bringt, vermindert sich *Agni* in unserem Magen und Körperinneren. Je mehr die Sonne scheint und je wärmer es ist, umso entspannter und träger werden wir – und auch unsere Verdauung.

Alles, was kühlt und entspannt, was Kapha und Vata enthält, ohne den Organismus zu belasten, ist gefragt: in erster Linie natürlich eine Anti-Pitta-Diät mit flüssigen, süßen, bitteren und zusammenziehenden (herben) Speisen und Getränken und – wichtig! – mit verdauungsanregenden Gewürzen. Erfrischende Getränke sind genau das Richtige, Fruchtsäfte wie Milchmixgetränke. Zur Aromatisierung gibt man ihnen gerne etwas kühlendes Rosenwasser bei. Nur zimmertemperiert sollten die Getränke sein, von eisgekühlten Getränken rät der Ayurveda ab. Sie erscheinen vielleicht im ersten Augenblick angenehm, reduzieren aber unsere ohnehin schwache Verdauungskraft noch mehr, da sie die Getränke erst erwärmen muss. Ideal sind im Sommer süßes und saftiges Obst, wie Melonen, Trauben, Pfirsiche, Aprikosen, Kokosnuss, Mangos und Beeren. Alles leicht Verdauliche ist gern gesehen: gelagerter Reis und Weizen, Mung Dal sowie alle wässrigen und weichen Gemüsesorten (z. B. Zucchini, Sommerkürbis, Spargel), aus denen sich Suppen und leicht bekömmliche Khicharis (S. 163) zubereiten lassen. Träufeln Sie einfach noch ein bisschen geschmolzenes Ghee, Sonnenblumen- oder Olivenöl über die Speisen. Ebenso willkommen sind frische Kräuter wie Dill, Basilikum und Koriander sowie verdauungsanregende Gewürze (z. B. Kardamom, Zimt, Safran, frischer Ingwer, Fenchelsamen, Kreuzkümmel und Kurkuma). Eine schmackhafte Sommererfrischung ist die kühlende Minze, zum Verzieren und Würzen von Frucht- und anderen Salaten, als Pfefferminz-Chutney oder als Minztee mit Apfelsaft.

Auch Joghurt-Zubereitungen, wie z. B. Lassi (Getränk aus Joghurt, Wasser und Gewürzen; S. 284) oder Raita (Salat auf Joghurtbasis; S. 146), sind wunderbare Sommerköstlichkeiten. Joghurt regt zwar unsere Verdauung an, übt aber auf den gesamten Körper einen kühlenden Effekt aus.

In der warmen Jahreszeit profitieren wir von allem, was erfrischt und entspannt. Leichte Kleidung und kühle Luft gehören dazu ebenso wie Schwimmen oder Spaziergänge im Wald, einem schattigen Park bzw. an einem See. Wenn Ihnen die Hitze zu sehr zusetzt, machen Sie doch einfach ein Mittagsnickerchen und nutzen Sie die ange-

Im Wechsel der Jahreszeiten

Heidrun ist eine schlanke und zierliche Vata-Frau, sensibel und kreativ. Im **Herbst** und vor allem im kalten **Winter** machen ihr ihre knackenden und schmerzenden Gelenke zu schaffen, außerdem klagt sie über allgemeine Steifheit und Rückenschmerzen in der unteren Wirbelsäule. Vor und während ihrer Regel wird sie empfindlicher als sonst und spürt auch alle Beschwerden intensiver.

In einer Ayurveda-Beratung erfährt Heidrun, dass sie besonders im Herbst und Winter aufpassen muss, den Jahreszeiten, die ihr Vata noch mehr stören. Angesagt sind eine Anti-Vata-Diät mit verdauungsanregenden Gewürzen und ein Anti-Vata-Lebensstil. Die täglichen Ölmassagen vor dem Duschen, sanfte Yogaübungen und eine größere Regelmäßigkeit beim Essen, Arbeiten und Schlafen zeigen schon bald ihre Wirkung: Heidrun fühlt sich nicht nur ausgeglichener und belastbarer, auch ihre Beschwerden verringern sich im Laufe des restlichen Winters. Selbst der alljährliche Hexenschuss stellt sich nicht ein.

Im **Frühling**, der Zeit, die Kapha erhöht, bekommt Heidrun eine starke Erkältung mit einer beginnenden Bronchitis. Obwohl sie ein Vata-Typ ist, geht sie nun zuerst ihre Beschwerden an: mit einer vorsichtigen Anti-Kapha-Diät und einem Anti-Kapha-Lebensstil. Sie meidet Milch und andere Kapha erhöhende Nahrungsmittel, würzt stärker und versucht sich auch körperlich mehr zu bewegen. Zwar spürt sie, wie dadurch das Vata ihrer Konstitution leicht verstärkt wird, doch die akuten Beschwerden gehen im Augenblick vor. Als die Erkältung abgeklungen ist, nutzt Heidrun den restlichen Frühling für Öleinläufe, die ihr Vata ausgleichen und bei der Beseitigung von *Ama* helfen, das vor allem ihre Gelenke und Wirbelsäule beeinträchtigt.

Im Pitta-verstärkenden **Sommer**, Heidruns liebster Jahreszeit, wählt sie eine Kapha-vermehrende Ernährung mit verdauungsanregenden Gewürzen, die allerdings ihr Pitta nicht durcheinander bringen. All ihre Beschwerden scheinen verschwunden zu sein, Heidrun fühlt sich großartig. Manchmal kommt es nun vor, dass sie gewisse Ayurveda-Empfehlungen vergisst – obwohl sie eigentlich spürt, dass ihr zu scharfe Speisen, bittere Salate, Kaffee und das lange Bis-in-die-Nacht-hinein-Arbeiten gar nicht gut tun.

Im **Herbst**, als die Tage wieder kürzer, trockener und kälter werden, melden sich prompt einige ihrer altbekannten Gelenk- und Rückenschmerzen zurück – noch leicht zwar, aber sie sind da. Nun nimmt Heidrun die Anti-Vata-Ratschläge wieder ernster. Ab und zu, wenn es ihre Zeit zulässt, macht sie auch wieder einen Öleinlauf – schließlich sind ja Frühling und Herbst ideal für alle *Ama*- und *Panchakarma*-Reinigungskuren.

Allmählich bekommt Heidrun ein bewussteres Gefühl für sich und ihren Körper. Sie beginnt eigene Bedürfnisse ernster zu nehmen und reagiert inzwischen schon auf erste Signale, ohne es erst zu irgendwelchen Beschwerden kommen zu lassen. Was ihr gut tut und was nicht, spürt Heidrun inzwischen sehr genau selbst. Wenn es ihr danach ist, greift sie auch bei normalerweise Vata erhöhenden Gerichten zu. Sie weiß ja, dass es manchmal nur einige Gewürze und etwas Öl braucht, um diese Speisen auch für sie bekömmlich zu machen. Und wenn einmal Überstunden angesagt sind oder eine Party im Gange ist, zieht sich Heidrun auch nicht gleich zurück, wenn ihr nicht danach ist. Sie achtet nur darauf, dass hinterher ihr Rhythmus wieder die Ausgewogenheit und Ruhe bekommt, die ihrem Vata gut tut.

nehm kühlen Nächte. Probieren Sie es auch einmal mit einer sanften Massage, am besten mit Kokosöl und einigen Tropfen Sandelholzöl. Und wussten Sie, dass Perlen, Silber und die Farbe Blau kühlend wirken? In der Pitta-Zeit des Jahres kann auch eine milde Abführkur mit Triphala-Pulver Abhilfe schaffen (drei Teile *Haritaki* bzw. *Terminalia Chebula*, sechs Teile *Bibhitaka* bzw. *Terminalia belerica* und zwölf Teile *Amlaki* bzw. *Emblica officinalis* oder indische Stachelbeere; zwei Wochen jeden Abend einen Teelöffel mit warmem Wasser).

Überhaupt nicht bekommen werden Ihnen im Sommer jedoch saure, beißend scharfe und heiße Speisen. Und mit Salz gehen Sie am besten recht sparsam um.

Spätsommer/Herbst – August bis November

Der Spätsommer mit seinen überraschenden Wolkenbrüchen bringt vor allem unser Vata durcheinander – wie alle Wetter- und Klimawechsel. Und ist Vata einmal gestört, kann es leicht auch die anderen beiden *Doshas* beeinträchtigen.

Auch der Herbst bringt Übergang, Veränderung und Rückzug: Die Bäume ziehen zunehmend ihre Säfte zurück und verlieren ihre Blätter und auch wir richten uns mehr und mehr nach innen. Die sinkenden Temperaturen und Herbstregen betonen das Kapha-*Dosha* und die kalten Winde lassen Vata vorherrschen.

Im Spätsommer und Herbst müssen wir – trotz einer Anti-Vata- und Anti-Kapha-Diät – unsere Stoffwechsel- und Verdauungsaktivität so anregen, dass wir unser Pitta nicht aus dem Gleichgewicht bringen.

Süße, leicht scharfe, leicht salzige und leicht bekömmliche Nahrungsmittel beruhigen unser Vata und Kapha. Der mäßige Gebrauch von Milch und Milchprodukten hält gesund und verleiht Energie. Sehr zu empfehlen sind auch Dinkel, Weizen, Mais, Reis, Gerste, Mung Dal, Buchweizen, Quinoa, Amarant in der Form von Suppen, Khicharis (S. 163), Pfannkuchen oder anderen leicht bekömmlichen Gerichten. Beträufeln Sie Ihre pikanten Gerichte mit etwas Ghee oder Olivenöl, zum Süßen sind Vollrohrzucker oder ein wenig Honig ideal. Jetzt ist die Zeit für Kürbis, Gemüsesuppen, eingelegte Trockenfrüchte (wie Datteln und Feigen), Nussmilch, Bananen, Trauben und Waldbeeren. Ideale Gewürze sind Ingwer, Asafoetida, Koriander, Kurkuma, Kardamom, Senf, Bockshornklee, Fenchel, Anis, Kümmel, Kreuzkümmel und Schwarzkümmel. Empfehlenswert sind warme Getränke, Tees oder reines Regen- oder Quellwasser gekocht und abgekühlt mit etwas Honig. Selbst wenn's noch so gut schmeckt, essen und trinken Sie in dieser Zeit nicht zu viel, das würde alle Ihre *Doshas* aus dem Lot bringen. Genießen Sie den Spätsommer und den Herbst! Gehen Sie spazieren, setzen Sie sich, wenn noch einmal die Sonne scheint, vielleicht mit einem Buch hin oder bewundern Sie die Herbstblumen und später die gelblich roten Töne der Blätter überall. Umgeben Sie sich mit hellen Farben und Düften, schaffen sie eine warme und geborgene Atmosphäre. Ein geregelter Tagesablauf, sanfte Sportarten, sanfte körperliche Bewegung und vielleicht auch mal ein warmes Duftbad werden Ihnen gut tun. Schützen Sie sich nur vor Wind und Kälte. Für Ihre Massagen nehmen Sie am besten ein erwärmendes Öl wie Sesamöl. Kurze Fasten- und Reinigungskuren in dieser Zeit fördern die allgemeine Umstellung. Der Ayurveda empfiehlt in dieser Zeit der kühler werdenden Tage auch sanfte, ölige Darmeinläufe.

Auf herbe, bittere und zu saure Nahrungsmittel sollten Sie dagegen verzichten.

> Der **Wechsel zwischen zwei Jahreszeiten** erhöht oft unser Vata – wie übrigens jede Veränderung in unserem Leben. Passen Sie also besonders dann auf, wenn sich das Wetter und mit ihm die Jahreszeiten ändern. In dieser Übergangsphase von vielleicht ein, zwei Wochen mögen einige Vata ausgleichende Gerichte und Maßnahmen helfen, bevor Sie – allmählich, versteht sich – Ihre Lebens- und Essgewohnheiten auf die neue Jahreszeit ein- und umstellen.

Winter – Dezember bis März

Im Winter konzentriert sich alles Leben nach innen auf das Wesentliche. Nun werden die Eindrücke des Jahres reflektiert und verarbeitet. Die Kälte und Trockenheit der Wintermonate erhöhen das Luftelement und Vata. Während es um uns herum kalt ist, sammelt sich im Körperinneren Hitze an, die gegen die Kälte schützen soll: Unser *Agni* verstärkt sich.

Der Winter ist die Zeit, unser Kapha und unser *Agni* anzuregen. Dazu gehört eine Anti-Vata-Diät: nahrhafte, süße, saure und salzige Speisen, angemessen gewürzt und mit genügend Öl oder Ghee. Selbst schwere Gerichte können im Winter leicht verdaut werden wie Nüsse, Ölsamen, Früchtebrote und Käse. Genau das Richtige sind Weizen (neue Ernte), Dinkel, Buchweizen, Hirse, Quinoa, Amarant, Mungbohnen, Urad Dal, Kartoffeln, Süßkartoffeln, Fenchelgemüse, Steckrüben, Rote Bete, weiße Rüben, Pastinaken, Kürbis, Spinat und Weichgemüsesorten in Form von Suppen, Khicharis, Gemüsegerichten und Aufläufen. Zum Zuge kommen nun auch Fladenbrote wie Chapatis (ab S. 222), Nudeln und die Vollkorngrießspeise Upma (S. 201). Auf ihren Wintereinsatz warten zudem warme Gewürzmilch (S. 288), selbst gemachter Frischkäse (S. 290), Butter, Ghee, Buttermilch (S. 293), Bananen, Äpfel und Wintergewürze wie Zimt, Nelken, Kardamom, Muskat, Asafoetida, Kurkuma, Ingwer, Schwarz- und Kreuzkümmel. Lecker schmecken auch eingeweichte und mit Gewürzen vermischte Trockenfrüchte, Kompotte, Kuchen und Süßspeisen.

Warme Getränke, heißes Wasser und Tees bringen uns innere Wärme. Und als Süßungsmittel empfehlen sich Vollrohrzucker, Gur/Jaggery und in kleinen Mengen auch Honig.

Im Winter werden nicht nur nahrhafte Speisen verdaut, sondern auch die Eindrücke des vergangenen Jahres. Gönnen wir uns Zeit zum Nachdenken, nehmen wir uns Zeit für uns. Dazu brauchen wir eine gemütliche, geborgene, warme Umgebung, die uns vor emotionaler Kälte und Trockenheit schützt, aber auch warme Kleider, warme Räume und vielleicht mal ein warmes Bad. Umschmeicheln und verwöhnen wir ebenso unsere Haut: Ölmassagen mit warmem Sesam- oder Olivenöl sind in diesen trocken-kalten Tagen genau das Richtige. Wärme bringen uns ebenfalls forsche Spaziergänge, vorzugsweise mittags oder wenn die Sonne herauskommt, daneben auch Sport und alle körperliche Aktivitäten, die den Schweiß heraustreiben.

In einem mehr feuchten und matschigen Winter vermischen sich Vata und Kapha: Dann empfiehlt sich eine Anti-Vata-Kapha-Diät und ein entsprechender Lebensstil.

Ob feucht oder trocken: Bittere, zusammenziehende und zu scharfe Nahrungsmittel sind im Winter kaum angesagt.

Frühling	Sommer	Spätsommer/ Herbst	Winter
Wetter stört Kapha	**Wetter stört Pitta**	**Wetter stört Vata und Kapha**	**Wetter stört Vata**
Anti-Kapha-Diät	Anti-Pitta-Diät	Anti-Vata-Kapha-Diät	Anti-Vata-Diät
Nahrung sollte vermehrt scharf, bitter und herb sein	Nahrung sollte verdauungsfördernd und vermehrt süß, bitter und herb sein	Nahrung sollte verdauungsanregend, leicht süß, leicht scharf und leicht salzig sein	Nahrung sollte vermehrt süß, sauer und salzig sein
warme, leichte und eher trockene Speisen	kühlende, frische und saftige Speisen	leichte, warme, eher flüssige Speisen	nahrhafte, warme, eher flüssige Speisen
stark gewürzt	mild gewürzt	angemessen gewürzt	angemessen gewürzt
wenig Oliven- bzw. Maiskeimöl, kein Ghee/Fett	mit etwas Ghee und Sonnenblumen-/ Olivenöl	mit Oliven- bzw. Maiskeimöl und etwas Ghee	mit Ghee, Olivenöl oder Butter
heiße Getränke	zimmerwarme Getränke	warme Getränke	warme Getränke

Ernährung im Wechsel der Jahreszeiten

Mein Lebenszyklus

»Die drei Lebensphasen des Menschen sind Kindheit (bis zum 16. Lebensjahr), Jugend und Reife (bis zum 70. Lebensjahr) und schließlich das Alter.«

Sushruta Samhita, Sutrasthana 35.28.

Unser Leben verläuft in Zyklen. Ähnlich einem Baum, der immer derselbe bleibt, aber im Frühling neue Knospen, Blüten und Blätter bekommt, im Sommer in voller Blättertracht steht, im Herbst seine Säfte zurückzieht, die welken Blätter verliert und im Winter ganz ohne Blätter dasteht. Ebenso durchlaufen wir Zyklen: jeden Tag, jede Nacht, jeden Monat, jedes Jahr und jeden Lebensabschnitt.

Unsere *Dosha*-Konstitution steht von Geburt an fest und ändert sich – von Krankheiten abgesehen – das ganze Leben nicht mehr. Dennoch spüren wir im Laufe unseres Lebens verschiedenste Einflüsse. Und wie der Baum den Regen und die Trockenheit, die Kälte und die Wärme spürt und darauf reagiert, so reagieren auch wir auf alle äußere Einflüsse – dazu gehören die *Dosha*-Einflüsse unserer unterschiedlichen Lebensabschnitte.

Die Evolution des Lebens

In der **Kindheit**, die von Kapha dominiert wird, wächst nicht nur unser Körper heran, auch wir selbst sind aufnahmefähig wie ein Schwamm und lernen mit jedem Tag Neues dazu. Unser kleiner Horizont erweitert sich zunehmend. Als Kind haben wir ein natürliches Bedürfnis nach Regelmäßigkeit, Ordnung, Geborgenheit und Sicherheit. Kapha unterstützt und schützt uns dabei und legt die Grundsteine für unsere Entwicklung.

Mit der **Pubertät** erwachen langsam unsere Pitta-Energien, unsere Weiblichkeit reift heran und ebenso ein Geist des Hinterfragens und Wissen-Wollens. Wir verfolgen unsere Ideale und rebellieren gegen alles, was die alte Ordnung aufrechterhalten will. Wir möchten uns selbst finden, unsere eigene Identität. Das Tauziehen der verschiedenen Kräfte, bei dem Pitta allmählich die Oberhand über Kapha gewinnt, zeigt sich organisch oft in unreiner Haut, Akne und psychisch in wechselnden Stimmungen, Empfindsamkeit (leicht beleidigt bis gereizt) und Unsicherheit.

Im **Erwachsenenalter**, wenn sich unser Pitta stabilisiert hat, sind wir auf dem Höhepunkt unserer körperlichen und geistigen Energie. Wir haben unsere persönliche und gesellschaftliche Identität gefunden und möchten etwas erschaffen, aufbauen, verbessern und unseren Teil dazu beitragen, die Welt ein bisschen schöner zu machen – sei es in unserem Beruf oder indem wir eine Familie gründen. Dabei hilft uns die Pitta-Energie: Sie gibt uns Klarheit, Elan und Durchsetzungsvermögen, um unsere Ziele verfolgen zu können.

Mit den **Wechseljahren** wird die Pitta-Dominanz allmählich von der Vata-Energie des **Alters** abgelöst. Nicht nur körperlich zeigen sich Veränderungen, auch psychisch richten wir unseren Blick von der äußeren Geschäftigkeit allmählich nach innen und erfahren ganz neue Qualitäten und Einsichten in unserem Leben. Für viele Frauen beginnt ein neuer Lebensabschnitt, in dem sie ihre Werte und Anschauungen vertiefen und ihre innere Berufung klarer wahrnehmen und ihr folgen. Unter der Führung von Vata wird der Körper sensitiver, aber auch der Geist öffnet sich den feineren spirituellen Dimensionen unseres Daseins. Während wir im Alter den Zenit unserer körperlichen Aktivität überschritten haben, liegt der Höhepunkt unserer geistigen Weisheit noch vor uns.

Der Kreislauf unserer Entwicklung

Zu Zeiten, als die Lehre des Ayurveda entstand, machten sich die Weisen der Welt Gedanken, wie die Menschen ihren Erfahrungshorizont und ihre Weisheit vertiefen können, ohne von Krankheiten beeinträchtigt zu werden. Manche Menschen nehmen eine Krankheit zum Anlass, ihr ganzes Leben umzustellen und auch vielen anderen Menschen zu helfen. Andere jedoch mögen darüber verzweifeln und resigniert den Kopf hängen lassen. Indem sie die Gesetzmäßigkeiten der Natur im Ayurveda niederschrieben, beabsichtigten die Weisen, allen interessierten Menschen auf ihrem individuellen Lebensweg zu helfen. Dabei wollten sie den Menschen über den *Sattva*-

Aspekt eines glücklichen, harmonischen Lebens hinaus auch eines der drei Ziele der Veden näher bringen: 1) ein glücklicheres nächstes Leben, 2) die Beendigung des ständigen Wiedergeboren-Werdens* durch einen Zustand ewiger spiritueller Freude oder 3) ein Zusammenleben und -dienen Gottes in ewiger spiritueller Liebe in seinem Reich. So vollendet sich aus der Sicht des Ayurveda der Kreislauf unserer Entwicklung.

Mein Leben lang

Rita ist ein Vata-Pitta-Typ von 65 Jahren. Wie bei allen Kindern, so war auch Ritas **Kindheit** stark vom Kapha-*Dosha* geprägt. Es war eine Zeit des Wachstums und des Gewebeaufbaus. Auf Kinderfotos sehen wir Rita mit ihren mittelgroßen Augen, blonden Haaren, weichen, aber schon zarten Gesichtszügen und runden, wenn auch schlanken Körperformen. Sie war ein temperamentvolles Kind mit tausend Ideen, allerdings auch ziemlich verfroren. Im Herbst und Winter wechselte eine Erkältung die andere ab. Geholfen haben ihr damals immer Kräutertees, verdauungsanregende Gewürze, und – bis die Erkältung vorüber war – der Verzicht auf Kapha erhöhende Milch und Milchprodukte. Die Dynamik von Sport und Gewürzen förderten Ritas Elan, ohne ihr Pitta durcheinander zu bringen, und konnten das Kapha-*Dosha* ihrer Kindheit gut ausgleichen.

Als **jüngere Erwachsene**, ab dem 14. oder 16. Lebensjahr, verschob sich der *Dosha*-Einfluss zunehmend in Richtung Pitta. Nach dem Abitur studierte Rita. Ehrgeizig wie sie war, arbeitete sie gleichzeitig als Journalistin bei einer Tageszeitung: Sie wollte etwas erreichen in ihrem Leben, etwas Substanzielles schaffen. Ihr Beruf, ihre Karriere, unregelmäßige Arbeitszeiten und zahlreiche Reisen nahmen einen immer größeren Teil in Ritas Leben ein, für Essen, Entspannung, selbst für Freunde und Sport blieb nur noch wenig Zeit. Es dauerte eine Weile, bis sie ihre Magenschmerzen – oder war es der Zwölffingerdarm? – überhaupt zur Kenntnis nahm. Schließlich merkte Rita jedoch, dass sie in dieser Lebensphase stressanfälliger als andere war. Das übliche Erwachsenen-Pitta hatte das Pitta-*Dosha* ihrer Konstitution noch zusätzlich verstärkt. Nun aber stellte Rita ihre Joghurt- und Fast-Food-Ernährung gleich um. Obwohl die regelmäßigen Mahlzeiten mit der Anti-Pitta-Diät anfangs etwas ungewohnt waren, hatte sich Rita bald an den neuen Lebensstil gewöhnt. Eingeplante Pausen für drei Mahlzeiten am Tag gehörten nun ebenso dazu wie eine kleine Mittagsruhe und entspannender Frühsport oder Yoga.

In den **Wechseljahren** erlebte Rita neue Übergänge und Veränderungen in ihrem Körper, ihrer Psyche und in ihren *Doshas*. Ähnlich wie in der Pubertät, als Ritas Emotionen hohe Wellen schlugen, so hatte auch in der Menopause das Luftelement Vata seine Hände mit im Spiel. Inzwischen wusste Rita, dass sie als Vata-Pitta-Typ auch mit Vata-Veränderungen vorsichtig umgehen muss. In den Zeiten der Hormonumstellungen und inneren Suche der Wechseljahre halfen ihr wieder die Vata-ausgleichenden Ayurveda-Empfehlungen. Mit einer Anti-Vata-Diät und einer entsprechenden Lebensführung konnte Rita diesen Lebensabschnitt ebenso wie ihr ganzes Leben viel entspannter angehen – mit dem Blick nach vorne statt zurück, in eine Zukunft, die noch viel Neues und Erfüllendes bringen wird.

Seit einigen Jahren fühlt Rita verstärkt den Vata-Einfluss, den das Leben als **älterer Mensch** mit sich bringt: Ihre Körpergewebe und Sinnesfunktionen verlieren an Spannkraft, für die Pitta verantwortlich war, ebenso werden ihre Verdauungskraft und ihr *Ojas* schwächer. Außerdem klagt sie über trockene Haut, knackende, manchmal steife und schmerzende Gelenke. Inzwischen weiß sich Rita jedoch gut selbst zu helfen. Tägliche Ölmassagen, sanfter Sport, Yoga, Spaziergänge und in Maßen auch äußere Wärme aktivieren ihren Stoffwechsel ebenso wie eine verdauungsanregende Anti-Vata-Diät mit etwas Ghee oder Öl sowie gelegentliche Öleinläufe. Gut tut ihr alles, was Kraft und Schwung bringt, ohne ihr Pitta zu stören. Rita

---

* Reinkarnation, das Prinzip der Seelenwanderung oder auch der Evolution der Seele, ist Grundlage aller asiatischen Weltreligionen, insbesondere des Hinduismus und Buddhismus, und wird dort seit Menschengedenken allgemein akzeptiert. Hintergrund dieses Konzepts ist es, die Menschen auf die Verantwortung für all ihre Handlungen aufmerksam zu machen mit dem Ziel, durch ein ganzheitlich integratives Leben im Einklang mit den kosmischen Gesetzen eine innere Ausgewogenheit für Individuum wie Gesellschaft zu schaffen.

genießt die Vorteile dieser neuen Lebensphase: Ruhe, Besinnlichkeit, Lebenserfahrung und Weisheit. Rita spürt, dass diejenige, die ihr Leben nach den sattvischen Prinzipien des Ayurveda gelebt hat, nun die Früchte erntet und seine Weisheit und Erfahrung an andere weitergeben kann.

Der Herbst des Lebens

Angst vor dem Alter hat Rita nicht. »Es ist alles Ansichtssache«, sagt sie. »Sicher, ich bin weder so gelenkig wie eine 16-Jährige noch habe ich das Gesicht dazu. Aber stellen Sie sich doch mal vor, wie das wäre, wenn ich jetzt den Körper einer 16-Jährigen hätte – mit dem Bewusstsein einer 65-Jährigen. Wenn ich meinen Mund aufmachen würde, um über das zu sprechen, was mich interessiert, das würde doch die Jungs, die ich damals angehimmelt hatte, zu Tode langweilen. Das Einzige, worum ein älterer Mensch die Jungen doch wirklich beneidet, ist das Freisein von Krankheiten. Und dafür gibt es ja den Ayurveda – bis zu einem gewissen Grad natürlich, schließlich lebt keiner ewig. Außerdem wäre das auch langweilig. Ich hab mal einige über 100-Jährige getroffen, die klagten darüber, dass all ihre Freundinnen tot seien. Und mit den jüngeren – damit meinten sie mich – könne man eben doch nicht über alles reden, es wäre nicht die gleiche Erfahrungswelt da. Da gefällt mir die altindische Philosophie doch recht gut: Das Alter ist der Herbst des Lebens und der Tod der Winter, aber danach kommt ein neuer Frühling. Wenn der Körper für das, was wir wollen, unbrauchbar geworden ist, dann bekommen wir einen neuen frischen – zumindest die, die das wollen. Selbst Goethe wünschte sich ja noch tausend Mal wiedergeboren zu werden. Mindestens ebenso interessant finde ich aber auch die altindische Philosophie, die einem neben einer Wiedergeburt auch die Möglichkeit offen lässt, spirituelle Dimensionen oder das Reich Gottes zu erreichen.«

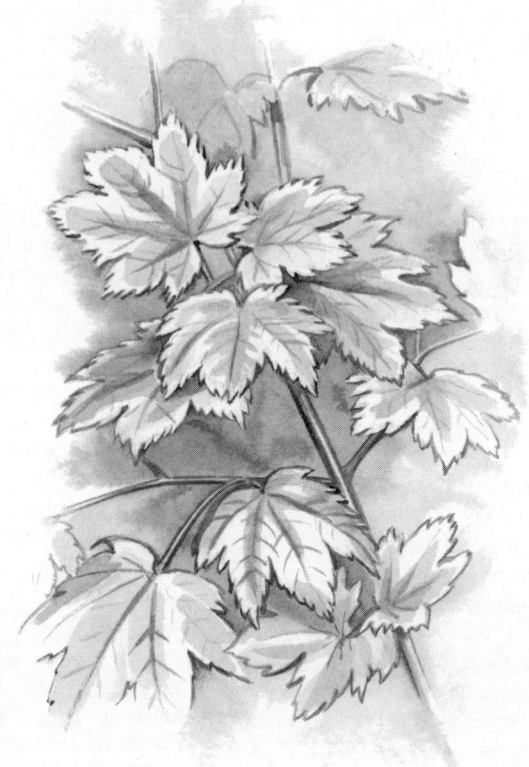

Partnerschaft

»Eine tiefe Partnerschaft oder Freundschaft ist möglich zwischen zwei Personen, die große soziale, physische und psychische Gemeinsamkeiten besitzen.«

Shrimad Bhagavata Purana, 10.60.15

Frauen sind anders, Männer auch. Dabei sind nicht nur die Geschlechter verschieden, Menschen überhaupt unterscheiden sich voneinander – mal nur in kleinen Details, mal in völlig konträren Lebensstilen und Weltanschauungen. Meist fällt es uns leicht, Menschen zu verstehen, die uns ähnlich sind. Menschen, deren *Dosha*-Gewichtung unserer eigenen ähnelt, werden ähnlich empfinden, denken und leben wie wir selbst. Anders ist es mit Menschen, die sich um einiges und in einigem von uns unterscheiden. Ihre Gefühle, Gedanken und Handlungen sind uns nicht auf Anhieb nachvollziehbar und verständlich, sie konfrontieren uns mit neuen oder einfach anderen Impulsen und Ansichten.

Besonders stark merken wir das natürlich in unserer eigenen Partnerschaft. Während wir unsere Freundinnen, Bekannten oder Kolleginnen nur für eine gewisse Zeit sehen, nur ab und zu mit ihnen zusammen sind und uns vielleicht auch wieder zurückziehen können, wenn wir es wollen – so geht das in einer Partnerschaft nicht. Plötzlich erwischt uns unser Partner auch mal gereizt oder unausgeglichen. Er sieht uns nicht mehr nur in Abendrobe und Sonntagsstimmung, sondern auch einmal verschlafen und ungeschminkt am Montagmorgen. Unser Partner bekommt, ob wir das wollen oder nicht, all unsere Hochs und all unsere Tiefs mit – und er reagiert darauf. Uns allerdings geht es ebenso. Auch wir erleben unseren Partner hautnah, mit allen Stärken und Schwächen – und auch wir reagieren darauf. Partnerschaft macht ehrlich.

Kann der Ayurveda aber Tipps für Partnerschaften geben? Ist es überhaupt möglich, schon im Voraus zu sagen, wer gut zusammenpasst und wer nicht? Berechtigte Fragen. Und tatsächlich mag der Ayurveda uns bestimmte Tipps und Empfehlungen für unser Leben an die Hand geben. Leben aber müssen wir schon selbst. Und so sollten wir auch die Ayurveda-Hinweise in diesem Kapitel verstehen: als Informationen, um uns und unseren Partner sowie unser Zusammenleben und -stoßen besser zu verstehen. Sich in den anderen einfühlen und vom anderen angenommen und verstanden zu werden, vertieft die Wurzeln unserer Partnerschaft.

Nur wenn unsere Zuneigung und Liebe wirklich tief greifen, können wir durch alle Höhen und Tiefen unserer Partnerschaft gehen. Beides wird kommen, Höhen und Tiefen. Und an beidem können wir lernen, wachsen und uns weiterentwickeln – auch und gerade in unserer Partnerschaft und Liebe.

Vata-Partner – eine Welt voller Ideen

Ein Leben mit einem Vata-Partner wird sicher niemals langweilig werden. Vata-Menschen sind kreativ, stecken voller Ideen und Enthusiasmus. Sie sind heiter und lebhaft und wollen ihre Gefühle und Gedanken mit anderen teilen. Am wohlsten fühlen sie sich in einer ruhigen, geistig aktiven Umgebung. Immer sind sie offen, für Neues, für anderes, für Ideen, für Stimmungen etc. Gerne philosophieren sie, bewundern Kunst und sind selber immer auf die eine oder andere Weise künstlerisch tätig.

Vata-Menschen erwarten von ihren Partnern eine ebenso große Flexibilität und Kreativität, wie sie selbst an den Tag legen. Sie können die interessantesten Partner sein, wenn man ihre Interessen teilt oder – noch besser – wenn man ihnen immer wieder neue Anregungen und Impulse gibt. Ihr ganzes Leben sehen sie die Welt immer wieder neu mit den Augen eines Kindes oder eines Weisen – vielleicht beides im Wechsel miteinander.

Streit, Stress, Sorgen und andere psychische Belastungen behagen Vata überhaupt nicht. Plötzlich ist ihm, als hätte er eine Haut zu wenig, seine Gedanken beginnen ihn auch nachts nicht mehr loszulassen, seine Beziehungen werden oberflächlich und er selbst wird ganz und gar fahrig und unkonzentriert.

Gerade in solchen Zeiten sehnt sich Vata nach Ruhe, Geborgenheit, Mitgefühl und Verständnis.

Im Zusammenleben braucht Ihr Vata-Partner zuallererst die Grundlage einer sicheren, vertrauens- und zuneigungsvollen Partnerschaft, die ihm gleichzeitig genügend Anregungen gibt. Nur dann kann er die Kreativität, Beweglichkeit und Sensibilität seines Luftelements vollkommen entfalten.

Zwei Vata-Partner – wenn Geist und Gefühl vereint sind

Ein Zusammenleben von zwei Vata-Partnern wird garantiert sehr abwechslungsreich und kreativ werden. Beide werden sich gegenseitig viele, neue Anstöße geben, genau wissen, was der andere fühlt und gemeinsam die Welt erfahren.
Problematisch kann es werden, wenn beide vor lauter feingeistigen Ideen, Gefühlen und Plänen den Boden unter den Füßen verlieren. Ist das der Fall, so werden beide sehr zerstreut und unzuverlässig oder auch überängstlich und sorgenvoll. In einer solchen Phase wird es beiden gut tun, sich einen oder besser gleich mehrere ruhende Pole in ihrem Leben zu verschaffen. Aus innerer Ruhe und tiefem Verankertsein kommt die Kraft von Vata.

Pitta-Partner – im Rhythmus man mit muss

Pitta-Menschen wollen die Welt erobern oder zumindest einen kleinen Teil von ihr. Sie wissen mit ihrem Charisma und auch mit ihren Argumenten andere zu beeindrucken. Sie sind scharfsinnig und schlagfertig, bei dem, was sie sich vorgenommen haben, in Beruf, Haushalt, Familie oder Freizeit. Pitta-Partner werden ihr Leben niemals auf dem Ruhekissen verbringen, sie wissen, was sie können und wollen auch etwas leisten. Mit ihrem Elan gleichen sie manchmal einem Wirbelwind, der alles und jeden in seinen Bann schlägt und mitreißt.
Von ihrem Partner erwarten Pitta-Menschen den gleichen Scharfsinn und die gleiche Aktivität, die sie besitzen. Ihr Leben ist immer von einem Ziel bestimmt, von einer Aufgabe, die sie sich selbst setzen. Und dabei sollten Sie ihnen in welcher Weise auch immer helfen, und wenn es nur die Bewunderung wäre, die Sie ihnen geben. Pitta-Partner geben in der Beziehung gern den Ton an – wie auch in ihrem übrigen Leben. Verantwortung tragen sie gerne, selbst wenn man sie nicht darum gebeten hat.
Problematisch wird es nur, wenn die Aufgabenbereiche zu vielfältig werden, mit denen sich ein Pitta-Mensch beschäftigen will – »und muss, weil es die anderen einfach nicht so gut machen«. Dann wird er leicht zum Workaholic, der das gesunde Maß zwischen Arbeit und Ehrgeiz einerseits und Entspannung und Abschalten andererseits weit hinter sich lassen kann. So kann es geschehen, dass Pitta ungeduldig und reizbar, verletzend und dominant wird.
In solchen Phasen braucht ein Pitta-Mensch unbedingt Verständnis und vor allem Ruhe, Ruhe und nochmals Ruhe. Versuchen Sie erst gar nicht ihm irgendetwas abzunehmen, er kann es sowieso viel besser. Vielleicht können Sie ihm vorschlagen, mehr zu delegieren und sich auch mit 85 %iger Leistung zufrieden zu geben. Wenn er merkt, dass Sie und seine Familie ihn *brauchen*, wird er das bestimmt irgendwann einmal machen. Und bis dahin: Geduld und Ruhe – das wird Ihrem Pitta-Partner helfen, den angemessenen Ausgleich für seinen Feuer-Aspekt zu finden.

Zwei Pitta-Partner – das Königspaar

Ein effektiveres Team als die Partnerschaft zweier Pittas gibt es nicht. Endlich haben beide jemanden gefunden, der genauso schnell, sicher, entschlossen und dynamisch ist wie sie selbst. Nun wird nach Herzenslust organisiert, umgesetzt und geschaffen. Kritisch wird es, wenn einer der Partner aus dem Team ein Herrscher-Untertan-Verhältnis machen möchte. Ein Pitta ist entweder ein König oder ein Mit-Arbeiter, aber niemals ein Untergebener oder Befehlsempfänger. Nun wird die Energie, die bisher in Aufgaben und Herausforderungen gesteckt wurde, zum Kampf benutzt. Es gibt keine leidenschaftlicheren Liebhaber als zwei Pittas und auch keine erbitterteren Hasser. Aber, und das muss man ihnen hoch anrechnen, für ehrliche Entschuldigungen und Friedensangebote sind sie immer zugänglich. Nur fällt es Pitta schwer, hierbei den ersten Schritt zu tun. Aber vielleicht sieht ja der Klügere die Zeichen der Zeit und gibt nach – vorausgesetzt, beide Pittas lassen sich gegenseitig ihr eigenes Königreich. Entspannung und Stille sind die beiden Zauberwörter einer solchen Verbindung. Und vereint sind die zwei Pittas die dicksten Freunde und unschlagbar.

Eine Vata-Pitta-Partnerschaft – der Manager und sein Minister

Interessant ist auch die Partnerschaft von einem Vata- und einem Pitta-Menschen. Jetzt bekommen die Pläne von Vata die Struktur und das Management von Pitta. Der Enthusiasmus und die Kreativität von Vata werden vom Elan Pittas nur profitieren. Umgekehrt freut sich auch Pitta, neue Impulse für seine Umsetzungen zu bekommen. Pitta-Menschen wissen die ätherisch-ästhetische Welt von Vata sehr wohl als befruchtendes Element zu schätzen.

Für Vata kann es problematisch werden, wenn Pitta zu praktisch wird und Vata beeinflussen oder kontrollieren möchte. Das wird Vata schnell zu eng und zu heiß. Vata braucht Wärme, aber keine Hitze, und vor allem Raum, um sich ganz entfalten zu können. Was Pitta leicht stört, ist die Unvorhersehbarkeit von Vatas Gefühlen und Gedanken. Manchmal überfallen Vata aus dem Nichts Ängste und ebenso schnell können auch neue Einfälle kommen, die Vata bewegen, Neues zu beginnen und Altes zu ändern. Wenn Pitta dies als Unzuverlässigkeit sieht, kommt es zu Reibereien. Pitta braucht in einer Beziehung Entspannung und Ablenkung und dies kann Vata ohne Zweifel auch geben. Die gewünschte Struktur und Ordnung allerdings muss Pitta schon selbst einbringen – dann jedoch werden beide davon profitieren.

Kapha-Partner – Eile mit Weile

Kapha-Menschen haben ihren eigenen Rhythmus im Gang der Zeiten. Fast scheinen sie wie ein ruhender Pol, wie ein Fels in der Brandung: Was immer auch passiert, sie sind da, stabil, stark, zufrieden und liebevoll. »Langsam, aber sicher« scheint ein Lebensmotto von Kapha-Menschen zu sein. Sie nehmen sich Zeit, gehen den Dingen auf den Grund und wenn sie sich entscheiden, etwas zu tun, dann geschieht dies auch, komme, was da wolle. Kapha-Partner sind tolerant, mitfühlend und hilfsbereit, auf sie können Sie sich verlassen. Gerne schätzen Kapha-Menschen die gleichen Eigenschaften an ihrem Partner, doch bewundern sie auch den Elan von Pitta und sind dankbar für die Kreativität von Vata. Sie mögen es, wenn ihr Partner die Initiative übernimmt und ihnen Impulse in ihrem Leben gibt. Am liebsten planen sie ihr ganzes Leben sicher und zuverlässig im Voraus.

Unsicher werden sie dann, wenn sie sich von Zukunftssorgen und Unwägbarkeiten überwältigt fühlen. Dann ist ihnen, als ob ihnen der Boden unter den Füßen weggezogen würde. Je mehr dies geschieht, umso unflexibler, hartnäckiger und niedergeschlagener werden sie. In solchen Phasen klammern sie sich fast zwanghaft an alles, was ihnen Sicherheit zu geben scheint, in erster Linie Besitz und Komfort.

In solchen Situationen braucht ein Kapha-Mensch Motivation, neue Anregungen und vor allem Wärme und Zuneigung. Manchmal müssen Sie Kapha fast zu seinem Glück zwingen, da es ihm nun einmal schwer fällt, sich alleine aufzuraffen. Je mehr Sie ihn jedoch anregen, umso sicherer wird er sich fühlen, auch einmal neue Ideen und Lebenswege einzuschlagen. Neue Impulse bringen auch die Erde- und Wasser-Aspekte von Kapha in Schwung – sich regen bringt Segen.

Zwei Kapha-Partner – in der Ruhe liegt die Kraft

Ein doppeltes Kapha wird eine Beziehung sein, die von starker Ruhe, Beständigkeit und Stabilität geprägt ist. Beide fühlen ähnlich, beide sind froh, sich gegenseitig Liebe, Geborgenheit und Sicherheit zu geben. So können sie auch hilfsbereit und gebend auf andere zugehen. Eine Partnerschaft, in der das Gewicht auf der Treue zum Bewährten und Bekannten ruht.

Kritisch wird es, wenn die Bequemlichkeit überhand nimmt, wenn aus dem Bewahren ein Besitzenwollen und aus der Beständigkeit eine Angst vor dem Neuen überhaupt wird. Dann erscheint die früher so tiefe Beziehung festgefahren und langweilig. Alles ist jederzeit vorhersehbar und nichts Bedeutungsvolles scheint sich mehr bis zum jüngsten Tag ereignen zu wollen. In einer solchen Situation braucht es etwas Feuer und Bewegung, neue Anregungen und Anstöße. Bekommen Dynamik und Bewegung in dieser Partnerschaft ihren angemessenen Platz, dann kann für beide Kaphas nichts mehr schiefgehen.

Eine Vata-Kapha Partnerschaft – die Stille der Empfindsamkeit

Leben Vata und Kapha zusammen, so stehen die Kreativität und Empfindsamkeit von Vata auf dem festen Kapha-Boden von Geborgenheit und Zuneigung. Kapha profitiert von der belebenden Leichtigkeit und Frische Vatas, während Vata bei all seinen Ausflügen in die Welt der Gedanken und Gefühle immer den ruhenden Pol von Kapha zu Hause weiß.

Probleme können sich ergeben, wenn Kapha den Anregungen von Vata nicht mehr folgen will, sondern »seine« Beständigkeit und Sicherheit zu sehr betont. Oder auch, wenn Vata die Ruhe von Kapha zu langsam und langweilig wird, wenn Vata schneller denken, fühlen und leben will, als es dem Rhythmus von Kapha entspricht. In einer solchen Situation kann es helfen, wenn Vata sein Einfühlungsvermögen benutzt, um die Welt von Kapha besser zu verstehen. Kapha braucht für alles seine eigene Zeit, aber dann wird auch Kapha aktiv. Und Kapha wird es helfen, seine große Fähigkeit der Liebe und Toleranz zum Zug kommen zu lassen. Vata braucht Raum und Impulse für Neues, das er gerne mit Kapha teilen möchte, würde Kapha nur seine Bereitschaft dafür zeigen. Und Vata sucht auch immer wieder die sanfte Ruhe, die ihm Kapha voller Zuneigung geben kann. Benutzen beide ihre Emotionen, um sich in den anderen einzufühlen, ihn zu verstehen und zu unterstützen, so kann eine zuneigungsvolle Wärme von beständiger Frische entstehen.

Eine Pitta-Kapha Partnerschaft –
Gemeinsamkeit macht stark

Die Anregung von Pitta und die Beständigkeit von Kapha sind ebenfalls eine bemerkenswerte Kombination in einer Partnerschaft. Im ruhigen und ausdauernden Kapha findet Pitta einen idealen Partner für gemeinsame Unternehmungen und Projekte. Und der Regelmäßigkeit und Routine liebende Kapha bekommt durch Pitta den nötigen Elan, lang durchdachte Pläne in die Realität umzusetzen.

Schwierig kann es werden, wenn es Pitta zu langsam geht und er ungeduldig mehr und Besseres erreichen will, wenn er immer herumnörgelt und ständig Kapha verbessern möchte. Problematisch wird es aber auch, wenn sich Kapha dem Elan von Pitta entgegenstellt, wenn Kapha sich auf dem, was er hat, ausruhen möchte, und nicht verstehen kann, dass für Pittas Schaffensfreude die Arbeit das Ziel ist. Wird Kapha von seiner Bequemlichkeit überwältigt, beharrt er fast hartnäckig auf die Ruhe und Zukunftssicherung seines Lebens, Pitta dagegen braucht ein Leben voll immer neuer Herausforderungen und Zielen.

Ein gegenseitiges Entgegenkommen hilft hier leicht, etwaige Gräben zu überwinden. Kapha ist doch von Haus aus hilfsbereit, verständnis- und zuneigungsvoll. Warum gibt er nicht Pitta die Ruhe und Entspannung, die dieser sucht? Und Pitta hat ebenfalls seine Qualitäten, nämlich seine Dynamik, Wärme und Inspirationsfähigkeit. Warum sollte er sie nicht mit seinem Kapha-Partner teilen? Die goldene Mitte ist kein beidseitiger Verzicht, sondern ein gemeinsamer Gewinn – und das ist es doch schließlich, was wir alle in einer Partnerschaft suchen.

Sexualität – die Perle der Lust entdecken

»Lieben sich beide Partner und wollen sie miteinander schlafen, so ziehen sie sich nach einem delikaten Mahl mit ihren Lieblingsspeisen am besten in ein weiches, bequemes Bett voller Wohlgerüche zurück.«

Charaka Samhita, Sharirasthana 8.7

Was ist es eigentlich, das sexuelle Erfahrungen zu solch magischen Momenten unseres Lebens macht? Sind es unsere Sinne, die alle gleichzeitig von ein und derselben Person angesprochen werden? Sind es unsere Gefühle, Gedanken und Wünsche, die sich alle nur nach einem einzigen Menschen sehnen? Ist es die ekstatische Erfahrung, für eine gewisse Zeit mit unserem Partner und nur mit ihm eins zu sein? Sind es diese Höhepunkte, in denen wir alles um uns herum vergessen, in denen nur noch ein Mensch und unsere Gefühle zu ihm existieren? Oder ist es das grenzenlose Maß an Vertrauen, Offenheit und Zuneigung, was dieses letzte Geheimnis der Liebe ausmacht?

Was immer ein solch intensives Erleben und solch glückliche Gipfelerlebnisse in uns auslöst, hinterlässt seine Eindrücke in unserem ganzen Wesen. Eindrücke, die uns tief prägen können. Kein Wunder, dass in der ganzheitlichen integrativen Sicht des Ayurveda eine erfüllte Sexualität ebenso wichtig ist wie eine individuell abgestimmte Ernährung und ein erholsamer Schlaf.

Glücklich macht alles, was uns dem *Sattva*-Aspekt von Harmonie und Ausgeglichenheit näher bringt. Rundum glücklich sind wir, wenn alle unsere fünf Sinne mit angenehmen *Sattva*-Eindrücken angefüllt sind. Und was uns auf Dauer im Inneren glücklich macht, das macht uns auch organisch gesund, so lautet die einfache Formel des Ayurveda.

Die Magie der fünf Sinne

Eine intensive Glückserfahrung für zwei Menschen verdient einen wunderschönen Rahmen. Und dafür rät der Ayurveda alle Sinne einzubeziehen. Beginnen wir, indem wir uns mit einem Öl unserer Wahl (ab S. 112) – vielleicht auch gegenseitig – einölen und anschließend ein warmes Bad mit wohlriechenden ätherischen Ölen nehmen. Machen wir uns bewusst hübsch für unseren Partner: leichte, bequeme Naturstoffe in sanften, hellen Farben, dazu unser Lieblingsschmuck und vielleicht auch eine Blume im Haar. Eine leise, sanfte Musik, hübsche Blumen, ein romantisches Dämmerlicht, diskrete Kerzen, eine dezente Duftlampe oder ein exotisches Räucherstäbchen sorgen für eine stimmungsvolle Atmosphäre. Dazu ein lecker leichtes, vegetarisches Essen mit entspannter Konversation – wie heißt es doch so schön? Liebe geht durch den Magen. Und dabei darf natürlich auch die süße Geschmacksrichtung und ein schönes Dessert nicht fehlen. Mit Fantasie lässt sich's besser wohl fühlen und lieben.

Unser Streicheln, Küssen und Liebkosen, unsere zärtlichen Bewegungen und ekstatischen Glücksmomente regen unser Vata an. Jetzt ist unsere Sensibilität noch größer als sonst, ganz bewusst leben wir in unseren fünf Sinnen, sehen, hören, fühlen, riechen und schmecken nur noch unseren Partner. Eine außergewöhnliche Erfahrung, die fast ebenso tief wie eine Meditation gehen kann. Die romantischste Phase für ein gemeinsames Liebeserlebnis ist die beginnende Nacht, wenn sich die Sonne mit ihren Tagesaktivitäten zur Ruhe begeben hat und der Mond auf der Bühne der Liebenden erscheint. Der Ayurveda empfiehlt insbesondere auch die sanfte Kapha-Zeit von 18 bis 22 Uhr. Mit dem Verebben des Liebesspiels breitet sich wohltuende Entspannung aus. Nehmen Sie sich auch jetzt noch etwas bewusste Zeit für sich, um Ihr Vata zu harmonisieren. Ein warmes Bad und ein, zwei ausgleichende Yogaübungen unterstützen Ihr Hochgefühl ebenso wie ein spezielles Kapha-Getränk aus warmer Milch, Datteln, geschälten Mandeln, Ghee, Honig und Safran. Damit setzen

---

Einige Tropfen **ätherische Öle ins Wasser einer Duftlampe** können sehr verführerisch wirken. Ideal für Vata-Typen sind Rose, Safran, Jasmin, Vanille, Ylang-Ylang, Patchouli und Sandelholz. Pitta probiert es am besten mit Rose, Safran, Jasmin, Ylang-Ylang und Sandelholz. Und Kapha stimulieren Zimt, Nelke, Salbei, Anis, Angelika, Zypresse und Rosmarin. Suchen Sie sich das Öl, das zu Ihnen passt und Ihnen gefällt.

Sie einen harmonischen Schlussakkord für Ihre erfüllende Liebesnacht und leiten über in einen wohltuend glücklichen Schlaf.

Das Höchste der Gefühle

Ob sie ihren Spaß haben, sich einfach wohl fühlen oder sich zum Gipfel höchster Erregung schwingen wollen – für viele Frauen ist nicht so wichtig, ob sie mit ihrem Partner zum Höhepunkt kommen oder nicht. Klappt es einmal nicht mit dem Orgasmus, macht ihnen das nicht so viel aus. Hauptsache, sie hatten beim Liebesspiel Spaß und konnten sich zärtlich entspannen. Für sie ist der Weg das Ziel.

Doch nicht jede Frau kann die Sache mit dem Orgasmus so locker sehen. Vielleicht hat sie noch nie einen sexuellen Höhepunkt erlebt – oder glaubt dies zumindest, da sie mit dem, was andere Frauen erzählen und was im Fernsehen oder im Kino vorgespielt wird, nicht mithalten kann. Der Druck ist dann bei jedem Miteinander-Schlafen groß, ebenso die Enttäuschung, wenn es wieder nicht geklappt hat. Denn leider lässt sich der Orgasmus nicht erzwingen.

Geben Sie sich in solchen Situationen einfach Zeit! Stellen Sie Denken und Erwartungen einmal beiseite und genießen Sie ganz bewusst die Erlebnisse ihrer Sinne und die Magie des Augenblicks. Lernen Sie Ihren Körper und Ihre Bedürfnisse kennen. Welche Berührungen, welche Worte, welche Musik etc. gefallen Ihnen am besten? Sagen und zeigen Sie Ihrem Partner, was Ihnen Lust macht. So nehmen Sie auch ihm den Druck, für Ihren Orgasmus allein verantwortlich zu sein. Vielleicht brauchen Sie beim Liebesspiel einfach nur mehr Zeit und das Gefühl, dass Ihr Partner auf Sie eingeht. Und außerdem sollte doch gerade das Bett der Ort sein, wo es nicht mehr um vorprogrammierte Leistungen geht, sondern nur noch um Kuscheln, Zärtlichkeiten und Wohlfühlen. Vertrauen Sie Ihren Gefühlen, wohin auch immer diese Sie führen.

Manche mögen's heiß

Vata-Frauen mögen es, wenn ihr ausgeprägter Sinn für Gefühle und Kreativität angesprochen wird – auch in der Sexualität. Ihnen sind eine romantische Atmosphäre und angenehme Umgebung ebenso wichtig wie eine tiefe, verständnisvolle Beziehung zu ihrem Partner. Ihre sexuellen Bedürfnisse sind schnell geweckt und schnell zufrieden gestellt – manchmal geht es ihnen dabei *zu* schnell. Angenehme Klänge, sanfte Berührungen, Fantasie in Sexualtechniken und -stellungen – und in allem Zeit und Ruhe – werden sie glücklich machen.

Pitta-Frauen mögen's heiß. In ihrem Liebesleben geht es intensiv und leidenschaftlich her. Sie schätzen insbesondere alles, was ihrem Sinn für ästhetische Farben und Formen entgegenkommt. In einer Pitta-Beziehung schlagen die Wellen von Lust und Leidenschaft recht hoch, schnell ist sie entflammt, schnell eifersüchtig, schnell beleidigt und rasch auch wieder versöhnt. Erst wenn sich ihre Passion mit Zärtlichkeit, Zeit, Vertrauen und Einfühlungsvermögen in den Partner paart, wird Pitta vollkommen glücklich werden.

Kapha-Frauen mögen das Vertraute. Sie sind treu und wünschen sich einen Partner, mit dem sie ihr ganzes Leben und alle Erfahrungen teilen können. Anfänglich mag ihnen Sexualität vielleicht nicht so wichtig sein, doch einmal auf den Geschmack gekommen, können sie zu romantischen Liebhaberinnen werden. Apropos Geschmack, Kapha-Frauen macht alles glücklich, was ihren Sinn für angenehme Geschmäcker und Gerüche zufrieden stellt und ihnen die nötige Anregung und Fantasie schenkt.

Verliebtsein und Liebe

Wir kommen uns sehr nah, wenn wir uns lieben. Nicht nur mit unserem Körper, sondern auch und gerade mit unserem Fühlen, Wünschen und unserem ganzen Wesen. Die fünf Sinne zufrieden zu stellen ist eine Sache, eine ganz andere aber, auch den sechsten Sinn, die Welt unserer Emotionen und Gedanken, einem anderen Menschen zu offenbaren. Und noch einmal eine andere Sache ist es, diese innere Welt auch in unserem Partner zu entdecken. Intimes zu offenbaren und kennen zu lernen, setzt eine feste Basis von Vertrauen und Zuneigung voraus. Das mag seine Zeit brauchen, doch erst dann ist Offenheit möglich. Und erst dann wird Liebe möglich.

Liebe macht offen. In einer Beziehung werden wir mit einem anderen Menschen konfrontiert, anderen Gefühlen, anderen Einstellungen. Wir werden geliebt und kritisiert. Wir fühlen uns bestätigt, wir loben, wir reflektieren, wir verteidigen, wir streiten, wir verändern, wir beginnen neu und anders ... In der Liebe werden wir und unser Partner zum offenen Buch füreinander. Liebe macht ehrlich. Eine Partnerschaft ist eine großartige Möglichkeit für uns, sich weiterzuentwickeln und zu wachsen – und auch die Entwicklung und das Wachstum unseres Partners zu fördern.

Liebe und Partnerschaft sind ein lebender Organismus. Oft sind es dauernde Streitigkeiten meist wegen Kleinigkeiten, die vielen Paaren so langsam ihre Liebe verderben. Nehmen wir diese Reibereien doch als eine Chance, unsere Beziehung klären und vertiefen zu können. Oft entspannt sich die Lage, wenn beide eine Weile ihre beruflichen und sonstigen Verpflichtungen reduzieren und sich viel Zeit füreinander nehmen. Miteinander reden bringt mehr als sich in den Schmollwinkel zurückzuziehen.

Liebe wächst. Verliebtsein mag irgendwann einmal aufhören. Das Prickeln im Bauch, der Reiz des Neuartigen und des anderen mögen sich verflüchtigen. Erst danach allerdings beginnt die eigentliche Beziehung, die eigentliche Liebe. Es wird eine Einstellungssache, die immer wieder geprüft wird. Sind wir bereit, unsere Gefühle und Gedanken mit-zu-teilen? Teilen wir die Gefühle und Gedanken unseres Partners? Gehen wir unseren Weg und lassen wir ihn daran teil-nehmen? Nehmen wir an seinem Weg teil? Aus solchen und ähnlichen Fragen kann eine Grundlage entstehen, die tiefer als das erste Kennenlernen geht, eben Liebe.

Mit Liebe wachsen wir und lassen andere wachsen, wir wachsen gemeinsam. Das ist im integrativen Sinn von *Sattva:* harmonisch sein im Fühlen, Denken und Leben und anderen ebenfalls ihre Harmonie ermöglichen. Vielleicht ist es gerade dies, was das Geheimnis der Liebe ausmacht.

»Fahrstuhl fahren« – diese Beckenbodenübung macht uns bewusster und empfindsamer für unseren Körper, unser Lustempfinden und unser Liebesleben: Spannen Sie im Sitzen oder Stehen Ihren Beckenboden an, wie wenn Sie die Schließmuskulatur um Blase, Vagina und After allmählich in sich hineinziehen wollten. Stellen Sie sich dabei vor, wie sich Ihr locker entspannter Beckenboden im Parterre befindet und wenn Sie ihn anspannen, fahren Sie mit ihm gedanklich in den ersten, zweiten, dritten Stock usw. Halten Sie beim Anspannen Ihres Beckenbodens in jedem Stockwerk ein bis zwei Sekunden und fahren Sie dann jeweils eine Etage höher. Wenn Sie oben angekommen sind, fahren Sie wieder Stockwerk für Stockwerk herunter, bis Sie Ihren Beckenboden im Parterre wieder ganz entspannen. Wiederholen Sie diese Übung mindestens drei- bis fünfmal. Atmen Sie dabei entspannt weiter und beißen Sie Ihre Zähne nicht zusammen. Und machen Sie diese Übung ruhig öfters am Tag – wann immer Sie daran denken.

Wir wollen ein Kind

»Das Wesen des Kindes wird geprägt von der psychischen Verfassung seiner Eltern zum Zeugungszeitpunkt, von den Eindrücken seiner Mutter während der Schwangerschaft und von seinem Karma, den Einflüssen der Gefühle, Wünsche und Taten seines früheren Lebens.«

Charaka Samhita, Sharirasthana 8.16

Alles Glück, alle Freude, ja alle Gefühle, die wir im Liebesakt erleben, sind die ersten Gefühle, die unser künftiges Kind erfährt. Je mehr wir unseren Partner lieben, umso mehr wird sich auch unser künftiges Kind geliebt und angenommen fühlen – und das schon im Mutterleib. Je intensiver die Atmosphäre von Liebe, Zärtlichkeit, Offenheit und Vertrauen zwischen uns und unserem Partner ist, umso mehr wird auch unser Kind davon mitbekommen. Spüren wir allerdings während des Liebesakts Bedenken, Zweifel, Misstrauen, Zorn oder Niedergeschlagenheit, so werden sich auch diese Gefühle auf unser Kind übertragen.

Unser Kind ist die Manifestation unserer Liebe zu unserem Partner. Grund genug, dass wir unserer Liebe wie unserem Kind besondere Aufmerksamkeit schenken. Der Ayurveda empfiehlt uns deswegen, eine rundum angenehme und freundliche Atmosphäre zu schaffen: eine romantische *Sattva*-Umgebung, in der all unsere Sinne voll auf ihre Kosten kommen (S. 8). Auch unsere körperliche Verfassung zum Zeitpunkt der Zeugung spielt eine wichtige Rolle. Je ausgeglichener unsere *Doshas* sind, umso ausgeglichener werden die *Doshas* unseres Kindes sein. Es lohnt sich also, wenn wir und unser Partner eine individuell abgestimmte Ernährung und Lebensführung in unser Leben integriert haben. Ratsam sind weiterhin eine Reinigung von etwa angesammeltem *Ama* (S. 34) und bei tiefer greifenderen Beschwerden eine *Panchakarma*-Kur unter der Anleitung eines Ayurveda-Therapeuten.

Das Geheimnis der Fruchtbarkeit

Bei einer Frau, die sich nichts sehnlicher als ein Kind wünscht, löst das Einsetzen der Menstruation große Enttäuschung und Niedergeschlagenheit aus. Wenn das Wunschkind nicht kommen will, kann das organische und psychische Ursachen haben, die zum Teil auch ineinander greifen.

Viele Frauen legen heute auf eine qualifizierte Ausbildung ebenso großen Wert wie auf berufliches Engagement. Folglich meldet sich der Kinderwunsch später, meist dann, wenn die fruchtbarsten Jahre zwischen 20 und 25 vorbei sind. Hinzu kommt, dass die Anzahl und Qualität der von den Männern produzierten Spermien immer weiter abnehmen. Zu den Ursachen zählen neben einseitiger Ernährung und sitzender Lebensweise auch Genussgifte, Umweltbelastungen, Medikamente und Stress. Damit es dennoch auf natürlichem Weg klappt, hat der Ayurveda für Paare mit Kinderwunsch viele wertvolle Hinweise parat:

- Das beste Aphrodisiakum ist natürlich ein **bezaubernder, attraktiver Partner**. Machen Sie sich beide füreinander hübsch und schaffen Sie eine angenehme Atmosphäre für Ihre fünf Sinne (S. 67).
- Während die fruchtbare Zeit allgemein vom vierten Tag nach Einsetzen der Regelblutung bis zum Eisprung reicht, besteht die größte Chance für viele Paare **ein oder zwei Tage vor dem Eisprung**.
- Empfängnisschwierigkeiten gehen sehr häufig auf Vata-Probleme zurück. Idealerweise empfiehlt der Ayurveda schon im Vorfeld zuerst **Öleinläufe**, dann eine **Kapha erhöhende Diät und Lebensweise**, bevor er zu aphrodisierenden Maßnahmen greift. Auch der Mann kann zum Gelingen beitragen: Wenn er bis zu einem Monat vor dem Eisprung der Frau **enthaltsam** ist, nimmt die Konzentration der Spermien erheblich zu.
- Bei der **Ernährung** empfiehlt der Ayurveda insbesondere warme Vorzugsmilch (nicht homogenisiert), Sahne und andere Milchprodukte, Reis, Dinkel, enthäutete Mandeln, Datteln, Weintrauben, Bananen, eingeweichte Trockenfrüchte, Vollrohrzucker, Honig sowie Ghee,

Oliven- und Weizenkeimöl. Ideale Gerichte sind z. B. Milchreis mit Ghee und Vollrohrzucker, Honigmilch, Milch mit Vollrohrzucker, Honig und etwas Ghee sowie Urad-Dal-Gerichte (S. 205, südindische Pfannkuchen). Unter den Gewürzen wirken u. a. Langpfeffer (Pippali), Ingwer, Safran und Kardamom aphrodisierend.

- Frauen mit Kinderwunsch mischen zu gleichen Teilen gemahlenen Langpfeffer (Pippali), gemahlenen schwarzen Pfeffer, gemahlenen Safran und Ingwerpulver in einer Dose. Nehmen Sie davon täglich ¼ TL auf 1 EL Ghee mit warmer Milch bzw. Tee.
- **Ayurvedische Frauentonika** sind Spargelwurzelpulver, Aloe-Vera-Saft, Süßholz, aber auch Rosmarin, Rotkleeblüten, Brennnesselblätter und Himbeerblätter. Ein traditionelles Aphrodisiakum für die Frau ist eine Tasse warme Milch mit Ashvagandha (Vithania somnifera) und Ghee und für den Mann gekochter Reis mit Ghee.
- Liegt die Frau während des Liebesspiels auf dem Rücken, sollen – so heißt es im Ayurveda – ihre *Doshas* am ausgeglichensten und eine Empfängnis am wahrscheinlichsten sein.
- Klären Sie auch mögliche organische Ursachen ab und nutzen Sie die Möglichkeiten anderer ganzheitlicher Heilverfahren, wie die klassische Homöopathie.
- Tabu sind Alkohol, Kaffee, Nikotin und andere Genussgifte, die zu sehr in den Hormonhaushalt eingreifen.
- Ideal sind **Entspannungs- und Atemübungen**, Yoga und sanfte Sportarten. Vermeiden Sie in jedem Fall Sorgen, Kummer, Überanstrengungen oder übermäßigen Sport. Stress verringert die Chancen auf eigenen Nachwuchs. Nehmen Sie sich deswegen immer wieder **Zeit für Ihre Partnerschaft** und schenken Sie einander viel Aufmerksamkeit. Wenn der unerfüllte Kinderwunsch Ihre Partnerschaft belastet, dann sprechen Sie mit Ihrem Partner offen über Ihre gemeinsamen Gedanken und Gefühle. Das Wunschkind nicht zu bekommen, ist sicherlich eine Belastung für beide, doch steckt in jedem Schicksalsschlag auch die Chance zu etwas anderem, Neuem.
- Am allerwichtigsten ist und bleibt jedoch eine unbeschwerte und **liebevolle Stimmung** getragen von einer romantischen Atmosphäre. Dies schenkt Ihnen ein wundervolles sexuelles Erlebnis und – wenn es zur Empfängnis kommen sollte – ein wundervolles Kind.

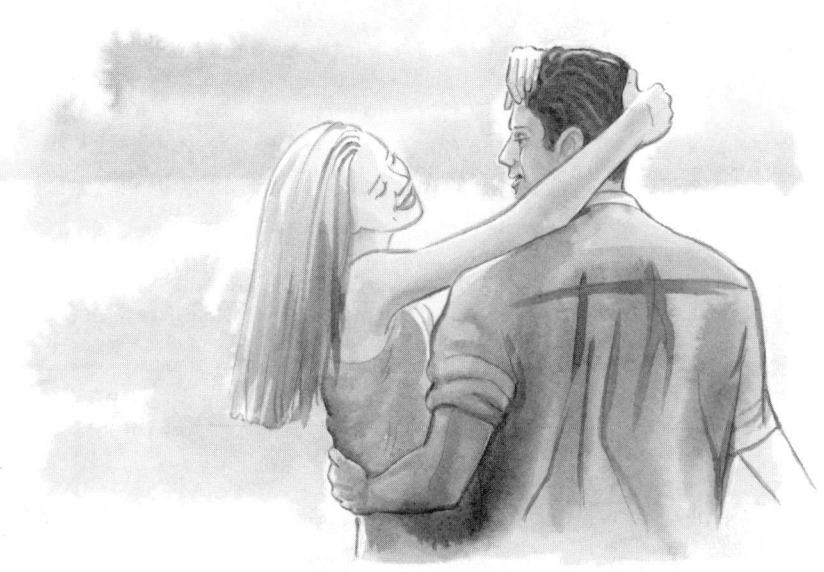

Schwangerschaft – die Zeit der zwei Herzen

»*Ein Embryo entsteht, wenn sich nach einem Liebesspiel während der fruchtbaren Tage der Frau eine weibliche Eizelle mit der männlichen Samenzelle und der Seele des zukünftigen Kindes verbindet und sich in der Gebärmutter einnistet. Mit einem harmonischen Lebensstil und der passenden Ernährung der Mutter wächst ein gesunder Embryo heran.*«

Charaka Samhita, Sharirasthana 3.3

Schwangerschaft ist ein göttliches Geschenk. Für uns Frauen beginnt eine wunderschöne und wichtige Zeit, ein ungeahntes, neues Leben bahnt sich an. Bisher unbekannte Energien, Gefühle und Empfindungen regen sich. Die weiblichen Urkräfte unserer Natur erwachen – zuerst sanft, später drängender – und wollen vollständig entfaltet werden. Wir erfahren einen ganz neuen Aspekt in unserem Leben: Wir werden Mutter.

Und wir empfinden neue Gefühle. Liebe zu unserem Kind in unserem Mutterleib. Obwohl wir es noch gar nicht richtig kennen oder doch? Schließlich waren wir ja von Anfang an mit dabei, und das wird sich nun die nächsten neun Monate nicht mehr ändern. Jede Veränderung, jedes Wachstum, jede neue Entwicklungsphase und später auch jede Emotion des neuen Erdenmenschen bekommen wir aus nächster Nähe mit. Ein neues Wesen und mit ihm eine neue Welt tun sich uns auf. Wir spüren eine neue, andere Art von Liebe: Mutterliebe. Aus Zuneigung zu unserem Kind stellen wir uns und unser Leben um. Bedürfnisse, Wünsche, Ziele ändern sich – bewusst oder unbewusst – und wir tun Dinge, die wir vielleicht für keine andere Person tun würden.

Unser Kind. Als werdende Mutter sehen wir die Welt mit ganz anderen Augen, mit den Augen unseres Kindes vielleicht. Alles ist plötzlich anders, obwohl es schon immer da und vielleicht auch schon immer so war. Schwangere, Babys und Mütter werden uns plötzlich sehr nah. Auf Schritt und Tritt begegnen wir ihnen, sei es eine Freundin, die ebenfalls gerade schwanger ist, eine Nachbarin mit ihrem Neugeborenen, mit der wir erst jetzt richtig Kontakt knüpfen, oder Werbung für Babywindeln und -nahrung, die wir bis dahin nie so richtig wahrgenommen haben. Plötzlich befassen wir uns mit gesunder Ernährung, drosseln unseren Alkoholkonsum und hören zu rauchen auf. Kurzum, wir wollen alles tun, damit es unserem heranwachsenden Baby gut geht.

Auch unsere Partnerschaft verändert sich. Die Zweisamkeit wird zur Dreisamkeit bzw. unsere Familie um ein Mitglied größer. Das ist eine Umstellung für uns wie für unseren Partner. Lassen wir ihn an unseren neuen Erfahrungen teilhaben: Geteilte Freude ist doppelte Freude. Das wird uns und ihm helfen, sich auf die neue Lebenssituation und auch Verantwortung einzustellen. Je mehr wir unseren Partner in unsere Schwangerschaft einbeziehen, umso mehr wird er verstehen, lernen und erfahren. Und auch wir von ihm, schließlich ist die Vaterschaft eine andere Erfahrung als unsere Mutterschaft. So können wir beide uns mehr Verständnis und Unterstützung geben.

Schwangere sind schön. Bald schon spüren wir, wie sich unser Körper unter dem zunehmenden Einfluss von Kapha verändert. Unsere Brüste werden voller, es bildet sich ein hübscher dunkler Ring (Areola) um unsere Brustwarzen, unsere Augen bekommen ein besonderes Leuchten und allmählich wächst unser Bauch heran. Wir fühlen uns geborgen, stark und verbreiten eine große innere Ruhe und Zuversicht, die auf unseren Partner und unsere Umgebung sehr anziehend wirken. Schwangere Frauen strahlen eine ganz besondere Schönheit aus.

Schwangere sind sensitiv. Die vielen Veränderungen in unserem Körper und Geist regen auch unsere Vata-Eigenschaften an. Nun werden wir äußerst empfindsam für alle äußeren Eindrücke. Alle unsere fünf Sinne des Sehens, Hörens, Riechens, Schmeckens und Tastens sind jetzt ganz aufnahmefähig und offen. Wir fühlen eine innige Verbundenheit mit unserem heranwachsenden Baby und spüren schnell, was uns und dem Kind gut tut – ein Gefühl liebevoller Einheit zweier Seelen. Hören Sie auf Ihre innere Stimme, das gilt für die guten Ratschläge, die Sie jetzt ungefragt von allen Verwandten und Bekannten bekommen, wie auch für die folgenden Vorschläge.

Unsere fünf Sinne

»Berücksichtigt die werdende Mutter die folgenden Ayurveda-Empfehlungen in ihrer ganzen Schwangerschaft, so werden Entwicklung und Wachstum des Fötus gefördert bis hin zur Flexibilität von Gebärmutter, Rücken und Becken der Mutter während der Geburt. Außerdem bleibt das Vata-Dosha ausgeglichen, die Ausscheidung verläuft leicht, die Haut wird geschmeidig und die Nägel werden fest. Die Mutter wird kraftvoll und schön und bringt ihr gesundes Wunschkind sanft und zur rechten Zeit zur Welt.«

Charaka Samhita, Sharirasthana 8.32

Was immer wir aufnehmen, bekommt auch unser Kind. Damit ist nicht nur unsere Nahrung gemeint, die unser Kind über die Nabelschnur erhält, sondern überhaupt alle Sinneseindrücke. Mit angenehmen und harmonischen Erfahrungen unterstützen wir die harmonische körperliche und psychische Entwicklung unseres heranwachsenden Embryos. Auch hier gilt das Grundprinzip des Ayurveda: Ein *Sattva*-Lebensstil und eine *Sattva*-Ernährung bringen den bestmöglichen Nutzen für alle, Mutter und Kind, Partner und Familie.

Der Duft der Erde

Das Reich der **Düfte und Gerüche** ist die Welt des Erdelements. Alles, was angenehm und etwas süßlich duftet, alles, was Kapha vermehrt, ist in der Schwangerschaft genau das Richtige. Riechen Sie bewusst frische Blumen und Blüten, sei es zu Hause oder beim Spazierengehen. Umgeben Sie sich mit dezenten und angenehmen Düften von einem Räucherstäbchen oder einer Duftlampe mit drei bis vier Tropfen dezent süßlich duftendem ätherischem Öl. Das vermittelt Geborgenheit und Zufriedenheit, klärt den Geist und reinigt die Umgebung. (Abzuraten ist in der Schwangerschaft allerdings von den ätherischen Ölen Kampfer, Nelke, Ingwer, Japanische Minze, Eisenkraut, Basilikum, Thuja und Zimt, die vorzeitige Wehen auslösen können. Seien Sie auch bei den Essenzen von Rosmarin und Ysop vorsichtig, sie steigern den Blutdruck; Thymian und Majoran dagegen wirken blutdrucksenkend.)

Ihr Geruchssinn ist jetzt sensibler als sonst, deswegen können Essensgerüche und unangenehme Gerüche wie Zigarettenrauch Ihre empfindliche Nase stören und zu Übelkeit führen. Das ist ein ganz normaler Schutzmechanismus Ihres Kindes, das für seine Entwicklung von allem das Beste und Gesündeste sucht. Folgen Sie also Ihrem inneren Bedürfnis und lüften Sie öfter oder machen Sie einen Spaziergang an der frischen Luft. Sehr zu empfehlen sind auch sanfte Pranayama-Atemübungen, die entspannen und neue Energie und Frische geben.

Der Geschmack des Wassers

Der Geschmackssinn wird vom Element Wasser regiert. **Verwöhnen Sie Ihren Gaumen** in der Schwangerschaft mit allem, was das Kapha-*Dosha* vermehrt. Sie brauchen zwar nicht für zwei essen, dennoch versorgen Sie nun zwei Menschen. Ideal sind frische, vegetarische, vollwertige und unbehandelte Nahrungsmittel, die Kapha erhöhen, insbesondere alles, was süß und sauer schmeckt. Auf Milch und Milchprodukte legt der Ayurveda besonderen Wert. Die besondere aufbauende und stärkende Wirkung besitzt allerdings nur warme Vorzugsmilch, die keinesfalls homogenisiert sein sollte. Ihre warme Milch trinken Sie am besten mit etwas Ghee und etwas Honig oder Vollrohrzucker gesüßt. Probieren Sie auch einmal Rosinen-Mandelmilch (S. 286, allerdings ohne Safran). Empfehlenswert sind Gerichte mit Dinkel, Basmatireis, grünem und gelbem Mung Dal und Kapha vermehrenden Gemüsen wie Fenchel, Kürbis, Zucchini, Spargel, Süßkartoffeln, Pastinaken und Spinat sowie Karotten und Rote Bete. Ihre Mahlzeiten sollten warm, flüssig und mild gewürzt sein, z. B. mit Stein- oder Meersalz, etwas Pfeffer, Fenchel, Koriander, Anis und Vanille. Meiden Sie hingegen Zimt, Oregano, Ingwer, Kardamom und Safran, die wehenauslösend wirken können. Beträufeln Sie Ihre Speisen am besten immer mit etwas Ghee, Butter oder kaltgepresstem Olivenöl.

Die Schwangerschaft ist die Zeit für Milchreis, Joghurtreis (S. 132), Milchbrei mit Ghee und Khichari mit etwas Ghee (ab S. 163). Mit von der Partie sind alle frischen süßen Früchte ebenso wie eingeweichte Rosinen, Datteln, Aprikosen und Nüsse, Tofu und Tahin. Zum Süßen nehmen Sie am besten Vollrohrzucker oder Ahornsirup. Zur Stärkung und ausreichenden Vitamin- und Mineralstoffversorgung bietet sich das leckere Ayurveda-

Tonikum Chyavanaprash an: täglich ein bis zwei Esslöffel mit etwas warmer Milch oder Tee. Besonders im neunten Monat empfiehlt der Ayurveda in Wasser gekochte Reisgrütze zur sanften Unterstützung von Nieren und Darm und zur Vorbereitung auf Geburt und Stillzeit. Dabei wird der Reis mit sechs Teilen Wasser so lange gekocht, bis er völlig weich und flüssig ist.

Alles, was Sie essen, isst auch Ihr Baby. Meiden Sie deshalb alle Speisen, die zu scharf, zu salzig, zu bitter oder zu herb sind. Sie würden Ihrem Neugeborenen ja auch keine scharfe Chili- oder Tabascosauce geben, ebensowenig Essig, Knoblauch, Zwiebeln, Meerrettich, Fleisch, Fisch, Eier oder Alkohol. Abzuraten ist auch von trockenen, abgestandenen und wieder aufgewärmten Speisen sowie blähenden Kohlgerichten, Fertignahrung und Fast Food.

Gelüste und Bedürfnisse – und seien sie noch so ausgefallen – beschreibt der Ayurveda als »Zustand der zwei Herzen«, sie kommen vom Kind. Ihr Organismus zeigt Ihnen damit ganz genau, was Ihr Kind gerade jetzt für seine Entwicklung braucht. Mutter Natur hat an alles gedacht. Wenn Sie jetzt Heißhunger auf Süßes haben, greifen Sie zu süßem Obst, Datteln, Aprikosen, Mandeln oder Vollkorngebäck mit Vollrohrzucker. Meiden Sie in jedem Fall Weißmehlprodukte und weißen raffinierten Zucker. Fabrikmehl und Fabrikzucker entziehen Ihren Knochendepots während der Verstoffwechselung nur Mineralien, und gerade das können Sie in dieser Zeit des erhöhten Mineralstoffbedarfs wirklich nicht brauchen.

Essen Sie nach Ihrem natürlichen Hungergefühl – nicht mehr und nicht weniger. Und machen Sie sich bitte keine Sorgen um Ihre Gewichtszunahme – jede Schwangerschaft verläuft anders. Meist werden schlanke Vata-Frauen mehr zunehmen als wohl proportionierte Kapha-Typen. Schlankheitsdiäten oder gar Fastentage haben in der Schwangerschaft nichts zu suchen. Ihr Kind braucht und verbraucht die ganze Zeit Nährstoffe, wenn es einmal weniger bekommt, wird ihm auch später etwas fehlen. Für eine Kapha reduzierende Ernährung zum etwaigen Abspecken haben Sie nach dem Abstillen immer noch Zeit genug – und bis dahin hat sich das Gewicht meist ohnehin normalisiert.

Trinken Sie in jedem Fall **genügend Flüssigkeit**, sechs bis acht Gläser bzw. Tassen pro Tag und falls Sie Durst haben, noch mehr. Am besten beginnen Sie Ihren Tag gleich mit einem Glas warmem Wasser, vielleicht auch mit etwas Zitronensaft, das ist gut zum Entschlacken und hilft bei etwaiger Übelkeit. Im Laufe des Tages können es je nach Geschmack auch warme Milch, Kräuter-, Früchtetees, Wasser, Frucht- und Gemüsesäfte sein. Das hilft Ihren Nieren alle Schlackenstoffe loszuwerden, schließlich scheiden Sie jetzt ja auch für zwei Personen aus. Kaffee, Schwarztee, Kakao und Cola sind tabu, sie belasten nicht nur die Nieren, sondern auch Ihr Vata und Kapha. Warum probieren Sie es stattdessen nicht einmal mit einem Getreide-Milchkaffee, dem eisenhaltigen Rooibostee oder einer Carob-Milch? In den letzten sechs Wochen lockert Himbeerblättertee die Muskulatur des kleinen Beckens. Und ein Esslöffel geschrotete Leinsamen mit genügend Flüssigkeit reguliert die Verdauung und macht die Vagina geschmeidiger.

Die Farben und Formen des Feuers

Das Auge erfreuen Sie mit **angenehmen Farben und Formen**, mit der Welt des Feuerelements. Machen Sie oft Spaziergänge, halten Sie sich in der Natur auf, umgeben Sie sich mit hübschen, hellen, erfreulichen Dingen wie Farben, Blumen, Bildern und Büchern. Betrachten Sie alles Ästhetische und Schöne, seien es Menschen, Tiere oder lichte Schöpfungen der bildenden Kunst. Schauen Sie sich keine grausamen, aufregenden Gewaltszenen und destruktiven Horrorfilme an, die täglichen Nachrichten im Fernsehen sind meist übervoll davon. Alles, was Sie sehen und lesen, hinterlässt Eindrücke in Ihnen – und auch in Ihrem Kind. Verschaffen Sie sich beiden lieber helle, farbenfrohe und schöne Erfahrungen.

Die Kunst des Bewegens

Sanfte Bewegungen fördern eine harmonische Schwangerschaft, das Wohlbefinden des Kindes und eine leichte Geburt. Tägliche halbstündige **Spaziergänge** sind wunderbar erfrischend und auch solchen Frauen zu empfehlen, die sich normalerweise wenig bewegen. Regelmäßiges sanftes **Schwimmen**, in Ihrem eigenen Tempo und ohne falschen Ehrgeiz, regt Atmung, Kreislauf und Muskulatur an. Die tragende Kraft des Wassers kann Ihnen vor allem im letzten Drittel der Schwangerschaft Erleichterung verschaffen und wohl tun.

Yoga ist ideal für Menschen, die wenig Zeit für sich haben – oder sich wenig Zeit nehmen. Besonders gut für Schwangere sind sanfte Yogaübungen (siehe S. 80) wie das Krokodil im Sitzen und im Liegen (Makarasana), die Katze (Majerasana), der Hase (Shashankarasana), die indische Brücke (Setubandhasana), die windbefreiende Stellung (Pavanmuktasana) und die Entspannungslage (Savasana). Schauen Sie einmal in einen Yogakurs für Schwangere rein, es lohnt sich wirklich! Allerdings sollten Sie nicht während der Schwangerschaft ohne fachkundige Anleitung mit Yogaübungen beginnen. Sitzen Sie aber, so oft Sie können, im Schneidersitz (gerade am Anfang, wenn der Bauch noch nicht so groß ist). Das hilft Ihnen, die Bein- und Beckenbodenmuskulatur zu dehnen. Sanftes Tai Chi und Feldenkrais sind ebenso empfehlenswert wie autogenes Training für Schwangere.

Einen **Geburtsvorbereitungskurs** sollten Sie in jedem Fall ab der 24. bis spätestens der 28. Schwangerschaftswoche besuchen, am besten gleich mit spezifischer Schwangerschaftsgymnastik und Beckenbodenlockerungsübungen, z. B. *Fahrstuhlfahren* (S. 69), *Isometrische Grundspannung* (S. 100). Dort lernen Sie gezielt abgestimmte Entspannungs- und Atemtechniken, die Sie auf die Geburt vorbereiten. Nehmen Sie auch Ihren Partner mit, er kann Ihnen bei vielem helfen, selbst wenn er einfach »nur« da ist und versteht, was während Schwangerschaft und Geburt so alles mit Ihnen geschieht.

Tabu sind in der Schwangerschaft alle ruckartigen, hüpfenden und verausgabenden Tätigkeiten und Sportarten wie Aerobic, Joggen, Reiten, Heben, Strecken etc. Aus diesem Grund hält der Ayurveda auch Sex in der Schwangerschaft für bedenklich, insbesondere am Anfang und Ende der Schwangerschaft – er würde unser Vata- und Pitta-*Dosha* überaktivieren und kann Fehl- bzw. Frühgeburten provozieren – doch gibt es ja noch so viel andere Möglichkeiten, Zärtlichkeiten auszutauschen. Abgeraten wird auch von allen größeren Reisen, da sie Vata stören.

Der **Schlaf vor Mitternacht** ist der wichtigste, den können Sie selbst durch noch so viel Schlaf am Tag nicht ersetzen. Ihnen und vor allem der Gesundheit Ihres Babys zuliebe sollte in der Schwangerschaft alles ausgewogen und harmonisch sein.

Die Berührung der Luft

Das Luftelement spüren wir am besten über den Tastsinn unserer **Haut**. Verwöhnen Sie sich und Ihre Haut auch in diesem Bereich: mit einer **Ölmassage**. Massieren Sie Ihren Körper täglich sanft mit warmem Oliven- oder Mandelöl (Pitta-Frauen können auch zimmertemperiertes Kokosöl bzw. Ghee nehmen). Besondere Aufmerksamkeit und Sorgfalt widmen Sie dabei Ihren Brüsten, Ihrem Bauch, dem unteren Rücken und den Oberschenkeln. Mit dieser täglichen Massage können Sie Schwangerschaftsstreifen so weit wie möglich vorbeugen, außerdem werden Ihre Brüste auf das Stillen vorbereitet. Kapha-Frauen schätzen am Ende der Schwangerschaft eine gelegentliche sanfte Trockenmassage mit Seidenhandschuhen vor der morgendlichen Dusche. Das regt den Lymphfluss und den Kreislauf an, genau das Richtige bei zu niedrigem Blutdruck oder geschwollenen Knöcheln. Denken Sie aber daran, dass eine Massage in der Schwangerschaft immer sehr sanft sein sollte.

Das sanfte Einölen von Stirn, Schläfen, Ohren, Naseninnenflügeln, Bauchnabel und Fußsohlen mit Ghee vor dem Schlafengehen gleicht Ihr Vata aus, stärkt Ihr Kapha und fördert einen erholsamen Schlaf. Ab der 34. Schwangerschaftswoche können Sie auch mit einer **regelmäßigen Dammmassage** beginnen. Ideal ist eine Mischung aus Johanniskrautöl, Weizenkeimöl und einigen Tropfen ätherischer Öle von Muskatellersalbei und Rose. So wird die Region zwischen Scheide und After weich und dehnfähig, was einen Dammschnitt meist überflüssig macht und kleinere Dammrisse bei der Geburt leichter verheilen lässt. Im neunten Monat empfiehlt der Ayurveda zusätzlich die regelmäßige Anwendung von in Olivenöl getauchten Tampons: Das macht den Geburtskanal geschmeidiger und beugt etwaigen Scheideninfektionen, auch im Schwimmbad, vor. Heublumendampfsitzbäder ab der 38. Woche sind eine weitere entspannende Vorbereitung auf die Geburt.

Unsere **Kleidung** ist unsere zweite Haut. Mit Naturstoffen wie reiner Baumwolle, Leinen, Wildseide oder Wolle in hellen, freundlichen Farbtönen fühlen Sie sich viel frischer und vitaler – nicht nur in der Schwangerschaft. Wählen Sie sich auch **Schmuck** aus Edelmetallen und Edel- oder Halbedelsteinen, die Ihnen gefallen und von

> **Spargelwurzel-Brustcreme** (für schöne Brüste und zur Vorbereitung auf das Stillen):
> *4 EL Ghee (Butterschmalz)*
> *1 ½ TL Shatavari (in der Apotheke auch als Spargelwurzelpulver erhältlich)*
>
> Ghee in einem Töpfchen schmelzen, von der Flamme nehmen und Spargelwurzelpulver hineinrühren. Mischung in ein sauberes Cremedöschen füllen und abkühlen lassen.

denen Sie spüren, dass sie Ihnen gut tun. Das fördert nicht nur Ihre Gesundheit, sondern hebt auch die Stimmung. Nicht zuletzt sind es auch alle Arten zärtlicher **Berührungen und Streicheleinheiten**, die Sie mit Ihrem Partner und mit Ihrem Baby austauschen, die den Tastsinn umschmeicheln. Nehmen Sie sich während des Tages immer wieder Zeit, mit dem liebevollen Streicheln und Berühren Ihres Bauches bewussten Kontakt zu Ihrem Baby herzustellen. Schicken Sie ihm durch Ihre Hände Ihre ganze Liebe! Und lassen Sie auch seine Geschwister daran teilhaben: Kinder streicheln und hören ebenso gerne ihr neues Geschwisterchen an der Bauchdecke wie Ihr Partner. Überhaupt ist es gerade in der Schwangerschaft angenehm – und auch gesundheitsfördernd – mit sympathischen, liebevollen Menschen und Müttern zusammen zu sein.

Der Klang des Äthers

Sanfte Klänge reisen durch die Welt von Raum und Zeit, den Äther. Verwöhnen Sie Ihr Ohr mit sanfter, entspannender **Musik**. Bevorzugen Sie Klassik, instrumentale Gitarren- oder Synthesizermusik oder doch lieber Meditationsmusik mit Naturgeräuschen? Förderlich ist alles, was eine harmonische Atmosphäre verbreitet. Ganz besonders lobt der Ayurveda natürlich die Musik aus dem vedischen Kulturkreis: klassische indische Ragamusik mit wohlklingenden Saiteninstrumenten wie Sitar, Tambura oder Vina. Hören Sie sich einmal hinein, Sie werden schnell spüren, wie die reinen Klangschwingungen Sie und Ihr Kind durchdringen und ausgleichen. Sprechen Sie außerdem viel mit Ihrem Baby und singen Sie ihm so oft wie möglich etwas vor. Babys im Mutterleib nehmen dies alles wahr, wie man inzwischen weiß.

Genießen Sie ebenso die **Stille**. Die frühen Morgenstunden bieten dazu eine ganz besondere Qualität. Vielleicht möchten Sie bei geöffnetem Fenster die ersten Sonnenstrahlen einsaugen und eine kleine Meditation machen oder einfach nur bequem im Schneidersitz sitzen, die Hände auf Ihren Bauch legen und zu Ihrem Kind atmen. Vermeiden Sie laute Geräusche wie Verkehrs- und Maschinenlärm, laute und aufpeitschende Musik und häufige Streitereien. Wenn Sie Ihre Stimme erheben, ärgerlich und wütend werden und sich streiten – Ihr Kind hört und erregt sich mit Ihnen. Auf eine emotional ausgeglichene Atmosphäre reagiert es merklich zufriedener. Suchen Sie, so oft Sie können, einen Ausgleich in den sanften, stillen Klängen der Natur.

Schwangerschaftsbeschwerden

Schwanger sein ist etwas, was zum Zyklus des Lebens gehört, sonst wäre die Menschheit schon längst ausgestorben. Und obwohl vielen Schwangeren mit jeder Untersuchung der Eindruck vermittelt wird, es könne ein Problem vorliegen, verlaufen selbst in den so genannten Industrienationen die allermeisten Schwangerschaften (90 %) völlig normal. Die werdende Mutter ist keine Patientin, sondern eine schwangere Frau – das natürlichste der Welt. Je ausgewogener sie sich ernährt und lebt, je ausgewogener ihre *Doshas* und ihre Psyche sind, umso weniger Stoffwechselschlacken (*Ama*) können entstehen, und umso gesünder werden Mutter und Kind sein.
Treten Beschwerden auf, so sind diese in den meisten Fällen nicht krankhaft, sondern nur Signale, mit denen unser Kind auf sich aufmerksam machen will. Das eine oder andere Ziehen im Kreuzbeinbereich oder gewisse Einschlafprobleme müssen sein, um uns ins Bewusstsein zu rufen: »Wenn dieses Kind geboren ist, wird mein Alltag ein anderer werden.« Um uns nicht unverhofft zu überraschen, gibt uns Mutter Natur viele Wochen Vorbereitungszeit.

Die ersten drei Monate sind die Zeit der hormonellen Umstellung und des Neubeginns. Die Veränderungen in unserem Körper und in unserer Psyche stellen unser Vata auf die Probe. Nicht von ungefähr stehen zu Beginn einer Schwangerschaft etliche Fragezeichen: »Wie geht es weiter?«, »Wie komme ich zurecht?«, »Schaffe ich das alles?«. Waren wir bisher vielleicht gewohnt, unsere Antworten vom Kopf und von unserer Vernunft her zu geben, so spüren wir nun, dass unser Kind etwas anderes will. Jetzt beginnt ein Leben aus dem Bauch heraus.

Appetitlosigkeit, Übelkeit, morgendliches Erbrechen und eventuell Gewichtsabnahme weisen darauf hin, dass unsere Verdauungskraft zu schwach ist und sich *Ama* angesammelt hat, das unser Organismus loswerden möchte. Das ist gut so, sonst würden die abgelagerten Gewebetoxine über die Muttermilch nur unser Kind belasten. Um diesen Vorgang zu unterstützen, ist es gut, die Verdauung anzuregen – aber ohne unser Pitta aus dem Lot zu bringen! Trinken Sie warmes Wasser mit etwas Zitronensaft und Honig. Ideal sind auch Tees bzw. Tee-Mischungen aus Fenchel, Koriander, Anis und Kreuzkümmel ebenso wie schmackhafter Berberitzensaft bzw. -sirup mit Mineralwasser verdünnt. Gute Erfahrungen machen viele auch mit dem Lutschen einer Zitronenscheibe morgens nach dem Aufstehen. Und versuchen Sie in Zukunft kein neues *Ama* anzusammeln. Essen Sie bewusst, dann wenn Sie wirklich Appetit verspüren – nicht gedankenlos zwischendurch. Am besten werden Ihnen und Ihrem Kind frische, vollwertige und vegetarische Nahrungsmittel bekommen. Bei einer Kapha-betonten *Sattva*-Ernährung können Sie zugreifen, so viel und was immer Sie mögen.

Möglicherweise liegt in unserer Übelkeit aber noch eine andere Botschaft. Vielleicht will das Kind uns sagen: »Hier bin ich, ich brauche Zuwendung und Zeit. Ich bin weder meine Schwester noch mein Bruder, sondern ich. Und ich bin jetzt da!«

Leichte **Stimmungsschwankungen, Nervosität, Sorgen und Ängstlichkeit** weisen auf eine Störung von Vata hin und können mit einer Anti-Vata-Diät und einem ruhigen, ausgleichenden Lebensstil besänftigt werden. Selbstverständlich gehört dazu, dass wir unsere Gefühle und Gedanken mit anderen teilen: dem Partner, der Freundin und vor allem mit anderen Müttern. Das Leben als Schwangere ist eine neue Phase, die uns schon während der Schwangerschaft auf das Kommende vorbereitet. Warum machen Sie nicht schon während der Schwangerschaft gemeinsam mit Ihrem Partner ein Probewickeln? Oder Sie setzen sich Ihrem Partner gegenüber mit den Händen auf dem gemeinsam zu erwartenden Kind. Schauen Sie sich einige Zeit schweigend an, schließen Sie dann Ihre Augen und konzentrieren Sie sich auf Ihr Kind. Nach einigen Minuten erzählen Sie sich gegenseitig, was dabei für Gefühle aufgekommen sind. Zuerst Sie, dann Ihr Partner, hören Sie sich beide zu. Das hilft Ihnen, sich gegenseitig näher zu kommen und besser zu verstehen – denn eine Vaterschaft ist auch für Männer eine große Umstellung und Verantwortung.

Brustspannen und empfindliche Brustwarzen bereiten uns ebenfalls auf die Zeit nach der Geburt vor, auf das Stillen. Für das Kind ist die Brust kein Symbol der Weiblichkeit, sondern ein lebenswichtiges Organ. Unser Organismus macht uns auf alles aufmerksam, was verändert wird. Sollte es dennoch zu unangenehm werden, hilft das Tragen eines Büstenhalters und vielleicht einmal ein warmes Lavendelbad oder ein warmer Lavendelumschlag. Bei Spannungen der ganzen Brust hat sich eine sanfte Massage mit Mandelöl und ein bisschen Lavendelöl bewährt.

Schwangerschaftstee

Folgende Teemischung unterstützt werdende Mütter in optimaler Weise: *Frauenmantel* wird zur Unterstützung der hormonellen Situation in der Schwangerschaft getrunken. *Himbeerblätter* reinigen den Darm und entspannen die Muskulatur, vor allem im Becken. *Brennnessel* und *Zinnkraut* regen die Nierenausscheidung an. *Johanniskraut* stärkt die Nerven und *Melissenblätter* beruhigen. *Brennnesselblätter* verbessern die Eisenresorption im Blut, besonders wenn dem Tee einige Tropfen Zitrone beigefügt werden. Und *Schafgarbe* schließlich unterstützt die Blutgerinnung, was für die Geburt sehr wichtig ist.

Richten Sie Ihre Mischung nach Ihren jeweiligen Bedürfnissen, am wichtigsten sind meist die ersten und letzten sechs Schwangerschaftswochen. Machen Sie zwischendurch eine Teepause oder verändern Sie Ihre Mischung, kein Kräutertee sollte die ganze Schwangerschaft hindurch getrunken werden.

Die mittleren drei Monate gehören der Phase der Anpassung, des Wohlbefindens und der Umstellung. Das Kind in unserem Bauch wächst und nimmt schon viel Platz ein.

Mit unserer **Gewichtszunahme** erhöht sich Kapha. Das ist beabsichtigt, schließlich wollen wir ja zwei Personen ernähren und dafür brauchen wir auch etwas Substanz. Eine wöchentliche Zunahme von 300 Gramm in den ersten beiden Schwangerschaftsdritteln und von 500 Gramm im letzten Drittel ist völlig normal. Kind, Fruchtwasser und Plazenta brauchen ebenso ihren Raum wie die vergrößerte Gebärmuttermuskulatur und die volleren Brüste. Essen Sie ausgewogen und vertrauen Sie Ihrem Körper und Ihrem Kind: Beide werden sich das holen, was sie brauchen.

Um **Schwangerschaftsstreifen** vorzubeugen, hilft eine regelmäßige Massage mit Ihrem Körperöl, massieren Sie insbesondere Bauch, Brust, Gesäß und Oberschenkel. Bereits vorhandene Dehnungsstreifen verschwinden fast alle wieder in den Monaten nach der Geburt.

Sodbrennen kann in der Schwangerschaft durch eine Lageveränderung des Magens hervorgerufen werden, es weist auf eine Pitta-Störung hin. Alles mit Milch, Ghee und Butter wird Ihnen nun helfen, ebenso Fenchel- oder Anistee. Vermeiden Sie in jedem Fall saure und scharfe Getränke und Speisen, auch Joghurt, und würzen Sie wirklich nur sehr mild. Die wirksamste Methode ist das Trinken von Kartoffelsaft: Einfach eine ungeschälte rohe Kartoffel fein reiben, in ein Tuch wickeln und auspressen.

Die letzten drei Monate dienen dem Kind zur Vorbereitung auf das Leben außerhalb des Mutterleibs. Es ist bald lebensfähig, bekommt noch ein schützendes Fettpolster und seine Sinnesorgane reifen täglich. Das Baby nimmt regen Anteil am Leben der Mutter. Durch sein Verhalten, sein Strampeln und seine Tritte teilt es der Mutter mit, wenn es ihm gut geht oder ihm etwas unbequem ist. Wenn es versucht Fruchtwasser zu trinken, verschluckt es sich häufig, was die Mutter an seinem Schluckauf merkt.

Viele Schwangere sind wegen ihres **Eisenmangels** verunsichert. Dabei ist ein Absinken des Hämoglobin-Wertes in der 28. bis 32. Woche ganz normal, da das Kind in dieser Phase den größten Wachstumsschub hat. Solange der Hämatokrit-Wert (der prozentuale Anteil der roten Blutkörperchen) nicht bedeutend absinkt, können Sie davon ausgehen, dass weder Sie noch Ihr Kind in einen Mangelzustand geraten. Greifen Sie in Ihrer Ernährung öfter zu allem, was rot ist: Rote Bete, Karotten, Himbeeren, Kirschen, schwarze Johannisbeeren, gekochter Holunderbeersaft jeweils mit einigen Tropfen Zitrone, damit der Körper das Eisen besser verwerten kann. Sehr empfehlenswert sind auch Nüsse sowie Brennnessel- und Schwangerschaftstee (S. 77). Verzichten Sie in jedem Fall auf den Eisenräuber Schwarztee. Warum probieren Sie stattdessen nicht einmal den eisenhaltigen Roiboostee?

Geschwollene Füße und Knöchel sowie Krampfadern können sich durch angesammeltes Kapha und *Ama* entwickeln. Manche Frauen fühlen sich außerdem müde und schwer. Machen Sie sanfte Gymnastik und Spaziergänge und legen Sie – so oft es geht – Ihre Beine hoch, nachts mit einem zusätzlichen Kissen unter den Kniekehlen bzw. Beinen schlafen. Sanftes Einölen mit Oliven- oder Sesamöl tut ebenso gut wie das anschließende Fußbad und Betupfen mit Basilikumsud. Auch der Schwangerschaftstee ist wieder zu empfehlen. Ein ideales Gericht ist Khichari (ab S. 163). Stellen Sie aber auch grundsätzliche Überlegungen an: Wie sieht es z. B. mit der Alltagsbelastung aus, sind Sie beruflich oder sonstwie angespannt? Oft genügt einfach nur etwas Ruhe, um die Ausscheidungen wieder zu normalisieren. Ähnliches gilt auch für **Bluthochdruck**. Stellen Sie sich die Frage: »Wer oder was setzt mich so unter Druck?« Gönnen Sie sich eine zusätzliche Auszeit und unternehmen Sie etwas mit Freunden, was Ihnen Spaß macht. Lassen Sie sich einfach fallen, genießen und verwöhnen Sie sich – das nimmt Ihnen Ihr Zuviel an Pitta. Eine Anti-Pitta-Diät ist jetzt genau das Richtige, betonen Sie also ruhig weiter ihre Kapha-Ernährung. Etwas Ylang-Ylang in der Duftlampe oder im Massageöl wirkt ebenfalls angenehm entspannend.

Bei **Verstopfung** helfen eine Kapha erhöhende Diät mit viel frischem Gemüse und Obst, reichlich Bewegung und viel Flüssigkeit. Und trinken Sie unbedingt gleich nach dem Aufstehen eine große Tasse warmes oder heißes Wasser. Auch Quellmittel wie Leinsamen und Weizenkleie verbessern die Verdauung – immer vorausgesetzt, Sie trinken genügend.

Auf Darmträgheit folgen oft **Hämorrhoiden**, beherzigen Sie also die gleichen Tipps. Tragen Sie darüber hinaus auf die betroffenen Stellen Salbei- oder Basilikumsud auf. Manchmal wird auch ein kühles Sitzbad mit Eichenrinde empfohlen.

Eine **Steißlage** in der 30. Schwangerschaftswoche ist noch lange kein Grund zur Sorge. Das Kind hat noch viele Wochen Zeit sich zu drehen. Reden Sie doch in Gedanken Ihrem Kind gut zu, dass es sich mit dem Kopf nach unten drehen soll und stellen Sie sich vor, wie das Kind im Bauch diesen Purzelbaum macht. Was könnte das Baby sonst noch bezwecken, wenn es sich so hinsetzt? Möchte es vielleicht, dass sich seine Eltern mehr Gedanken über die anstehende Geburt machen? Möglicherweise gibt es aber auch organische Gründe, weshalb sich das Kind nicht drehen möchte. Vielleicht ist ihm das Becken in der anderen Lage zu eng oder es könnte Nabelschnurkomplikationen geben. Ihr Kind wird am besten wissen, was gut für es ist.

Die letzten sechs Wochen bereiten auf die Geburt vor. Spätestens in dieser Zeit entscheiden sich die meisten Steißlagen-Kinder zu ihrem Purzelbaum. Die berufstätigen Mütter genießen ihren Mutterschutz und die Mütter zu Hause treffen die letzten Vorbereitungen, entrümpeln, machen Großputz und gefrieren Vorgekochtes ein. Beginnen Sie auch Ihre Brustwarzen auf das Stillen vorzubereiten, z. B. mit einer sanften Seidenhandschuhmassage. Die starken Schwangerschaftshormone in dieser von Vata-geprägten Phase rufen nicht selten große **Stimmungsschwankungen** hervor. Gleichen Sie Ihr Vata mit einer Anti-Vata-Diät und einem entsprechenden Lebensstil aus. Auch die Homöopathie hat hier vieles zu bieten. Und haben Sie noch ein wenig Geduld, es dauert wirklich nicht mehr lange.

Signale des Körpers

All diese vorübergehenden Schwangerschaftsbeschwerden wollen uns sagen, dass wir jetzt etwas langsamer treten sollten. Wir brauchen Ruhe und Zeit, um alle Veränderungen in und um uns verarbeiten zu können. Sind wir überrascht von unserer Schwangerschaft? Geht es uns zu schnell? Sind wir enttäuscht von unserem Partner? Fühlen wir uns unvorbereitet, jetzt und vor allem später? Was ist es, was wir »zum Kotzen« finden? Was verschlägt uns den Appetit? Was wird uns zu schwer? Was macht uns Druck oder belastet uns? Was brennt uns ein Loch in den Magen oder die Speiseröhre? Und was lässt uns das Blut in den Adern gerinnen? All dies sind Fragen, die wir für uns klären sollten. Und das braucht eben seine Zeit. Trotzdem muss man keine Kinderpsychologin sein, um eine reife Mutter zu werden. Das Wichtigste, was unser Kind braucht, ist Liebe, Zuneigung und Einfühlungsvermögen – und dazu sind wir sicherlich in der Lage.

In diesem Sinne sind etwaige Beschwerden kein Grund, das Handtuch zu werfen oder sich als Versagerin zu fühlen. Beschwerden sind Signale. Und Signale wollen beachtet werden, nicht mehr und nicht weniger. So wenig, wie ein Jahr nur aus Sommer besteht, ebenso wenig werden wir in unserem Leben nur gesund sein. Gewisse Beschwerden tauchen immer wieder einmal auf, und das ist auch gut so. Denn so können wir uns innerlich und äußerlich reinigen, und – wo nötig – auch einmal einen anderen Lebenskurs einschlagen. Schwangerschaft ist etwas Natürliches. Ein dynamischer Prozess, in dem wir Eltern und das Kind beständig wachsen, uns näher kommen und voneinander lernen.

Yogazyklus für Schwangere

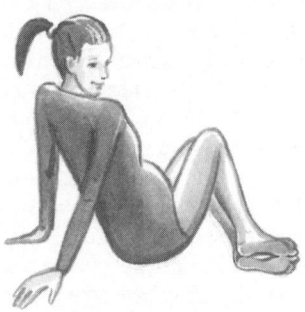
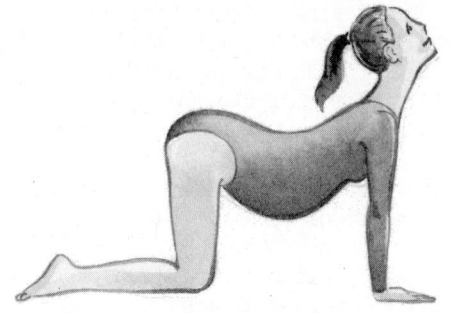

1) **Krokodil im Sitzen (Makarasana)** Beim Ausatmen Knie nach rechts zum Boden drehen (Knie, Knöchel und Innenkanten der Füße bleiben übereinander) und Kopf auf die linke Seite drehen. Beim Einatmen Knie und Kopf zur Mitte drehen. Beim nächsten Ausatmen Knie auf die linke Seite und Kopf nach rechts drehen. Übung im eigenen Rhythmus wiederholen, dabei ganz entspannt weiter atmen.

2) **Katze (Majerasana)** Beim Einatmen den Kopf heben, den Rücken nach unten wölben und den Bauch entspannen. Beim Ausatmen das Kinn Richtung Brust führen und mit dem Rücken einen Katzenbuckel machen. Atmen und bewegen Sie sich langsam und graziös wie eine Katze – und spüren Sie, wie die Energie vom Becken aus den ganzen Körper durchdringt. Die Übung mehrere Male wiederholen.

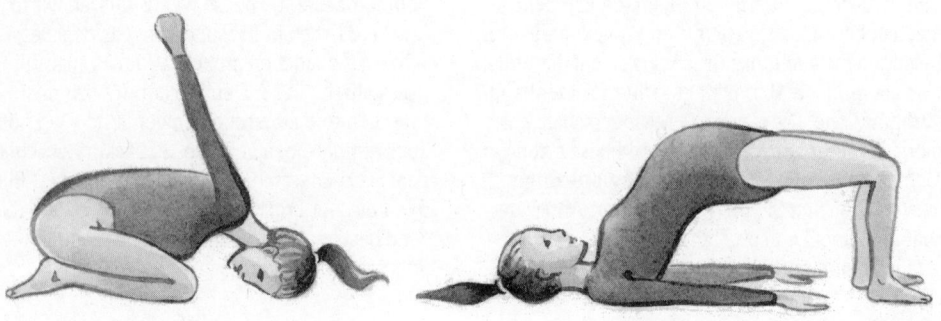

3) **Hase (Shashankarasana)** Beim Ausatmen Oberkörper langsam senken, bis die Stirn auf dem Boden ruht. Der Rücken ist gerade und der Bauch liegt zwischen den Oberschenkeln. Ruhig weiter atmen. Beim nächsten Einatmen die verschränkten Hände gleichmäßig Richtung Decke heben, Schultern nach hinten ziehen und einige Male bewußt weiter atmen. Mit dem Ausatmen den Oberkörper aufrichten und die Hände sachte lösen.

4) **Brücke (Setubandhasana)** Beim Einatmen das Gesäß leicht anspannen und Becken sowie Wirbelsäule Wirbel für Wirbel nach oben heben. Die Füße stehen fest am Boden, die Schultern sind entspannt. Das Brustbein so nah wie möglich zum Kinn bringen. Die Stellung halten und entspannt weiter atmen. Beim Ausatmen die Wirbelsäule Wirbel für Wirbel ablegen. Kurz entspannen und insgesamt dreimal wiederholen.

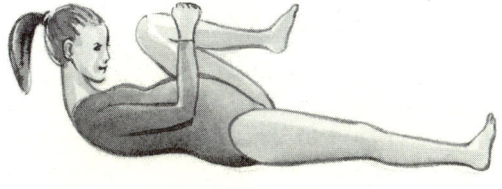 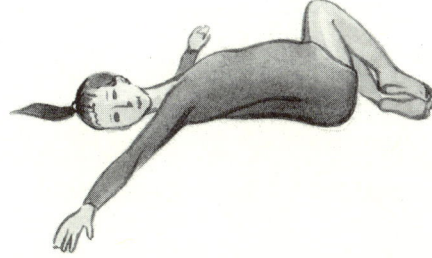

5) **Windbefreiende Stellung (Pavanmuktasana)** Einatmen: rechtes Bein anbeugen und nach oben heben, die Ferse senkrecht zur Decke schieben. Ausatmen: Knie zur Brust bringen und Hände über dem Knie verschränken. Einatmen: tief und gleichmäßig in das Becken atmen, etwas verweilen. Ausatmen: Kopf zum Knie bringen, kurz halten und ablegen. Einatmen: Bein senkrecht zur Decke strecken und ausatmend beugen und auf den Boden ablegen. Jedes Bein dreimal.

6) **Krokodil im Liegen (Makarasana)** Beim Ausatmen Knie auf die rechte Seite und den Kopf nach links drehen. Die beiden Knie, Knöchel und großen Zehen berühren sich die ganze Zeit. Beim Einatmen Knie und Kopf wieder zur Mitte drehen. Beim nächsten Ausatmen Knie auf die linke Seite und Kopf nach rechts drehen. Ganz entspannt weiter atmen und im eigenen Rhythmus wiederholen.

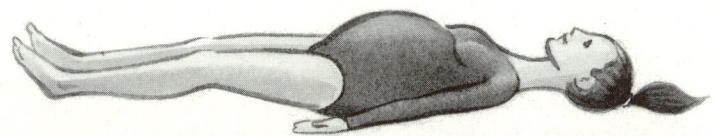

7) **Entspannung (Savasana)** Entspannte Rückenlage, wer möchte kann ein Kissen unter die Knie und den Kopf legen. Mit jedem Einatmen hebt sich die Bauchdecke und mit jedem Ausatmen senkt sie sich. Legen Sie Ihre Hände auf Ihren Bauch und nehmen Sie liebevollen Kontakt zu Ihrem Kind auf.

Die Geburt unseres Kindes

»Beim Einsetzen der Wehen sollte ein bequemes Bett zur Verfügung stehen, auf dem die Gebärende sitzen kann. Befreundete Frauen und eine Hebamme sollten sich um sie kümmern und ihr mit ermutigenden und mitfühlenden Worten beistehen.«

Charaka Samhita, Sharirasthana 8.37

Nun ist es bald so weit! Bald werden Sie endlich Ihr Baby in den Händen halten und es liebkosen können. In kurzer Zeit wird Ihr Kind das Licht der Welt erblicken, nach dem Ayurveda wird eine ewige Seele seine kosmische Reise fortsetzen. Die Geburt ist ein Übergang in eine neue Lebensphase – für Sie und Ihr Kind. Die Zeit kurz vor und während der Geburt wird von Vata dominiert. Wundern Sie sich also nicht, wenn gerade die Geburt voller Überraschungen bleibt. Hier haben Sie es bereits mit einem zweiten Willen, dem Ihres Kindes, zu tun. Lassen Sie sich also fallen und öffnen Sie sich für das wunderbare neue Erdengeschöpf. Dabei hilft Ihnen auch Vata, der Aspekt von Luft und Bewegung, der seinen Sitz im Unterleib hat und die Wehen in Gang setzt. Jede Kontraktion und jede Wehe bringt Sie Ihrem Kind näher.

Die Geburt ist etwas Natürliches. Überlegen Sie sich rechtzeitig, ob Ihnen eine Hausgeburt, eine ambulante Geburt, eine Entbindung im Geburtshaus oder im Krankenhaus mehr zusagt. Damit die Geburt Ihres Kindes zu einer schönen und unvergesslichen Erfahrung für alle wird, sollten sich alle wohl fühlen – an erster Stelle natürlich Sie selbst und Ihr Kind. Je ausgeglichener Ihr Vata-*Dosha* während der Schwangerschaft und vor der Geburt ist, umso einfacher und entspannter werden Sie auch entbinden können. Mit den Ayurveda-Empfehlungen für eine ausgeglichene und harmonische Schwangerschaft haben Sie sich ja bereits optimal auf alle Situationen vorbereitet, die sich während der Entbindung ergeben können. Auf diese Weise können Sie sich während der Geburt geborgen und voller Freude einfach fallen lassen und loslassen.

Die Geburt ist etwas Schönes. Frauen in ihren Wehen sind schön, sie sind weich und angestrengt, aber nie verzerrt und gepeinigt. Geburt ist ein Naturereignis, es ist etwas Großes, Besonderes und immer wieder neues Anderes. Bis der neue Erdenbürger das Licht der Welt erblickt, muss er durch den Geburtskanal »herunterkommen« und »sich beugen«. Dies ist nicht einfach; aber sicherlich ist es gut, dass unser Weg in das Leben so beginnt. Dies gibt uns auch im Leben die Gewissheit, dass wir Tiefen durchwandern können, dass sie genauso dazugehören wie die Höhen.

Vor der Entbindung

- Packen Sie Ihr **Entbindungskörfferchen**: warme, bequeme Kleidung, Nachthemd, Bademantel, Salz mit entspannendem Lavendelöl als Badezusatz, Sesam- oder Olivenöl zur Massage, Wehenmassageöl (Jojobaöl mit marokkanischer Rose, gelbem Jasmin, Muskatellersalbei und Ylang-Ylang), Dammmassageöl für die Geburt (Johanniskrautöl, Weizenkeimöl mit einigen Tropfen Muskatellersalbei und Rose), einen Walkman oder CD-Player mit Entspannungsmusik, eine Duftlampe mit Ihrem Lieblingsöl (z. B. Rose, Jasmin, Muskatellersalbei, Ylang-Ylang, Zimt, Eisenkraut und Lavendel), Ihren Mutterpass und einen Himbeerblättertee, der die Wehentätigkeit unterstützt.

  Auf parfümierte Kosmetika verzichten Sie lieber, Ihr Kind erkennt Sie an Ihrem natürlichen Körpergeruch und fühlt sich ohne fremde Düfte viel wohler.

- Eine **ruhige, warme Umgebung** voll menschlicher Zuneigung und Nestgefühl vermittelt Geborgenheit und Zuversicht. Sorgen Sie auch – wenn möglich – für sanfte, entspannende Musik, einen angenehmen Duft, ruhige warme Farben und Pflanzen in dem Raum, in dem Sie entbinden werden. Eine gebärende Frau braucht Schutz und sollte von äußeren Einflüssen wie Telefon, Türklingel, Straßenlärm und fremden Personen abgeschirmt werden.

- Ein reinigender **Einlauf** mit Kräutersud oder einfach warmem Wasser regt die Darmperistaltik und die Gebärmuttermuskulatur an. Und ein sich anschließender Ghee- oder Öleinlauf gleicht das vor der Geburt sensible Vata aus und gibt gleichzeitig Kraft und Zuversicht für die neue Lebensphase.

- Massieren Sie vor der Entbindung Bauch, Taille, unteren Rücken und Oberschenkel mit **Sesam- oder Olivenöl oder mit Wehenmassageöl** (s. o.) und ihren Damm mit **Dammmassageöl** (s. o.), auch das entspannt und harmonisiert das vermehrte Vata.
- **Konzentrieren Sie sich auf Ihr Kind, entspannen Sie sich und atmen** Sie ruhig und tief. Geburt heißt Loslassen. Ruhige, tiefe **Atmungs- und Entspannungsübungen** helfen Ihnen, zwischen den Wehen besser entspannen zu können.
- Eine gute **Freundin oder Frau Ihres Vertrauens** kann neben Ihrer Hebamme und Ihrem **Partner** auch eine große Unterstützung bei der Entbindung sein. Machen kann Ihr Partner nicht viel, vielleicht kann er mitatmen und Sie ermutigen, wenn Sie das wollen. In jedem Fall aber kann er einfach da sein – und das ist das Wichtigste.

Nach der Entbindung

- Nehmen Sie Augenkontakt mit Ihrem Kind auf und schließen Sie es in die Arme oder legen Sie es auf Ihren Bauch, sobald Sie das Bedürfnis dazu verspüren. Vielleicht wollen Sie sich auch erst einige Minuten von der Geburt erholen. Dieser **erste liebevolle Hautkontakt** gibt Ihnen und Ihrem Kind Sicherheit, Geborgenheit und Zeit, sich miteinander vertraut zu machen. Wenn Ihr Partner bei der Geburt anwesend ist, hat auch er jetzt die Möglichkeit, den neuen Erdenbürger zu begrüßen.
- Die Nabelschnur wird erst durchtrennt, wenn sie auspulsiert hat. Bieten Sie anschließend Ihrem Baby gleich die **rechte Brust** an, vielleicht wird es sogar schon etwas saugen. In jedem Fall fördert die Stimulierung der Brustwarzen die Kontraktion der Gebärmutter und somit die Nachgeburt (das Abstoßen der Plazenta).
- Anschließend sollte der Säugling sanft abgetrocknet und vor dem ersten Bad ebenso sanft mit **lauwarmem Sesamöl** eingerieben werden. Benetzen Sie nach dem Bad des Babys seine Fontanelle (die weiche Knochenlücke am Schädel) mit einem in lauwarmen Sesamöl getränktem Gazetuch.
- Nach dem Abstoßen der Plazenta und dem Vernähen eines eventuellen Dammschnitts können nun **auch Sie sanft mit warmem Sesamöl** eingerieben und gebadet werden. Danach noch einmal den Unterleib mit warmem Sesamöl bzw. Ghee einreiben, das harmonisiert Ihr Vata und macht die Haut geschmeidig und bald wieder straff.
- Trinken Sie eine Tasse **warme Gewürzmilch mit etwas Ghee** nach der Entbindung.
- Die erste Nahrung nach der Entbindung sollte aus einer Vata reduzierenden und **stärkenden Suppe** mit verdauungsanregenden Gewürzen bestehen. Probieren Sie auch das leckere, leichte Bulgur-Khichari (S. 165).
- Ein großes Geschenk und eine noch größere Hilfe ist es, wenn Sie durch Ihre Familie, eine Verwandte oder Freundin in den ersten Wochen **zu Hause Unterstützung** bekommen können – sei es für den Haushalt, die Versorgung Ihrer anderen Kinder oder um Sie so oft wie möglich mit einer Ölmassage zu verwöhnen.

Wochenbett

Das Wochenbett kann eine der schönsten Zeiten im Leben einer Mutter sein und dauert insgesamt acht Wochen. Nun können Sie sich von Ihrer Schwangerschaft und Geburt erholen und dieses Geschehen verarbeiten. Schließlich haben Sie bei der Geburt Ihr Innerstes nach außen gekehrt und fühlen sich nun leer, etwas wabbelig und vielleicht auch einsam. Etwa zehn Tage braucht es zum Abheilen der Geburtswunden und richtigen Ingangkommen der Milchbildung. Die weiteren Wochen dienen dem Anpassungsprozess an das Leben mit dem neuen Kind sowie der hormonellen Umstellung in der Stillzeit. All dies braucht seine Zeit und Sie brauchen diese Pause!

- Ihr Partner wird sicher verstehen, dass Sie jetzt ganz besonders viel **Zeit, Zuneigung und Zuwendung** brauchen. Starke Stimmungsschwankungen und ein großes Geborgenheitsbedürfnis meist um den dritten Tag nach der Entbindung kennen viele Mütter. Am besten, wenn Ihr Partner dann einfach bei Ihnen ist – selbst wenn die Hausarbeit liegen bleibt. Schließlich gilt in den ersten Tagen das Gleiche

wie für die nächsten Jahre: Fühlt sich die Mutter wohl, geht es den Kindern gut.
- Sagen Sie Ihrem Partner, dass er Sie so nehmen soll, wie Sie sind, am besten, er ist einfach bei Ihnen und nimmt Sie ab und zu in den Arm, auch wenn er nicht alle Gemütsschwankungen nachvollziehen kann.
- Gönnen Sie sich vor allem in der ersten und zweiten Woche nach der Entbindung besonders viel **Ruhe** und Schlaf, schöpfen Sie Kraft für die kommenden Monate. Ein Nachmittagsschlaf mit Ihrem Baby kann Ihnen helfen, versäumte Nachtstunden nachzuholen und Ihr Vata zu besänftigen. Beginnen Sie nicht zu früh Ihre Haushaltsaktivitäten. Ihr Partner, eine gute Freundin oder die frisch gebackene Großmutter werden gerne zu Ihren Wochenbettmanagern: Sie kaufen ein, kochen, putzen, waschen, versorgen die älteren Kinder, kümmern sich um die Ämter und lenken den Besucherstrom.
- Essen Sie weiter bekömmliche, **Kapha erhöhende Speisen** und **trinken Sie vor allem genügend**, denn Ihr Körper braucht viel Flüssigkeit, um die Milchproduktion in Gang zu bringen und den Schweißverlust auszugleichen.
- Beginnen Sie schon am nächsten oder übernächsten Tag nach der Geburt mit aktiven, gezielt isometrischen **Beckenboden- und Bauchmuskelübungen**, damit Ihr Bauch und seine Organe wieder den alten Halt bekommen (S. 101).
- Massieren Sie Ihren Körper vor dem Duschen **täglich sanft mit Sesamöl.** Wenn Sie wollen, geben Sie noch drei Tropfen ätherisches Öl dazu, wie Fenchel, Geranie, Jasmin, Lavendel, Muskatellersalbei, Rosenholz, Rosenöl, Schafgarbe, Wacholder, Ylang-Ylang, Zeder oder Zypresse. Das hilft Ihnen, sich nach den Anstrengungen der Geburt und der Schwangerschaft zu erholen. Außerdem harmonisieren regelmäßige Ölmassagen Vata, stärken *Ojas* und den Muskeltonus und helfen dem Körper, wieder in die alte Form zu kommen.
- Ein besonderes **Bauchmassageöl** zur Entschlackung und Gebärmutterrückbildung ist Weizenkeim- oder Jojobaöl mit den ätherischen Ölen von Clementine, Geranie, Schafgarbe, Zypresse und Wacholder.
- Vielleicht können Sie eine Freundin oder Ihren Partner gewinnen, Ihnen **ab dem vierten Tag nach der Entbindung eine längere Ölmassage** zu geben. In Indien erhält eine Mutter üblicherweise vom vierten bis zum 40. Tag nach der Entbindung täglich eine Ölmassage. Frauen, die regelmäßig Ölmassagen erhalten bzw. sich selbst mit Öl massieren, sehen viel jünger und vitaler aus. Außerdem vermitteln sanfte Berührungen Geborgenheit und neue Kraft.
- **Frauenmanteltee** unterstützt uns in allen hormonellen Umstellungsphasen und **Himbeerblättertee** regt den Darm und die Entgiftung an. Insbesondere **Schafgarbenkraut** – als Tee oder ätherisches Öl – hilft, dass Sie nicht in echte Wochenbettdepressionen verfallen. Und **Schlehensaft** stärkt und fördert die Milchproduktion.

Stillzeit

Muttermilch ist die beste Nahrung, die Sie Ihrem Baby bieten können. Lebenswichtige Nährstoffe, Vitamine, Immunstoffe und *Ojas*, es ist alles da, was Ihr Kind gerade braucht – immer in der richtigen Zusammensetzung, individuell auf Ihr Kind abgestimmt. Die Milch der ersten Tage, das so genannte Kolostrum, beispielsweise ist besonders reich an *Ojas* und Mineralstoffen. Schon einige Tropfen genügen, damit Ihr Kind seine Energie und Abwehrkraft rasch aufbauen kann.

Stillen hat viele Vorteile. Es schafft einen engen, liebevollen Kontakt zu Ihrem Kind, schützt es vor Krankheiten und Allergien, ist praktisch, immer zur Hand und braucht keine Kochvorbereitung. So ganz nebenbei finden stillende Mütter schneller wieder zu ihrer alten Figur, da Stillen die Gebärmutterrückbildung anregt. Spüren Sie selbst, wie Sie und Ihre Brüste sich verändern und auf Ihr Baby reagieren.

Stillen Sie bewusst. Diese Zeit gehört Ihnen und Ihrem Kind ganz allein. Je entspannter Sie und die ganze Atmosphäre um Sie herum sind, umso einfacher wird das Stillen sein. Ihr Baby spürt genau, mit welchen Gefühlen und Gedanken Sie bei der Sache sind. Und seien Sie nicht entmutigt, wenn es nicht gleich auf Anhieb klappt. Einige Babys brauchen nach der Geburt etwas, bis sie ihren Saugreflex so richtig entwickeln. Nach der Geburt darf es zunächst bis zu zehn Prozent seines

Geburtsgewichts verlieren, das ist normal. 10 bis 14 Tage später wird es wieder sein Geburtsgewicht erreicht haben. In den ersten 24 Stunden wird ein Baby meist nur zwei- bis dreimal trinken und vielleicht zweimal gewickelt werden. Später will es vielleicht alle drei Stunden die Brust und nässt fünf bis sechs Windeln täglich ein. Lassen Sie sich und Ihrem Baby also Zeit, bis Sie beide Ihren Rhythmus gefunden haben. Und sprechen Sie mit Ihrer Hebamme oder anderen Müttern – obwohl bei Ihrem Kind alles auch wieder ganz anders sein kann. Am besten ist immer, Sie lassen sich wie schon während Schwangerschaft und Geburt so auch in der Stillzeit und als Mutter von Ihrem eigenen Gefühl leiten.

In keinem Fall haben Sie versagt, wenn Sie aus irgendwelchen Gründen Ihr Baby nicht oder nur kurz stillen können. Ein zärtlicher, liebevoller Kontakt lässt sich ebenso aufbauen, während Sie ihm die Flasche geben. Noch wichtiger als die Nährstoffe der Muttermilch sind für Ihr Baby Ihre Zuneigung, Liebe und Aufmerksamkeit.

- Nehmen Sie sich **innere und äußere Ruhe** für Ihren Säugling. Je gestärkter, entspannter und ausgeglichener Sie sind, umso leichter wird Ihnen und Ihrem Kind das Stillen fallen. Geben Sie sich beiden Zeit, sich auf den neuen Lebensrhythmus einzustellen.
- Ernähren Sie sich während der Stillzeit so wie in der Schwangerschaft: mit einer Kapha erhöhenden **Anti-Vata-Diät und warmen Getränken**. Ideal sind Milch, Dinkel, Reis, Gerstenmus (S. 135), Mung Dal und alles, was flüssig, süß, sauer und ein klein wenig salzig ist. Empfehlenswert sind auch Kräuter wie Löwenzahn und Brennnessel. Sorgen Sie dafür, dass Sie trotz aller Umstellungen immer genügend essen. Abnehmen (auch aus Zeitmangel) mobilisiert Körpergifte, die über die Muttermilch auch Ihr Baby aufnimmt. Vielleicht kann ja eine Freundin, Ihre Mutter oder Ihr Partner das Kochen übernehmen.
- Zur Anregung des Milchflusses können Sie jetzt warmen **Tee aus Anis, Fenchel, Bockshornkleesamen, Kümmel oder Süßholz** trinken oder eine Teemischung aus Anis, Fenchel, Schwarzkümmel, Dill, Majoran, Kreuzblume und Melisse. Überhaupt sollten Sie gerade jetzt immer genügend trinken.
- Diese **Tees** helfen auch Ihrem Baby bei etwaigen **Blähungen** und stärken sein zartes Verdauungssystem. Sollten ihm diese Blähungen unangenehm werden, lohnt es sich ganzheitlich zu denken: »Wieso bläht sich das Neugeborene auf? Kann es vielleicht die Art nicht akzeptieren, wie mit ihm umgegangen wird? Muss es schreien wegen der übertriebenen Fürsorge, dem lauten Fernseher, der häufigen Besuche oder der grellen Farben, die es am Einschlafen hindern? Ist es vielleicht einfach nur müde und will schlafen? Oder essen wir zu scharf, zu stark gewürzt, zu sauer oder Blähendes?« Massieren Sie Ihrem Kind auch den Bauch mit dem **Vier-Winde-Öl** (Mandelöl mit den ätherischen Ölen von Anis, Fenchel, Koriander und Kümmel).
- In Indien essen Frauen nach der Entbindung **gemahlene Bockshornkleesamen zusammen mit Gur bzw. Jaggery** (unraffinierter Zuckerrohr- oder Palmzucker): Das stärkt den Rücken, gibt neue Kraft und regt die Sekretion der Muttermilch an.
- 1 EL **gemahlene Bockshornkleesamen in einer Tasse erwärmter Milch** täglich eingenommen ist ein bewährtes Tonikum für stillende Mütter. Probieren Sie ebenso die leckeren **Energiebällchen** (S. 278).
- Ein **Brustmassageöl zur Milchbildung** oder bei gestauten oder schmerzhaften Bruststellen besteht aus Mandelöl und den Essenzen von Anis, Fenchel, Karottensamen, Koriander, Kreuzkümmel, Lavendel und Rose.
- Zum **Reduzieren der Milchmenge** bzw. Abstillen eignet sich das ätherische Öl von Salbei: ein oder zwei Tropfen direkt auf die Brustwarze oder in einen Quarkumschlag (aber nicht direkt vor dem Stillen, sonst nimmt das Baby das Öl mit auf).
- **Helle Kleidung** aus Wolle und Seide unterstützt nicht nur die Milchbildung, sondern wirkt auch bakterizid und entzündungshemmend. Für Kinder, die viel getragen werden wollen, ist ein **Tragetuch** besonders praktisch: Das schont Ihren Rücken, Sie haben die Arme frei und Ihr Kind nimmt trotzdem zufrieden am Tagesablauf teil.
- Nach dem Abstillen festigen Sie Ihre Brust mit **Oberkörper- und Brustmuskeltraining**, was übrigens ebenfalls zur Rückbildungsgymnastik gehört.

- Saugt Ihr Baby eine halbe Stunde, statt der viel zitierten fünf bis zehn Minuten pro Brust? Dauert es dann womöglich noch eine halbe Stunde, bis es endlich sein »Bäuerchen« macht, und will es vor dem Einschlafen noch mit Ausdauer herumgetragen werden? Muttersein erfordert viel **Ausdauer und Geduld**.
- Das **Anlegen beider Brüste pro Mahlzeit steigert die Milchmenge**, während das Anlegen einer Brust pro Mahlzeit die Milchmenge reduziert. Ersparen Sie sich den Wiegestress, es gibt keine starren Regeln, wie viel das Kind wann trinkt und wie viel Milch produziert werden soll.
- Bei **Schmerzen im Kreuzbeinbereich** lohnt es sich, auf Ihre Stillhaltung zu achten: entspannt mit geradem Rücken, die Füße auf dem Boden und Ihr Kind sollte sich auf Ihren Oberschenkeln abstützen können. Oder ist Ihr Wickeltisch zu niedrig? Aber vielleicht kündigt sich auch nur Ihre erste Regel an.
- Bei **wunden Brustwarzen** helfen reine Seidenstilleinlagen sowie eine heilungsfördernde Ringelblumen- oder Beinwellsalbe. Zu empfehlen ist auch eine Calendula-Essenz oder Ratanhiatinktur, eventuell auch als warmes Brustbad.
- Hinter einem **Milchstau** stehen oft psychische Ursachen. Es lohnt sich zu fragen, was sich denn so alles in Ihrer Umgebung (an-)gestaut hat. Fühlen Sie sich überfordert? Spricht Ihr Körper ein Machtwort, weil Sie eigentlich abstillen wollen? Oder trinkt Ihr Kind die Brust nicht ganz leer, weil es krank ist oder das erste Mal durchschläft? Neben homöopathischen Mitteln helfen hier das Milchbildungsöl (s.o.) und Quarkkompressen mit ätherischen Ölen, vor allem Lavendel. (Der Quark bleibt so lange auf der Brust, bis er trocken ist.)
- Die Zeit des **Zufütterns** ist gekommen, wenn Sie nicht genügend Milch produzieren, sich vom Stillen ausgezehrt fühlen oder Ihr Kind schon äußerst interessiert dem Essteller und Löffel seiner Mutter nachguckt. Meist geschieht das zwischen dem dritten und sechsten Lebensmonat. Bleiben Sie auch bei der Ernährung Ihres Kindes bei Ihrem Mutterinstinkt, Hauptsache es ist sattvisch mild, vollwertig und vegetarisch.
- Zwischen dem dritten Lebensmonat und dem ersten oder zweiten Lebensjahr wird das Thema **Abstillen** aktuell. Viele Kinder bestimmen diesen Zeitpunkt selbst und lehnen von heute auf morgen die Brust ab. Um das Abstillen zu unterstützen, können Sie Salbeiblättertee trinken. Auch die ätherischen Öle Geranie, Minze, Zitrone und Zypresse als kalte Kompressen oder in einer Quark-Auflage helfen hierbei. Nehmen Sie sich auch hierfür genügend Zeit und Ruhe.

Babymassage

Babys, die regelmäßig mit Öl massiert werden, sind nicht nur ausgeglichener und zufriedener, sie sind auch gesünder und widerstandsfähiger. Muskeln und Knochen, die im Mutterleib für viele Monate in einer gekrümmten Haltung verharren mussten, werden entspannt und gleichzeitig gekräftigt. Ölmassagen fördern neben Verdauung und Durchblutung auch die motorische wie emotionale Entwicklung Ihres Kindes. Ihr Baby genießt den liebevollen Hautkontakt und die Vertrautheit, die während einer Massage entsteht – eine schöne Möglichkeit, auch für Ihren Partner eine tiefe Beziehung zu Ihrem Kind zu entwickeln.

- Beginnen Sie **ab dem sechsten bis zehnten Tag** nach der Entbindung mit der sanften Baby-Ölmassage. Sie brauchen dafür etwa 10 bis 15 Minuten, anschließend können Sie Ihr Kind baden.
- Legen Sie alle Sachen für die Massage, das Bad und frische Babywäsche **griffbereit**. Nehmen Sie Schmuck und Armbanduhr ab und achten Sie auf kurze Fingernägel. Ideal ist ein warmer, zugfreier Raum.
- Machen Sie es sich auf einem **Kissen am Boden** bequem. Die Massage sollte für Sie genauso entspannend sein wie für Ihr Baby. Ihr Kind liegt auf einem Handtuch über einer weichen Wickelunterlage in **Rückenlage** vor Ihnen.
- Reiben Sie zum Wärmen Ihre Hände aneinander. Geben Sie etwas handwarmes und gereiftes **Sesamöl oder Olivenöl** in Ihre Handflächen, nur gerade so viel, dass sich die Babyhaut weich anfühlt. Massieren Sie nun mit **sanften streichenden Bewegungen** Ihrer Handflächen bzw. Fingerspitzen den ganzen Körper Ihres Babys von oben bis unten – von Gesicht, Hals, Brustkorb, Bauch, Armen, Händen, Hüften,

Beinen bis zu den Fußsohlen. Der Bauch wird im Uhrzeigersinn massiert, dies unterstützt die Darmbewegungen und besänftigt Blähungen und Verdauungsschwierigkeiten. Die sanfte Massage der Fußsohlen ist ebenfalls sehr wichtig, da sich auf ihnen alle Organe widerspiegeln.

- Drehen Sie nun Ihr **Baby auf den Bauch** und massieren Sie Rücken, Po und Hinterkopf. Verwenden Sie besondere Aufmerksamkeit auf seinen Kopf und die Fontanelle, in die Sie das Öl vorsichtig sanft mit den Handflächen einmassieren – dies hat einen sehr beruhigenden Einfluss und fördert einen erholsamen Schlaf.
- Verwenden Sie nur **reine Pflanzenöle** für Ihre Babymassage wie z. B. Sesamöl oder Olivenöl. Reine pflanzliche Öle durchdringen und stärken in 10 bis 15 Minuten alle *Dhatus* (Gewebe) Ihres Kindes. Alles, was auf die Haut aufgetragen wird, sollten wir auch essen können – schließlich gelangt es über die Haut ebenso in unseren Organismus wie über unsere Verdauung. Verwenden Sie keine synthetischen Babyöle mit künstlichen Duftstoffen, da sie langfristig die zarte Babyhaut austrocknen.
- Nach dem ersten Monat rubbeln Sie Ihr Baby nach der Ölmassage und vor dem Baden mit einem golfballgroßen **Teigball** ab. Den Teigball kneten Sie aus Weizenmehl und etwas Wasser. Das sanfte Abrubbeln von oben bis unten fördert die Durchblutung und die sanfte Reinigung der Haut.
- Baden Sie anschließend Ihr Baby in einer Babywanne mit **warmem Wasser ohne Seife**. Auch Babyseife greift den Säureschutzmantel der zarten Babyhaut zu sehr an und wirkt nur austrocknend. Synthetische Duftstoffe, Emulgatoren und gar Konservierungsmittel sind für die sensible Babyhaut noch ungeeigneter als für Ihre Haut.
- In **Baumwollwindeln** und **Kleidern aus Naturstoffen** wird sich auch Ihr Kind am wohlsten fühlen.

Kreative Mutterschaft mit und ohne Kind
Mutter werden und Mutter sein ist eine wunderschöne Zeit im Leben einer Frau. Jeder Tag im gemeinsamen Leben mit unserem Kind wird eine Überraschung bieten. Genießen wir jeden Tag neu, als ob dieses Glück ein großes Geschenk wäre. Niemand weiß, wie lange dieses Kind bei uns bleibt. Manche Menschen leben nur kurze Zeit, manche sehr lange – jeder hat seine individuelle Lebensaufgabe, für die er vielleicht gar nicht lange braucht.
Auch hat Mutter Natur es so eingerichtet, dass nicht jede Frau ein Kind bekommen kann oder möchte. Schöpferische Energien allerdings schlummern in jeder Frau. Ob es ein Kind ist, ein Lebensprojekt oder wie in meinem Fall ein Buch, jede Frau kann mit ihren Kräften etwas Eigenes, ganz Persönliches in die Welt rufen, das langsam heranwächst, erwachsen wird und schließlich in die Welt zieht, um auch die Energien seiner Mutter weiterzutragen.

Sport und Freizeit

»Sport und körperliche Betätigung verleiht Energie, stärkt die Körperkräfte, fördert Vitalität und Ausdauer, entschlackt und regt Verdauung und Stoffwechsel an.«

Charaka Samhita, Sutrasthana 7.32

Indem wir schwitzen, reinigen wir unsere Haut, durch die erhöhte Sauerstoffzufuhr regenerieren sich Blut und Zellen und die verstärkten Muskelkontraktionen halten unsere Gewebe fit. Neben der organischen Energetisierung und Entschlackung entspannen Sport und Freizeitaktivitäten auch unsere Psyche, erhellen nachweislich die Laune und erhalten uns jugendliche Frische. Und das ist bei weitem noch nicht alles. Mit Sport, Hobbys und sonstigen Freizeitaktivitäten können wir uns selbst entfalten, unseren Horizont erweitern, neue Ziele und Perspektiven im Leben anvisieren, uns etwas zurückziehen, Neues und Altes lernen oder uns einfach rundum erfüllt und glücklich fühlen. Neben einer abgestimmten Ernährung gibt es kaum eine einfachere Möglichkeit, etwas für Fitness, Schönheit, *Dosha*-Harmonie und Wohlbefinden zu tun.

Nicht selten suchen wir uns dabei gerade die Aktivitäten, die unserem Typ entsprechen. Das kann genau das Richtige für uns sein. Verstärken wir mit unseren Freizeitaktivitäten jedoch bestehende *Dosha*-Dominanzen noch weiter, so kann uns das in Zukunft einige Schwierigkeiten bereiten. Beispielsweise mögen wir es in jungen Jahren genossen haben, sehr aktiv zu sein. Mit fortgeschrittenem Alter allerdings mögen wir jene feine, individuell verschiedene Grenze zwischen einem gesunden Maß an Aktivität und leichter Überaktivität überschreiten. Oder uns haben Beruf und Familie so vereinnahmt, dass uns zu wenig Zeit für einen nötigen Ausgleich bleibt. Zu viel Aktivität, zu wenig Bewegung oder einseitige Belastung – alles kann über längere Zeit unsere *Dosha*-Gewichtung durcheinander bringen.

Bewegung ist Leben

Vata-Frauen fühlen sich zu sanften, schöpferischen Tätigkeiten hingezogen, wie Malen, Singen, Musizieren, Handarbeiten, Töpfern, Kochen, Weben oder Knüpfen. Ihr Luftelement wird durch Erde, Wasser und etwas Feuer wieder ausbalanciert. Ideal sind für Vata Yoga, Atemübungen, meditative Übungen, Tai Chi, aber auch Tanzen, Ballett, Schwimmen, Walking, Gärtnern oder einfach ein schöner Spaziergang. Ebenso kommen Billard, Bowling, Bogenschießen oder Schach in Frage.

Pitta-Frauen finden ihren Ausgleich in entspannenden und abwechslungsreichen Tätigkeiten, am besten gemeinsam mit anderen Menschen wie z. B. Teamsportarten. Wettkampfsportarten würden ihr Feuerelement nur weiter verstärken, Pittas profitieren eher von Aktivitäten, die Erde, Wasser und Luft verkörpern. Empfehlenswert sind beispielsweise ruhiges Fahrradfahren, ein Spaziergang im Wald oder an einem See, Bergwandern, Schwimmen, Gärtnern, Segeln, Surfen, Skifahren oder Eislaufen. Ebenso kommen Malen, Musizieren, Singen, Handarbeiten, Töpfern, Weben oder Knüpfen in Frage. Auch Tai Chi, Pranayama und Yoga werden ihnen gut tun, wobei dynamischen Übungen unbedingt sitzende und liegende Asanas folgen sollten.

Für **Kapha**-Frauen geht es darum, ihre Erd- und Wasser-Elemente mit Feuer und Luft auszugleichen. Optimal ist alles, was körperlich und geistig anregt. Dazu gehören Fahrradfahren, Joggen, Walking, Aerobic, Gymnastik, Reiten, Skating, Schach, Fechten, Bogenschießen, Tennis, Squash, Tischtennis, Leichtathletik, Ballspiele, Billard,

> In den ersten Morgenstunden sowie kurz vor Sonnenuntergang ist **Prana, die kosmische Energie**, am stärksten. Sport, Gymnastik, Yoga oder ein Spaziergang zu dieser Zeit regen nicht nur Herz, Kreislauf und Lunge an, sondern geben uns auch einen intensiven Energieschub. Die aufgehende oder untergehende Sonne bestrahlt die Natur – und damit auch uns – mit allen sieben Regenbogenfarben. Jede dieser Lichtstrahlungen stimuliert bestimmte Körperfunktionen ebenso wie unsere Psyche.

Golf, Gartenarbeiten oder ein forscher Spaziergang. Bei Pranayama und Yoga sollte Kapha ebenfalls aktive (Steh-)Übungen bevorzugen. Zu empfehlen sind auch Musizieren, Singen, Malen, Kochen, Tanzen, Ballett und alle Unternehmungen, die mit neuen Menschen und Situationen verbunden sind.

Mit **Spaziergängen** sowie **Gartenarbeiten** sind alle *Dosha*-Typen fein raus. Vata-Frauen werden wieder auf die Erde geholt. Pittas mögen das Planen, das Züchten neuer Sorten und die Steigerung der Erträge. Und Kapha wird durch den körperlichen Aspekt der Gartenarbeit angeregt. Die frische Luft sorgt für zusätzliches *Prana*, das alle *Doshas* ins Gleichgewicht bringt. Nicht umsonst bekannte der Schriftsteller Hermann Hesse: »Die Beschäftigung mit Erde und Pflanzen kann der Seele eine ähnliche Entlastung und Ruhe geben wie die Meditation.«

Suchen Sie sich einfach die Aktivität aus, die Ihnen am meisten Spaß macht und gleichzeitig Ihr *Dosha* ausgleicht.

Die Frage des Wie

Sind Sie eine Wettkämpferin, die immer nur gewinnen möchte? Dann könnte dies auf Dauer Ihr Pitta stören. Können Sie von Bewegung und Geschwindigkeit nicht genug bekommen, so kann Ihr Vata leicht durcheinander kommen. Und lieben Sie es einfach nur herumzusitzen, zuzuschauen und nichts zu tun? Als Vata- und Pitta-Frau wird Ihnen dies garantiert gut tun, als Kapha-Frau jedoch brauchen Sie mehr Bewegung.

Im Winter und Frühling, wenn Vata und Kapha erhöht sind, sind körperliche Aktivitäten ideal für alle *Dosha*-Typen. Im Sommer, der Pitta-Jahreszeit, sollten allerdings vor allem Pitta-Typen etwas kürzer treten und lieber erfrischende Sportarten sowie den kühlen Morgen oder Abend für Ihre Aktivitäten vorziehen – mittags käme Pitta zu sehr aus dem Gleichgewicht.

Der Ayurveda legt Wert auf die goldene Mitte. Auch bei körperlichen Aktivitäten bleibt das richtige Maß gewahrt, solange Sie durch die Nase ein und durch den Mund ausatmen. Von Überanstrengungen sowie Sport auf vollem Magen ist natürlich abzuraten.

Fit in fünf Minuten

Hier ein effektives Minimalprogramm für mehr Lebensenergie und gute Laune. Gönnen Sie sich diese Zeit, auch wenn Ihnen nur wenige Minuten zur Verfügung stehen!

Der **Sonnengruß** (Surya Namaskar) ist eine den ganzen Organismus aktivierende Yogaübung: Er vitalisiert, regt die Durchblutung an, stärkt und dehnt die wichtigsten Muskelgruppen, macht die Gelenke beweglicher, reguliert die Wirbelsäule und massiert die inneren Organe.

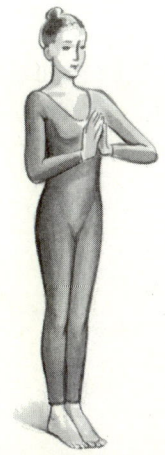

1) **Grußstellung:** Stehen Sie vollkommen aufrecht. Legen Sie die Handflächen gegeneinander mit den Fingern nach oben vor die Brust, sehen Sie geradeaus und atmen Sie tief und entspannt. Bei Anfängerinnen stehen die Beine hüftbreit nebeneinander – in dieser wie in den folgenden Übungsschritten.

2) **Armheben:** Während des Einatmens heben Sie die Arme langsam über den Kopf. Dehnen Sie Ihre Hände und die Wirbelsäule nach oben und hinten, sehen Sie auf Ihre Hände. Gleichmäßig weiteratmen. Anfängerinnen biegen sich nur etwas nach hinten.

3) **Fußfassen:** Beim Ausatmen beugen Sie sich langsam nach vorne, versuchen Sie die Hände entspannt nach unten zum Boden zu bringen, indem Sie nur im Hüftgelenk beugen. Lassen Sie die Beine gestreckt und den Rücken gerade – das ist wichtiger, als den Boden zu erreichen.

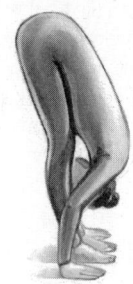

4) **Reiterstellung:** Beim nächsten Einatmen strecken Sie das linke Bein nach hinten und senken das Knie zum Boden, das rechte Bein winkeln Sie nach vorn ab, der rechte Fuß steht dabei flach auf dem Boden. Kopf und Hals nach oben strecken, mit den Handflächen den Boden berühren.(Variation: Strecken Sie die Arme nach oben und falten Sie die Hände ineinander. Schauen Sie nach oben und machen Sie die Wirbelsäule lang.)

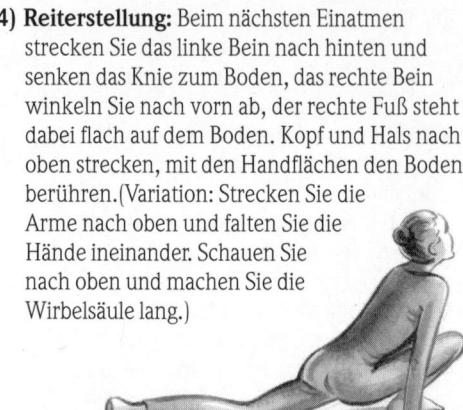

5) **Bergstellung:** Beim Ausatmen bringen Sie Ihre beiden Hände in Schulterbreite nach vorne auf den Boden, während Sie das rechte Bein nach hinten neben das linke stellen. Heben Sie Gesäß und Hüften an, pressen Sie gleichzeitig die Handflächen und – wenn möglich – auch die Fersen auf den Boden. Ihr Körper bildet ein umgekehrtes V, Kopf und Hals sind locker. Fortgeschrittene legen Unterarme und Stirn auf den Boden.

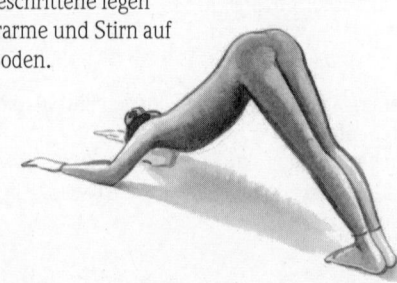

6) **Acht-Punkte-Stellung:** Während Sie die Luft anhalten, bringen Sie langsam die beiden Knie zum Boden und senken anschließend den Körper langsam nach unten, bis Zehen, Knie, Brust, Kinn und Handflächen den Boden berühren. Das Becken berührt dabei nicht den Boden.

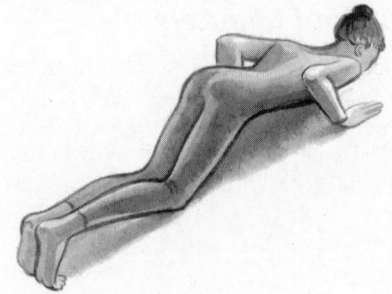

7) **Kobra:** Beim Einatmen spannen Sie Ihre Gesäß- und Rückenmuskeln an und strecken Sie Kopf und Brust nach oben, während Sie die Hände zur Unterstützung auf den Boden pressen. Das Becken bleibt am Boden. Halten Sie die Ellbogen schulterbreit neben Ihrem Körper, drücken Sie die Schultern nach unten und dehnen Sie Kopf, Hals und oberen Rücken wie eine Sphinx (hierbei sind hauptsächlich die Rückenmuskeln aktiv). Anfängerinnen drücken die Ellenbogen nicht durch.

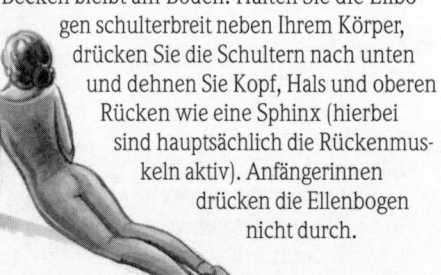

8) **Bergstellung:** Beim Ausatmen wiederholen Sie Stellung 5.

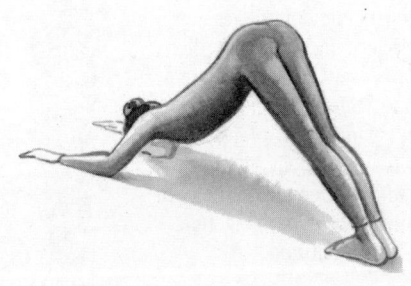

Sport und Freizeit

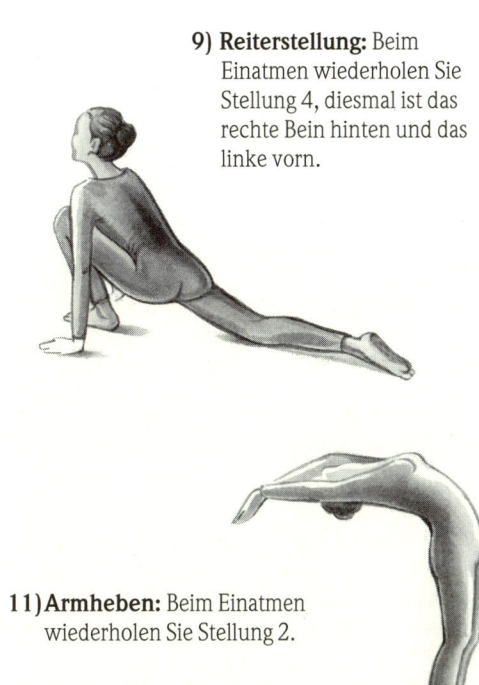

9) Reiterstellung: Beim Einatmen wiederholen Sie Stellung 4, diesmal ist das rechte Bein hinten und das linke vorn.

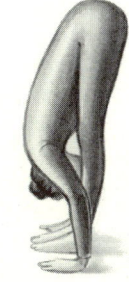

10) Fußfassen: Beim Ausatmen bringen Sie den rechten Fuß nach vorn und wiederholen Stellung 3.

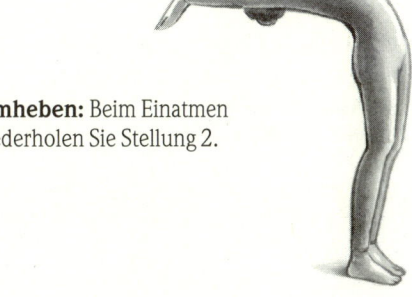

11) Armheben: Beim Einatmen wiederholen Sie Stellung 2.

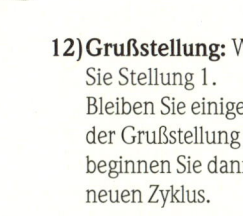

12) Grußstellung: Wiederholen Sie Stellung 1. Bleiben Sie einige Atemzüge in der Grußstellung stehen und beginnen Sie dann mit einem neuen Zyklus.

Machen Sie die Übungen langsam und entspannt. Yoga ist immer sanft, hören Sie auf Ihren Körper und machen Sie nichts gewaltvoll. Jede Frau ist in ihrer Gelenkigkeit unterschiedlich; im Yoga geht es nicht darum, eine Übung perfekt zu beherrschen, sondern einfach die einzelnen Muskeln etwas zu dehnen und tief zu atmen. Beginnen Sie mit einem Durchlauf und steigern Sie langsam auf sechs Durchgänge.

Eine sanfte **Atemübung** (Pranayama):
Setzen Sie sich bequem hin und richten Sie Ihre Wirbelsäule vom Gesäß her sanft auf.
1) Rollen Sie den Zeige- und Mittelfinger der rechten Hand ein, halten Sie den Daumen und die beiden letzten Finger gestreckt. Verschließen Sie das rechte Nasenloch mit dem rechten Daumen und atmen Sie durch das linke Nasenloch ein.
2) Verschließen Sie das linke Nasenloch mit den beiden letzten Fingern und halten Sie die Luft an.
3) Lösen Sie den rechten Daumen und atmen Sie durch das rechte Nasenloch aus.
4) Verschließen Sie das rechte Nasenloch mit dem Daumen und halten Sie die Luft an.
5) Öffnen Sie das linke Nasenloch und atmen Sie ein. Fahren Sie anschließend mit den Schritten 2 bis 5 fort. Atmen Sie ruhig und sanft, alles sollte angenehm und leicht sein. Stellen Sie sich vor, wie Sie sich beim Einatmen mit positiven, inneren Werten und Energie füllen. Und geben Sie beim Ausatmen negative Energie ab.

Der Zyklus »Links ein – anhalten – rechts aus – anhalten« ist *ein* Pranayama. Sie können vielleicht mit 10 bis 20 Pranayamas beginnen und – wenn Sie wollen – allmählich steigern. Wechseln Sie auch einmal zum Atemrhythmus »Rechts ein – anhalten – links aus – anhalten«. Entspannen Sie sich anschließend mit geschlossenen Augen noch etwa ein bis zwei Minuten. Atem ist Leben.

Im Beruf und zu Hause

»Den Lebensunterhalt bestreitet man am besten mit solchen Mitteln, die im Einklang mit gesellschaftlichen und ethischen Werten stehen. Überhaupt ist das ganze Leben für inneren Frieden und Weiterentwicklung bestimmt. Auf diese Weise wird man glücklich sein.«

Charaka Samhita, Sutrasthana 6.104

So wie wir allen unseren Tätigkeiten eine persönliche Note geben, so werden wir umgekehrt auch geprägt von allem, was wir tun.

Ganz besonders gilt dies für unseren Beruf oder unsere Tätigkeit zu Hause, mit der wir schließlich einen nicht unbeträchtlichen Teil unseres Tages verbringen. Je nach *Dosha*-Typ sind uns bestimmte Beschäftigungen recht angenehm, während wir uns um andere eher drücken.

Die **Vata**-Frau liebt kreative und abwechslungsreiche Tätigkeiten. Pudelwohl fühlt sie sich in einem Umfeld mit interessanten Menschen, Ideen, Stimmungen und Gefühlen. Ihre Einfühlsamkeit prädestiniert sie für Lehr- oder Heilberufe, doch findet man sie ebenso in erfinderischen oder künstlerischen Tätigkeiten als Designerin, Fotografin, Journalistin oder Tänzerin. Auch Reisen schätzt sie sehr.

Körperlich anstrengende Arbeit und monotone Berufe dagegen liegen ihr ebenso wenig wie Räume mit künstlicher Beleuchtung, Elektrosmog und Klimaanlage. Eine große Abneigung verspürt sie gegen Kälte, Zugluft, Lärm und Unordnung. Alles, was mit Stress, Mobbing, Konkurrenz- und Ehrgeizdenken zu tun hat, hemmt die eher konfliktscheue Vata-Frau in all ihren Fähigkeiten, Ideen und Motivationen. In einer harmonischen und kollegialen Umgebung dagegen wird sie unermüdlich und mit großer Aufmerksamkeit arbeiten und jede Menge kreativer Impulse liefern. Vata-Frauen fahren besser damit, mehr zu delegieren und keine Arbeit mit nach Hause zu nehmen. Regelmäßige Pausen sind Gold wert. Vata sollte darauf achten, genügend zu trinken und dreimal täglich zu essen, am besten immer zur gleichen Zeit. Eine gewisse Struktur, Ordnung und Ruhe wird ihr ebenso gut tun wie warme, bequeme Kleider. Vata sollte seine Tätigkeit von Anfang an interessant und abwechslungsreich gestalten; das ist für sie besser, als nur der Abwechslung wegen gleich den Arbeitsplatz zu wechseln. Wichtige Entscheidungen und Besprechungen legt Vata besser nicht in die Vata-Hochzeiten von 14 bis 18 Uhr.

Neben ihrem unerschöpflichen Elan besitzen **Pitta**-Frauen ein charmantes Charisma und eine gewinnende Überzeugungskraft. Pitta-Frauen sind praktisch, arbeiten gerne mit etwas Konkretem und suchen sich immer etwas, hinter dem sie stehen können. Ihre forsche Zielstrebigkeit hilft ihnen überall, wo es um Organisation, Planung, Forschung, Entwicklung oder Verkauf geht – sei es in der Managementetage oder als selbstständige mittelständische Unternehmerin. Auch als Chirurgin, Juristin, Politikerin oder Ingenieurin kommt ihnen zugute, dass sie privat oder beruflich Herausforderungen lieben. Pitta-Frauen sind ehrgeizig, in welchem Feld sie sich auch betätigen, brauchen sie ihren eigenen, selbstständigen Arbeitsbereich. Unter freien Mitarbeitern oder Vorgesetzten findet man häufig Pitta-Frauen.

Die Pitta-Frau sollte jedoch nicht vergessen, dass ihr Leben nicht nur aus Arbeit besteht. Je mehr sie es schafft, in einem guten Team zu arbeiten und auch anderen ihre Verantwortungsbereiche zu überlassen, umso mehr Zeit hat sie selbst für Pausen und Entspannung. Pitta wird etwas Verständnis und Toleranz gut tun. Menschen sind verschieden, nicht alle verstehen Dinge so schnell wie Pitta-Typen. Die beste Zeit für wichtige Arbeiten und Besprechungen ist bei Pitta der Vor- oder Nachmittag und Abend; die Mittagszeit ist für ihre Entspannung und ihre Mahlzeit da. Überhaupt können regelmäßige Mahlzeiten ihre Belastbarkeit und Ausgeglichenheit um ein Vielfaches steigern. Ihr Arbeitsplatz sollte gut belüftet und eher kühl sein; starke Sonne oder Hitze oder Kontakt mit Chemikalien vertragen Pitta-Frauen nicht. Gut ist alles, was entspannt, z. B. kalte Duschen, regelmäßiges Schwimmen, ruhige Spaziergänge, Ausgleichssport, autogenes Training, Muskelentspannung nach Jacobsen, Pranayama (S. 93), Meditation oder einfach nur ein stilles Nachdenken. Am wichtigsten ist und bleibt jedoch für Pitta ein harmonisches und liebendes Zuhause mit ihrem Partner, ihrer Familie und ihrem Freundeskreis.

Kapha-Frauen legen auf Ruhe und Ausgeglichenheit wert. Sie mögen Tätigkeiten und Berufe, in denen es auf Beständigkeit, Gewissenhaftigkeit und Routine ankommt. Man findet sie häufig als Verwaltungsangestellte, Buchhalterin, Sekretärin oder Sprechstundenhilfe. Mit ihrer inneren Standfestigkeit können sie ebenso gut geschickte Unternehmerinnen, Politikerinnen oder Diplomatinnen sein. Ihre fürsorglichen Eigenschaften lassen sie oft einen Beruf in der Krankenpflege, Kindererziehung oder im Hotel- und Gaststättengewerbe wählen, und ihre Erdverbundenheit macht sie zu erfüllten Landwirtinnen und stolzen Gärtnerinnen. Auch Kochen und Handarbeiten gefallen Kapha-Frauen sehr. In jedem Fall sind sie wegen ihrer natürlichen Ausdauer und Widerstandskraft zuverlässige Mitglieder in einem Arbeitsteam und der Familie. Einer Kapha-Frau wird es gut tun, sich den Herausforderungen im Berufsleben zu stellen und sich Ziele zu setzen. Ohne Fleiß erreicht auch Kapha keinen Preis. Doch das wird ihr nicht weiter schwer fallen. Sie sollte nur etwas körperliche Aktivität in ihren Tag einbauen, indem sie z. B. besser die Treppe als den Aufzug benutzt, einen Spaziergang in der Mittagspause macht, Sport treibt und mit dem Fahrrad statt dem Auto zur Arbeit bzw. zum Einkaufen fährt. Auch von geistigen Anregungen kann Kapha profitieren, erlaubt ist alles, was Kreislauf und Lebensgeister in Schwung bringt. Apropos Schwung: Kapha-Frauen sollten etwas Anlaufzeit am Morgen einplanen, nach Ende der Kapha-Phase um zehn Uhr beginnt ihre effektivste Zeit. Am besten bekommt ihnen ein leichtes Frühstück und auch das Mittagessen sollte nicht zu schwer sein. Von Kaffeepausen, Snacks und anderen Zwischenmahlzeiten dagegen ist Kapha-Frauen abzuraten – mit zwei, maximal drei Mahlzeiten am Tag sind sie am besten bedient. Außerdem sollte ihr Tätigkeitsfeld immer warm und trocken sein. Nur auf eins sollten Kapha-Frauen achten. Da sie meist emotional sehr stark und ausgeglichen sind, werden sie oft zu seelischen Mülleimern für ihre Mitmenschen. Und darüber könnten sie ihrer eigenen Lebensaufgabe untreu werden.

Einseitigkeit und Übertreibungen können leicht unsere *Doshas* durcheinander bringen. Kommt z. B. das Kapha einer sonst zuverlässigen Buchhalterin aus dem Lot, so wird sie leicht unflexibel und kann sich neuen Arbeitsabläufen nicht anpassen. Bei einem gestörten Pitta wird die erfolgreiche Managerin und engagierte Hausfrau unversehens ungeduldig und reizbar, und bei einem gestörten Vata liefert die Designerin nur noch unrealisierbare Entwürfe ab. In solchen Situationen ist es allerhöchste Zeit, unsere *Doshas* wieder auszugleichen. Energievoll und erfüllt arbeiten können wir nur, wenn wir im Einklang mit unseren natürlichen Bedürfnissen und Wünschen leben. Je *Dosha*-gemäßer wir unsere tägliche Arbeit und unsere Auszeiten gestalten können, desto glücklicher und ausgeglichener werden wir auch in der Freizeit sein. Schließlich bildet alles, was wir tun, einen wichtigen Teil unseres Lebens und trägt zu unserer Gesundheit, Vitalität, Schönheit und unserem Wohlbefinden bei.

Alle anderen sind blöd

Nicht alle äußeren Einflüsse lassen sich so ändern, wie wir es uns und unserer *Dosha*-Konstitution wünschen würden. Oder sollen wir gleich den Arbeitsplatz wechseln, wenn wir Streit mit unseren Kolleginnen oder unserem Chef haben? Über solche Schwierigkeiten lohnt es sich, einmal in Ruhe nachzudenken. »Warum reagiere ich so, wie ich reagiere und nicht anders? Warum reagieren andere so, wie sie reagieren, was sind ihre Motive?« Versuchen Sie einmal mit etwas Ruhe und Abstand *jeden* Standpunkt zu verstehen, ohne jemandem Schuld zuzuweisen. Beobachten Sie sich und andere einmal von außen. So wie wir haben auch andere Menschen ihre Schwächen und Grenzen. Wenn Sie Ihren eigenen *Dosha*-Typ und den Ihrer Kollegen oder Partner kennen, lassen sich bestimmte Reibereien von vornherein vermeiden. Vielleicht haben Sie oder andere nur zu wenig im Magen, so dass sie am späten Vormittag und in der Mittagszeit immer etwas unleidlich werden. Ein Glas kühles Wasser hat schon so manchen seine scharfen Äußerungen vergessen lassen. Vielleicht helfen auch einige Blumen oder eine sanfte Musik eine entspanntere Atmosphäre zu schaffen.

Äußere Umstände zu verändern ist allerdings nicht immer möglich, unsere innere Einstellung jedoch können wir immer und jederzeit ändern. Oft entspannen sich Mitmenschen oder Probleme allein dadurch, dass wir eine andere Einstellung oder Herangehensweise zu ihnen wählen. Jeder Mensch und jede Situation sind eine weitere Chance für uns, Neues zu lernen, um uns weiterzuentwickeln.

Freizeit, Ferien, Ausspannen

»Wer ausgewogen bei seiner Ernährung und Erholung ist, wer ausgeglichen handelt und das rechte Maß zwischen Schlafen und Wachen bewahrt, erlangt innere Ausgeglichenheit und wird frei von organischen und psychischen Leiden.«

Bhagavad-Gita 6.17

Feierabend, Ferien, Auszeit – kaum eine Zeit wird inniger ersehnt als diese Stunden, Tage oder Wochen, die unserer Entspannung wie unserer Fitness dienen sollen. Darüber sind sich alle einig. Wie allerdings unsere freie Zeit am besten zu gestalten ist, darüber gehen die Meinungen weit auseinander. Sollte man im Garten arbeiten oder lieber in der Sonne liegen und sich rösten lassen? Soll man den Squashschläger mitnehmen oder lieber die Wanderschuhe? Auch hier hat jeder *Dosha*-Typ seine eigenen Präferenzen und das, was ihm gut oder weniger gut tut.

Vata-Frauen lieben Abwechslung, neue Erfahrungen, interessante Menschen und Situationen. Nichts regt ihre Sensibilität und Kreativität mehr an. Wenn allerdings zu viel Veränderung und Bewegung ins Leben einer Vata-Frau kommt, kann es sein, dass sie den Boden unter den Füßen verliert und fahrig, unkonzentriert und unsicher wird. Außerdem erschöpft sich das Energiepotenzial von Vata-Typen innerhalb recht kurzer Zeit. Aus all diesen Gründen ist es gerade für sie sehr wichtig, regelmäßige Auszeiten und Pausen einzulegen. Einige Male kurz aufzustehen, frische Luft zu schnappen oder eine schöpferische Stille zu genießen, werden alle Vata-Frauen begrüßen. Gerade unter Druck vergessen sie allerdings leicht, wie wohltuend kurze Erholungspausen oder regelmäßige Mahl- und Arbeitszeiten sind. So rasch wie Vata-Menschen auch erschöpft sind, so schnell regenerieren sie sich wieder.

Wenn es ums Reisen und Unterwegssein geht, sind Vata-Frauen immer vorne mit dabei. Der einzige Nachteil ist nur, dass dies ihr Vata erhöht. Am meisten profitieren sie deswegen von einer Reise zu einem einzigen Ziel, an dem es warm, sonnig und nicht zu trocken ist. Wie wäre es z. B. mit dem Mittelmeerraum? Das südliche Klima und die Mentalität ist doch genau das Richtige für Sie. Auch ein Badeurlaub im schwedischen Sommer oder Ferien mit der Familie auf dem Bauernhof könnten in Frage kommen. Die Berge mit ihrem Vata-Klima dagegen werden Ihnen weniger liegen. Suchen Sie sich in jedem Fall einfach ein schönes Fleckchen, nehmen Sie sich eine gute Portion Zeit und nicht zu viel vor und genießen Sie auch einmal den Müßiggang.

Pitta-Frauen sind meist sehr vertieft in die Projekte und Ziele ihres Lebens. »Nur noch dieses und nur noch jenes erledigen, dann aber gönne ich mir wirklich eine Auszeit«, hört man gerne von ihnen. Ohne all ihre Fähigkeiten und ihren Elan in Frage stellen zu wollen, so kann es dennoch geschehen, dass sie ihre physischen und psychischen Batterien in ihren unzähligen Unternehmungen einmal erschöpft haben. Und häufig genug haben sie gewisse Signale wie Gereiztheit, Reibereien mit dem Partner wie Kollegen und die Magenbeschwerden einfach nicht bewusst wahrgenommen. Damit es nicht so weit kommt, ist es für Pitta-Frauen deswegen unbedingt wichtig, *rechtzeitig* auszuspannen. Und das bedeutet immer auch regelmäßig ein bisschen Ruhe, mindestens einmal die Woche, besser noch ein bisschen jeden Tag. Wenn es ums Entspannen geht, ist für Pitta alles bekömmlich, was kühl und feucht ist. Wie wäre es mit einem Wochenende oder vielleicht sogar einigen Wochen an einem kühlen See, im Gebirge oder auch am Meer? Da würde sich zum Beispiel Skandinavien oder die Ost- oder Nordsee anbieten. Tun Sie etwas, was Sie zufrieden macht; fordern Sie sich, nicht andere. Und organisieren Sie Ihre Auszeit nicht ganz durch, lassen Sie sich Raum für Unvorhergesehenes. Schließlich erinnern wir uns doch lieber an die Autopanne, als uns die netten Dänen halfen, oder wie uns die beiden Franzosen im Bistro spontan auf ein Fest einluden, als an die perfekt geplanten zwei Wochen davor. Auf dem Bauernhof, im Garten oder in der Natur, ein Theater- oder Konzertbesuch mit Freunden, gemütlich spazieren gehen, wandern, klettern, segeln, Kanu fahren oder Ski fahren – alles ist gut, was mit Wasser, Erde und Luft zu tun hat, den Elementen, die Ihr Pitta ausgleichen können. Und wenn es zu einer längeren Pause nicht reicht, genügt auch schon ein Theater- oder Konzertbesuch mit Ihrem Partner, ein gemütlicher Spaziergang mit anschließender Einkehr in einer Freiluftgaststätte oder ein Picknick mit Freunden im Park oder am Baggersee – egal was, nur das Ausspannen ist wichtig.

Wenn es nach der **Kapha**-Frau ginge, würde Sie am liebsten ihre ganze freie Zeit zufrieden und faul in der Sonne liegen. Sonne und Wärme sind dabei schon ganz gut, doch sollte zur äußeren Wärme auch die innere Aktivität kommen. Mit der inneren Ruhe hat Kapha schließlich keine Schwierigkeiten, es muss schon viel passieren, um eine Kapha-Frau aus der Bahn zu werfen. Zu viel Stabilität, Mütterlichkeit und Fürsorge haben jedoch auch ihre Schattenseiten. Sie können dazu führen, dass der ruhende Pol unbeweglich wird, dass die Zuverlässigkeit zur unflexiblen Routine wird und die Beständigkeit zur Hartnäckigkeit. Damit wir uns richtig verstehen: Kapha-Frauen brauchen ihre Auszeiten wie alle anderen Typen auch – nur sehen sie anders aus. Kapha-Typen werden von allem profitieren, was ihnen neue Impulse, Anstöße und Anregungen geben kann. Die Auszeiten von Kapha sind also aktiv. Wie wäre es mit einem Museumsbesuch, einer Vernissage, einem Theater- oder Konzertbesuch? Wussten Sie, wie viel Ihnen Volkshochschulkurse bieten können? Schön wäre auch ein spontaner Radausflug oder eine Joggingrunde am späten Nachmittag mit Ihrer Familie oder Ihren Freundinnen. Wenn Sie Ihren Urlaub planen, denken Sie besser an eine Rundreise oder einen Aktivurlaub, in dem jeder Tag etwas Neues und Interessantes bietet. Wie wäre es z. B. mit einer Trekkingtour im Gebirge, einem Mountainbike-Ausflug oder Reiterferien? Werfen Sie nicht gleich die Flinte ins Korn, Sie wissen doch: Wenn Sie sich einmal aufgerafft haben, dann hat es Ihnen doch immer sehr gefallen. Lassen Sie einfach Ihre Fantasie etwas spielen oder holen Sie sich Tipps bei Ihren Bekannten. Alles, was die Elemente Feuer und Luft enthält, wird Ihnen gut tun.

Wenn eine eine Reise tut ...

... dann kann sie was erzählen: zum Beispiel, dass Reisen das Vata-*Dosha* erhöht.
Deshalb klagen gerade **Vata**-Typen, die so gern verreisen, über die typischen Vata-Beschwerden wie Verstopfung, trockene Haut und Schleimhaut, Ängste, Unkonzentriertheit und das Gefühl, die eigene Mitte verloren zu haben. Lange Auto-, Bus- oder Flugreisen können sie bis zu drei Tagen außer Gefecht setzen.

Um Ihr Vata im Gleichgewicht zu halten, helfen regelmäßige Ölmassagen vor, während und nach der Reise. Ideal ist eine Anti-Vata-Diät mit appetitanregenden Gewürzen, Vollkornbrot, Vollkornkuchen, Reis, Nudeln mit Olivenöl, Nüssen, Datteln, gesüßtem Joghurt, süßen Früchten und Suppen. Trinken Sie genug – vor, während und nach Ihrer Reise – am besten warmes Wasser, Kräutertees und vor dem Schlafengehen noch warme Gewürzmilch. Vermeiden Sie eisgekühlte Getränke, Alkohol und Kaffee. Herrlich erfrischend wirken Kompressen oder ein Abreiben des Gesichtes mit einem warmen, feuchten Waschlappen und einigen Tropfen ätherischer Öle, wie Angelika, Rosenholz, Sandelholz, Zypresse, Lavendel, Geranie, Ingwer oder Anis. Versuchen Sie auch während Ihrer Reise viel zu schlafen, falls das möglich ist. Die Steifheit oder den Jetlag nach der Reise vertreiben eine Ölmassage und ein warmes Bad mit ätherischen Ölen.

Wenn **Pitta**-Typen reisen, werden sie bei unerwarteten Behinderungen oder Störungen leicht gereizt, ungeduldig und hektisch. Lange Warteschlangen und Staus können Sie nicht ausstehen, und das bekommen alle zu spüren, egal ob Reisepartner, Familienmitglieder oder Verkehrsteilnehmer. Pitta-Menschen leiden in solchen Situationen häufig unter Hautreizungen, Ausschlägen, vermehrtem Schweiß und saurem Körpergeruch.

Optimal in solchen Situation ist eine besänftigende Anti-Pitta-Diät: Snacks, Vollkornbrot, süßes Obst, frische Salate und Gemüse, Studentenfutter und Energiebällchen (S. 278) – vor, während und nach der Reise. Trinken Sie kühle, aber keine eiskalten Getränke, z. B. ein kühles Mineralwasser mit einigen Tropfen Rosenwasser oder Minz- bzw. Lavendelöl sowie süße Fruchtsäfte wie Apfel-, Birnen-, Traubensaft. Alkohol, Kaffee und heiße Getränke werden Ihnen überhaupt nicht gut tun. Sehr effektiv ist dagegen ein feuchter kalter Waschlappen mit ätherischen Ölen im Nacken oder Gesicht, bewährt haben sich z. B. Rose, Lavendel, Sandelholz, Geranie und Minze. Wahre Wunder wirkt eine Ölmassage mit kühlendem Kokosöl und beruhigenden ätherischen Ölen mit anschließender kühler Dusche. Am besten ist es natürlich, wenn Sie gleich nach der Reise zur

Entspannung in kühlem Wasser schwimmen können.
Kapha-Typen reisen eigentlich nicht gerne. Vor allem während langer Reisen klagen sie oft über Gliederschwere, Müdigkeit, geschwollene Füße, Knöchel und Ödeme.

Um Ihr Kapha anzuregen, helfen Ihnen vor der Reise Bürsten- oder Trockenmassagen mit einem Seidenhandschuh, auf dem einige Tropfen ätherische Öle geträufelt sind. Auch während der Reise empfehlen sich ätherische Öle wie Eukalyptus, Wacholder, Orange, Rosmarin, Basilikum, Bergamotte, Kardamom, Thymian, Ingwer, Grapefruit oder Angelika. Geben Sie einige Tropfen auf einen feuchten Waschlappen und reiben Sie damit Körper, Gesicht und Nacken ab. Schwere oder geschwollene Füße beleben Sie mit einigen Tropfen ätherischen Öls auf die Baumwollsocken. Am allerbesten ist es natürlich immer noch, wenn Sie sich so viel wie möglich während der Reise oder bei Pausen bewegen. Trinken Sie dabei auch warme Tees mit einem Tropfen Wacholder-, Zypressen- oder Orangenöl. Und nach der Reise ist ein warmes Bad mit Ihren ätherischen Ölen genau das Richtige, um wieder in Schwung zu kommen.

> *Tipp für Autofahrerinnen:*
> **Gegen Müdigkeit** klemmen Sie am besten ein Taschentuch mit einigen Tropfen Pfefferminze, Basilikum und Rosmarin in die Lüftung. Und machen Sie öfter kleine Pausen, in denen Sie etwas trinken, essen und sich bewegen können. Auch fünf bis zehn entspannte Minuten auf dem Rücksitz oder eine Atemübung (S. 91) bringen einiges an verbrauchter Energie zurück. **Nach der Fahrt** wirken einige Tropfen Lavendelöl ins Badewasser oder auf einem feuchten Lappen für Gesicht und Nacken wundervoll entspannend.

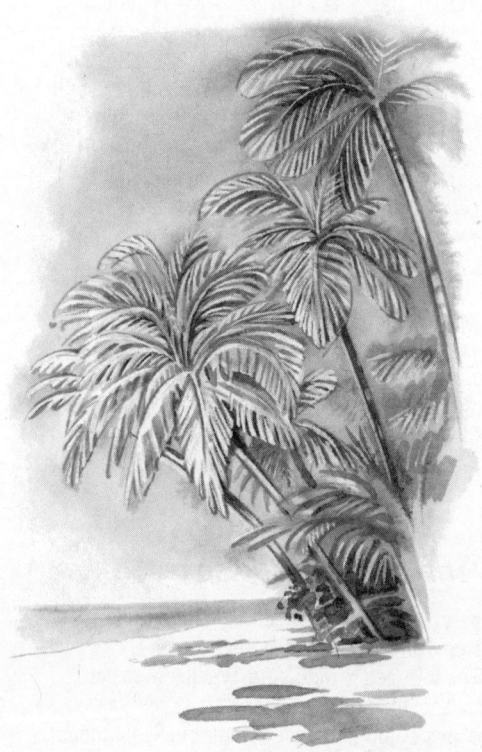

Menopause – die Wechseljahre

»Um das zwölfte Lebensjahr herum setzt die Monatsblutung ein. Bis zum 50. oder 60. Lebensjahr erscheint sie einmal im Monat, um mit dem Sinken der Körperkräfte wieder zu verschwinden.«

Sushruta Samhita, Sharirasthana 3.9

Die Wechseljahre umfassen unser gesamtes Wesen – das organische wie das psychische Befinden. Individuell werden diese Jahre des Wandels ganz unterschiedlich erfahren. Dabei spielt auch eine Rolle, in welchem Kulturkreis eine Frau lebt und welchen Status sie in der Gesellschaft hat. Je höher ihre gesellschaftliche Anerkennung im Alter ist, desto natürlicher erlebt sie diese Lebensphase – und Beschwerden treten praktisch nicht auf. In den alten Ayurveda-Texten findet man deswegen auch nur wenig über dieses Stadium. Die Periode kommt zur Zeit der Pubertät, wird in den Wechseljahren unregelmäßiger und bleibt irgendwann einmal ganz aus.

Eine Frau durchlebt ganz einfach verschiedene Zyklen und Phasen in ihrem Leben. Alles ist vollkommen natürlich und das Leben geht weiter. Wer Kinder wollte, der hat sie schon bekommen, und wer keine hat, dessen Lebensaufgabe erstreckt sich offensichtlich auf andere Bereiche. Auch die Sexualität ist mit der Menopause noch nicht zu Ende. Darüber hinaus eröffnen sich noch ganz andere Dimensionen im Leben, in ganzheitlichen Kulturen schätzt man die Lebenserfahrung und Weisheit gerade von älteren Frauen. Ob in Asien oder Afrika, ob bei den Ureinwohnern Amerikas oder Australiens und selbst in Südeuropa gilt die reife, weise Frau als Familienoberhaupt. Und auch in unseren Breitengraden geben reife Frauen ihre Lebenserfahrungen gerne an Jüngere weiter.

Barbara, 62 Jahre, erinnert sich:
»Als ich mit Anfang 40 zu meinem neuen Partner nach Italien zog, wunderte ich mich sehr, wie mich die Italiener hier behandelten. Als 40-Jährige ist man ja in Deutschland schon fast altes Eisen, sei es in der Arbeitswelt oder in der Gesellschaft.
Ganz anders in Italien, hier behandelte und behandelt mich jeder als Frau. ›Signora‹ heißt das hier. Nicht dass es ums Flirten ginge, aber ich fühle mich einfach wieder als Frau, die anerkannt und geschätzt wird.
Ob ich Probleme mit meinen Wechseljahren hatte? Eigentlich nicht, nur manchmal durchströmte mich ganz unerwartet die fliegende Hitze. Als mir bewusst wurde, dass dies eine ganz natürliche Veränderung ist und zu mir und meinem Frausein gehört, konnte ich viel gelassener damit umgehen. Und lang hat das ohnehin nicht gedauert. Aber sonst hatte ich keine Beschwerden. Ach ja, eins möchte ich noch sagen: In meinem Alter sehe ich die Dinge jetzt viel entspannter als früher. Ich bin zwar selbst eine temperamentvolle Kapha-Pitta-Frau, doch zu meiner mir sehr ähnlichen Schwiegertochter sag ich immer: Ab 40 wird das Leben viel besser.«

Die zweite Geburt als weise Frau

Die westlichen industrialisierten Gesellschaften frönen dem Jugendkult. Ältere Frauen haben es da schwer. Bei uns sieht man die Wechseljahre hauptsächlich als Mangelsituation und betrachtet die gesunde ältere Frau als behandlungsbedürftiges Wesen, dem oft Hormone verschrieben werden. Gerade jüngere Frauen haben vor den Wechseljahren häufig Angst. Angst davor, dass sie nicht mehr attraktiv für Männer sein könnten, Angst vor dem Übersehen- und Abgeschobenwerden, Angst vor dem Ende ihrer Fruchtbarkeit und der Tatsache, nun nie mehr Kinder bekommen zu können.
Die Frauen dagegen, die sich gerade in den Wechseljahren befinden, erleben sie häufig als sehr produktiv. Auch bei uns hat nur ein Drittel aller Frauen stärkere organische oder psychische Beschwerden in dieser Lebensphase. Die meisten aller Frauen jedoch fühlen sich leistungsfähiger, zum Teil sogar glücklicher und gesünder als zuvor. Sie betrachten die Welt mit ganz anderen Augen und gehen viel gelassener an ihr Leben heran. Mit all ihrer Reife und Lebenserfahrung sind sie viel ruhiger und selbstsicherer. Sie fühlen, was ihnen gut tut, sie wissen, was sie wollen und verfolgen ihre Ziele.
Mit den Wechseljahren fühlen sie sich aufgerufen, von der körperlichen Lebenslinie auf die geistige Lebenslinie umzusteigen. Die Weichen sind ge-

stellt, verwirklichen wollen sie diesen Prozess selbst.

Sträuben wir uns also nicht gegen diese Zeit der Wandlung, denn es warten ganz neue Aufgaben, Sichtweisen und Einstellungen auf uns. Nun haben wir die Möglichkeit, über all das, was wir in unserem Leben getan haben, Bilanz zu ziehen – wir können auch noch Korrekturen vornehmen mit den Aspekten unseres Lebens, die uns wenig oder gar nicht gefallen. »Was habe ich von meinen Plänen verwirklicht? Was ist mir tatsächlich wichtig? Was möchte ich unbedingt noch in meinem Leben machen? Und was davon kann ich noch erreichen?«

Dabei wird auch Abschied genommen, manche Frauen trauern darum, dass sie ihre körperliche Fruchtbarkeit nicht mehr ausleben können. Vielleicht war der Beruf so ausfüllend, dass kein Platz für ein Kind war, oder es fehlte der passende Partner. Umstellen müssen sich auch diejenigen Frauen, die das Muttersein als befriedigend erlebt haben. Fallen die Wechseljahre zusammen mit dem Auszug der Kinder aus der gemeinsamen Wohnung, kann das zusätzlich belastend werden. Manchen Frauen fällt auch der Abschied vom jugendlichen Schönheitsideal schwer.

Andere Frauen dagegen sind froh, sich nun nicht mehr um Verhütung kümmern zu müssen oder freuen sich auf zukünftige Enkel. Viele Frauen spüren auch, dass sie sich weiterentwickelt haben, dass sie das Alter des Kinderkriegens und Erziehens hinter sich gelassen haben und jetzt andere Aufgaben auf sie warten. Viele Frauen sehnen sich auch danach, wieder mehr Zeit für ihren Partner zu haben und die möglicherweise entbehrte Zweisamkeit nachzuholen bzw. ihre Beziehung zu vertiefen.

Nach einer Zeit des Umbruchs werden neue, ungeahnte Energien frei. War es nicht auch so in der Pubertät? Die Wechseljahre sind nichts anderes: manchmal anstrengend, aber immer spannend und aufregend.

Die Wandeljahre geben uns auch die Möglichkeit einer neuen, zweiten Geburt in diesem Leben. Sie sind eine Chance, eine Transformation. Sie helfen uns, Klarheit in unser Leben zu bringen und unsere Ziele neu zu überdenken. Irgendwann zwischen dem 40. und dem 60. Lebensjahr stellt der Körper seine körperliche Fruchtbarkeit ein, damit wir uns auf uns selbst besinnen können – und geistige Kinder gebären. Mit den Wechseljahren beginnt unser Leben als weise Frauen.

Wenn Vata gestört ist

Bei der grazilen Silke – einer Vata-Frau um die 50 – ist die Menstruation schon seit einigen Monaten ausgeblieben. Zuerst dachte sie sich nichts dabei, da ihre Periode ohnehin immer recht unregelmäßig und schwach war. Inzwischen fällt Silke jedoch auf, dass sich viele ihrer Vata-Beschwerden intensiver zeigen. Sie ist nervös, ängstlich, grübelt unentwegt, und was ihr früher leicht fiel, wird nun oft zur unüberwindbaren Überforderung. Ohne so recht zu wissen warum, spürt sie eine tiefe Unzufriedenheit, die sich bis zur depressiven Stimmung steigern kann. Auch ihre Partnerschaft füllt sie nicht mehr so recht aus. Ihre Kopfschmerzen und Verstopfung machen ihr mehr zu schaffen als früher, und ihre Haut, insbesondere Schleimhäute und Vagina, ist ziemlich trocken geworden. Phasenweise klagt sie auch über Beinkrämpfe, Appetitlosigkeit und Schlaf- und Verdauungsstörungen. Seit dem letzten Arztbesuch macht sie sich zusätzliche Sorgen wegen einer drohenden Osteoporose.

Am wichtigsten für Silke wird es sein, nun eine Anti-Vata-Diät und einen ebensolchen Lebensstil zu befolgen. Verdauungsanregende Gewürze helfen ihr, angesammeltes *Ama* loszuwerden. Und reichlich Flüssigkeit wie warme Getränke, Fruchtsaft oder eine Gemüsebrühe machen ihre Haut geschmeidiger. Um sie wieder ins Gleichgewicht zu bringen und auch die Gefahren einer etwaigen Knochenentkalkung zu verringern, verwöhnt sich Silke mit einer morgendlichen warmen Ölmassage mit Sesamöl und einigen Tropfen Rosenholz, Jasmin und Geranie gefolgt von regelmäßiger, sanfter, körperlicher Bewegung wie Yoga, Tai Chi oder Spaziergängen. Die empfohlenen Öleinläufe entspannen und entschlacken Silke zusätzlich. In der Duftlampe verbreiten Muskatellersalbei, Rose, Ylang-Ylang oder Ingwer ihren sanften Einfluss. Und um ganz sicher in puncto Vitamin- und Mineralversorgung zu gehen, nimmt Silke zweimal täglich das Ayurveda-Tonikum Chyavanaprash mit warmer Milch.

Schon nach kurzer Zeit fühlt sich Silke weitaus wohler und hat ihre alte Zuversicht wiedergewonnen. Nach offenen Gesprächen mit Freundinnen und Partner weiß sie sich verstanden und geborgen. Die neue Ruhe und Regelmäßigkeit im Essen und Leben tun ihr gut und erleichtern es ihr, mit neuem Schwung ihre zahlreichen Ideen und Gedanken umzusetzen. Ihre Beschwerden, die so viel mit Anspannung, Stress und (auch sexuellem) Leistungsdruck zu tun hatten, machen ihr kaum noch Schwierigkeiten. Nicht zuletzt weiß Silke sie nun auch einzuordnen: als Signale, die sie zum Nachdenken und Verändern anregen wollen, um ihrem Leben eine neue Tiefe und Verbundenheit zu geben.

Wenn Pitta aus der Balance kommt
Gloria kennt sich normalerweise als Pitta-Frau mit unerschöpflichem Elan. Mit ihrer kraftvollen Periode hatte sie nie größere Probleme, doch seit sie ausgeblieben ist, machen ihr plötzliche Hitzewallungen zu schaffen. Aus dem Nichts heraus ist sie plötzlich in Schweiß gebadet. Ihren Bekannten fällt auf, dass sie leicht ungeduldig und reizbar ist. Sie selbst fühlt sich nun oft müde und ohne inneres Ziel – etwas, was sie von sich sonst überhaupt nicht kennt. Ab und zu machen ihr auch Hautausschläge und Scheidenentzündungen zu schaffen.
Glorias Pitta ist durcheinander. Wichtig für sie werden nun eine Anti-Pitta-Diät mit Rohkost, Melonen, Gurken u. Ä. Auch ihr Lebensstil sollte ihr gestörtes Pitta ausgleichen. Sie geht regelmäßig schwimmen oder spazieren, besucht einen Yoga-Kurs und verwöhnt sich immer abends mit einer Kopf- und Fußmassage mit Ghee oder Kokosöl. Noch etwas schwer fällt es der quirligen Gloria, sich auch einmal bewusste Auszeiten zum Entspannen zu nehmen – bisher kannte sie das Leben nur von der arbeitsamen Seite. In Verbindung mit Singen, Teppichknüpfen, Zeichnen oder in der Versorgung ihrer Blumen auf der Terrasse kann sie auch diesem neuen Aspekt etwas Positives abgewinnen. Dabei helfen ihr die ätherischen Öle von Rose, Lavendel, Muskatellersalbei, Sandelholz und Schafgarbe – in der Duftlampe, im Massageöl, als Kompresse oder Badezusatz. Ihre Entschlackung unterstützt sie mit dem sanften Abführmittel Triphala (S. 57), das sie im Frühjahr und im Herbst nimmt.
Nachdem Gloria sich durchgerungen hat, sich wirklich jeden Tag bewusst Zeit und Ruhe zu gönnen, geht es ihr schnell besser. Sie spürt, wie gut ihr die Anti-Pitta-Empfehlungen tun: Die Ernährung und eingeplante Pausen in den Pitta-Zeiten sind effektiver, als sie das gedacht hätte. Bisher kannte Gloria nur ein Leben, das nach Zielen und Erfolg ausgerichtet war, doch inzwischen weiß sie auch andere Qualitäten zu schätzen: die der Stille, der Besinnlichkeit und des Einfühlens. Und damit sind auch ihre organischen und psychischen Beschwerden weit in den Hintergrund getreten.

Wie Kapha die Menopause stören kann
Manuela gehört zu den Frauen, die dem Leben unter allen Umständen eine angenehme Seite abgewinnen können – sie ist eine Kapha-Frau. Unbehaglich fühlt sie sich aber seit dem Ausbleiben ihrer Regel. Es scheint, als ob ihr diese monatliche Reinigung fehlt: Sie klagt über Ödeme, Schwellungen in den Beinen und Flüssigkeitsansammlungen im ganzen Körper. Ihre Brüste sind gespannt und sie hat insgesamt zugenommen. Sie fühlt sich erschöpft und hat ein starkes Schlafbedürfnis. Ihren Freundinnen fällt auf, dass sie sehr empfindsam geworden ist, sie weint leicht und fühlt sich oft alleine oder ohne Unterstützung, was auch ihre Partnerschaft belastet. Manchmal steigert sich dieses Gefühl zu grenzenloser Trauer, Antriebslosigkeit und Depression.
Für Manuela sind eine gut gewürzte Anti-Kapha-Diät und ein elanvoller Anti-Kapha-Lebensstil angesagt. Alles, was sie körperlich oder psychisch in Schwung bringt, wird ihr gut tun: dynamischer Sport, Tanzen, Aerobic, Walking, trockene Wärme und eine Trockenmassage sowie neue Menschen, Ideen und Situationen. Für die Duftlampe oder einfach aufs Kopfkissen empfehlen sich neben Wacholder, Salbei und Orange vor allem Bergamotte und Muskatellersalbei für gute Laune sowie Zypresse zum Entwässern und Harmonisieren der Hormone. Gemeinsam mit einer Freundin besucht Manuela Volkshochschulkurse und möchte mit ihr nächstes Jahr auch eine Sprach- und Bildungsreise nach Amerika unternehmen. Und gemeinsam achten sie darauf, dass Manuela aus den neuen Anregungen nicht wieder in den Alltagstrott verfällt. Schließlich tun Manuela gerade die neuen Impulse im Leben gut.
Innerhalb kürzester Zeit spürt Manuela die positiven Veränderungen. Je mehr neuen Elan ihr Leben bekommt, umso mehr klingen die organischen Beschwerden ab. Besonders wichtig war es

Manuela, all diese Auswirkungen persönlich zu erfahren. Ihr Rundum-Wohlgefühl gibt ihr die Motivation, ihr Leben und ihre Ernährung auch in Zukunft nach den Ayurveda-Empfehlungen auszurichten. Und wenn sie sich mal nicht alleine aufraffen kann, können – so ist es ausgemacht – auch ihr Partner und ihre Freundinnen für den nötigen Antrieb sorgen.

Beschwerden in der Menopause

Das Ausbleiben unserer Monatsblutung in der zweiten Lebenshälfte ist etwas völlig Natürliches und Normales – so natürlich und normal wie ihr Einsetzen während der Pubertät war. Gehen wir diesen Schritt in eine neue Lebensphase gerne und ohne Vorbehalte, treten üblicherweise auch keine Beschwerden auf.

Etwaige Beschwerden können ein Hinweis sein, dass wir uns innerlich gegen Dinge sträuben, die wir mit den Wandeljahren in Verbindung bringen, möglicherweise spüren wir Unbehagen, Altbekanntes hinter uns zu lassen und uns auf Neues einzulassen. Während der Wechseljahre geht das Pitta der Erwachsenenzeit in das Vata der älteren Erwachsenen über, viele Beschwerden hängen deswegen auch mit einem unausgeglichenen Vata oder Pitta zusammen. Beschwerden in der Menopause können aber auch bedeuten, dass sich in unserem Körper *Ama* angesammelt hat und unsere *Doshas* durcheinander bringt. Bisher mögen uns gewisse Unausgewogenheiten vielleicht nicht so aufgefallen sein, da ein Großteil unseres gestörten *Ama* mit unserer Monatsblutung aus dem Organismus befördert wurde. Neben anderen *Ama* reduzierenden Maßnahmen (S. 34) helfen in den Wechseljahren besonders regelmäßige Reinigungskuren in Form von kurzen Saftfasttagen, Sesamölmassagen und Öleinläufen. Massagen und Öleinläufe gleichen übrigens auch das Vata-*Dosha* aus, das bei jedem Wechsel und Wandel mit betroffen ist. In jedem Fall lohnt es sich, bei Wechseljahrbeschwerden unsere Ernährung, unseren Lebensstil und unsere Lebenseinstellung etwas genauer anzusehen.

Beim Lachen, Niesen, Husten oder Hüpfen kann es sein, dass unwillkürlich einige **Urintröpfchen abgehen**. Hierbei helfen Beckenbodenübungen wie z. B. die isometrische Grundspannung (S. 100) oder Fahrstuhl fahren (S. 69). Die Muskeln, die Sie anspannen müssen, um den Harnstrahl zu unterbrechen, sind die des Beckenbodens.

Starke Monatsblutungen signalisieren oft beginnende Veränderungen im weiblichen Körper. Sanfte Bewegungen, Spaziergänge, Feldenkrais sowie entspannendes Yoga, Pranayama und Tai Chi gleichen das überaktive Pitta aus. Zwei Teelöffel geschroteter Leinsamen sind nicht nur gut für die Verdauung, sondern regulieren mit ihren Prostaglandinen auch starke Blutungen. Ein Tee aus Hirtentäschelkraut wirkt stark Blut stillend, Frauenmantel stärkt die Gebärmutter und Mönchspfeffer gleicht die weiblichen Hormone aus. Eine besänftigende, entspannende und aufhellende Teemischung besteht aus je zwei Teilen Johanniskraut, Schafgarbe, Melissenblätter, Frauenmantel und Hirtentäschelkraut sowie ein Teil Hopfenzapfen. Empfehlenswert ist auch ein Tee aus gleichen Teilen Himbeerblättern und Hibiskusblüten. Bewährt hat sich zudem eine Tasse Kokosmilch mit ½ TL Vollrohrzucker.

Über **Hitzewallungen und Nachtschweiß** klagen nicht wenige Frauen. Nun, da der Körper nicht mehr die Möglichkeit hat, seine Schlackenstoffe *(Ama)* über die Regel auszuscheiden, sucht er sich andere Wege wie den Schweiß. Auslöser sind oft Pitta verstärkende Nahrungsmittel wie Kaffee, Alkohol und starke Gewürze. Denken Sie also an eine Kapha vermehrende Ernährung sowie an einen Tee aus Salbei oder Herzgespann. Ebenso hilfreich wie erfrischend ist eine Tasse Granatapfelsaft mit 1 TL Vollrohrzucker und einigen Tropfen Zitronensaft. Geben Sie daneben noch einige Tropfen Aromaöl von Muskatellersalbei und Zypresse in Ihre Duftlampe oder auf eine kühle Kompresse. In jedem Fall lindert ein Kapha erhöhender Lebensstil mit ausreichend Ruhe und Regelmäßigkeit Ihre Schweißausbrüche.

Vielen Frauen sitzt die Angst vor **Osteoporose** im Nacken, dass durch Verlust an körpereigenen Östrogenen die Knochen dünner werden und bei einem Sturz eventuell brechen könnten. Hormone schlucken schafft – von den Nebenwirkungen einmal abgesehen – nicht unbedingt Abhilfe, da Frauen mit gleichem Hormonspiegel unter verschieden starkem Knochenschwund leiden. Ausschlaggebender für die Knochendichte ist die Belastung der Knochen. Haben Sie die letzten zwanzig Jahre mit sitzender Tätigkeit verbracht, dann liegen Ihre Messwerte zwar unter dem Normalwert, sind jedoch bezogen auf Ihre Lebensführung völlig richtig – und Sie haben keine Osteoporose. Die beste Vorsorge ist, wenn Sie auf Stressabbau und genügend Bewegung achten. Je mehr Sie Ihre Knochen (wieder) belasten und beanspruchen, umso mehr Dichte werden sie auch wieder aufweisen. Fein raus sind Sie, wenn Sie sanfte körperliche Aktivitäten mit anderen Anti-Vata-Maßnahmen kombinieren, vor allem einer Kapha erhöhenden Ernährung. Leckere Kalzium-Lieferanten sind Rosinen-Mandel-Milch (S. 286), gewürzte Nussmilch (S. 280), enthäutete Mandeln, Sonnenblumenkerne, Kokosmilch, Mungbohnen und Sojaprodukte. Auch Massagen mit Sesamöl oder das Kauen einer Hand voll weißer Sesamsamen versorgen Ihren Körper mit genügend Kalzium. Ein wirksamer Knochenschutz ist auch folgendes Kräuterpräparat: fünf Teile Shatavari (Spargelwurzelpulver), drei Teile Vidari *(Ipomoea paniculata)*, zwei Teile wilde Yamswurzel in warmer Milch eingenommen. Massieren Sie auch Bauch, Nabel und Kreuzbein sanft mit Sesamöl, das unterstützt und kräftigt die Unterleibsorgane.

Zerstreutheit und mangelnde Konzentration weisen ebenfalls auf ein gestörtes Vata hin. Alle bekannten Anti-Vata-Maßnahmen tun hier ihr Gutes sowie Entspannung, ein regelmäßiges Leben und ausgleichende Bewegung. Ein Tee aus Eisenkraut und Schafgarbe übt neben seinem entspannendem Einfluss auch noch eine ausgleichende Wirkung auf das Nervensystem aus. Ein besonderes Ayurveda-Gehirntonikum ist Brahmi *(Bacopa monnieri)*, ½ TL des Pulvers zweimal täglich mit warmem Wasser oder Milch. Auch als Kopf- und Haaröl ist Brahmi sehr beliebt und effektiv.

Wenn unsere Hormone Karussel fahren, kommt unsere **Stimmung** oft nicht mehr hinterher. Das ist während der Pubertät so, in der Anfangszeit der

Isometrische Grundspannung

Bei dieser Übung spannen Sie verschiedene Körperteile von unten nach oben an, um sie anschließend wieder zu entspannen. Vergessen Sie nicht, gerade während der Anspannungsphase locker weiter zu atmen!

1) Sie liegen auf dem Rücken, die Beine sind hüftbreit voneinander entfernt und leicht nach außen gedreht, die Arme liegen neben Ihrem Körper mit den Handflächen in Richtung Boden.
2) Fußspitzen in Richtung Nase ziehen, ohne dabei den Kontakt der Ferse mit dem Boden zu verlieren. (Die Kniegelenke werden dadurch leicht angewinkelt.)
3) Beckenbodenmuskulatur bewusst und stufenweise anspannen (wie wenn diese Muskelschicht ein Fahrstuhl wäre, mit dem Sie die Stockwerke einzeln nach oben fahren). Am Ende Ihrer »Fahrt« auch Gesäß- und Bauchmuskulatur anspannen.
4) Fingerspitzen in Richtung Nase ziehen, die Unterarme bleiben leicht angewinkelt am Boden. Arme Richtung Füße spannen, dabei Schulterblätter gegen die Unterlage drücken.
5) Kinn in Richtung Schlüsselbeingrube schieben, als ob Sie ein Doppelkinn machen wollten. Auf diese Weise wird die Halswirbelsäule gestreckt.
Diese Grundspannung drei bis fünf Sekunden aufrecht halten und anschließend schrittweise von oben nach unten locker lassen (zuerst Schultern, dann Hände, Bauch, Po, Beckenboden und am Ende die Beine). Wiederholen Sie die isometrische Grundspannung noch drei- bis fünfmal.

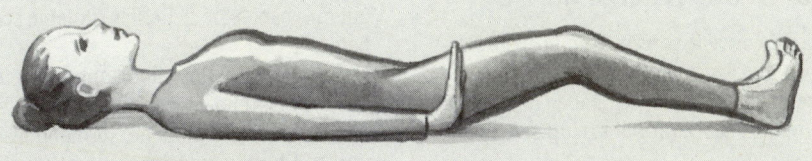

Schwangerschaft und kann auch in der Menopause passieren. Vielleicht haben Sie das Gefühl, dass Sie sich jetzt in einer Phase befinden, in der Sie sich nicht mehr zurücknehmen wollen, sondern – wie in der Pubertät – auch einmal etwas fordern. Vielleicht versuchen Sie Ihre Wünsche und Träume radikaler umzusetzen. Was immer auch der Grund ist, es lohnt sich, darüber nachzudenken und zu erspüren, was hinter unseren Stimmungen steckt. Wer seine Laune auf angenehme Weise erhellen möchte, ist mit den ätherischen Ölen von Bergamotte, Geranie, Zitronengras und Orange in der Duftlampe oder als Inhalation bestens bedient. Für gute Stimmung, gestärkte Nerven und einen erholsamen Schlaf sorgen neben sportlichen Aktivitäten auch Tees aus Johanniskraut, Melisse, Passionsblume oder Herzgespann.

Eine **trockene Scheide** muss noch lange kein Nachlassen der Libido bedeuten, wie manche Frau in den Wechseljahren befürchtet. Allerdings kann dies ein Hinweis unseres Körpers sein, dass wir mehr Wert auf romantische Zärtlichkeit als auf schnellen Sex legen. Vielleicht haben sich auch unsere Prioritäten verschoben und körperliche Liebe ist uns nicht mehr so wichtig wie früher. Ist dies der Fall, dann sollten wir offen mit unserem Partner sprechen, schließlich gibt es unzählige Arten und Weisen, sich gegenseitig Liebe zu zeigen – ein langes Vorspiel und liebevolle Partnermassagen sind nur zwei von vielen Möglichkeiten. In jedem Fall lohnt es sich, auch in diesem Bereich unsere gegenwärtigen Wünsche und Bedürfnisse herauszufinden. Massieren Sie Ihre Scheide regelmäßig mit einigen Tropfen folgender Ölmischung: drei Tropfen Muskatellersalbei auf 30 ml Nachtkerzenöl. Ausgleichend für das gestörte Vata wirkt auch ein in Sesam- oder Olivenöl getränkter Tampon, den Sie über Nacht in der Scheide lassen. Zum Auffangen von auslaufendem Öl tragen Sie am besten eine Binde.

Vital durch die Wechseljahre

Nach der vom Ayurveda vorgesehenen Lebensdauer von 100 Jahren liegen die Wechseljahre ungefähr in unserer Lebensmitte. Wir haben noch etwa die Hälfte unseres Lebens vor uns. Nutzen wir es also!

- **Sport** und körperliche Aktivität regen den Stoffwechsel an, stärken das Immunsystem und wirken ausgleichend auf Körper und Seele. Sie helfen auch bei Schlafstörungen, Hitzewallungen, Nervosität und Stimmungsschwankungen. Falls Sie nicht schon längst Sport treiben, suchen Sie sich jetzt eine Sportart aus, die Ihnen Spaß macht und gut tut. Wenn Sie Probleme haben, den inneren Schweinehund zu besiegen, überreden Sie doch eine Freundin mitzumachen. Zu zweit fällt es leichter, außerdem hören Sie dann aus Bequemlichkeit nicht gleich wieder auf. Zur Auswahl stehen z. B. Walking, Schwimmen, Rad fahren, Skilanglauf, Wandern, Tanzen, Feldenkrais, Eurhythmie, Gymnastik und Yoga. Wenn Ihnen mehr die Gartenarbeit liegt, dann fangen Sie an, die Erde umzugraben und etwas Neues anzupflanzen. Oder Sie geben sich auf ausgedehnten Spaziergängen den Eindrücken der Natur hin.

- **Alltagsstress** macht fahrig, unkonzentriert und verstärkt Hitzewallungen. Dauerstress erhöht den Blutdruck und damit die Gefahr, einen Herzinfarkt zu bekommen. Auch das Krebsrisiko steigt. Falls Sie zu den Frauen gehören, die sich häufig gestresst fühlen, nervös sind, schlecht schlafen und unter Konzentrationsschwäche leiden, probieren Sie es mit Atemtechniken (Pranayama), Yoga oder einer anderen Entspannungstechnik, um wieder Ihr harmonisches Gleichgewicht zu bekommen. Fein raus sind Sie auch mit anderen **Anti-Vata-Maßnahmen** wie die tägliche Ölmassage, Ruhe, Regelmäßigkeit, Wärme und Sonne.

- Spätestens jetzt wird es Zeit, einen kritischen Blick auf Ihre Speisekarte zu werfen. Angesagt ist eine **Anti-Vata-Diät**, d. h., alles, was Ihr Kapha erhöht und genügend verdauungsanregende Gewürze enthält, wird Ihnen gut tun. Orientieren Sie sich an den Tabellen im Anhang (ab S. 297). Besonders aufbauend und stärkend ist Rosinen-Mandel-Milch (S. 286). Dass Kaffee, Alkohol, Fleisch, Fisch und Eier Ihnen gar nicht gut tun, haben Sie sicherlich ohnehin schon bemerkt.

- Die körperliche Umstellung unterstützt **Aloe-Vera-Gel**, dreimal täglich einen Teelöffel einnehmen. Als natürliche Hormonquelle wirken **Shatavari (Spargelwurzelpulver)** und die **wilde Yamswurzel**, jeweils ¼ TL mit

Menopause – die Wechseljahre

etwas Wasser zweimal täglich nach dem Mittag- und Abendessen. Besonders angenehm und ausgleichend wirken die ätherischen Öle von Bergamotte, Ylang-Ylang, Geranie, Patchouli, Rose, Magnolie, Muskatellersalbei und Zypresse – in der Duftlampe, als Badezusatz, Massageöl oder Kompresse.

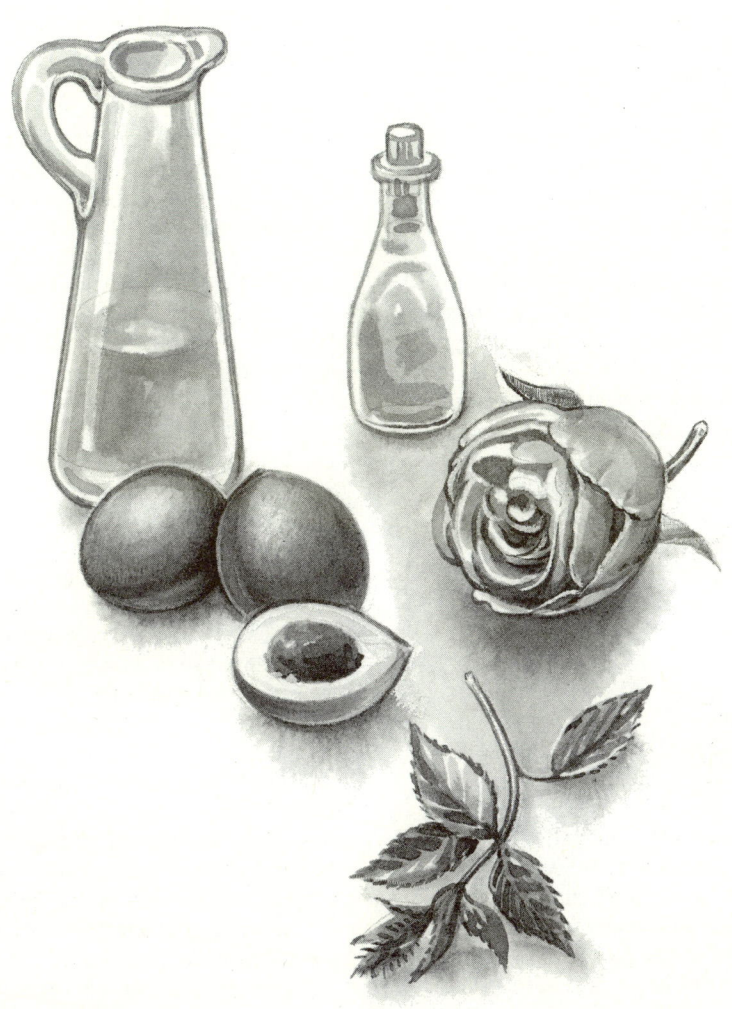

Leben in den Tag bringen

»Gesund wird nur die Person sein, die sich täglich gesund ernährt und harmonisch lebt, die zwischen Förderlichem und Schädlichem unterscheidet und entsprechend weise handelt, die nicht zum Sklaven ihrer Sinneswahrnehmungen wird, die die inneren Werte der Barmherzigkeit, Gleichmut, Wahrhaftigkeit und Vergebung entwickelt und die Gemeinschaft von weisen Menschen sucht.«

Ashtanga Hridayam 4.36

Alles, was wir in unserem Leben tun, hat seine Bedeutung. Nicht nur das Große und Außergewöhnliche, auch und gerade das Alltägliche und scheinbar Belanglose. Oft ist es gerade das, was wir täglich tun, was unseren Charakter, unsere Eigenarten ausmacht. Nach dem Ayurveda ist alles wichtig: unsere Ernährung und Verdauung ebenso wie unser Lebensstil. Alles spiegelt uns wider und alles hat auf uns seinen Einfluss.

Gesund ist ein Lebensstil allerdings nur, wenn er Ausgeglichenheit und Harmonie schenkt. Ausgeglichenheit bedeutet keine graue Langeweile, vielmehr ist es ein Leben, in dem wir versuchen, uns über alles bewusster zu werden, bewusster über Gott und die Welt und über uns. Das ist es, was der Ayurveda mit seinen Empfehlungen im Sinne des *Sattva* bezweckt. Und das ist es, was Paola Picasso, die Tochter des berühmtesten Malers und Bildhauers des 20. Jahrhunderts meinte, als sie ihren Vater charakterisierte: »Wenn Pablo Picasso einen Apfel gegessen hat, dann hat er einen Apfel gegessen.«

Aufstehen – aller Anfang ist leicht

Vata bringt Leichtigkeit und Frische. Wenn Sie **morgens vor sechs Uhr aufstehen**, so profitieren Sie den ganzen Tag von der Beweglichkeit und dem Schwung von Vata. Auch zum Meditieren, für eine stille Einkehr und Yoga sind gerade die zwei Stunden vor Sonnenaufgang (*Brahma-Muhurta*) ideal – es ist die einzige Zeit des Tages, in der alle drei *Doshas* ausgeglichen sind.

Beginnen Sie Ihren Tag also bewusst, indem Sie sich zuerst einmal **räkeln und strecken**. Das aktiviert den Kreislauf und Ihre *Doshas*, die sich im Schlaf alle in die Herzgegend zurückgezogen haben. Wer dagegen bis in die Kapha-Phase von sechs bis zehn Uhr morgens liegen bleibt, dem wird die Beschwingtheit von Vata fehlen. Nicht nur der Beginn des Tages wird dann schwerfälliger, auch tagsüber werden sich die Dinge meist nur schleppend voranbewegen. Nicht umsonst heißt es schließlich: Morgenstund hat Gold im Mund.

Im Badezimmer – reinen Tisch machen

Die Vata-Phase vor sechs Uhr morgens ist auch die ideale Zeit, alle physischen und psychischen Abfallstoffe loszuwerden, die unseren Organismus noch vom Vortag und der Nacht belasten. Ein **Glas lauwarmes Wasser** bringt über einen Reflex vom Magen den Darm in Schwung. Ebenso wirkungsvoll, erfrischend und reinigend ist ein Glas Wasser mit einem Teelöffel Honig und einem Schuss Zitronensaft. Der regelmäßige Gang zur Toilette morgens in der Vata-Zeit unterstützt den inneren Hausputz, um im neuen Tag frisch, frank und frei loslegen zu können.

Zum **Zähneputzen** empfiehlt der Ayurveda traditionell Zweige bestimmter heilkräftiger Bäume, wie Neem oder Eukalyptus, deren Ende durch Zerstoßen in eine Bürste umfunktioniert werden. In unseren Breitengraden tut es natürlich auch eine saubere Zahnbürste, die Sie in regelmäßigen Abständen erneuern. Die Zahnpasta sollte einen bitteren, herben oder scharfen Geschmack haben, das regt die Sekretion der Speicheldrüsen an und entzieht etwaigen Bakterien und Karies den Nährboden.

Das leichte **Massieren des Zahnfleisches** mit dem Finger gehört ebenso zur Ayurveda-Mundhygiene wie das **Reinigen der Zunge** von Belägen. Dazu nehmen Sie am besten einen Teelöffel oder Zungenschaber, mit dem Sie drei- bis fünfmal von der Zungenwurzel zur Zungenspitze hin schaben. Ein weißlicher oder gelblicher Zungenbelag weist auf Stoffwechselschlacken (*Ama*) hin, die sich über Nacht angesammelt haben. Mit einer regelmäßigen Zungenreinigung verbessern Sie nicht nur Ihre Geschmacksempfindung, sondern aktivieren auch die Verdauung, verhüten Mundgeruch und schützen die Zähne vor Bakterien. Achten Sie ruhig einmal auf Ihre Zunge. Wer sattvisch gesund lebt und sich ebenso ernährt, dessen Zunge wird morgens nur einen feinen weißen Belag haben. Nach einem schweren Abendessen, während einer Krankheit oder auch beim Fasten, wenn abgelagerte Stoffwechselgifte ausgeschieden werden, findet sich dagegen oft ein dicker Zungenbelag.

Zur Stärkung Ihrer **Sehkraft** nehmen Sie nun etwas Wasser in den Mund und besprenkeln die Augen mit kaltem Wasser. Anschließend das Wasser wieder ausspucken.

Jetzt folgt die **Mundspülung mit Olivenöl** oder Sesamöl: Nehmen Sie etwa einen Esslöffel Öl in den Mund, um es zwei, drei Minuten hin und her zu bewegen und anschließend wieder auszuspucken. Diese Prozedur kräftigt Zahnfleisch und Zähne, löst etwaige Giftstoffe und erhöht die Widerstandskraft gegen Bakterien und Viren im Mund- und Rachenraum. Gurgeln mit Öl stärkt die Stimme, verhindert Karies und Parodontose, strafft den Teint und hält Rachen und Lippen geschmeidig.

Nach dem Reinigen der Nase massieren Sie mit dem kleinen Finger sanft ein bis zwei Tropfen **Olivenöl in die Innenseite der Nasenlöcher**. Das schützt vor Krankheitserregern, beugt Kopfschmerzen vor und hilft gegen trockene Nasenschleimhäute. Darüber hinaus stärkt diese Ölanwendung Augen, Ohren, Muskeln und Haut und regt die Reinigungs- und Verdauungsvorgänge im Körper an. Sich lösende Sekrete schlucken Sie besser nicht hinunter, da sie Stoffwechseltoxine enthalten.

Morgendliche Selbstmassage – geht runter wie Öl

Gönnen Sie sich eine Ölmassage! Die Haut schützt und trennt uns von unserer Umwelt, wir nehmen über sie Sauerstoff auf und scheiden über ihre Poren Giftstoffe aus. Hautkrankheiten entwickeln sich, wenn sich zu viele Stoffwechselgifte angesammelt haben. Kein Wunder also, dass der Ayurveda der **täglichen Ganzkörpermassage** mit reinen Pflanzenölen (Abhyanga) einen hohen Stellenwert beimisst. Tägliche Ölmassagen regen den Kreislauf an, beruhigen das Nervensystem, kräftigen die Muskulatur und stärken die Verdauungskraft. Zudem werden die inneren Organe über ihre Reflexzonen und Energiebahnen in der Haut ausgeglichen. Natürlich reine Öle pflegen und fördern den Teint, unterstützen ein gesundes Hautmilieu und schützen vor zu intensiver Sonneneinstrahlung. Vor allem aber harmonisieren sie unser Vata-*Dosha* und sorgen damit für ein anhaltendes körperliches und geistiges Wohlbefinden. Mit dem passenden Öl (s. Übersicht) massieren Sie sich am besten jeden Tag einige Minuten von Kopf bis Fuß. Sesam- und Senföl zählen zu den wärmenden Ölen und sind genau das Richtige im Winter oder für Vata- bzw. Kapha-Frauen. Kokosöl und Ghee dagegen besitzen kühlende Eigenschaften und werden Pitta-Typen gut tun.

Oliven- und Sonnenblumenöl können von allen drei *Dosha*-Typen verwendet werden. Sollten bei Senf- oder Sesamöl Hautreizungen auftreten, so verwenden Sie stattdessen Oliven- oder süßes Mandelöl.

Vata- und Pitta-Frauen werden von sanften und vor allem regelmäßigen Ölmassagen besonders begeistert sein, sie spüren die positiven und entspannenden Wirkungen sofort. Kapha-Frauen dagegen brauchen eine kräftigere Massage. Bei Kapha-Störungen wie fettiger Haut, trägem Stoffwechsel oder Übergewicht verzichten Sie besser auf das Öl und nehmen eine **Trocken- bzw. Bürsten-Massage** vor; sie belebt den Stoffwechsel und aktiviert den Kreislauf. Dazu eignen sich

---

Reifen des Öls

Für die Massage empfiehlt der Ayurveda **gereifte Pflanzenöle**, die besser von der Haut absorbiert werden können. Erhitzen Sie dazu das Öl in einem Topf auf etwa 110 °C. Die Temperatur können Sie mit einem Küchenthermometer kontrollieren oder zwei bis drei Tropfen Wasser in das noch kalte Öl geben. Bei etwa 100 °C zerplatzt die Wasserphase des Öls mit deutlichen Knackgeräuschen: Das Öl ist gereift. Abgekühltes Öl in eine gut verschließbare Flasche füllen. Gereiftes Öl hält sich lange; vor der Massage erwärmen Sie einfach die jeweils benötigte Menge im Wasserbad auf Handwärme. Medizinierte Massageöle mit wertvollen Pflanzenessenzen sind dagegen schon gebrauchsfertig, Sie brauchen sie nur noch vor der Massage etwas erwärmen.

Konstitution	Öle für die Kopfmassage	Öle für die Körpermassage	Ätherische Öle
Vata	Sesamöl, Olivenöl, Mandelöl, Avocadoöl, Sonnenblumenöl, Weizenkeimöl, Ghee	Sesamöl, Olivenöl, Sonnenblumenöl, Senföl (nur im Winter)	Rose, Lavendel, Flieder, Ylang-Ylang, Ingwer, Zypresse, Orange, Vanille, Rosenholz, Muskatellersalbei
Pitta	Kokosöl, Ghee, Sonnenblumenöl, Olivenöl, Weizenkeimöl,	Kokosöl, Ghee, Sonnenblumenöl, Olivenöl	Rose, Sandelholz, Jasmin, Lavendel, Zitrone, Neroli, Patchouli, Fenchel, Zypresse, Koriander, Muskatellersalbei
Kapha	Sesamöl, Maiskeimöl, Olivenöl, Sonnenblumenöl	Senföl, Sesamöl, Maiskeimöl, Olivenöl, Sonnenblumenöl	Salbei, Minze, Eukalyptus, Rosmarin, Wacholder, Ingwer, Bergamotte, Muskatellersalbei, Myrrhe, Zypresse, Nelke, Niaouli

Das richtige Öl für die Massage

eine Badebürste, ein Frottierhandtuch oder Bouretteseiden-Handschuhe (erhältlich in der Apotheke).

Ätherische Öle verleihen Ihrem Massageöl zusätzlich heilende, entspannende und zugleich wohltuende Wirkungen. Erwärmen Sie vor der Massage 30 bis 50 ml Ihres Grundöls im Wasserbad und fügen Sie drei bis fünf Tropfen ätherisches Öl je nach Ihrem *Dosha*-Typ hinzu.

Bei Zeitmangel tun es übrigens auch **Öl-Teilmassagen** von Gesicht, Ohren, Händen und Füßen – insbesondere vor dem Schlafengehen sorgen sie für einen entspannten und erfrischenden Schlaf. Ölmassagen der **Kopfhaut** entspannen Körper und Psyche, lindern Vata-Störungen, aktivieren die Sinnesorgane und kräftigen die Haare. Stark erhitzende Öle haben im Kopfbereich allerdings nichts zu suchen. Vor der Haarwäsche wird grundsätzlich immer zuerst Öl in Kopfhaut und Haar einmassiert. Kämmen Sie das Haar anschließend aus und binden Sie es zu einem Knoten bzw. wickeln Sie sich ein Handtuch um den Kopf, um das Öl etwa eine Stunde, bei Vata- und Pitta-Typen am besten über Nacht, einwirken zu lassen. So viel Zeit sollte Ihnen Ihre Gesundheit, Ihre Schönheit und Ihr Wohlbefinden wert sein.

Ab unter die Dusche

Unser Körper scheidet seine Gift- und Schlackenstoffe nicht nur über Darm, Nieren und Lunge aus, sondern auch über die Haut, und das vor allem nachts im Schlaf. Aus diesem Grund empfiehlt der Ayurveda nach der Massage eine **Dusche**. Vata- und Kapha-Frauen brauchen Wärme, sie sollten eine warme Dusche nehmen und zum Abschluss noch einmal kurz kaltes Wasser über den Körper laufen lassen. Dadurch verengen sich die Blutgefäße und Hautporen und können so die Wärme besser im Körper halten. Pitta-Naturen dagegen tut es gut, sich an kühle Duschen zu gewöhnen, sie haben ohnehin schon genügend Feuer im Körper. Wasser reinigt nicht nur den Körper, sondern wirkt auch auf die Psyche entspannend, befreiend und belebend. Darüber hinaus bringt Duschen den Kreislauf in Schwung, vertreibt Müdigkeit, regt den Appetit an, reinigt das Blut und fördert die Vitalität. Im **Kopfbereich** ist handwarmes Wasser am besten; heißes Wasser hat hier nichts zu suchen, es schwächt die Sehkraft und führt zu frühem Ergrauen und Haarausfall.

Haarshampoos können Sie regelmäßig verwenden – übrigens stammt das Wort »Shampoo« aus dem Ayurveda. Wie alles für unsere Körperpflege sollte auch das Shampoo aus biologischen Rohstoffen bestehen und ohne Tierversuche entwickelt worden sein. Zur **Seife** greifen Sie allerdings besser nur bei starken Verschmutzungen. Seife zerstört den Säureschutzmantel der Haut und fördert das Bakterienwachstum, was zu Körpergeruch führt. Solange Sie sattvisch leben, wird Ihre Haut nicht über das normale Maß hinaus Stoffwechselschlacken ausscheiden –, so dass üble Körpergerüche gar nicht erst entstehen. An Stelle der Seife empfiehlt der Ayurveda traditionell eine Paste mit Heilerde oder aber **Gersten- bzw. Kichererbsenmehl** (s. a. typgerechte *Ubtans* S. 113). Eine sanftere und gesündere Reinigung der Haut von Schlackenstoffen, Schweiß und überschüssigem Massageöl gibt es nicht.

Ayurveda-Kosmetik – Schönheit kommt von innen

Schönheit beginnt im Bewusstsein. Alles, was wir denken, fühlen und tun, hinterlässt seine Spuren in uns, bis in die kleinste Zelle hinein. Aus diesem Grund geht es dem Ayurveda weniger darum, Fältchen oder Hautunreinheiten kosmetisch zu verbergen. Er wünscht sich Frauen, die so authentisch und integer mit sich selbst und den Gesetzen der Natur und des Universums leben, dass alles an ihnen natürlich schön ist – und deswegen nicht übertüncht oder beschönigt zu werden braucht. Wahre Schönheit kommt von innen. Sie ist Ausdruck einer edlen Geisteshaltung und damit abhängig von unserem Bewusstsein. Wenn wir unsere innere Harmonie gefunden haben, werden sich wie von allein Gesundheit, Schönheit, Glück und Wohlbefinden einfinden.
Wer schön sein will, sollte sich mit Schönem und Harmonischem umgeben. Dazu gehören selbstverständlich **Kosmetika** aus reinen Naturprodukten. Sattvisch sind nur solche Kosmetika, die aus biologischen Rohstoffen bestehen und ohne Tierversuche entwickelt wurden. Nur solche Kosmetika werden uns wirklich von innen heraus schön machen. Wer genauer wissen möchte, was die Ayurveda-Kosmetik alles zu bieten hat, der findet ausführliche Hinweise für ein Schönheitsprogramm von Kopf bis Fuß ab S. 112.

> *Ayurvedischer Kajal* um die Augen ist nicht nur hübsch, sondern auch gesund. Nach den alten Sanskrit-Texten fördert Kajal nicht nur die Sehkraft, sondern besänftigt auch gereizte, trockene, brennende und tränende Augen. Mit Kajal können wir mit offenen Augen durch unser Leben gehen.

Kleidung, Schmuck, Parfüm – unsere zweite Haut

Die **Kleidung** umhüllt wie eine zweite Haut die erste Haut unseres Körpers. Auch sie sollte sattvisch, d. h. frisch, sauber und atmungsaktiv sein und aus natürlichen Textilien (Baumwolle, Wolle, Leinen, Wildseide) bestehen. Unsere Kleidung begleitet uns auf Schritt und Tritt, sie wirkt auf unsere Sinnesorgane wie auf unsere Psyche und beeinflusst damit auch die Harmonie unserer *Doshas*. Kunststoff-, Leder- und Pelzprodukte erfüllen die Kriterien von Naturbelassenheit bzw. Gewaltlosigkeit nicht. Sattvische Kleidung hingegen regt die Durchblutung der Haut an, schützt den Teint, stärkt die Abwehrkraft, wirkt im Falle von Wolle und Wildseide infektionshemmend und wehrt negative Energien und Strahlungen ab. Während des Tages nimmt unsere Kleidung nicht nur äußere Verunreinigungen und die Ausscheidungen unseres Körpers auf, sondern auch subtile Schwingungen, wie die Gedanken und Emotionen unserer Mitmenschen. Zu Hause empfiehlt es sich daher, die Tageskleidung gegen bequeme Hauskleidung zu tauschen. (Wild-)Seide schützt am besten gegen negative Umwelteinflüsse. Ein Wildseidenunterhemd reicht schon aus, um z. B. die Strahlenbelastung von Bildschirmen zu lindern.
Die **Farbe und Form** unserer Kleidung, aber auch die Auswahl unserer Wohnungseinrichtung spiegelt auf subtile Weise unser Lebensgefühl und unsere

Dosha-Konstitution wider. Mit Farben und Formen können wir unsere *Doshas* durcheinander bringen oder auch stabilisieren.

Vata-Frauen fühlen sich in dezenten, farbenfrohen Kleidern und einer hellen, freundlichen und bunten Umgebung wohl. Zur Harmonisierung einer Vata-Störung eignen sich neben den Farben Grün, Gelb, Orange und etwas Rot vor allem warme, beruhigende und helle Erdtöne und die ganze Palette der Pastelltöne, deren helle und lichte Ausstrahlung das oft sorgenvolle Vata-Gemüt aufhellen kann. Bei der Wohnungseinrichtung werden Vata-Naturelle runde, weiche und sanfte Formen bevorzugen und auf schwere, naturbelassene Hölzer Wert legen. Pitta-Frauen sind mit allen kühlenden und beruhigenden Farben wie Blau, Grün, Türkis oder auch Weiß fein raus. Aggressive und grelle Farben dagegen und vor allem Rot würde ihre feurige Natur zu sehr aus dem Gleichgewicht bringen. Entspannend und ausgleichend wirken für Pitta-Typen ebenso Möbelstücke in sachlich-kühlen Formen, Farben und Materialien, wie Silber oder Chrom. Kapha-Frauen dagegen brauchen viel Anregungen und Wärme. Ihnen tun alle lichten, beschwingten und warmen Töne wie Gelb, Orange und Rot gut. Zarte, fein strukturierte Möbelstücke aus leichten, hellen Holzsorten und warmen Materialien sind genau das Richtige, um ihrem ruhigen Erd- und Wasser-Element zusätzlich Spritzigkeit und Dynamik zu schenken.

Schwarz und Grau sind eigentlich gar keine Farben. Sie beeinträchtigen unsere Aura und Lebensenergie, belasten unsere Stimmung und sind keinem *Dosha*-Typ zu empfehlen.

Edelmetalle und Edel- bzw. Halbedelsteine haben wie alles Natürliche und Schöne viel Positives zu bieten. Jedem Einzelnen von ihnen ordnet der Ayurveda ganz spezifische Heilwirkungen zu, u. a. besitzen sie einen ausgleichenden Einfluss auf unsere Gefühle, unser Bewusstsein, unsere Aura und können negative kosmische Einflüsse der Sterne neutralisieren.

Vata-Frauen profitieren in erster Linie von Smaragd, Jade, gelbem Saphir, gelbem Topas, Citrin, Bernstein und Amethyst, alle am besten in Gold gefasst. Ideal für Pitta-Frauen sind Perlen, Mondstein, Bergkristall, Smaragd, Jade, Lapislazuli, Aquamarin, blauer Saphir und Rosenquarz, vorzugsweise in Silber oder Platin gefasst. Und Kapha-Frauen fühlen sich wohl mit in Gold gefassten Steinen wie Rubin, Koralle, Granat, Karneol, Katzenauge und Topas.

Um die Heilkraft voll nutzen zu können, tragen Sie die Edelsteine und Edelmetalle am besten direkt auf der Haut, oder legen Sie diese beim Ruhen auf Ihre Chakren oder einfach dorthin, wo Sie das Gefühl haben, dass sie Ihnen gut tun. Sie können sich auch mit Edelsteinwasser waschen oder das Wasser trinken.

Edelsteinwasser ist als Getränk oder zum Baden bzw. Duschen ein beliebter Energiespender. Legen Sie Ihre Heilsteine über Nacht in ein Glas oder einen Krug mit kristallklarem Quellwasser. Am nächsten Tag können Sie es trinken oder sich damit waschen. Besonders wirksam ist Edelsteinwasser, das über Nacht im Mondlicht stand.

Blumen, Duftlampen, Räucherstäbchen, Parfüms und ätherische Öle (S. 104, Morgendliche Selbstmassage) stärken unseren Körper, öffnen unseren Geist und aktivieren unser Herz. Darüber hinaus fördern sie körperliche Ausstrahlung, psychische Ausgeglichenheit sowie unser Selbstbewusstsein. Ihr sattvischer Einfluss hilft uns nicht zuletzt, uns innerlich zu sammeln und auf unsere Meditation und unsere Einkehr vorzubereiten.

Dankbarkeit – die Einkehr des Herzens

Ist man frühmorgens im ländlichen Indien unterwegs, so trifft man immer wieder Frauen oder Mädchen, die vor Tagesanbruch einzeln oder in Gruppen zu einem Tempel oder einem heiligen Ort ziehen. Noch bevor sich die ersten Sonnenstrahlen zeigen, singen sie ihre Lieder in einem anziehenden Wechselgesang zwischen Vorsängerin und Nachsängerinnen. Vor dem Tempel angekommen, umkreisen Sie ein oder mehrere Bäume, gießen ein wenig von dem mitgebrachten Wasser auf die Wurzeln, stecken vielleicht ein Räucherstäbchen in seine Rinde und betreten dann ihren heiligen Ort, um den neuen Tag mit einer Tempelzeremonie zu beginnen.

Ob im Ayurveda, in den Veden oder den Überresten der noch heute praktizierten altindischen

Kultur, Zeremonien sind immer mit von der Partie. In ihnen verbinden sich Gebete, Meditationen, innere Einkehr, eine Bewusstmachung bestimmter Phasen im Leben und vieles mehr. Immer aber sind sie auch dazu da, um Dankbarkeit auszudrücken. Menschen, die dankbar sind, für die Luft die sie atmen, das Essen, das sie essen, den Schatten, den ihnen die Bäume spenden, das Wasser, das Brunnen und Flüsse geben, den Regen, der ihr Getreide wachsen lässt, ihrer Mutter und ihrem Vater, die sie geboren und erzogen haben, den Lehrern, die ihnen Fertigkeiten und Fähigkeiten beibrachten ... Menschen, die dankbar sind gegenüber ihrem Partner, ihren Eltern, ihren Kindern, ihren Mitmenschen, Tieren, Pflanzen und der gesamten Natur – solche Menschen werden diese niemals ausbeuten oder gar zerstören. Und Menschen, die allem gegenüber dankbar sind, werden auch dem Schöpfer dieser Dinge gegenüber dankbar sein. Und Menschen, die dankbar sind für alles, was ihnen das Leben schenkt, solche Menschen werden in sich ruhen und inneres Glück finden können.

Nehmen wir uns also ruhig einige Minuten oder wenigstens einen Moment Zeit, um in uns hineinzuspüren. Erfahren wir unsere Dankbarkeit und geben sie an andere weiter. Leben wir unser Leben auf eine Art und Weise, bei der wir anderen einen ebenso großen Raum zum Wachsen geben wie uns selbst. Leben wir ein Leben, das uns so erfüllt, dass wir aus unserer Fülle auch anderen geben können. Nehmen wir unser Glück in Dankbarkeit an und geben es weiter, so vervielfacht sich unsere Lebensfreude um ein Tausendfaches.

Abends – wenn die Sonne schlafen geht

Wenn die Sonne untergeht, kann der Mond seinen kühlen, regenerierenden Einfluss verbreiten. Nun kommen unsere Tagesaktivitäten allmählich zur Ruhe und die Zeit der Erholung bricht an. Probieren Sie es einmal aus! Stehen Sie einmal mit der Sonne auf und ziehen Sie sich mit dem Mond in Ihre Ruhephase zurück. Sie werden staunen, was Sie allein damit für Ihre Gesundheit, Energie und Wohlbefinden tun.

Abends empfiehlt der Ayurveda eine **leichte Mahlzeit**, vielleicht auch nur eine Gewürzmilch (S. 288) mit einer Banane, in einer entspannten Atmosphäre. Bevor Sie schlafen gehen, sollten schließlich alle körperlichen und geistigen Verdauungsvorgänge abgeschlossen sein; in der Nacht braucht der Körper alle Energie zu seiner Regeneration. Aus diesem Grund misst der Ayurveda dem erholsamen Schlaf eine ebenso große Bedeutung zu wie einer gesunden Ernährung und einer ausgeglichenen Lebensführung. Am tiefsten und erholsamsten sind die ersten Stunden des Schlafes. Nutzen Sie dafür die Kapha-Phase und gehen Sie am besten vor 22 Uhr zu Bett.

Ihr Schlafzimmer wird gemütlich mit frischer Bettwäsche in hellen Farbtönen, warmer Beleuchtung und sanfter Musik. Fernseher oder schweres Lesematerial sind vom Bett zu verbannen – sie würden nur Ihre Erholung stören. Schlafen heißt für Geist und Körper, sich zu entspannen. Diesen Prozess unterstützen Sie, indem Sie sich vor dem Zubettgehen **Hände, Füße und Gesicht waschen und sanft mit etwas Öl massieren**. Besonders entspannend wirkt ein Öltropfen in jedes Ohr. Mit dem **Kopf nach Osten oder Süden** zu schlafen, fördert ebenfalls die Regenerationsarbeit von Psyche und Körper.

Schlafen heißt einen Schlussstrich setzen. Das geht am besten, wenn Sie eine innere Rückschau auf den vergangenen Tag halten, mit seinen Stärken und seinen Schwächen – dann können Sie den vergangenen Tag auch beenden. Ein schöner Abschluss ist eine kleine Meditation und ein kurzes Dankeschön für alles, was wir an diesem Tag erleben und lernen durften. Mit dem Einschlafen beenden wir diesen Tag, mit dem Erwachen beginnt ein neuer Tag mit neuen Chancen.

Zu wenig Schlaf lässt **Vata** ansteigen. Vata-Frauen brauchen viel Ruhe, um ihr sensibles Nervenkostüm zu erneuern. Nachtschichten, zu spätes Zubettgehen und überhaupt zu wenig Schlaf sind Gift für sie.

Wenn Sie Probleme mit dem Einschlafen haben, Ihnen zu viele Gedanken durch den Kopf gehen, Sie nachts häufig aufwachen – vor allem zwischen zwei bis vier Uhr morgens – dann ist Ihr Vata durcheinander. Probieren Sie es mit einer erdenden Anti-Vata-Diät, einem Vata ausgleichenden Lebensstil und regelmäßigen Ölmassagen – auch abends. Das hilft bestimmt!

Der **Pitta**-Schlaf dagegen ist tief, fest und erfrischend. Eigentlich brauchen Pitta-Typen weniger

Schlaf als andere. Probleme können sich nur ergeben, wenn sie bis tief in die Nacht hinein arbeiten; mit dem Pitta-Schub um Mitternacht fällt dies zwar leicht, doch Schlaf werden sie danach erst wieder in den Morgenstunden finden. Falls Sie früher ins Bett gehen und dennoch um Mitternacht erwachen, so ist dies ebenfalls ein Zeichen, dass Ihr Pitta gestört ist. Unter solchen Umständen ist unbedingt ein Anti-Pitta-Lebensstil mit der entsprechenden Diät angesagt. Trennen Sie Beruf und Haushaltspflichten strikt von Ihrem Privatleben. Ziehen Sie sich früh genug in Ihre Entspannungsphase zurück – jeden Tag.

Zu viel Schlaf lässt **Kapha** ansteigen. Kapha-Typen oder Frauen in einer Kapha-Phase, wie der Schwangerschaft oder den Tagen nach dem Ende der Periode, sollten deswegen nicht während des Tages schlafen oder gar ein ganzes Wochenende im Bett verbringen. Können Sie zwar leicht einschlafen, erwachen aber schwer und unerfrischt, so ist Ihr Kapha gestört. Stellen Sie Ihren Lebensstil auf Anti-Kapha um, viel aktive Bewegung und Unternehmungen sowie eine gut gewürzte Anti-Kapha-Diät werden Ihnen gut tun.

Während der Periode, nach der Entbindung und während der Stillzeit brauchen wir mehr Schlaf, ebenso in der Kindheit, im Alter, während einer Krankheit oder Rekonvaleszenz. Müdigkeit ist ein Signal und sollte nach dem Ayurveda ernst genommen werden: Wir sollten so viel schlafen, wie es unser Organismus erfordert. Besonders auch nach Reisen, intensiver geistiger und körperlicher Arbeit, organischen oder emotionalen Verletzungen oder in der heißen Jahreszeit, wenn die Tage lang und die Nächte kurz sind.

Übrigens, der entspannendste Schlaf ist der auf der **rechten Seite**. In dieser Lage ist vor allem das linke Nasenloch aktiv, was den Organismus kühlt und sanft regeneriert. Schlafen in der linken Seitenlage erwärmt den Körper durch die Aktivität des rechten Nasenlochs und belebt Verdauung und den gesamten Stoffwechsel. Vom Schlaf in der Bauchlage ist eher abzuraten, er behindert nicht nur die Atmung, sondern gleich alle drei *Doshas*.

Träume

Während des Schlafs ziehen sich unser Bewusstsein und unsere Sinne von der äußeren Welt zurück. Nun regiert das Unterbewusstsein: Tageserlebnisse werden verarbeitet und unerfüllte Wünsche ausgelebt. Träume können uns auch wertvolle Hinweise auf unsere *Doshas* geben: Vata-Träume haben viel mit Sensibilität und aktiver Bewegung zu tun, wie etwa Fliegen, Laufen, Springen und Fallen. In ihnen entfalten wir ungeahnte Sinnesfähigkeiten oder plagen uns mit Sorgen und Ängsten, wie in Verfolgungsträumen. Bei Vata-Träumen werden vor allem unser Gehör und unser Tastsinn angesprochen. In Pitta-Träumen tauchen scharfe Gegenstände, Auseinandersetzungen und vielleicht auch Feuer auf. In ihnen spielen Mut, ein Sich-den-Herausforderungen-Stellen ebenso eine Rolle wie Aggression, Kämpfe und manchmal auch Gewalt. Pitta-Träume sind sehr intensiv und einprägsam, sie sprechen vor allem unser optisches Empfinden an. Kapha-Träume sind im Vergleich dazu eher sanft: Sie handeln von stillen Wassern, Seen, Meeren, ruhigen Landschaften, Grotten oder Höhlen. Nicht selten drehen sie sich auch um die Familie, angenehme Kindheitserinnerungen oder die Fürsorge um andere. Bei Kapha-Träumen erinnern wir uns vor allem an Geruchs- und Geschmackseindrücke.

Natürlich schön – die Ayurveda-Kosmetik

»*Ojas, die Lebenskraft, verleiht uns nicht nur körperliche und geistige Kraft und Vitalität, sondern auch eine angenehme Stimme und einen vorteilhaften Teint.*«

Sushruta Samhita, Sutrasthana 15.21

Haben Sie schon mal eine frische Aprikosenmaske auf Ihrer Haut gespürt? Nein? Dann wird es aber Zeit! Nicht nur die angenehme, sanfte Frische lädt dabei zum Entspannen ein, auch der betörende, süßliche Duft kann Erinnerungen an fröhliche Sommertage wachrufen.

Für eine schöne, strahlende und gesunde Haut müssen wir weder weit gehen noch viel Geld ausgeben. Die Natur hält für uns eine Vielzahl frischer Zutaten aus ihrem unerschöpflichen Reich bereit. Das meiste, was wir für unsere Schönheitsrezepturen brauchen, befindet sich schon in unserer Küche bzw. unserem Gewürzregal. Nicht umsonst haben bereits die berühmtesten Schönheiten der Antike ihre Haut mit Milch, Honig, Früchten, erlesenen Ölen und Kräutern gepflegt, verwöhnt und verjüngt.

Ob sie davon wussten? Sicherlich haben es sensitive Frauen schon lange gespürt, dass sich das Motto »Du bist, was du isst« auch auf die Schönheit erstreckt. Unsere Haut kann nur rein, geschmeidig und hübsch sein, wenn wir uns mit frischen, reinen, sattvischen Nahrungsmitteln ernähren. Und unsere Haut kann nur schön sein, wenn wir solche Produkte an sie heranlassen, die man ebenso gut auf den Essteller bringen könnte.

Vata Trockene Haut	*Pitta* Empfindliche Haut	*Kapha* Fettige Haut
Im ausgewogenen Zustand: normale bis trockene Haut fein, zart, kühl heller oder dunkler Teint, feine Hautporen wenig empfindlich bei Hitze und Sonne bräunt langsam	**Im ausgewogenen Zustand:** normale bis empfindliche Haut geschmeidig, warm, gut durchblutet heller rosiger Teint Sommersprossen empfindlich bei Hitze- und Sonne, wird leicht rot schnelle Sonnenbrandgefahr	**Im ausgewogenen Zustand:** normale bis fettige Haut geschmeidig, straff, fest, kühl heller bis blasser Teint, große Hautporen unempfindlich bei Sonne und Hitze bräunt leicht
Im unausgewogenen Zustand: sehr trocken, rau, spröde dünn bis pergamentartig, sensibel, kalt neigt zu schwacher Talgproduktion, früher Faltenbildung, Grießkörnern, dunklen Augenringen, dunkler Pigmentierung an den Wangen wenig Hautunreinheiten verträgt weder Kälte noch Trockenheit	**Im unausgewogenen Zustand:** übersensibel, etwas fettig bzw. feucht, gerötet, gereizt, neigt zu Hautunreinheiten, Rötungen, Entzündungen, Ausschlägen, geplatzten Äderchen, brennender und allergischer Haut, entzündlicher Akne, vergrößerten Poren in der T-Zone des Gesichts verträgt keine Hitze (v. a. keine Dampfbäder, heiße Kompressen)	**Im unausgewogenen Zustand:** sehr fettig, unrein, feucht, aufgedunsen, teigig, kalt neigt zu übermäßiger Talgproduktion, erweiterten Hautporen, Mitessern, Pickeln, Akne, Lymphstau, Ödemen verträgt keine Kälte (vor allem keine feuchte Kälte)
bevorzugt warme Anwendungen und Kompressen, auch feuchte Wärme	bevorzugt kühlende Anwendungen und Kompressen	bevorzugt warme Anwendungen Sauna, Dampfbäder, Inhalationen Trockenmassagen

Künstliche und chemische Emulgatoren, Duft- und Konservierungsstoffe, austrocknender Alkohol und Glyzerin oder Ähnliches sind in der Ayurveda-Kosmetik überflüssig. Mutter Natur bietet weitaus Besseres und Wirkungsvolleres.

Im Folgenden stelle ich Ihnen einige einfache und schnelle ayurvedische Schönheitsrezepte vor. Lassen Sie sich ruhig einmal – besser noch öfter – von der ayurvedischen Schönheitspflege verwöhnen. Freuen Sie sich auf die einfachen, neuen Rezepte. Mit der Tabelle auf Seite 111 können Sie einfach und rasch Ihren Hauttyp bestimmen – damit Sie ganz genau wissen, welches Rezept für Sie am besten und effektivsten ist.

Schönheitsprogramm von Kopf bis Fuß

Ein Tag für mich! Heute wollen wir uns verwöhnen und den Bedürfnissen unseres Körpers etwas mehr Aufmerksamkeit schenken. Die beste Zeit für unser Schönheitsprogramm von Kopf bis Fuß ist der Morgen, da der Körper in dieser Zeit ohnehin auf Reinigung und Ausscheidung eingestellt ist. Und so verläuft unser kleines Programm von maximal einer Stunde auch nach ähnlichen Prinzipien, wie die berühmte ayurvedische Reinigungskur *Panchakarma*. In regelmäßigen Abständen angewendet, verleihen uns diese Schönheitsrezepturen neue Energie, Frische und Vitalität – außerdem sind sie reiner Balsam für unser Wohlbefinden.

Ölmassage (Abhyanga) oder Trockenmassage

Eine Ganzkörpermassage mit warmem Öl ernährt alle sieben *Dhatus* (Körpergewebe), harmonisiert die *Doshas* (Bioenergien) und verleiht Vitalität und Energie. Das sanfte Massieren regt Lymphsystem, Durchblutung und Hautstoffwechsel an. Die Haut wird geschmeidig, straff und voller Glanz. Daneben wirkt das Öl regenerierend, stärkend und aktivierend. Auch in der Heilkunde schätzt man Ölmassagen, z. B. in der Rekonvaleszenz, bei Schlafstörungen (vor allem abends), zur Stärkung der Augen (vor allem als Fußmassage) und um die Körperabwehrkraft wieder auf Trab zu bringen. Neben ihrer nährenden und aktivierenden Wirkung löst eine Ölmassage auch Unreinheiten, Toxine und störende *Dosha*-Ansammlungen in den Körpergeweben. Die meisten von uns werden jedoch vor allem ihren entspannenden Effekt genießen wollen.

Während der Haut von Vata- und Pitta-Frauen eine Ölmassage am besten bekommt, ist eine regelmäßige, kräftige Trockenmassage für die Haut der Kapha-Frau optimal. Erfahren Sie selbst, welche Massage Ihnen das angenehmste Wohlempfinden für Körper, Geist und Gefühl schenken kann.

Schweißtreibende Übungen (Svedhana)

Die anregende Wirkung der Ölmassage können Sie noch intensivieren, wenn Sie anschließend etwas ins Schwitzen kommen. Das bringt die durch die Massage gelösten Gewebetoxine und Unreinheiten an die Hautoberfläche, die mit der folgenden Ayurveda-Peelingpaste sanft entfernt werden. Es genügt allerdings vollkommen, die körperlichen Übungen (z. B. Gymnastik, Yoga, fünf Tibeter) nur bis zur ersten Schweißbildung auszuführen. Ein Anhaltspunkt: Atmen Sie bei Ihren Übungen immer durch die Nase, nicht durch den Mund; das hält die Stoffwechselaktivität im gewünschten Rahmen.

Sanftes Peeling (Ubtans)

Das wohltuende Ganzkörperpeeling einer ayurvedischen Kräuterreinigungspaste (*Ubtan*) entfernt überschüssiges Massageöl, Schweiß, abgestorbene Hautzellen und Gewebetoxine. Das pflegt nicht nur den Teint, sondern fördert auch die Durchblutung, lindert Hautbeschwerden und steigert Ihre physische und psychische Energie. Ein weiterer Vorteil der wohltuenden *Ubtans* ist, dass sie – im Gegensatz zu normaler Seife – den Säureschutzmantel der Haut erhalten. Mit *Ubtans* versorgen Sie Ihre Haut mit allen wertvollen Nährstoffen und verleihen ihr einen weichen, strahlenden Glanz.

Vata-Körperpflege

Ölmassage
40 – 50 ml warmes Ghee, Sesam- bzw. Olivenöl
evtl. 3 – 5 Tropfen ätherisches Öl, z. B. Fenchel,
  Ylang-Ylang, Orange, Grapefruit oder Zimt

1) Setzen Sie sich in einem warmen, Zugluft sicheren, ruhigen Raum bzw. Badezimmer auf ein Handtuch. Etwas Öl auf die Handfläche geben und damit nacheinander in kreisenden Bewegungen Hände, Arme, Schultern, Brust, Bauch, Rücken, Po, Beine und Füße massieren. Schmerzende Gelenke oder Körperstellen sanft etwas länger massieren.
2) Lassen Sie das Öl für 10 – 15 Minuten einwirken.

Körperübungen
Ideal ist es, wenn Sie in der Zwischenzeit etwas ins Schwitzen kommen, z. B. durch einige Gymnastik- bzw. Yogaübungen. Sehr zu empfehlen ist die Yoga-Übungsfolge »Sonnengruß« (S. 89).

Ganzkörperpeeling
50 g Dinkel- bzw. Weizenvollkornmehl oder
  Reismehl
1 EL warmes Sesamöl oder Olivenöl
½ TL Kurkuma
3 EL warme Milch, Sahne bzw. warmes Wasser
falls erwünscht: 1 EL getrocknete und
  zerstoßene Lavendelblüten, Ringelblumen
  oder Spargelwurzelpulver

1) Alle Zutaten in einer Tasse zu einer Paste verrühren.
2) In der Dusche bzw. Badewanne mit der Paste den ganzen Körper bestreichen, anschließend abrubbeln und mit lauwarmem Wasser ohne Seife abduschen.

> Falls sich Ihre Haut immer noch trocken anfühlt, verwöhnen Sie Ihren Körper noch mit Ihrem Lieblingsöl, z. B. Mandel-, Weizenkeim- oder Jojobaöl.

Pitta-Körperpflege

Ölmassage
40 ml Kokos-, Sonnenblumen- oder Olivenöl bzw.
  Ghee
evtl. 3 Tropfen ätherisches Öl, z. B. Sandelholz,
  Rose, Neroli, Niaouli oder Patchouli

1) Handwarmes Ghee bzw. Pflanzenöl eventuell mit 3 Tropfen ätherischem Öl Ihrer Wahl anreichern.
2) Setzen Sie sich in einem gut belüfteten und ruhigen Raum bzw. Badezimmer auf ein Handtuch. Etwas Öl auf die Handfläche geben und damit nacheinander in kreisenden Bewegungen Hände, Arme, Schultern, Brust, Bauch, Rücken, Po, Beine und Füße massieren.
3) Lassen Sie das Öl für 10 – 15 Minuten einwirken.

Körperübungen
Ideal ist es, wenn Sie in der Zwischenzeit 10 – 15 Minuten lang mit einigen Gymnastik- bzw. Yogaübungen etwas ins Schwitzen kommen.

Ganzkörperpeeling
50 g Reis-, Gersten-, Dinkel-, Weizen- oder
  Kichererbsenmehl
½ – 1 EL Ghee, Kokos-, Oliven- oder
  Sonnenblumenöl
1 TL Kurkuma
3 EL kaltes Wasser bzw. Milch
falls erwünscht:
  1 EL Spargelwurzelpulver oder getrocknete
  und zerstoßene Pfefferminzblätter

1) Alle Zutaten in einer Tasse zu einer Paste verrühren.
2) Mit der Paste in der Dusche bzw. Badewanne den ganzen Körper bestreichen, anschließend abrubbeln und mit kühlem bis lauwarmem Wasser ohne Seife abduschen.

Kapha-Körperpflege

Trockenmassage und Ölmassage
Eine regelmäßige kräftige Trockenmassage mit einem Bouretteseiden-Handschuh bzw. einer Massagebürste wird nicht nur Ihren Blut- und Lymphkreislauf, sondern auch Ihren Hautstoffwechsel anregen. Ab und zu, vor allem im Winter und bei Wetterwechsel, können Sie Ihre Haut anschließend noch mit einer Ölmassage verwöhnen.

30 – 40 ml warmes Senf-, Sesam- oder Maiskeimöl
evtl. 3 – 4 Tropfen ätherisches Öl z. B. Wacholder, Rosenholz, Thymian, Eukalyptus, Rosmarin oder Salbei

1) Massieren Sie Ihren Körper von oben bis unten kräftig mit einem Seidenhandschuh bzw. einer Massagebürste.
2) Setzen Sie sich in einem warmen, ruhigen Raum bzw. Badezimmer auf ein Handtuch. Etwas warmes Öl auf die Handflächen geben und Hände, Arme, Schultern, Brust, Bauch, Rücken, Po, Beine und Füße kräftig massieren.
3) Lassen Sie das Öl 10 – 15 Minuten lang einwirken.

Körperübungen
Am besten ist es, wenn Sie in der Zwischenzeit für 10 – 15 Minuten etwas ins Schwitzen kommen. Zu empfehlen sind alle schwungvollen Übungen, wie Gymnastik, Seilhüpfen, Aerobic, fünf Tibeter oder Yoga (z. B. »Sonnengruß«, S. 89). Viel Spaß!

Ganzkörperpeeling
50 g Kichererbsen-, Mais-, Hafer-, Gersten- oder Hirsemehl bzw. Heilerde
½ – 1 TL Kurkuma
1 EL fein gemahlene Bockshornkleesamen
3½ EL warmer Salbeitee bzw. Wasser
falls erwünscht: 1 EL getrocknete und zerstoßene Holunder- oder Lindenblüten

1) Alle Zutaten in einer Tasse zu einer Paste verrühren.
2) Mit der Paste in der Dusche bzw. Badewanne den ganzen Körper bestreichen, anschließend abrubbeln und mit lauwarmem Wasser ohne Seife abduschen.

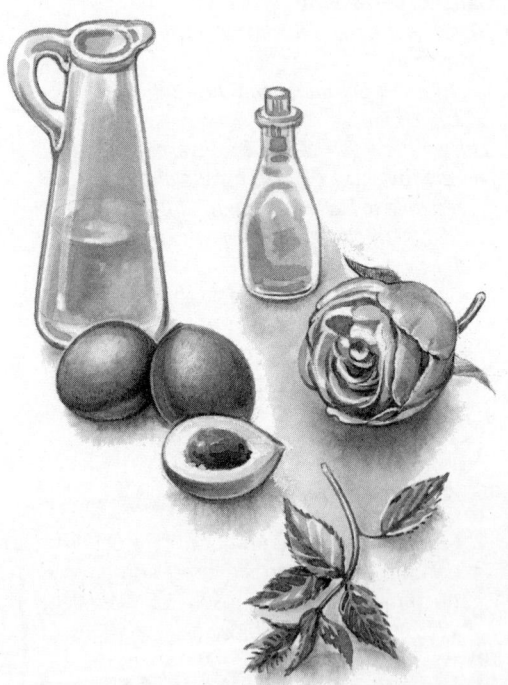

Gesichtspflegeprogramm für Ihren Schönheitstag

Zu jeder tief greifenden Reinigung gehören im Ayurveda die anregenden und wohltuenden Effekte einer **Ölmassage**. Wertvolle Pflanzenöle in Verbindung mit einer sanften Selbstmassage versorgen Ihre Haut nicht nur mit pflegenden und notwendigen Fettbestandteilen, die sie vor Umwelteinflüssen schützen, sie lockern auch tief sitzende Gewebetoxine und Unreinheiten und binden sie an das Öl.

Warme Kräuterkompressen bzw. ein Kräuterdampfbad öffnen die Hautporen und lösen die Schlackenstoffe aus den tiefen Hautschichten. Für die leicht trockene Vata-Haut sind warme Kompressen das Nonplusultra, während der empfindlichen Pitta-Haut eher kühlende Kompressen gut tun werden. Kapha-Frauen hingegen können mit einem Gesichtsdampfbad das Beste für ihre Haut tun.

Nun ist die Haut ideal vorbereitet für das **sanfte Ayurveda-Peeling mit einer Kräuterreinigungspaste (*Ubtan*)**. Dazu werden Kräuter, Öle, Getreide- bzw. Linsenmehl mit Flüssigkeit zu einer Paste angerührt und auf das Gesicht aufgetragen. *Ubtans* regen auf sanfte Weise die Hautdurchblutung an, entfernen abgestorbene Hautzellen und transportieren wertvolle Vitamine, nährende Mineralstoffe und schützende Spurenelemente in die feinen Hautporen und weiter in die Blutgefäße. Mit *Ubtans* reinigen und regenerieren Sie Ihre Haut, ohne den natürlichen Säureschutzmantel zu zerstören, wie es Seifen tun. Ihre Gesichtshaut bekommt nicht nur einen sanften, straffen und klaren Teint, Gesichts-*Ubtans* wirken auch äußerst entspannend auf Kiefer- und Nackenmuskulatur. Hinterher fühlen Sie und Ihre Haut sich angenehm gelöst und wie neugeboren – spüren Sie nur selbst!

Ob Sie sich an besonderen Wohlfühltagen sowohl ein Peeling als auch eine **Gesichtsmaske** gönnen oder sich aus Zeitgründen nur für eines von beiden entscheiden: Ihre Haut und Ihr Wohlbefinden werden es Ihnen in jedem Fall danken. Mit einer ayurvedischen Gesichtsmaske reinigen Sie Ihr Gewebe bis in die tiefen Hautschichten hinein, lösen tief sitzende Unreinheiten und Mitesser und regen die Epidermis zu neuem Wachstum an. Ihre Haut bekommt einen wertvollen Schub wichtiger Mineralien und Vitamine, die den Hautfarbton ausgleichen und die Haut befeuchten und glätten. Nicht zuletzt lassen Gesichtsmasken Ihre Haut auch insgesamt jünger erscheinen.

Die abschließende **Gesichtspflege mit Rosenwasser und edlen Ölen** soll die geöffneten Hautporen wieder schließen und mit genügend Feuchtigkeit für den Tag versorgen. Damit setzen Sie einen angenehmen Höhepunkt unter Ihren persönlichen Gesichts-Wohlfühltag.

> Wenn Sie sich für ein *Ubtan* mit anschließender Gesichtsmaske entscheiden, genügt eine *Ubtan*-Einwirkzeit von fünf Minuten. Ohne anschließende Maske können Sie das *Ubtan* gerne bis zu 15 Minuten antrocknen lassen, bevor Sie es abrubbeln und Ihre Haut mit Wasser spülen.

Vata-Gesichtspflege (für trockene, sensible Haut)

Ölmassage
Sesam-, Mandel-, Jojoba-, Avocado- oder Nachtkerzenöl
evtl. 1 Tropfen Rosen-, Lavendel- oder Fenchelöl

1) Warmes Öl (eventuell mit 1 Tropfen ätherischem Öl) mit den Fingerspitzen in kreisenden Bewegungen sanft auf Gesicht, Hals, Nacken und Dekolleté einmassieren.
2) Lassen Sie nun das Öl für 5 – 10 Minuten einwirken. In der Zwischenzeit können Sie die Kompresse vorbereiten.

Lavendel-Kompresse
2 EL Lavendelblüten bzw. 2 – 3 Tropfen Lavendelöl
1 EL frisch geriebener Ingwer
½ l Quellwasser

1) Lavendelblüten und Ingwer mit kochendem Quellwasser aufgießen, 5 Minuten zugedeckt ziehen lassen und anschließend in eine Schale sieben. (Eventuell jetzt Lavendelöl beigeben.) Etwas abkühlen lassen.
2) 1 – 2 kleine Gästehandtücher bzw. Baumwolltücher in den warmen Kräuterauszug legen, auswringen und 5 Minuten auf das gereinigte und mit Öl massierte Gesicht legen. Dabei Augen und Nase freilassen. Jetzt können die geöffneten Hautporen Gewebetoxine an die Oberfläche bringen und sind aufnahmefähig für die Nährstoffe der folgenden Peeling- bzw. Gesichtsmaske.

Sanftes Peeling mit Dinkel
2 – 3 EL Dinkelvollkornmehl (bzw. 1 ½ EL Dinkelvollkornmehl mit 1 ½ EL fein gemahlenen Mandeln)
½ TL Kurkuma
½ TL Fenchelsamenpulver
½ – 1 TL Mandel-, Weizenkeimöl bzw. Ghee
3 – 4 EL Aloe-Vera-Saft, Milch oder Sahne

1) Alle Zutaten in einer Tasse zu einer geschmeidigen Paste verrühren.

2) Paste mit den Fingerspitzen auf Gesicht, Hals und Dekolleté auftragen (Augen- und Mundpartie aussparen) und die Haut damit in sanften, kreisenden Bewegungen massieren.
3) Je nachdem, wie viel Zeit Sie sich nehmen möchten, können Sie die Paste 5 – 15 Minuten einwirken lassen. Anschließend die leicht angetrocknete Paste sanft abrubbeln und mit lauwarmem Wasser abwaschen (eventuell ein Schwämmchen zu Hilfe nehmen).

Aprikosen-Maske
2 reife Aprikosen (bzw. 3 getrocknete Aprikosen)
1 EL Sahne, Milch oder Aloe-Vera-Gel
¼ TL Zimt
2 – 3 EL Heilerde

1) Aprikosen waschen, entkernen und pürieren bzw. zu feinem Mus zerdrücken. (Falls Sie keine süßen Aprikosen bekommen, weichen Sie Trockenaprikosen mindestens eine Stunde vorher in heißem Wasser ein.)
2) Aprikosenmus in ein Schälchen geben und mit Sahne, Milch bzw. Aloe-Vera-Gel sowie Zimt und Heilerde zu einer Paste rühren.
3) Maske auf Gesicht, Hals und Dekolleté streichen. Machen Sie es sich bequem und lassen Sie die Maske 10 – 20 Minuten einwirken. Anschließend die angetrocknete Maske sanft abrubbeln und mit lauwarmem Wasser spülen.

Gesichtspflege
einige Tropfen Rosenwasser
etwas Öl nach Wahl, z. B. Mandel-, Nachtkerzen- oder Avocadoöl

1) Gesicht trocknen und Gesichtshaut mit einigen Tropfen Rosenwasser betupfen.
2) Anschließend das Gesicht dünn mit einem edlen Öl Ihrer Wahl eincremen, z. B. Mandel-, Nachtkerzen- oder Avocadoöl.

Pitta-Gesichtspflege (für normale bis empfindliche Haut)

Ölmassage
Ghee, Kokos-, Mandel- oder Sonnenblumenöl
evtl. 1 Tropfen Sandelholz-, Pfefferminz- oder Rosenöl

1) Zimmertemperiertes Ghee bzw. Öl (evtl. mit 1 Tropfen ätherischem Öl vermischt) mit den Fingerspitzen in kreisenden Bewegungen auf Gesicht, Hals, Nacken und Dekolleté sanft einmassieren.
2) 5 – 10 Minuten einwirken lassen. In der Zwischenzeit können Sie die Kompresse vorbereiten.

Nerolikompresse
½ l kühles Quellwasser
5 Tropfen Neroliöl (Orangenblütenöl)

1) Kühles Quellwasser in eine Schale gießen und Neroliöl hinzufügen. 1 – 2 kleine Gästehandtücher bzw. Baumwolltücher hineintauchen, auswringen und auf das vorgereinigte und eingeölte Gesicht legen. Dabei Augen und Nase freilassen. Machen Sie es sich 5 Minuten bequem. Inzwischen können die geöffneten Hautporen Gewebetoxine an die Oberfläche bringen und werden aufnahmefähig für die Nährstoffe der folgenden Peeling- bzw. Gesichtsmaske.

Sanftes Peeling mit Reis
3 EL Reis-, Gersten- oder Weizenvollkornmehl
2 EL Milch bzw. Aloe-Vera-Gel
1 EL Rosenwasser bzw. Quellwasser
½ TL Kurkuma
½ TL Ghee bzw. Sonnenblumenöl

1) Alle Zutaten in einer Tasse zu einer Paste verrühren.
2) Nun die Paste mit den Fingerspitzen auf Gesicht, Hals und Dekolleté auftragen (Augen- und Mundpartie aussparen) und die Haut damit in sanften, kreisenden Bewegungen massieren.
3) Je nachdem, wie viel Zeit Sie sich nehmen möchten, können Sie die Paste 5 – 15 Minuten einwirken lassen. Anschließend die Paste mit den Fingerspitzen abrubbeln und mit reichlich kaltem Wasser sowie eventuell mit Hilfe eines Schwämmchens abwaschen.

Grüne Gewürzmaske
ca. 40 g biologische Salatgurke
1 TL Fenchelsamen
1 TL Koriandersamen
2 EL fein gehackte Korianderblätter bzw. Petersilie
1 EL Sandelholzpulver (falls vorhanden)
1 – 2 EL Heilerde
Für die Augen:
2 Scheiben Gurke

1) Gurke waschen und in ein Schälchen fein raspeln. Fenchel- und Koriandersamen in einem kleinen Töpfchen trocken rösten, bis sie eine leichte Tönung annehmen, und im Mörser fein mahlen. Fein gehackte Korianderblätter bzw. Petersilie dazugeben und alles zu Mus zerstoßen.
2) Gurkenraspel in einem Sieb ausdrücken, um den Saft zu gewinnen. Sandelholzpulver und Heilerde zum Kräutermus geben und mit ca. 1 – 1 ½ EL Gurkensaft zu einer cremigen Paste verrühren.
3) Maske auf Gesicht, Hals und Dekolleté streichen. Machen Sie es sich bequem, legen Sie je eine Gurkenscheibe auf die Augenlider und entspannen Sie sich für 10 – 20 Minuten. Anschließend die angetrocknete Maske sanft abrubbeln und mit kaltem Wasser spülen.

Gesichtspflege
einige Tropfen Rosenwasser
etwas Öl nach Wahl: z. B. Wildrosen-, Nachtkerzen-, Jojoba- oder Mandelöl

1) Gesicht trocknen und mit einigen Tropfen Rosenwasser betupfen.
2) Anschließend das Gesicht dünn mit einem edlen Öl Ihrer Wahl eincremen, z. B. Wildrosen-, Nachtkerzen-, Jojoba- oder Mandelöl.

Kapha-Gesichtspflege (für fettige Haut)

Ölmassage
Jojoba-, Maiskeim- oder Sonnenblumenöl
evtl. 1 Tropfen Salbei-, Zitronen-, Rosmarin-,
  Thymian- oder Wacholderöl

1) Handwarmes Öl (evtl. mit 1 Tropfen ätherischem Öl vermischt) mit den Fingerspitzen in kreisenden Bewegungen auf Gesicht, Hals, Nacken und Dekolleté massieren.
2) 5 – 10 Minuten einwirken lassen. In der Zwischenzeit können Sie das Dampfbad bzw. die Kompresse vorbereiten.

Gesichtsdampfbad mit Rosmarin
1 – 2 frische Zweigchen Rosmarin
  (bzw. 5 Tropfen Rosmarinöl)
1 EL frisch geriebener Ingwer
1 Lorbeerblatt
½ l Wasser

1) Rosmarin, Ingwer und Lorbeerblatt mit kochendem Wasser aufgießen und 5 Minuten zugedeckt ziehen lassen.
2) Falls erwünscht, noch etwas Rosmarinöl hineingeben. Nun Topf bzw. Schüssel auf einen Tisch stellen, Gesicht in 30 – 40 cm Abstand über den Dampf beugen. Augen schließen und mit einem Tuch vor der Hitze schützen. Damit der Dampf nicht entweichen kann, ein großes Handtuch über Kopf und Schüssel legen.
3) Dampfbad 3 – 5 Minuten einwirken lassen. Jetzt sind die Hautporen ideal vorbereitet für ein Peeling bzw. für eine Gesichtsmaske. (Heben Sie etwas Rosmarin-Ingwersud für das Peeling und die Gesichtspflege auf.)

Sanftes Peeling mit Kichererbsen
2 – 3 EL Kichererbsen- bzw. Gerstenmehl
½ TL fein gemahlene Bockshornkleesamen
½ TL Kurkuma
1 TL Honig
1 EL Zitronensaft
1 – 2 EL Quellwasser bzw. Rosmarin-Ingwersud
  (siehe Gesichtsdampfbad)

1) Alle Zutaten in einer Tasse zu einer Paste verrühren.
2) Nun die Paste mit den Fingerspitzen auf Gesicht, Hals und Dekolleté auftragen (Augen- und Mundpartie aussparen) und die Haut damit in sanften, kreisenden Bewegungen massieren.
3) Je nachdem, wie viel Zeit Sie sich nehmen möchten, können Sie die Paste 5 – 15 Minuten einwirken lassen. Anschließend die Paste mit den Fingerspitzen abrubbeln und mit viel lauwarmem Wasser abwaschen (eventuell ein Schwämmchen zu Hilfe nehmen).

Salbei-Zitronenmaske
10 g frische Salbeiblätter (etwa 15 Stück)
1½ EL Zitronensaft
2 EL Heilerde
½ TL Honig

1) Salbeiblätter in einem Mörser zu feinem Mus zerstoßen und in einer Tasse mit den restlichen Zutaten zu einer Paste verrühren.
2) Maske auf Gesicht, Hals und Dekolleté streichen. 10 – 20 Minuten einwirken lassen. Anschließend die angetrocknete Maske mit den Fingerspitzen abrubbeln und mit lauwarmem Wasser spülen.

Gesichtspflege
etwas Rosmarin-Ingwersud (siehe
  Gesichtsdampfbad)
Jojoba-, Maiskeim- oder Sonnenblumenöl
evtl. 1 Tropfen Salbeiöl

1) Gesicht trocknen und mit dem abgekühlten Rosmarin-Ingwersud betupfen.
2) Anschließend das Gesicht dünn mit etwas Jojoba-, Maiskeim- oder Sonnenblumenöl eincremen. Eventuell können Sie dem Öl noch 1 Tropfen Salbeiöl hinzufügen.

Schnelle Gesichtsreinigung für zwischendurch

Für eilige Zeitgenossinnen. Wenn Sie nicht genügend Zeit für ein ganzes Körper- oder Gesichtspflegeprogramm haben, aber trotzdem Ihrer Haut etwas Gutes tun wollen, dann probieren Sie einfach eins der folgenden schnellen Rezepte für einen strahlenden Teint.

Die zart duftende Reinigungsmilch reinigt, glättet und strafft die müde, trockene Vata-Haut. Als Lotion kühlt und pflegt sie die empfindliche Pitta-Haut und die Haut von Kapha wird wieder ganz frisch und belebt. Nach Ihrer entsprechenden Reinigungsmilch tragen Sie am besten noch ein edles, pflegendes Öl auf; ideal sind z. B. Nachtkerzen-, Jojoba- oder Mandelöl.

Honig-Reinigungsmilch
(für trockene Vata-Haut)

½ TL Honig (z. B. Lavendel- oder Orangenblütenhonig)
3 EL lauwarme Milch
1 Tropfen Rosenöl bzw. ½ TL Rosenwasser

1) Honig in der lauwarmen Milch auflösen und Rosenöl bzw. -wasser beigeben. Reinigungsmilch mit den Fingerspitzen oder einem Wattebausch auf Gesicht, Hals und Dekolleté tupfen.

Rosen-Honigmilch-Lotion
(für empfindliche Pitta-Haut)

½ TL Honig (z. B. Orangenblütenhonig)
3 EL kalte Milch bzw. Aloe-Vera-Gel
2 Tropfen Rosenöl bzw. 1 TL Rosenwasser

1) Honig in der kalten Milch bzw. im Aloe-Vera-Gel auflösen. Rosenöl bzw. -wasser beigeben. Lotion mit den Fingerspitzen oder einem Wattebausch auf Gesicht, Hals und Dekolleté tupfen.

Honig-Aloe-Vera-Lotion
(für fettige Kapha-Haut)

2 EL Aloe-Vera-Gel
½ TL Honig (z. B. Orangenblütenhonig)
1 Tropfen Rosmarin- bzw. Teebaumöl

1) Aloe-Vera-Gel mit Honig und dem Rosmarin- bzw. Teebaumöl vermischen. Mit den Fingerspitzen oder einem Wattebausch auf Gesicht, Hals und Dekolleté tupfen.

Das Geheimnis der Schönheit

Jede Frau ist auf ihre ganz besondere Weise schön und anziehend. Je mehr wir im Einklang mit unseren *Doshas* leben und uns selbst mit all unseren Eigenschaften so annehmen, wie wir sind, umso mehr fühlen wir uns in unserer eigenen Mitte. Und umso mehr strahlen wir unsere besondere Schönheit aus. Das Geheimnis der Schönheit liegt in unserer inneren Harmonie, es ist ein Leben in der Ausgewogenheit von *Sattva*. Aus ihr entspringen ganz natürlich ein dynamisches *Ojas*, ausgeglichene *Doshas* und eine von innen heraus strahlende Schönheit.

Vata-Frauen strahlen mit ihrem zart gebauten Körper und ihrem sensitiven Wesen immer etwas Elfenhaftes und Verträumtes aus. In den feinen Gesichtszügen spiegelt sich ihr Sinn nach Ästhetik und Intuition wider. Ihre Fantasie und Kreativität lassen sie bis ins hohe Alter mädchenhaft, grazil und rein erscheinen.

Pitta-Frauen stehen mit ihrem mitreißenden Charisma und dynamischen Auftreten immer im Mittelpunkt, egal wo sie hinkommen. Ihre leuchtenden Augen wissen, was sie wollen, und wollen bewundert werden. Sie sind sich bewusst darüber, dass sie auf andere sehr verführerisch und attraktiv wirken.

Kapha-Frauen mit ihrem ruhigen, gütigen und ausgeglichenen Wesen sind hübsche Frauen mit wohl geformten weiblichen Rundungen. Ihre schönen großen Augen und ihr wohl geformtes Gesicht sowie ihr kräftiges Haar und ihr weicher Körper strahlen Sinnlichkeit, Liebe und Vertrauen aus.

Genießen will gelernt sein

An manchen Tagen geht es uns rundum gut: Wir wachen morgens schon vor dem Weckerklingeln auf, fühlen uns fit und sind bestens gelaunt. Die frischen Brötchen schmecken köstlich, die Tasse Getreidekaffee dazu ist reiner Genuss. Die Arbeit geht uns problemlos von der Hand und wir genießen den Feierabend mit unserem Partner und den Kindern.

Dann gibt es jedoch auch diese anderen Tage, an denen keine Zeit zum Luftholen bleibt: Wir hetzen von einem Termin zum nächsten, streiten uns mit Kunden oder Nachbarn herum, stopfen uns zwischendurch schnell eine Kleinigkeit rein und sind abends so geschafft, dass wir zu nichts mehr Lust haben. Alle Hoffnungen richten sich dann auf das Wochenende oder ein paar Urlaubstage, an denen wir wieder einmal richtig entspannen wollen. Ist es dann endlich so weit, können wir den Stress nicht von einem Moment auf den anderen abschütteln und wissen nicht so recht, was wir mit der ersehnten Freizeit anfangen wollen.

Spätestens in diesem Augenblick lohnt es, sich die Psychoprinzipien des Ayurveda ins Gedächtnis zu rufen. Wie war das doch noch gleich? Ach ja, das *Rajas*-Prinzip drängt uns dazu, immer etwas zu tun, immer geschäftig zu sein, um irgendetwas zu erreichen. Das sind die Tage, an denen wir uns immer etwas gehetzt und gestresst fühlen. Mit dem *Tamas*-Aspekt wollen wir einfach nur noch alles vergessen, verdrängen und uns am besten bis zum Sankt-Nimmerleins-Tag unter der Bettdecke verstecken. Kennen wir alles zur Genüge. Wir kennen jedoch auch das vom Ayurveda so geschätzte *Sattva*-Prinzip, bei dem das Glück in den kleinen und großen Dingen unseres täglichen Lebens liegt. Genießen fördert mehr als »nur« unser Wohlbefinden, es regt auch unsere körperliche und psychische Gesundheit an. Frauen, die sich immer wieder an den kleinen Dingen des Lebens erfreuen können, haben kaum Probleme mit Stress. Außerdem unterstützen Wohlgefühle unser Immunsystem. Frauen, die es gelernt haben, auch kurze Pausen zu genießen, sind ruhiger, entspannter und glücklicher.

Wenn es eben nur so einfach wäre, das Leben in vollen Zügen genießen zu können.

Das schlechte Gewissen

Viele Frauen würden gerne mehr Spaß am Leben haben, wenn nur die lästigen Schuldgefühle nicht wären. Wenn sie sich wirklich einmal etwas gönnen, quälen sie sich meistens mit einem schlechten Gewissen. Dauerhafte Schuldgefühle behindern aber nicht nur ihre Lebensfreude. Sie erhöhen auch den Stresspegel und können in der Folge Krankheiten verursachen. Schlimmstenfalls führen sie zu Depressionen, Essstörungen, Infektionen sowie Magen- und Herzproblemen.

Ein schlechtes Gewissen weist auf einen inneren Konflikt hin. Frauen, die sich ständig mit Schuldgefühlen plagen, stellen oft die Bedürfnisse und Interessen anderer über ihre eigenen. Verstoßen sie dann gegen die – manchmal auch nur vermeintlichen – Regeln oder Vorstellungen anderer, fühlen sie sich schlecht: Die Schuldgefühle melden sich. Sollten Sie zu diesen Frauen gehören, so machen Sie sich ruhig einmal bewusst, dass jeder Mensch ein Recht auf Freude und Genuss hat – auch Sie! Oder denken Sie, wir wurden dazu geschaffen, um uns schlecht zu fühlen? Haben Sie Ihrer Überzeugung nach wirklich einmal etwas falsch gemacht, ist es besser, Ihr Verhalten zu überdenken, wenn nötig um Verzeihung zu bitten und sich in jedem Fall in Zukunft zu ändern, statt sich durch ein schlechtes Gewissen bestrafen zu wollen. Und wenn andere Ihnen ein schlechtes Gewissen machen, fragen Sie doch einfach einmal ganz direkt nach, was sie sich von Ihnen wünschen. Ein offenes Gespräch löst oft den Knoten viel leichter.

Von der Suche zur Sucht

Ist das seelische Gleichgewicht ins Wanken geraten, so ist die Versuchung groß, den Schwierigkeiten eine Weile auszuweichen. Muntermacher sollen gegen die Leere, Langeweile und Müdigkeit helfen. Beruhigungsmittel sollen die Nervosität bekämpfen und Schlaftabletten dafür sorgen, dass man am nächsten Morgen wieder fit ist.

Wenn Tabletten, Nikotin oder Alkohol mehr und mehr zum unverzichtbaren Seelentröster werden, treten Sie den langsamen Weg in die Sucht an.

Sucht oder besser ein Suchtverhalten ist nicht nur an Substanzen gebunden. Frauen, die sich täglich im Fitnesscenter quälen, joggen oder hungern, um ja kein Fettpölsterchen anzusammeln, ziehen bewundernde Blicke auf sich. Und wer viele Überstunden macht, dabei die Karriereleiter erklimmt und zu Wohlstand kommt, gilt als Erfolgstyp. Dass dieses Verhalten den Betroffenen auf lange Sicht schadet, wird von der Umwelt gern übersehen.

Bei der **Liebessucht, Romanzensucht und Sexsucht** geht es nicht wirklich um eine konkrete Person oder eine tiefe Beziehung. Eher erstrebt man den besonderen Kick im Gehirn, der einem Rauschzustand gleicht. Paradoxerweise suchen beziehungssüchtige Frauen gerade nicht die Tiefe und Geborgenheit einer Beziehung, sondern sind in ihren wechselnden Partnerschaften eher auf der Flucht vor Nähe.

Mit der **Magersucht** versuchen betroffene Frauen oder Mädchen oft die Kontrolle über ihren weiblicher werdenden Körper zu gewinnen. Mit ihrer Diät halten sie die weiblichen Rundungen in Schach. Viele von ihnen haben Schwierigkeiten, ihr Frausein anzuerkennen, teils weil sie lieber Jungen wären, teils weil sie sexuell missbraucht wurden. Frauen mit **Bulimie**, der Ess-Brech-Sucht, wirken nach außen hin völlig normal, fast perfekt. Innerlich sieht es allerdings anders aus: Sie sind sehr um ihre Figur besorgt und haben Angst vor dem Dickwerden. Ihre unterdrückten Bedürfnisse verleiten sie zu impulsiven Fressattacken und ihr schlechtes Gewissen zum anschließenden Erbrechen. Frauen, die unter Bulimie leiden, stehen unter dem Eindruck, dass sie nur um ihrer Leistung und nicht um ihrer Selbst willen anerkannt werden. So versuchen sie ständig Leistung zu erbringen und auch das Halten der Figur wird zu einer anstrengenden, asketischen Bemühung.

Ähnlich ergeht es **Workaholikerinnen**. Für sie ist Arbeit das Medium, Anerkennung von anderen zu bekommen. Anstatt sich so wohl zu fühlen und so Anerkennung zu suchen, wie sie sind, haben sie das Gefühl, für den Dank, die Bewunderung und Anerkennung anderer immer etwas leisten zu müssen. Wie allen Frauen, die unter einem Suchtverhalten leiden, fällt es auch ihnen schwer, freudvoll zu genießen.

Wenn Sie an sich selbst ein süchtiges Verhalten entdeckt haben, können Ihnen – neben einem Gespräch mit einer Vertrauensperson – vielleicht folgende Fragen weiterhelfen:

- Wenn Sie einen Wunsch frei hätten: Wonach sehnen Sie sich? Was würden Sie gerne erleben, machen, haben, sein?
- Welchen Gefühlen oder Situationen würden Sie gern ausweichen? Welche Erlebnisse belasten Sie?
- Warum wollen Sie superschlank sein? Warum stecken Sie sich eine Zigarette nach der anderen an? Warum trinken Sie öfter einen über den Durst? Warum können Sie nicht ohne Medikamente einschlafen? Warum arbeiten Sie so viel? Welche Bedeutung hat Sexualität (Arbeit, Partnerschaft, Familie) für Ihr Leben?
- Welche Einstellung haben Sie zu den Werten und Normen Ihrer Eltern und der Gesellschaft?
- Warum glauben Sie, Ihre alten Gewohnheiten nicht ändern zu können? Wer oder was hindert Sie daran? Was würde passieren, wenn Sie es trotz aller Bedenken probieren würden?

Dem Ayurveda geht es nicht darum, »die« perfekte Frau heranziehen zu wollen – was immer das auch sei. Vielmehr möchte uns der Ayurveda helfen, den uns bestimmten Platz im Universum einzunehmen und auszufüllen. Und das können wir nur, wenn wir uns so akzeptieren wie wir sind, mit all unserer Einzigartigkeit. Jede Frau ist etwas ganz Besonderes. Nutzen wir unsere Anlagen zu unserer persönlichen Weiterentwicklung!

Reise ins Reich der Sinne

Hätten Sie Lust, das Genießen wieder zu lernen? Dann fangen Sie am besten gleich damit an und tun sich zwischendurch immer wieder etwas Gutes. Und vor allem genießen Sie das, was Sie gerade tun. Wenn Sie es schon tun, dann machen Sie es doch mit Freude. Freuen Sie sich auf dem Weg ins Büro über den blühenden Goldregen am Straßenrand. Oder über die Ausgelassenheit Ihrer Kleinen, wenn Sie sie vom Kindergarten abholen. Spüren Sie das Wetter, den Wind, den Regen, den Sonnenschein in der Mittagspause einmal bewusst. Was geschieht mit Ihnen und Ihren Mitmenschen, wenn Sie beim Einkaufen andere Menschen anlächeln? Wenn Sie möchten, können Sie sich mit einer Freundin oder einem Freund über Ihre Sinnenfreuden austauschen oder Ihre Erlebnisse und Erfahrungen in einem eigenen Genuss-Tagebuch festhalten.

Langsam, aber sicher erfahren Sie ganz bewusst, was Ihnen wirklich gut tut. Das Genusstraining ist eine einfache und wirkungsvolle Methode, sich zu entspannen und das innere Gleichgewicht wiederzuerlangen. Auf Ihren Erfahrungsschatz an erfüllenden Gefühlen können Sie auch in Stresszeiten oder wenn Ihre Laune einmal auf dem Tiefpunkt ist zurückgreifen.

Genießen lässt sich am besten lernen, wenn Sie sich nacheinander auf die fünf Sinne konzentrieren: auf Ihr Sehen, Hören, Riechen, Schmecken und Tasten. Beginnen Sie mit Ihrem Lieblingssinn: Sind Sie ein Gaumenliebhaber? Hören Sie gern Musik? Lassen Sie sich vom Duft einer Duftlampe verzaubern? Bewundern Sie beim Spaziergang gern einen Park oder die Formen von Mutter Natur? Lieben Sie es, weiche Haut und samtene Stoffe zu berühren? Widmen Sie sich eine Woche lang Ihrem Favoriten und nähern Sie sich anschließend langsam auch den Sinnesbereichen, die Ihnen noch nicht so sehr liegen.

Zur Einstimmung können Sie alles notieren, was Ihnen zu jedem der fünf Sinne einfällt. Denken Sie auch an Ihre Kindheit und Jugend zurück: Wie roch es bei Oma zu Weihnachten? Was oder womit haben Sie früher am liebsten gespielt? Von welchem Kleid konnten Sie sich einfach nicht trennen? Wie sah Ihre beste Schulfreundin aus? Welche Musikkassetten oder CDs haben Sie früher immer wieder angehört? Wie fühlt es sich an, eine Katze oder die Rückseite eines Lindenblattes zu streicheln?

Bereits beim Sich-Erinnern und Aufschreiben werden Sie merken, wie Ihre Sinne immer sensibler und empfänglicher werden. Viel Spaß und Freude auf Ihrem Weg, das Leben zu genießen!

Meditation des Kochens

»Um essen zu können, sind zwei Dinge notwendig. Man muss entweder hungrig sein, oder der Gastgeber hat die Speisen mit großer Zuneigung zubereitet.«

Mahabharata, Udyoga-Parva 83.13

Vergangenen Herbst lud uns ein befreundetes Ehepaar zum Essen ein. Ein alltäglicher Vorgang, nichts Besonderes, sollte man meinen. Der einzige Unterschied war vielleicht, dass das Ganze in Vrindavana geschah, einem uralten Pilgerort in Nordindien. Nach der freundlichen Begrüßung geleitete man uns zu unseren Plätzen, an denen schon einige leere Teller, Essschalen und Becher warteten. Als wir saßen, wurde aufgetischt: zuerst zwei, drei verschiedene Gemüsegerichte mit zwei verschiedenen Reiszubereitungen, darauf folgte eine mittelscharfe Dalsuppe aus der südindischen Heimat unserer Gastgeberin, und am Ende griffen wir noch bei den unwiderstehlichen Milchsüßigkeiten zu, von denen die indische Küche eine schier unerschöpfliche Palette zu bieten hat. Die Rezepte zu beschreiben, würde allerdings nur einen kleinen, den geringeren Teil der Wahrheit treffen. Fast schien es uns, als käme es nicht so sehr auf die Vielfältigkeit der Küche an, als auf das gewisse Etwas der Zubereitung. Selbst bei dem Kohlgemüse, das normalerweise immer unsere Verdauung durcheinander bringt, baten wir mehrmals um Nachschlag – es schmeckte einfach zu gut. Auch hinterher spürten wir keine Beschwerden, im Gegenteil: Uns war ganz frisch, leicht und zufrieden zu Mute.

Hier liegt das eigentliche Geheimnis der Ayurveda-Küche: in der Freude und Zuneigung der Köchin beim Zubereiten der Speisen. Das ist es, was das genießbare vom köstlichen Gericht unterscheidet – und das bei den gleichen Zutaten. In der Küche wird die Frau zur Köchin, Heilerin und Priesterin in einer Person. Hier wird gezaubert, so dass selbst einfachste Gerichte mit einem Mal unbeschreiblich anders schmecken und man selbst von Speisen, die sonst nicht gerade zu den Favoriten gehören, gerne und sogar mehrmals zugreift.

Ob in Indien oder anderswo, viele Frauen beherrschen noch heute die fast alchemistisch anmutende Kunst, alltägliche Nahrungsmittel in Gaumen verwöhnende Gerichte zu verzaubern, die den Körper mit neuer Energie aufladen, das Gemüt glücklich und zufrieden machen und zu neuen kreativen Gedanken anregen.

Es liegt nicht nur daran, dass ihnen das Wissen der ayurvedischen Heilwirkungen von Gemüsen, Gewürzen und Kräutern schon unbewusst im Blut liegt. Es liegt auch nicht nur an den bewährten, über Jahrhunderte oder Jahrtausende überlieferten Rezepten und Erfahrungen. Das, was selbst einfachste Zutaten in Köstlichkeiten verwandelt, sind vor allem die Freude, die Sorgfalt und die liebevollen Gefühle der Köchin.

Eine schöne Tomate verdient, mit Liebe von mir geschnitten zu werden

Kochen ist mehr als nur das Zubereiten von Nahrung. Kochen ist eine unbeschreiblich schöne und immer wieder neue Erfahrung. Und das, was unter unseren Händen entsteht, wird zum Kunstwerk. Kochen ist Meditation – und genau dazu möchte uns der Ayurveda einladen.

Bevor es in der Küche richtig losgeht, kann uns eine erfrischende Dusche helfen, Müdigkeit, Stress und verbrauchte Energien abzuschütteln – vor allem dann, wenn wir nach Beruf, Einkaufen oder was auch immer gerade erst nach Hause gekommen sind. Dadurch gewinnen wir etwas Abstand und können unsere Gedanken sammeln. Eine frische und bequeme Kleidung gehört natürlich ebenso dazu, schließlich wollen wir uns ja wohl fühlen. Vielleicht möchten wir leise im Hintergrund eine angenehme entspannende Musik laufen lassen oder aber lieber die Stille genießen und uns ganz aufs Kochen konzentrieren. Wie auch immer, lassen wir's uns schon beim Kochen gut gehen. Und an Rezepten soll's auch nicht mangeln: Lassen Sie sich durch den Rezeptteil in diesem Buch anregen oder stellen Sie nach Ihrer eigenen Lust und Laune ein schönes Mahl zusammen.

Geht es Ihnen nicht auch so? Immer wieder werde ich von Erstaunen und Ehrfurcht ergriffen, wenn ich mir beispielsweise beim Walnussknacken deren Form betrachte. Sie sehen fast aus wie ein menschliches Gehirn, und nicht umsonst heißt es auch, dass Walnüsse gut fürs Gehirn sind. Und haben Sie schon einmal die feinen Äderchen in einer Traube bemerkt? Oder die wunderschönen Ornamente einer frisch geschnittenen Zucchinischeibe? Wie Mutter Natur und ihr Schöpfer doch liebevoll für alles gesorgt haben – und so ganz nebenbei auch ihre künstlerischen Neigungen spielen lassen. Jede Frucht, jedes Gemüse, jedes Korn, jedes Gewürz hat uns etwas Besonderes, etwas Einzigartiges zu sagen und will uns mit seinen verschiedenen Heilkräften Gutes bringen. So viel Leben spendende Hülle und Fülle verdient es, von uns mit Liebe, Aufmerksamkeit und Dankbarkeit zubereitet zu werden.

Kochen ist Meditation. In der Ayurveda-Küche ist es deswegen üblich, während des Kochens nicht abzuschmecken. Schon ein wenig Abschmecken setzt unseren Verdauungsprozess in Gang – dabei sollte die Verdauung doch erst mit der Mahlzeit am Tisch einsetzen und nicht schon durch kleine Happen hier und dort. Außerdem handeln wir uns durch Vorkosten und Zwischendurch-Essen unerwünschte Stoffwechselgifte, *Ama*, ein. Ein Kochen ohne Vorkosten ist meditatives Kochen in der Praxis. Kochen nach Gefühl ist leichter als Sie denken, es macht unglaublich großen Spaß, auch unsere feineren Sinne wieder einzusetzen. Probieren Sie's mal, Sie werden schnell spüren, wie Sie beim Würzen ein genaues Gespür für das richtige Maß entwickeln: Das ist Ihr siebter (Gewürz-) Sinn.

Bewusstes Essen

Wenn Kochen schon Meditation ist, so ist es das Essen noch viel mehr. Bevor wir uns nun allein, mit unserem Partner, der ganzen Familie oder unseren Freunden an den schön gedeckten Tisch setzen, können wir uns noch einen kleinen Augenblick innerlich sammeln: ein kleiner bewusster Moment, ein stiller Gedanke der Meditation. Ist es nicht wunderbar, wie uns durch die Energie von Mutter Natur und ihrem Schöpfer alle Speisen zur Verfügung gestellt werden, um unseren Körper, Geist und unsere Seele gesund und fit zu erhalten? Nehmen wir uns Zeit zum bewussten Essen. Eine entspannte Atmosphäre beim gemeinsamen Essen lohnt sich ebenso wie eine leise Musik im Hintergrund vielleicht, und auch sonst alles, was uns hilft, wieder ausgeglichen, gestärkt und glücklich zu werden.

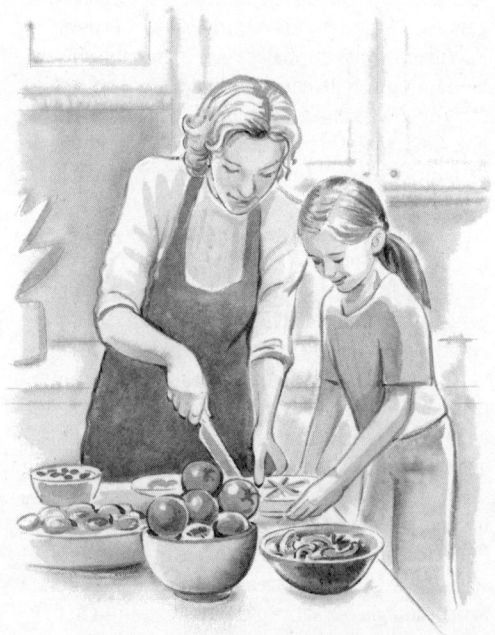

Das sollten Sie noch wissen

Freuen Sie sich auf eine Entdeckungsreise der Sinne. Lassen Sie sich beim Zubereiten Ihrer (*sattvischen*) Mahlzeiten vor allem von Ihrer Intuition und Kreativität leiten. Wenn Sie dazu noch die Heilwirkungen der einzelnen Zutaten und Gewürze und ihre Verwendung in der Küche kennen lernen, dann werden Sie schnell die Kunst und die Geheimnisse der Ayurveda-Küche beherrschen.

Die richtige Zusammenstellung von Nahrungsmitteln, die individuelle Konstitution, die Jahreszeit, das Lebensalter etc. – all diese Faktoren spielen für Ihre Gesundheit, Ihre Ausgeglichenheit, Ihre Schönheit und Ihr Wohlbefinden eine große Rolle. Wichtig ist vor allem die Kombination: So kann eine gesunde Vata-Frau beispielsweise in Maßen auch Vata verstärkende Gemüse zu sich nehmen, wenn sie diese Wirkung durch die Zugabe bestimmter Nahrungsmittel und Gewürze ausgleicht. Suchen Sie sich die Rezepte, die Ihnen schmecken und gut tun. Und schauen Sie ruhig auch einmal in die Nahrungsmitteltabellen (ab S. 297) hinein – es lohnt sich!

Die **Gewürzangaben** in den Rezepten beziehen sich immer auf gestrichene TL bzw. EL.

Mengenangaben der benutzten Messlöffel
1 (gestrichener) EL = 15 ml
1 (gestrichener) TL = 5 ml
½ TL = 2 ml
¼ TL = 1 ml

Die **Gewichtsangaben** für Gemüse und Obst in den Rezepten beziehen sich immer auf die ungeschälte bzw. ungeputzte Zutat.
Frische, **biologisch angebaute Obst- und Gemüsesorten und Kräuter** werden Ihnen und Ihrer Familie ein Maximum an Energie und Vitalität schenken.

Ghee (Butterschmalz bzw. Butterreinfett) können Sie idealerweise aus Sauerrahmbutter selbst herstellen (S. 294). Ghee aus artgerechter Tierhaltung bekommen Sie im Naturkostladen.

In puncto Milch bevorzugt der Ayurveda immer **Vorzugsmilch, Rohmilch bzw. nur pasteurisierte Milch** (aber nicht homogenisiert!) aus artgerechter Tierhaltung. Sie ist im Naturkostladen bzw. Reformhaus oder direkt beim Bio-Bauern erhältlich. Auch selbst gemachter Frischkäse (S. 290) gelingt mit dieser Milch am besten.

Alternativen zur Milch für Pitta-Frauen sind Soja-, Reis- oder Mandelmilch. Kapha-Typen können auf Ziegen- bzw. Sojamilch zurückgreifen, wenn sie warm und mit verdauungsanregenden Gewürzen zubereitet ist. Und für Vata-Frauen eignen sich Reis-, Mandel- und warme, gewürzte Sojamilch.

In vielen Dinkelrezepten (z. B. Dreikornreis, Dinkel-Rucola-Salat, Dinkeldessert mit Holundersauce) verwende ich **Dinkelreis**, einen schnell kochenden Dinkel. Seine Kochzeit beträgt durch seine schonende Bearbeitung nur noch 15 Minuten, während normale Dinkelkörner, nachdem sie über Nacht eingeweicht wurden, immer noch eine Garzeit von etwa 1 – 1½ Stunden brauchen. Schnell kochenden Dinkelreis erhalten Sie im Reformhaus bzw. Naturkostladen.

Nun wünsche ich Ihnen viel Spaß beim Ausprobieren der Rezepte und guten Appetit!

 Mit diesem Symbol gekennzeichnete Rezepte sind vegan, d. h. ganz ohne Produkte tierischen Ursprungs. Bei nicht veganen Zutaten sind hier jeweils vegane Varianten angegeben.

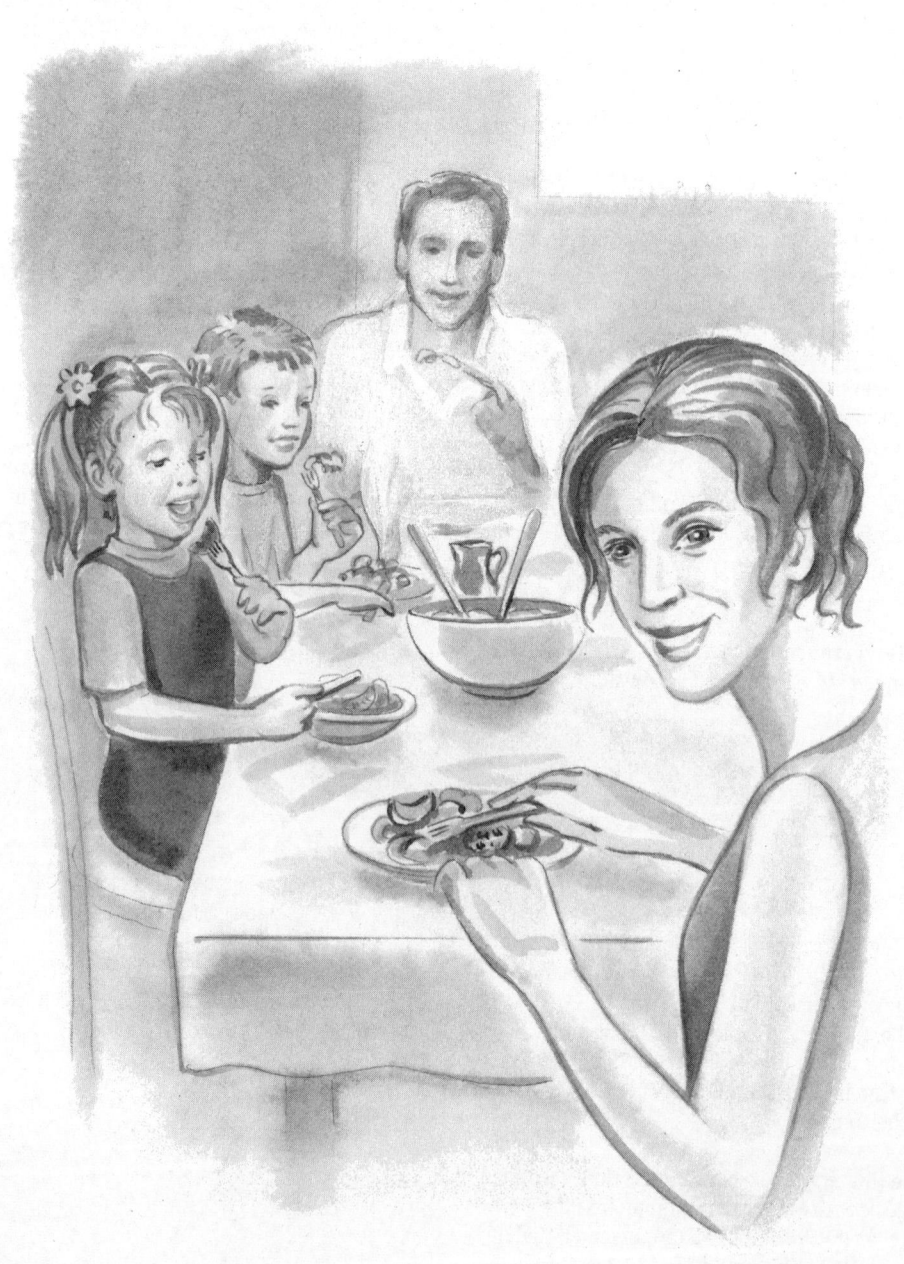

Frühstück

Mit Elan in den Tag. Für eine Vata-Frau bedeutet dies, sich in Ruhe hinzusetzen und Zeit für ein beschauliches und leichtes Frühstück zu nehmen. Ein bisschen Regelmäßigkeit wird ihr ohnehin ganz gut tun. Damit kann sie allen Anforderungen des Tages gestärkt und geerdet in die Augen sehen.
Obwohl die Pitta-Frau meist nur schnell ihren Kaffee leert, um noch rechtzeitig zur Arbeit zu kommen, ist sie mit einem kleinen, gehaltvollen Frühstück besser bedient. Dann wird ihr auch der bekannte Heißhunger am Vormittag, so gegen 11 Uhr, nicht mehr zu schaffen machen. Und selbst wenn das Mittagessen einmal eine Viertelstunde später kommen sollte, wird sie ihr Hunger nicht mehr gleich ungeduldig und unleidlich machen.
Und die Kapha-Frau? Sie würde sich ja gern hinsetzen, nicht umsonst ist ihr Motto »Immer mit der Ruhe«. Dabei ist sie die Einzige, die auf ein Frühstück ganz verzichten könnte, wäre ja auch für die Linie nicht so schlecht. Oder sie greift zu einem kleinen und vor allem leichten Frühstück, beispielsweise frische Früchte mit einigen anregenden Gewürzen. Schließlich wollen wir den Tag ja so richtig leicht und beschwingt beginnen. Wer kann uns noch aufhalten?

Leichter Fruchtsalat

Wirkt ausgleichend auf alle Doshas

Obst am Morgen vertreibt Kummer und Sorgen.
Ob Großmutter wusste, was sie da sagte? Recht hat sie in jedem Fall, denn Früchte sind exzellente Lieferanten von Vitaminen und Mineralien und enthalten Substanzen, die unseren gesamten Stoffwechsel steuern – alle Verdauungsorgane, den Blutkreislauf, die Lymphe, das Gehirn und das Nervensystem.
Mit von der Partie ist natürlich auch die bis zu sieben Kilo schwere Papaya, eine Frucht des tropischen Melonenbaums. Papayas sind überreich an Provitamin A, Vitamin C, Kalium, Kalzium und an tonisierenden sowie antibakteriellen Substanzen. Frauen in den Herkunftsländern empfehlen sie zum Harmonisieren der Verdauung, bei Menstruationsbeschwerden und zum Anregen der Milchsekretion beim Stillen. Und Pekannüsse mit ihren ungesättigten Fettsäuren, B-Vitaminen und Spurenelementen bringen noch zusätzliche Kraft und Energie für Körper und Geist.
Kein Wunder, dass bei diesem Fruchtsalat alle drei Konstitutionstypen zugreifen sollten!

Für 4 Personen

400 g reife Papaya
250 g süße kernlose Trauben
250 g süße Birnen
30 g Pekannüsse
¼ TL Zimt

1) Früchte waschen. Papaya halbieren, schälen, entkernen, in Würfel schneiden und in eine Schüssel geben. Trauben halbieren. Birnen schälen und nach dem Entfernen des Kerngehäuses in Stücke schneiden.
2) Pekannüsse in dünne Scheiben schneiden und unter die Früchte heben. Zum Abschluss noch mit Zimt bestreuen und gleich servieren.

Kapha-Typ: Verwenden Sie geröstete Sonnenblumenkerne an Stelle der Pekannüsse. Nach Geschmack und Saison können Sie natürlich noch andere zusammenziehende Früchte wie Blaubeeren oder Granatapfelkerne beigeben.

Pekannüsse lassen sich übrigens auch gut durch Mandeln, Walnüsse oder Sonnenblumenkerne ersetzen.

Nektarinen-Melonen-Salat

Wirkt sanft Kapha erhöhend

Voller Saft und lieblicher Süße. Nektarinen sind eng verwandt mit dem Pfirsich, nur ihre glatte Haut und das etwas festere Fleisch unterscheidet sie von ihrem königlichen Bruder. Nektarinen sind reich an den Vitaminen B und C und an vielen Mineralstoffen. Wie alle tiefgelben und orangefarbenen Früchte enthalten sie reichlich Beta-Carotin – sogar sechs- bis siebenmal mehr als Pfirsiche – und Bioflavone, die als wertvolle Krebs- und Herzschutzstoffe gelten. Nektarinen bringen unseren Appetit auf Touren und stimulieren die Verdauung sowie den Stoffwechsel. Außerdem regen sie die Nieren an und entlasten damit Lunge, Herz und Kreislauf.

Nur Gutes lässt sich auch über die Honigmelone sagen, die uns neben 95 % Wasser jede Menge Mineralstoffe, Spurenelemente und Zuckerstoffe spendet. Sie reinigt die Nieren von unerwünschter Harnsäure und regt die Galle an. Außerdem erfrischt und entspannt sie unseren Teint. Appetitlicher und bekömmlicher kann eine köstliche Erfrischung nicht mehr sein.

Dieser Obstsalat ist ideal für Vata- und Pitta-Frauen, gelegentlich auch für Kapha (siehe *Dosha*-Tipp).

Für 4 Personen

600 g süße Nektarinen
500 g reife Netz- bzw. Honigmelone
1 Banane
¼ TL Zimt

1) Nektarinen waschen, in kleine Stücke schneiden und in eine schöne Schüssel geben.
2) Melone halbieren und Kerne entfernen. Melone in kleine Stückchen schneiden, Banane zerdrücken und mit Nektarinen und Zimt vermischen.

Kapha-Typ: Fügen Sie dem Fruchtsalat noch einen geriebenen Apfel und ¼ TL Ingwerpulver hinzu, dann können auch Sie nach Herzenslust zugreifen.

Heidelbeeren in Mangosauce

Wirkt ausgleichend auf alle Doshas

»*Früchte voller Süße*« nannte Goethe die saftig aromatischen Beeren. Heidelbeeren haben allerdings noch viel mehr als erfrischenden Gaumengenuss zu bieten. Sie sind reich an den Schutzvitaminen Carotin und Vitamin C. Besondere Beachtung verdient ihr blauer Farbstoff Myrtillin: Zusammen mit Vitamin C und Eisen fördert dieses Flavon die Blutbildung und sorgt für die Elastizität der Blutgefäße. Denken Sie also bei Menstruationsbeschwerden oder nach einer Geburt an die erfrischenden Beeren. Zusammen mit den entgiftenden Gerbstoffen hemmt der blaue Farbstoff der Heidelbeeren zudem das Bakterienwachstum – ideal für die Darmflora und die Abwehrkraft bei Infektionskrankheiten, auch und gerade bei kleinen Kindern. Nach dem Ayurveda wirken Heidelbeeren leicht zusammenziehend und daher Vata verstärkend. Die reife Mango und der Vollrohrzucker dagegen erhöhen mit ihrer Süße Kapha, während Zimt und Kardamom die Verdauung anregen. Sie sehen, wie so oft im Ayurveda macht's die Kombination.

Bei diesem Rezept kommen alle *Dosha*-Typen voll und ganz auf ihre Gaumenkosten.

Für 2 bis 4 Personen

500 g frische Heidelbeeren
1 – 2 TL Vollrohrzucker
1 reife Mango
¼ TL Zimt
¼ TL gemahlener Kardamom
2 EL Apfelsaft

Zum Verzieren:
kleine frische Minzeblätter
etwas Zimt

1) Heidelbeeren waschen, abtropfen lassen, in eine schöne Schüssel geben und mit Vollrohrzucker bestreuen.
2) Mango waschen, schälen und mit den restlichen Zutaten zu einer Sauce mixen. (Wer es flüssiger mag, der kann noch etwas mehr Apfelsaft hinzufügen.)
3) Heidelbeeren in hübsche Glasschälchen füllen. Jeweils etwas Mangosauce darüber gießen, mit einigen frischen Minzeblättern verzieren und etwas Zimt bestreuen.

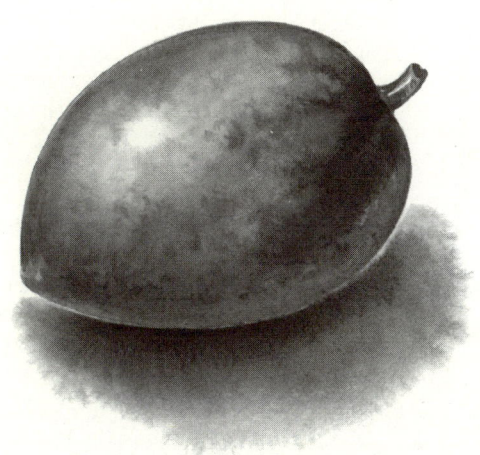

Granola

Wirkt Vata und sanft Pitta erhöhend

»Die sticht der Hafer.« Was der Volksmund leicht schmunzelnd feststellt, hat seine guten Gründe: Hafer macht vital und lebensfroh. Fast 2000 Jahre lang war der Hafer in Nordeuropa das Hauptnahrungsmittel der ärmeren Menschen. Dann kam um 1770 die Kartoffel und der Hafer wurde zum Tierfutter verbannt. Dabei heißt es von den Schweizer Bergbäuerinnen, dass sie nur deswegen ihre Kinder meist allein zur Welt bringen konnten, weil sie täglich frischen Haferbrei aßen. »Diese Frauen«, so bescheinigte ein zeitgenössischer Pater, »waren körperlich kräftig wie seelisch stark.« Ungesättigte Fettsäuren und Protein mit einer hohen biologischen Wertigkeit sind dafür ebenso verantwortlich wie besonders leicht verdauliche Kohlenhydrate und eine große Palette an Mineralien, Spurenelementen und Vitaminen. Ob Drüsen, Muskeln, Blutbildung, Verdauung, Nerven oder Gehirn, Hafer stärkt alle – Jung und Alt. Sogar Blutdruck und Cholesterinspiegel kann er senken. Außerdem verbreitet er nichts als gute Laune. Diese Granola-Mischung ist ideal für Kapha, etwas abgeändert können jedoch auch Vata- und Pitta-Konstitutionen zugreifen (siehe *Dosha*-Tipp).

Ergibt 725 g

250 g Haferflocken
125 g Hirseflocken
100 g Dinkelflocken
6 Kardamomkapseln
50 g Sonnenblumenkerne
50 g Kürbiskerne
1 TL Zimt
1 Msp gemahlener Safran
4 EL Sonnenblumenöl
75 – 100 ml Apfeldicksaft
50 g gepoppter Amarant (Amarant Popcorn)
100 g Rosinen

1) Alle Flocken mischen und in einer großen Pfanne bei mittlerer Hitze etwa 5 Minuten rösten; dabei immer wieder umrühren. Kardamomkapseln mit einem spitzen Messer öffnen, die Samen herausnehmen und im Mörser zerstoßen. Sonnenblumen- und Kürbiskerne sowie Zimt, Kardamom und Safran zu den Flocken geben. Öl und Apfeldicksaft über die Flockenmischung gießen und alles gut umrühren.

2) Die Flocken von der Flamme nehmen, wenn sie goldbraun und knusprig sind. Mit gepoppten Amarant und Rosinen in einer großen Schüssel mischen und abkühlen lassen.

Vata-Typ: Ihnen werden Dinkel- und Weizenflocken an Stelle der Hirseflocken gut tun. Dazu können Sie nach Belieben noch etwas mehr Süßungsmittel sowie 100 g geröstete und gemahlene Haselnüsse mischen. Granola immer nur gut eingeweicht in heißer Milch servieren, da es für Ihren Typ sonst zu trocken ist.

Pitta-Typ: Ersetzen Sie die Hirseflocken durch Dinkel- bzw. Weizenflocken. Auf Wunsch mehr Apfeldicksaft sowie kühlende Kokosflocken hinzufügen. Granola in warmer Milch (vegan: Mandel-, Soja- oder Reismilch) oder in leicht gesüßter und verdünnter Buttermilch servieren.

Servieren Sie Granola mit etwas verdünnter Buttermilch, warmer Gewürzmilch (S. 288) oder streuen Sie es einfach über Ihren Frühstücks-Obstsalat. Granola ist in einer großen Dose aufbewahrt mehrere Monate haltbar.

Haferflocken in trockener Form, wie hier als Granola, wirken Vata und Pitta erhöhend, gekocht dagegen verstärken sie sanft Kapha.

Puffreis-Crunchies

Wirkt ausgleichend auf alle Doshas

Ein Reistag ist ein netter Tag – sagen die Amerikaner in ihrer saloppen Art. Stimmt, können wir da nur sagen, vor allem wenn es um Puffreis, die schnelle und leichte Reisvariante geht. Reis ist eine ideale Nahrung für Haare, Zähne, Nägel, Muskeln, Knochen und nicht zuletzt auch für die Haut und ihren Teint. Wer immer Probleme mit Blutfetten oder eine Glutenallergie hat, der kann aufatmen: Reis enthält weder Cholesterin noch Gluten – und auch nur 82 Kalorien auf eine halbe Tasse gekochten Reis. Genau das Richtige also für alle, die ihr Gewicht auf sanfte und gesunde Art reduzieren wollen. Außerdem bietet Reis alle acht essenziellen Aminosäuren, ganz beachtliche Mengen an B-Vitaminen sowie Provitamin A, K und E. Wann immer es also um ein lecker-leichtes Fit-Frühstück für Körper, Geist und gute Laune geht, denken Sie an dieses Rezept. Puffreis erhalten Sie übrigens im Reformhaus und Jaggery bzw. Gur – den heruntergekochten Zuckerrohr- bzw. Palmsaft – im indischen Lebensmittelgeschäft bzw. beim Gewürzversand (S. 306).
Bei diesen leckeren Crunchies dürfen alle drei *Dosha*-Typen nach Herzenslust zugreifen. Guten Appetit!

Puffreis-Crunchies schmecken als leckeres Müsli mit Joghurt, Erdbeer-Mandel-Milch (S. 279) oder heißer Milch. Auch pur, zu Früchten oder einfach als schneller Snack für Reisen, Büro oder Schule sind sie immer und überall hoch willkommen.
Übrigens, Puffreis-Crunchies lassen sich in einem luftdicht verschließbaren Behälter für mindestens zwei bis drei Wochen aufbewahren. Und an Stelle der Cashewnüsse können Sie gerne auch einmal geröstete und gehackte Haselnüsse oder Sonnenblumen- bzw. Kürbiskerne nehmen.

Für 4 Personen

100 g Rosinen
100 g Cashewnüsse (Bruch)
50 g Mandelblättchen
125 g Jaggery/Gur
125 g Puffreis
½ TL Zimt

1) Rosinen waschen, abtropfen lassen und zur Seite stellen. Cashewnüsse und Mandelblättchen in einer großen Antihaftpfanne ohne Fett bei mittlerer Hitze goldbraun rösten und in eine große Schüssel geben.
2) Jaggery in kleine Stücke brechen, zusammen mit 4 EL Wasser in derselben Pfanne auflösen und 1 Minute köcheln lassen, bis er eine sirupartige Konsistenz angenommen hat. Nach und nach den Puffreis hineinrühren und so mit dem Zuckersirup vermengen, bis der ganze Puffreis damit überzogen ist. Anschließend zu den Nüssen in die Schüssel geben.
3) Nun die abgetropften Rosinen in der Pfanne trocknen (dazu die Nachhitze der Elektroplatte bzw. die kleinste Flamme des Gasherdes nutzen).
4) Krokantartigen Puffreis auseinander brechen und mit Rosinen, Zimt und Nüssen in der Schüssel mischen.

Variation mit Vollrohrzucker

Wenn Sie keinen Jaggery/Gur zur Hand haben, tut es auch Vollrohrzucker. Dann reichen 2 – 3 EL Wasser vollkommen aus. Schmelzen Sie dabei den Vollrohrzucker mit dem Wasser in der Pfanne und lassen Sie ihn leise köcheln, bis überall an seiner Oberfläche viele kleine Bläschen aufsteigen. Rühren Sie anschließend den Puffreis wie oben beschrieben hinein.

Mango-Ananas-Reis (Früchtereis)

Wirkt sanft Kapha erhöhend

Wann sind sie reif? Wenn der Frühling sich dem Ende nähert, warten nicht nur die großen und kleinen Menschen in Indien und anderswo auf die herrlichen Mangofrüchte. Auch Affen, Papageien, Streifenhörnchen und was sonst noch einen Mangobaum erklimmen kann, suchen die erlaubte oder unerlaubte Chance zum ersehnten Gaumengenuss. Mit Sommerbeginn schließlich ist es so weit: Wie an Schnüren hängen die je nach Sorte gelben bis orangen Früchte an den Schatten spendenden Riesenbäumen. Die Mango ist der absolute Superstar in Sachen Provitamin A. Sie enthält aber auch noch B-Vitamine, Schutz- und Heilstoffe wie die zellschützenden Flavone. Und mit ihrem Eisen fördert sie die Blutbildung und lindert Nieren- und Dickdarmentzündungen sowie Menstruationsbeschwerden.

Sollten Sie trotz Suchens keine richtig reifen Mangos oder Ananas bekommen, hier unser Geheimtipp: Legen Sie die Früchte bei Zimmertemperatur in Ihre Küche (aber nie in den Kühlschrank). So können sie noch etwas nachreifen. Ein ideales Gericht für Vata- und Pitta-Typen und in Maßen auch für Kapha-Frauen.

Für 4 Personen

75 – 100 g Rosinen
200 g Basmatireis
¼ TL Steinsalz bzw. Meersalz
400 ml Wasser
1 große reife Mango (etwa 350 g)
2 Bananen (250 g)
1 kleine reife Ananas (500 g)
2 – 3 EL Ahornsirup bzw. Birnendicksaft
½ TL gemahlene Bourbon-Vanille
1 TL Zimt

1) Rosinen waschen und in einer Tasse mit heißem Wasser einweichen. Reis waschen (und falls möglich 30 Minuten einweichen), abtropfen lassen und mit Salz und Wasser in einen Topf geben.
2) Den Reis bei mittlerer Hitze zugedeckt 12 – 15 Minuten kochen lassen (ohne den Deckel zu heben oder umzurühren). Nach der Kochzeit sollte der Reis weich sein und das Kochwasser vollständig absorbiert haben.
3) In der Zwischenzeit die Früchte waschen, schälen und klein schneiden.
4) Nach Ende der Kochzeit Früchte, Ahornsirup bzw. Birnendicksaft, Vanille und Zimt unter den warmen Reis heben. Zum Abschluss noch die Rosinen und je nach Konsistenzwunsch deren Einweichwasser hinzufügen.

> Früchtereis ist warm wie kalt ein leckeres und leichtes Mittagessen, ganz besonders im Sommer. Wer möchte, kann auch noch etwas Buttermilch (für alle drei Doshas) bzw. Joghurt (für Vata- und Pitta-Typen) hineingeben – eine leckere und erfrischende Abwechslung.

Variationen:

Je nach Jahreszeit und entsprechend Ihres Dosha-Typs lassen sich die Früchte variieren (s. a. Tabelle auf S. 297). Hier zwei Beispiele:

Birnen-Trauben-Reis

Wirkt ausgleichend auf alle Doshas

Süße reife Birnen (500 g) und süße kernlose Weintrauben (500 g) sind eine ideale Kombination. Und an Stelle der Rosinen können Sie auch einmal ungeschwefelte, eingeweichte Aprikosen verwenden.

Beerenfrüchtereis

Wirkt ausgleichend auf alle Doshas

Für den Beerenhunger nehmen Sie insgesamt 1 kg frische Erdbeeren, Himbeeren und Heidelbeeren – ein frisches und leichtes Sommerrezept. Vata- und Pitta-Typen können sich dazu ruhig auch mal etwas Schlagsahne gönnen und Kapha-Konstitutionen einen Vanille-Sojadrink.

Dinkelflockenbrei

Wirkt ausgleichend auf alle Doshas

Die Kunst des Seins. Dinkel, den Urweizen, gibt es schon seit Jahrtausenden. Fast hätte man ihn vergessen, in Zeiten von Monokultur und Einheitsgeschmack. Doch dann erinnerte man sich wieder an das Getreide der römischen und germanischen Küchen, an seine Stand- und Wetterfestigkeit selbst auf kargen Böden in 1500 Metern Höhe. Und man erinnerte sich daran, dass Dinkel so gut wie alle Nährstoffe enthält, die wir brauchen – in einem harmonisch ausgewogenen Verhältnis: eine ideale Zusammensetzung an Vitaminen, dem höchsten Eiweißgehalt aller Getreide mit allen essenziellen Aminosäuren, jede Menge Mineralien, Spurenelemente, Kohlenhydrate, ungesättigte Fettsäuren und Ballaststoffe. Genau das Richtige in Zeiten großer Belastung oder Umstellungsphasen wie Pubertät, Schwangerschaft, Stillzeit oder Wechseljahre. Dinkel stärkt Haut, Haare, Atemwege, Kreislauf und gleicht zu hohen oder zu niedrigen Blutdruck aus. Er hilft bei Magen-Darm-Störungen, Stoffwechselerkrankungen und Allergien. Und mit seinem L-Tryptophan sorgt Dinkel auch noch für jede Menge gute Laune.
Dieser Dinkelflockenbrei ist ein lecker-leichtes Frühstück für jede Frau. Kosten Sie nur einmal selbst!

Pro Person:

1 – 3 Safranfäden
2 Datteln oder/und 1 – 2 EL Rosinen
4 – 5 EL Dinkelflocken
300 – 400 ml Wasser (je nachdem, ob flüssige oder festere Konsistenz gewünscht)
1 – 2 Kardamomkapseln
¼ – ½ TL echte Bourbon-Vanille
¼ TL Zimt
1 – 2 EL Ahornsirup, Jaggery/Gur, Vollrohrzucker oder Honig

1) Safran etwa 10 Minuten in 1 – 2 EL Wasser einweichen. Datteln waschen, entkernen und klein schneiden. Datteln, Rosinen und Dinkelflocken in einem kleinen Topf mit Wasser 10 – 15 Minuten köcheln lassen, bis sie weich sind.
2) Kardamomkapseln mit einem Messer aufschlitzen und die Samen im Mörser zerstoßen. Kardamom zusammen mit Vanille, Zimt, eingeweichtem Safran und Süßungsmittel nach Wunsch dazugeben. (Falls Sie Honig verwenden, den Brei erst noch einige Minuten abkühlen lassen!)

Vata- und Pitta-Typ: Geben Sie 1 – 2 EL geschmolzenes Ghee über den fertigen Brei.
Vata-Typ: Trinken Sie zum Dinkelflockenbrei ein Glas heiße Gewürzmilch (S. 288) und runden Sie das Frühstück mit einer Banane ab.
Kapha-Typ: Vor allem in der Herbst- und Winterzeit ist Dinkelflockenbrei für Sie ein leichtes Frühstück. Süßen Sie am besten – falls notwendig – mit Honig bzw. Apfeldicksaft.

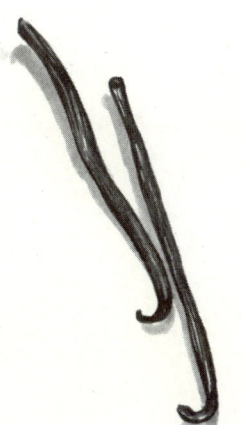

Dinkelflockenbrei schmeckt pur oder auch mit 1 – 2 EL Joghurt bzw. Buttermilch. Je nach Jahreszeit und Konstitution können Sie auch noch eine frische süße Frucht, etwa eine Birne, hinzugeben.

Rosinengrießbrei mit Aprikosen

Wirkt Kapha erhöhend

Die Frucht für die Frau. Wenn es eine Frucht gibt, die Frauen gut tut, dann ist es die Aprikose. Neben vielen anderen herausragenden Mineralstoffen und Spurenelementen ist es vor allem der hohe Eisengehalt, der für Frauen so wichtig ist. Ihr Beta-Carotin stärkt Augen wie Schleimhäute, pflegt die Leber und schützt vor Infektionen und Krebs. Auch für alle Wachstumsstadien, einschließlich der Schwangerschaft, sind Aprikosen besonders wertvoll. Mit ihrem hohen Kaliumanteil entstauen sie die Beine und entlasten Herz und Kreislauf. Wer unter Husten, Bronchitis, trägem Stoffwechsel, Menstruationsbeschwerden oder Hautunreinheiten leidet, sollte fleißig Aprikosen essen. Außerdem enthalten die köstlichen Früchte Kieselsäure, wichtig für Knochen, Zähne, Nägel, Haare und das Gehirn.
Ein ideales Gericht für Pitta- und Vata-Frauen.

Für 4 Personen

6 getrocknete Aprikosen
100 g Rosinen
5 grüne Kardamomkapseln
1 l frische Rohmilch bzw. Vorzugsmilch
75 g Dinkelvollkorngrieß
¾ TL Kurkuma
50 – 75 ml Ahornsirup bzw. Vollrohrzucker
¾ – 1 TL Zimt

1) Trockenfrüchte waschen und in einer kleinen Schüssel mit einer Tasse Wasser mindestens 10 Minuten einweichen. Kardamomkapseln mit einem scharfen Messer aufschlitzen, die schwarzen Samen herauslösen und in einem Mörser grob zerstoßen.
2) Edelstahltopf mit kaltem Wasser ausspülen und die Milch erhitzen. Kurz vor dem Aufkochen den Vollkorngrieß langsam hineinrieseln lassen und unter häufigem Rühren aufkochen. Anschließend auf kleine Flamme zurückschalten.
3) Aprikosen in kleine Stücke schneiden und in den Grießbrei geben. Rosinen mit dem Einweichwasser, Kardamom, Kurkuma und Ahornsirup hinzufügen und noch einmal aufkochen lassen.
4) Vor dem Servieren jede Portion mit Zimt bestreuen.

Vata-Typ: Je länger Sie die Trockenfrüchte einweichen, umso besser. Ideal sind 20 – 60 Minuten.

Gerstenmus mit Milch

Wirkt ausgleichend auf alle Doshas (ohne Ghee: sanft Vata erhöhend)

In der Gerste liegt die Kraft. Ob in Indien, dem Nahen Osten oder bei den Germanen, Gerste spielte in fast allen Kulturvölkern eine wichtige Rolle in der Küche. Erst die Römer degradierten sie zum Viehfutter, ihnen schmeckte Weizen besser. Zu Unrecht, wie wir heute wissen, denn Gerste hat uns mehr als genug zu bieten. Ihre vielen Mineralien schärfen die Sinne. Ihre Kieselsäure tut Bindegewebe, Haaren, Nägel und der Wirbelsäule gut. Mit ihren Schleimstoffen hilft Gerste bei Magen- und Darmbeschwerden und spült kleine Blasen- und Nierensteine aus. Allen stillenden Müttern kann in Milch gekochtes Gerstenmus nur ans Herz gelegt werden, vor allem wenn der Milchfluss etwas gering oder sogar versiegt ist. Dabei kommen die entblähenden und entkrampfenden Wirkungen der gekochten Gerste sowohl Mutter wie Kind zugute.
Hier können alle *Dosha*-Typen nach Lust und Laune zugreifen.

Für 1 bis 2 Personen

75 g Gerstengraupen (Rollgerste)
¼ TL Kurkuma
200 ml Wasser
400 ml Milch
40 g Vollrohrzucker
1 EL Ghee
¼ – ½ TL Zimt

1) Graupen waschen und über Nacht in Wasser einweichen.
2) Graupen noch einmal spülen, abtropfen lassen und mit Kurkuma und Wasser in einem mittelgroßen Topf zugedeckt 20 Minuten bei mittlerer Hitze kochen. Nun die Milch hineingeben und weitere 30 – 35 Minuten kochen, bis die Graupen weich sind. Dabei den Topf nur halb mit dem Deckel bedecken sowie ab und zu umrühren.
3) Zum Abschluss Vollrohrzucker hinzufügen und mit Ghee beträufeln. Warm und mit Zimt bestreut servieren.

> Richtig lecker wird es, wenn Sie dazu noch ein Apfel-Ingwer-Kompott (S. 260) servieren.

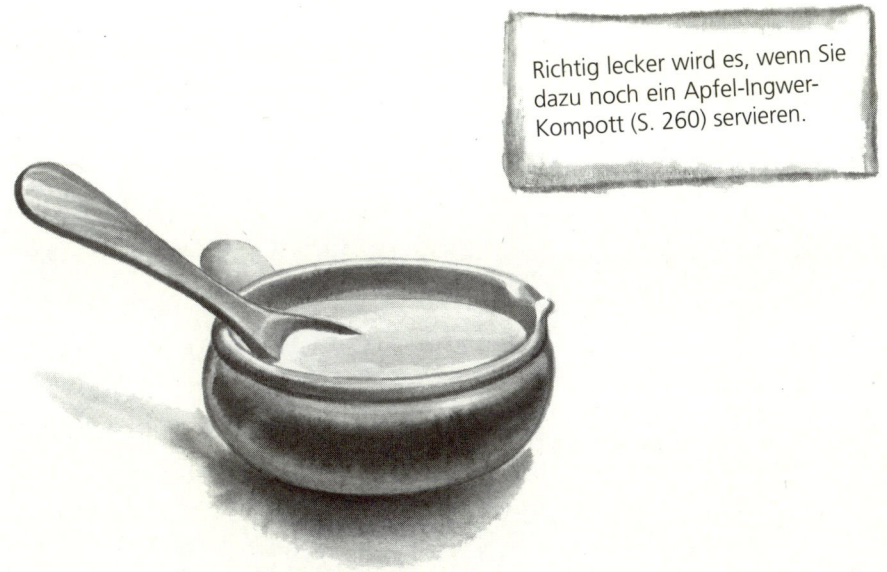

Rosinenscones

Wirkt Kapha erhöhend

»*Mylady, die Scones.*« Aus England kommt diese Mischung zwischen Brötchen und kleinem Kuchen. Dort serviert man sie ofenfrisch mit Butter, Honig oder mit der Lieblingsmarmelade. Wird dazu noch Schlagsahne gereicht, wird das Frühstück zu einem wahren Festmahl.
Dinkel, der Urweizen, enthält nach ayurvedischer Sicht alle nährenden Eigenschaften des Weizens. Er besitzt sowohl die aufbauenden und stärkenden Kapha-Eigenschaften als auch die energetisierenden Kräfte von Pitta. Alle essenziellen Aminosäuren, jede Menge Vitamine, Mineralien und viele herzfreundliche ungesättigte Fettsäuren vervollständigen das Dinkelkorn und erklären, warum es dem Organismus in jeder Lebensphase so viel Energie verleiht. Und sein hoher Kleberanteil lässt das Herz jedes Bäckers höher schlagen. Ob es um die Schönheit der Haut oder die Regeneration der erschöpften Nerven geht, ob die Abwehrkräfte oder die grauen Zellen mobilisiert werden sollen, mit Dinkel sind Sie immer gut bedient.
Ein herrliches Rezept für Pitta- und Vata-Frauen.

Ergibt 10 bis 12 Scones

Für den Teig:
50 g Rosinen
250 g Dinkelvollkornmehl
1 TL Natron
50 g Butter
25 g Vollrohrzucker
125 ml Milch

1) Backofen auf 220 °C vorheizen. Rosinen waschen und einweichen.
2) Dinkel mit Natron in einer Schüssel vermischen. Die Butter mit Mehl und Vollrohrzucker zu groben Bröseln reiben, mit den abgetropften Rosinen und der Milch zu einem weichen, aber nicht klebrigen Teig kneten.
3) Den Teig auf einer bemehlten Fläche leicht durchkneten und zu einer mindestens 1 cm dicken Platte ausrollen. Die Scones mit einer runden Ausstechform (Ø 5 cm) ausstechen und auf ein mit Backpapier belegtes Blech legen.
4) Für 12 – 15 Minuten goldbraun backen. Die Scones sind fertig, wenn sie sich an den Seiten elastisch anfühlen. Auf einem Kuchengitter abkühlen lassen oder ofenfrisch servieren.

Schnelle Buttermilchbrötchen

Wirkt Kapha erhöhend

Die Buttermilch macht's. Der Ayurveda ist voll des Lobes, wenn es um Buttermilch geht. Sie erfrischt nicht nur, sondern regt auch den Appetit an, gibt Kraft und unterstützt Nieren und Milz. Ihr hoher Lecithingehalt verhindert, dass sich Cholesterin in den Arterien einnistet und verbessert die Durchblutung von Gehirn und zentralem Nervensystem. Ob Übelkeit, Fieber, Verdauungsbeschwerden oder Ödeme, Buttermilch kann vieles lindern. Außerdem regt sie die Blutbildung an, wirkt entkrampfend und fördert die Regeneration der Haut. Und, fast hätte ich's vergessen, Buttermilch ist ein köstlich erfrischendes Fit-Getränk, ideal zum Entschlacken überflüssiger Pfunde und Stoffwechselprodukte. Nach dem Ayurveda wirkt Buttermilch sanft Kapha und sanft Pitta erhöhend. Bei diesem Rezept kommen Pitta- und Vata-Konstitutionen ganz auf ihre Kosten.

Ergibt 6 bis 8 Brötchen

Für den Teig:
500 g Dinkelvollkornmehl
1½ TL Natron
2 TL Vitamin-C-Pulver
2 TL Meersalz
350 g Buttermilch

Zum Bestreuen:
Sesamsamen

1) Backofen auf 200 °C vorheizen. Backblech einfetten bzw. mit Backpapier auslegen.
2) Alle trockenen Zutaten in einer Schüssel mischen. Die Mehlmischung mit der Buttermilch zu einem geschmeidigen Teig kneten und Brötchen daraus formen. Brötchen auf das Blech legen und mit einem Messer kreuzweise einschneiden. Brötchen mit der im Messbecher verbliebenen Buttermilch bestreichen und mit Sesam bestreuen.
3) Buttermilchbrötchen 30 – 35 Minuten backen.

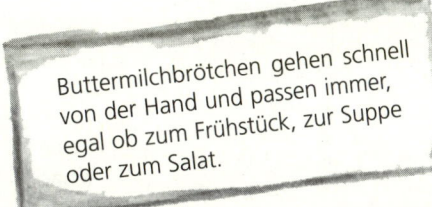
Buttermilchbrötchen gehen schnell von der Hand und passen immer, egal ob zum Frühstück, zur Suppe oder zum Salat.

Quarkbrötchen mit Sonnenblumenkernen

Wirkt Kapha erhöhend

Fix soll es gehen und einige Zeit frisch soll es sich halten. Hier ist das Rezept, das Sie suchen! Die einzige Frage wird nur sein, wie lange Sie diesen Brötchen widerstehen können, wenn sie frisch aus dem Ofen kommen.

Sonnenblumenkerne liefern uns mit Zink, Eisen, Eiweiß und Vitaminen jede Menge Energie. Ihr hoher Anteil an ungesättigten Fettsäuren, vor allem Linolsäuren und Lecithin, hält die Blutgefäße sauber und nährt das Gehirn. Auch die Kohlenhydrate stehen sofort zur Verfügung, was Sonnenblumenkerne ideal für alle macht, die körperlichen und geistigen Schwung suchen. Nicht zuletzt gehören Sonnenblumenkerne zu den wenigen Nahrungsmitteln, die ohne Unterschied allen drei *Doshas* gut tun.

Ein ideales Gericht für alle Pitta- und Vata-Frauen. Also, nichts wie los!

Ergibt etwa 9 Brötchen

250 g Quark (ohne tierisches Lab) oder Joghurtcreme (aus 500 g Joghurt)
500 g Dinkel- oder Weizenvollkornmehl
1 TL Natron
2 TL Vitamin-C-Pulver
250 ml Buttermilch
1 TL Meersalz
3 EL Sonnenblumenkerne

1) Wenn Joghurtcreme verwendet werden soll, den Joghurt einige Stunden vor dem Backen in einem Käsetuch abhängen lassen, bis 250 g übrig geblieben sind.
2) Dinkelvollkornmehl, Natron und Vitamin-C-Pulver mischen und mit den restlichen Zutaten zu einem geschmeidigen Teig vermengen. Den Teig zu Brötchen formen und auf ein gefettetes Backblech setzen.
3) Brötchen bei 200 °C für 20 – 25 Minuten backen. Anschließend zum Auskühlen auf ein Gitter legen.

> Probieren Sie dieses Rezept auch einmal mit frisch gehackten Kräutern (wie Dill und Petersilie), die sie einfach unter den Teig kneten. Und anstatt der Sonnenblumenkerne schmecken auch Leinsamen, Sesam, gehackte Kürbiskerne oder geröstete Nüsse.

Salate

Frauen lieben leckere Salate. Die Vata-Frau mag sie am liebsten leicht blanchiert oder warm. Gut gewürzt und mit einem süßen oder sauren Dressing kann sie die Schüssel Vitamine am besten nutzen: ideal für Vitalität und Schönheit.

Pitta-Typen wissen, wo es im Leben lang geht, und etwaige Probleme sind dazu da, um gelöst zu werden. Noch Fragen? Natürlich nicht. Süß oder bitter, Salate gehören in jedem Fall dazu. Und neue Rezepte werden auch gerne probiert, bereichern sie ja nicht nur den Horizont, sondern – wichtig! – auch die Geschmackspalette.

Geschmack darf selbstverständlich auch bei Kapha niemals zu kurz kommen. Frische, leichte Salate sind dafür genau das Richtige. Noch etwas Pep in Form von scharfen Gewürzen und Kräutern, und die Kapha-Frau kann ihre Energie endlich so umsetzen, wie sie sich das schon immer wünschte.

Großer Festsalat

Wirkt sanft Vata erhöhend

Salat zum Entspannen. Die Auswahl an Salaten ist auch hierzulande unglaublich groß geworden: Über 50 verschiedene Sorten gibt es auf dem Markt. Grundsätzlich besteht grüner Salat bis zu 95 % aus Wasser: Die restlichen 5 % allerdings können sich sehen lassen: Neben hochwertigem Eiweiß und vielen Ballaststoffen enthält Salat jede Menge Vitamine, Mineralstoffe, Spurenelemente und Blut bildendes Chlorophyll. Grüner Salat ist ideal zur Diät, ein hervorragender Durstlöscher im Sommer, hilft gegen Verstopfung, stärkt den Herzmuskel und unterstützt die Nieren. Seine Bitterstoffe regen Leber und Galle an und aktivieren das Immunsystem. Besonders bemerkenswert ist das Lactucerol, mit dem grüne Blattsalate auf unser Nervensystem so beruhigend und entspannend wirken. Machen Sie ihn immer mit Öl an, damit Sie auch alle seine fettlöslichen Inhaltsstoffe verwerten können. Und mit Öl angemacht können auch Vata-Typen die meisten der an sich Vata erhöhenden Salate genießen.

Dieser Salatmix ist ideal für Pitta- und Kapha-Typen, in Maßen bzw. abgewandelt auch für Vata-Frauen (s. *Dosha*-Tipp).

Für 4 Personen

50 g Lollo Rosso
50 g Eichblattsalat
50 g Eisbergsalat
50 g frische Rucola
50 g frischer Babyspinat
15 – 20 frische kleine Basilikumblätter
2 – 3 frische, fein gehackte Borretschblätter
2 EL frisch gehackte Petersilie

Für das Dressing:

3 EL frischer Zitronensaft
4 EL Oliven- bzw. Sonnenblumenöl
1 EL Walnussöl
½ – 1 TL Senf
¼ TL Asafoetida
¾ TL zerstoßener schwarzer Pfeffer
¾ TL Meersalz

1) Die verschiedenen Salate und Spinat waschen, abtropfen lassen und in kleine mundgerechte Stücke zupfen. Mit den frischen Kräutern in einer großen Salatschüssel mischen.
2) Alle Zutaten für das Dressing in einer Tasse verrühren und kurz vor dem Servieren unter den Salat heben.

Vata-Typ: Geben Sie dem Dressing 1 TL Ahornsirup und 2 EL saure Sahne, Buttermilch bzw. Joghurt hinzu. Sie können den Salat aber auch mit 2 – 3 EL gehackten Pekannüssen bzw. gerösteten Sonnenblumen- oder Kürbiskernen bestreuen.

Radicchio-Feldsalat

Wirkt Vata erhöhend

Das Auge isst mit. Mit seiner hübschen dunkelvioletten Farbe macht Radicchio jeden gemischten Salat zu einer Augenweide. Und mehr als das: Vitamine, Mineralstoffe und vor allem seine Bitterstoffe sind es, die das Blut reinigen, die Lebertätigkeit aktivieren und damit Verdauung und Stoffwechsel auf Touren bringen. Der leicht bittere Geschmack des Radicchio wird durch den milden Feldsalat wieder etwas aufgehoben. Feldsalat ist übrigens unter allen Salaten derjenige, der uns am meisten Eisen schenkt. Ideal also immer dann, wenn es um Blutbildung geht, wie während der Periode, Schwangerschaft und Stillzeit. Auch mit seinen Vitaminen geizt Feldsalat keineswegs. Er enthält sogar fünfmal so viel Carotin und dreimal so viel Vitamin C wie Kopfsalat. Davon profitieren unsere Sehkraft, unser Immunsystem und auch unsere Nerven. Als Baldriangewächs wirkt Feldsalat außerdem auch herrlich entspannend.

Ein köstlicher Salat für Kapha, Pitta und – abgewandelt – auch für Vata (siehe *Dosha*-Tipp).

Für 4 Personen

150 g Radicchio
100 g Feldsalat
50 g Rucola

Für das Dressing:
5 EL Oliven- bzw. Maiskeimöl
3 EL Zitronensaft
¾ TL schwarzer Pfeffer
¾ TL Kräutersalz
1 EL frische Thymianblätter

1) Salate waschen und abtropfen lassen. Radicchio und Rucola in kleine Stücke zupfen. Alle Salate in einer großen Salatschüssel mischen.
2) Alle Zutaten für das Dressing in einer Tasse verrühren und direkt vor dem Servieren unter den Salat heben.

Vata-Typ: Nehmen Sie etwa 150 – 200 g Feldsalat und nur 50 – 100 g bitteren Radicchio. Und fügen Sie dem Dressing noch 1 TL Ahornsirup und 2 EL saure Sahne (vegan: 1 EL Mandelmus) hinzu.

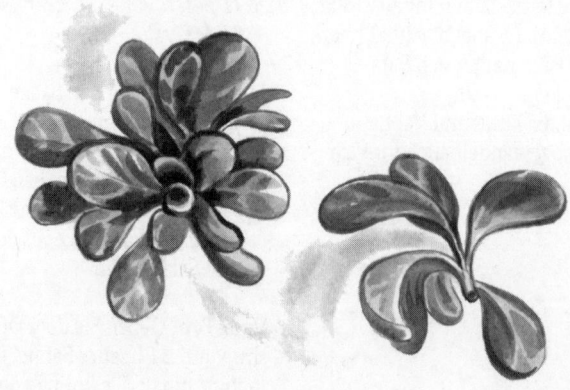

Mangoldsalat mit Walnüssen

Wirkt sanft Vata erhöhend

Sommerfrische. Mangold hat fast alle Tugenden des Spinats, wie hochwertiges Eiweiß, jede Menge Vitamine und Mineralstoffe, Spurenelemente und besonders viel Chlorophyll. Im Hochsommer, wenn Spinat rar ist, können seine grünen Blätter diesen optimal ersetzen. Probieren Sie es einmal mit diesem Mangoldsalat, damit unterstützen Sie die Nieren bei ihrer Tätigkeit, entlasten die Leber in ihrer Fettverdauung und aktivieren Ihre Abwehrkraft. Darüber hinaus entschlackt Mangold auch das Blut und reinigt die Haut.

Wo so viel Frische weilt, darf auch die Energie nicht fehlen. Und die kommt durch die Walnuss, die dazu noch Haare, Haut, Leber und Herz stärkt. Mit ihrer Linolsäure schließlich kann sie sogar Arteriosklerose vorbeugen.

Wohl kombiniert mit Gewürzen ist dieser Salat genau das Richtige für Pitta- und Kapha-Konstitutionen und in Maßen auch für Vata.

Für 4 Personen

200 g zarte Mangoldblätter (ohne Stiele)
50 g grob gehackte Walnüsse
½ TL frisch geriebener Ingwer
1 – 2 EL Sonnenblumen- bzw. Walnussöl
1 – 2 TL Zitronensaft
3 EL Sahne
¼ TL Steinsalz
½ TL schwarzer Pfeffer
100 g Mozzarella (bzw. Ziegenkäse für Kapha-Typ)

1) Mangoldblätter waschen, abtropfen lassen, evtl. harte Blattrippen entfernen und Blätter in kleine Stückchen schneiden. Walnüsse in einer Pfanne trocken rösten, bis sie leicht gebräunt sind. Geriebenen Ingwer auspressen.
2) Ingwersaft, Öl, Zitronensaft, Sahne, Salz und Pfeffer in einer Salatschüssel verrühren und die Mangoldblätter unterheben. Mozzarella in kleine Würfel schneiden und mit den Walnüssen ebenfalls unter den Salat heben. Mangoldsalat etwa 5 Minuten ziehen lassen und dann servieren.

> Verwenden Sie an Stelle des Mangolds ruhig auch einmal jungen Babyspinat.

Palmenherzen mit Avocado-Ingwer-Dip

Wirkt Kapha erhöhend

Schüsselweise genießen. Palmenherzen sind die Vegetationskegel an der Spitze des Palmstammes, aus dem die Blattwedel wachsen. Meist stammt Palmenmark von fünf bis sieben Jahre alten Assaipalmen, die man eigens für die beliebte Delikatesse in südamerikanischen Plantagen kultiviert. Bei der Ernte stirbt übrigens nur der Stamm, nicht aber die ganze Pflanze ab. Palmenherzen sehen aus wie dicker Spargel oder Bambussprossen, sind zartknackig und schmecken mild nussartig – eingelegt leicht säuerlich. Nach dem Ayurveda wirken Palmenherzen Kapha erhöhend. Sie reinigen das Blut, lindern Sodbrennen und gelten als Aphrodisiakum.

Avocados genießt man in Lateinamerika ebenfalls schon seit Jahrtausenden. Sie liefern alle lebenswichtigen Aminosäuren, jede Menge Vitamine und doppelt ungesättigte Fettsäuren. Avocados sind Balsam für Herz und Gefäße, stärken die Nerven und lindern Menstruationsbeschwerden. Außerdem fördern sie eine geschmeidige Haut und einen erholsamen Schlaf.

Ein köstlicher Salat für Vata- und Pitta-Typen.

Für 4 Personen

8 handtellergroße Eisbergsalatblätter
1 Hand voll kleine, frische Basilikumblätter
100 g Palmenherzen (aus dem Glas)
100 g Fetakäse (bzw. Mozzarella für Pitta-Typ)
ein Schuss Zitronensaft
ein Schuss Olivenöl
etwas schwarzer Pfeffer aus der Mühle

Für den Avocado-Ingwer-Dip:
1 reife Avocado
1½ TL frisch geriebener Ingwer
1 TL Zitronensaft
4 EL Buttermilch bzw. Joghurt
evtl. etwas Wasser
½ TL Meersalz
¼ TL schwarzer Pfeffer
¼ TL Rosenpaprika
2 EL frisch gehacktes Basilikum

1) Eisbergsalatblätter und frisches Basilikum waschen und abtropfen lassen. Palmenherzen in Scheiben und Fetakäse in schmale Streifen schneiden. Salatblätter auf einer Servierplatte auslegen und mit Palmenherzen, Fetakäse und kleinen Basilikumblättern belegen, so dass sich kleine Körbchen ergeben. Zum Abschluss die Salatplatte mit einem Schuss Zitronensaft und Olivenöl beträufeln und mit einer Prise schwarzen Pfeffer bestreuen.

2) Avocado halbieren, Fruchtfleisch mit einem Esslöffel herauslöffeln und mit einer Gabel zu Mus zerdrücken. Die restlichen Zutaten dazugeben und zu einem cremigen Dip verrühren. (Falls Sie den Dip etwas flüssiger bevorzugen, fügen Sie noch 1 – 2 EL Wasser hinzu.) Dip in ein schönes Schälchen füllen.

3) Palmenherzenplatte mit dem Avocado-Ingwer-Dip servieren.

Trauben-Käse-Salat

Wirkt ausgleichend auf alle Doshas

Beere für Beere gereift. Zur Traubenzeit sollten Sie unbedingt an dieses schnelle und köstliche Rezept denken. Denn Trauben erfrischen nicht nur, sondern tun auch Herz, Willenskraft und Vitalität gut. Mit ihrem Mineralstoff- und Glukosegehalt stärken sie außerdem noch Gehirn und Nervensystem. Davon profitieren alle, die schnell körperliche und geistige Energie brauchen, sei es in der Schule, im Beruf oder zu Hause. Wer Trauben isst, reinigt sich von Schlackenstoffen, stärkt Nieren und Verdauung und soll – wie es in alten Ayurveda-Texten heißt – auch sein Liebesleben fördern. Einzige Bedingung: Die Trauben müssen wirklich reif und ungespritzt sein.

Dazu noch aromatischen Käse und nuancierten Rucola und fertig ist unser fein abgestimmter Frischesalat, bei dem alle drei *Dosha*-Typen zugreifen können. Guten Appetit also!

Für 4 Personen

350 g kernlose Weintrauben
200 g Rucola
200 g Schafs- bzw. Ziegenkäse
1 Prise Meersalz
schwarzer Pfeffer aus der Mühle
6 EL Olivenöl

1) Weintrauben waschen, vom Stiel zupfen und größere Trauben halbieren. Rucola waschen, abtropfen lassen und in mundgerechte Stücke schneiden. Schafs- bzw. Ziegenkäse in längliche Streifen schneiden.
2) Alle Zutaten miteinander mischen und auf einer schönen, großen und flachen Platte anrichten. Mit einer Prise Meersalz und reichlich frisch gemahlenem schwarzen Pfeffer aus der Mühle bestreuen sowie mit Olivenöl beträufeln.

> Zusammen mit etwas Crostini (S. 231) oder Tortillas (S. 224) ist dieser leichte Salat ein leckerer Antipasto oder eine delikate Beilage.

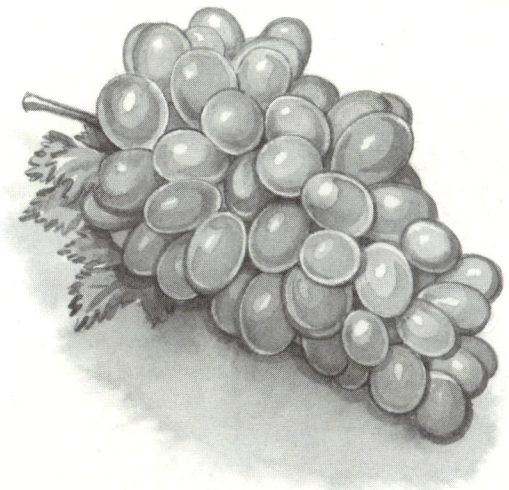

Schnelles Dipgemüse

Dosha-Wirkung nach Gemüsesorte

Bissen für Bissen genießen. So zumindest halten es die Italiener. Solange sich im Garten oder auf dem Markt frisches Gemüse finden lässt, bekommt jeder Gast ein kleines Schälchen mit leicht gewürztem Olivenöl extra vergine und kann sich dann von der gemischten Gemüseplatte nach Belieben bedienen. Bissen für Bissen wird das Gemüse eingetaucht. Erlaubt sind alle Gemüse, die sich zum Rohessen eignen. Mehr wertvolle Vitamine und Bio-Aktivstoffe lassen sich kaum noch auf den Essteller bringen. Frische Gemüse harmonisieren Blutdruck und Cholesterinwerte, entlasten durch ihre reinigende Wirkung Nieren und Herz, regen die Verdauung an und steigern unsere Vitalität. Und zusammen mit dem Olivenöl können wir auch alle fettlöslichen Bestandteile der Gemüse verwerten. Übrigens enthält Olivenöl reichlich Substanzen, die die Aufnahme von Nahrungscholesterin ins Blut verhindern. Wer Olivenöl in Maßen zu sich nimmt, bleibt somit schlank und wirkt Arteriosklerose entgegen.

Kapha- und Pitta-Frauen können bei dieser kalten Vorspeise nach Lust und Laune zugreifen, in Maßen auch Vata-Typen.

Pro Person:
150 g Gemüse nach Wahl, z. B.: Stangensellerie, Fenchel, Chicorée, Gurke, Radieschen, kleine Artischocken, Paprika, Rettich
Olivenöl extra vergine
Meersalz
frisch gemahlener schwarzer Pfeffer
evtl. einige Tropfen Zitronensaft

1) Gemüse waschen und in schmal längliche Stücke schneiden. Auf einer großen Platte sortenweise nebeneinander anrichten.
2) Für jede Person ein kleines Schälchen bereitstellen. So kann sich jeder seine eigene Mischung aus kaltgepresstem Olivenöl, einer Messerspitze Meersalz und einem Hauch frisch gemahlenem Pfeffer aus der Mühle zusammenstellen. Wer möchte, kann auch einige Tropfen Zitronensaft dazugeben.

Wenn Sie frische kleine Artischocken verwenden möchten, empfiehlt es sich, diese vorher in Olivenöl einzulegen. Dazu die Artischocken waschen, harte Blätter entfernen und die harten Blattspitzen mit einer Schere abschneiden. Stiel schälen und die Artischocke in dünne Scheiben schneiden. In Olivenöl mit etwas Zitronensaft, Salz und Pfeffer einlegen und mindestens 30 Minuten lang ziehen lassen.

Grüner Spargelsalat

Wirkt ausgleichend auf alle Doshas

Mit allen Sinnen genießen. Eine Einladung für das Auge, eine Verführung für die Nase und ein Genuss für den Gaumen – dieser Salat ist wie geschaffen für Gourmets, die das Aroma milder Speisen schätzen.

Nehmen wir nur den Spargel. Mit wenig Kalorien, dafür vielen Ballaststoffen, reichlich Vitaminen, besonders viel Eisen und darüber hinaus seinem entschlackenden Asparagin sind Sie bei dem Fit-Genuss dabei. Spargel ist ideal, wenn es um Blutbildung und Reinigung geht. Außerdem stärkt Spargel Herz und Nerven, unterstützt Nieren, Galle und Leber und soll auch das Liebesleben wieder in Schwung bringen.

Kommt dazu noch ein hübscher Hokkaido- oder Potimarron-Kürbis mit einer ähnlichen Palette an leckeren Inhaltsstoffen, dann sehen Sie nur zu, dass Ihre Gäste oder Familienmitglieder nicht schneller sind als Sie. Schließlich ist dieses Gericht optimal für alle drei Konstitutionstypen.

Für 4 Personen

750 g grüner Spargel
300 g Kürbis (z. B. Hokkaido, Potimarron)
1 Dose Artischockenherzen
  (Abtropfgewicht 240 g)

Für das Dressing:
2 EL Kürbiskernöl
4 EL Olivenöl
3 – 4 EL Zitronensaft
6 – 7 EL Joghurt oder Buttermilch
1 TL Steinsalz bzw. Meersalz
1 ½ TL schwarzer Pfeffer
50 g fein gehackte Rucola

1) Spargel waschen. Die holzigen Enden abschneiden, das unterste Drittel schälen und in 5 – 6 cm lange Stücke schneiden. In einem Topf mit etwas Wasser 8 – 10 Minuten kochen. Kürbis waschen, schälen, entkernen und in feine, streichholzartige Stiftchen raspeln. Artischockenherzen in Scheiben schneiden.
2) Alle Zutaten für das Dressing in einer kleinen Schüssel verrühren. Falls das Dressing zu dickflüssig wird, mit etwas Spargelwasser verrühren. (Das restliche Spargelwasser für Suppen etc. verwenden.)
3) Kürbis mit dem Dressing vermischen und etwa 10 Minuten ziehen lassen. Kurz vor dem Servieren vorsichtig den Spargel und die Artischockenherzen unterheben.

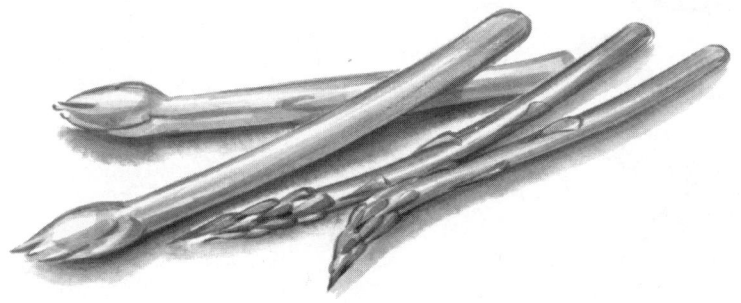

Spinat-Joghurt-Salat (Spinatraita)

Wirkt sanft Kapha und sanft Pitta erhöhend

Liebevoll zubereitet wird Spinat zur Delikatesse. Ein Beispiel, wie man ihn appetitlich auf den Tisch bringen kann, ist dieser Joghurtsalat, eine indische Spezialität mit dem Namen Raita. Wann immer es um die Stärkung von Körper, Abwehrkraft und Vitalität geht, greift man in der Ayurveda-Küche auf Joghurt zurück. Obwohl Joghurt nach dem Ayurveda die Verdauung anregt, kühlt er gleichzeitig den restlichen Körper. Das ist auch der Grund, weshalb im sommerlichen Indien so gerne erfrischende Joghurtspeisen serviert werden – zu einer Zeit, in der das Verdauungsfeuer im Magen herabgesetzt ist und der restliche Körper nach Kühlung verlangt.

Kommt noch Spinat mit seinen zahlreichen Inhaltsstoffen dazu, so werden nicht nur Herz, Leber und Nerven gestärkt, sondern auch die Bildung der roten und weißen Blutkörperchen angeregt. Kein Wunder, dass man Spinat und Joghurt auch Krebsschutzfunktion zuschreibt.

Ein herrliches Gericht für Vata-Typen, in Maßen können auch Pitta- und gelegentlich Kapha-Frauen zugreifen.

Für 4 Personen

400 g frischer Spinat
2 EL Pinienkerne
1 TL Kreuzkümmelsamen
1 getrocknete rote Chili
500 g Joghurt
¾ TL Meersalz
¾ TL Garam Masala (S. 295)

1) Spinat verlesen, waschen und grobe Stiele entfernen. In etwas Wasser 2 Minuten blanchieren, bis er zerfallen ist. Anschließend in einem feinen Sieb abtropfen lassen und so viel Flüssigkeit wie möglich herausdrücken.
2) Pinienkerne und Kreuzkümmel in einer kleinen Pfanne ohne Fett goldbraun rösten. Die getrocknete Chilischote mit den Fingern zerkrümeln und ebenfalls beifügen.
3) Joghurt in eine Schüssel geben und mit Pinienkernen, Salz und allen Gewürzen mischen. Spinat fein hacken und unter den Joghurt heben.

> Dieser erfrischende Raita schmeckt lecker vor allem im Sommer und zu Basmatireis und gedünstetem Gemüse, Zucchinimuffins (S. 228) oder Grünen Frikadellen (S. 229).

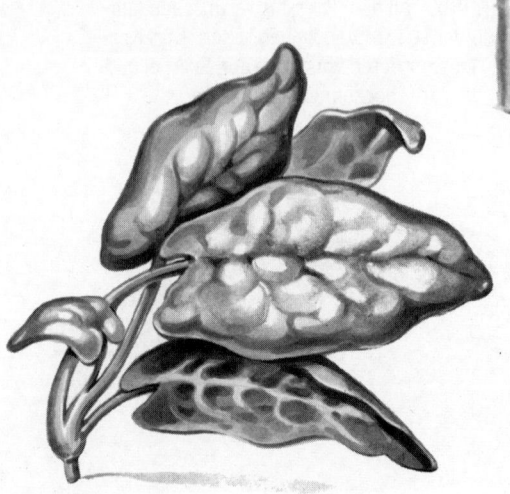

Gegrillter Paprikasalat

Wirkt sanft Pitta erhöhend

Festschmaus leicht gemacht. Der Siegeszug der lateinamerikanischen Paprika begann nicht sofort, als die spanischen Eroberer sie nach Europa brachten. Erst auf dem Umweg über Afrika und die Türkei eroberte sich die Paprika ab dem 18. Jahrhundert den alten Kontinent – mit dem Namen, denen ihr die Ungarn gaben. Was Paprika so wertvoll macht, sind vor allem der Scharfstoff Capsaicin und ätherische Öle, mit denen sie die Durchblutung von Herz, Magen und Haut anregt. Und mit ihrem hohen Vitamin-C-Gehalt übertrifft sie sogar Zitrone und Orange. Paprika regen den Appetit an, stimulieren den Kreislauf, vertreiben Müdigkeit und bringen jede Menge Vitalität, Temperament und gute Laune.

Enthäutet wie in diesem Rezept ist Paprika nicht nur für jeden leicht bekömmlich, sondern auch sehr lecker – egal, ob warm oder kalt.

Dieses Gericht ist ideal für Kapha- und Vata-Frauen, gelegentlich kann auch Pitta zugreifen (siehe *Dosha*-Tipp).

Für 4 Personen

1 kg gelbe und rote Paprika
½ – ¾ TL Stein- bzw. Meersalz
½ TL schwarzer Pfeffer aus der Mühle
1 EL frische Thymianblätter
5 EL Olivenöl

1) Backofen auf 220 °C (nur Oberhitze bzw. Grill) vorheizen. Paprikas waschen, der Länge nach vierteln, Stiele, Kerne und Zwischenwände entfernen. Paprikas mit der Schnittfläche nach unten auf ein ungefettetes Backblech legen und in die oberste Einschubleiste des Ofens schieben. 15 – 20 Minuten grillen, bis die Paprika leicht schwärzlich sind und kleine Blasen werfen. (Wer keinen Grill bzw. Backofen mit Oberhitze hat, kann die Paprika im Backofen bei 220 °C 25 – 30 Minuten backen oder mit einer Küchenzange über einer Gasflamme rösten, bis die Haut schwarz und blasig ist.)

2) Paprika auf einen großen Teller legen, diesen in eine Plastiktüte geben und verschließen, so dass der heiße Dampf die Haut lösen kann. Paprikahaut nach 10 Minuten abziehen und das Gemüse auf eine schöne Servierplatte legen. Zum Abschluss mit Salz, frisch gemahlenem Pfeffer und Thymianblättern bestreuen und Olivenöl darüber träufeln.

> So fix wie er von der Hand geht, so köstlich schmeckt dieser Paprikasalat auch – egal ob als Vorspeise (z. B. mit Zucchinimuffins S. 228) oder als Beilage zu einem mehrgängigen Menü.

Pitta-Typ: Verwenden Sie am besten nur 3 EL Olivenöl und an Stelle der Thymianblätter 1 – 2 EL frisch gehackten Dill bzw. Korianderblätter.

Brokkoli-Kürbis-Artischocken-Salat

Wirkt sanft Kapha erhöhend

Essbare Ufos. Ihrem Aussehen nach könnten die kleinen, bunten Mini-Patisson-Kürbisse »Patty Pan« fast einem Science-Fiction-Film entstammen. Sie haben einen Umfang von 5 – 6 cm und schmecken gedämpft so lecker wie Artischockenherzen. Falls Sie keine Mini-Patisson bekommen können, tut es auch ein größeres Exemplar der Patissonfamilie. Auch diese glänzen neben extrem viel Beta-Carotin mit B-Vitaminen, Spurenelementen und einem ausgesprochen günstigen Natrium-Kalium-Verhältnis. Ob Blutdruck, Herz, Nieren, Magen oder Darm, überall verbreitet Kürbis seinen wohltuend ausgleichenden Einfluss. Also, wenn Sie das nächste Mal ein Rezept suchen, bei dem Sie gleichzeitig genießen, entspannen und Energie sammeln können – hier sind Sie mit allem dabei. Ein ideales Gericht für Vata und Pitta, und – etwas abgewandelt – auch für Kapha (siehe *Dosha*-Tipp).

Für 4 bis 6 Personen

750 g Brokkoli
600 g Mini-Patisson »Patty Pan« oder
  1 – 2 kleine Patissonkürbisse
  (600 g Bruttogewicht)
1 Dose Artischockenherzen
  (Abtropfgewicht 240 g)
200 g Fetakäse (kann auch entfallen)

Für das Zitronendressing:
3 – 4 EL Zitronensaft
6 – 7 EL Olivenöl
½ – 1 TL Steinsalz bzw. Meersalz
½ TL frisch gemahlener schwarzer Pfeffer
1 – 2 EL frische Oreganoblätter
evtl. 1 EL hauchdünne Streifchen einer
  unbehandelten Zitrone

1) Brokkoli waschen und in kleine Röschen schneiden, Stiel schälen und in kleine Stifte schneiden. Kleine Mini-Patisson Kürbisse waschen. Beide Gemüse getrennt in etwas Salzwasser in wenigen Minuten bissfest kochen. (Falls Sie nur etwas größere Patissons bekommen, diese im Ganzen kochen und dann in Stücke schneiden. Die Schale und zarten Kerne können mitverzehrt werden.)
2) Artischocken aus der Dose nehmen, abtropfen lassen und halbieren.
3) Die Zutaten für das Dressing in einer Tasse verrühren. Das Gemüse auf einer schönen, großen Platte anrichten. Falls erwünscht, Fetakäse in dünne Streifen schneiden und dazugeben. Den Salat mit Dressing begießen und mit frischen, gewaschenen Oreganoblättern und eventuell Zitronenstreifchen bestreuen.

Kapha-Typ: Lassen Sie den Käse weg.

Zu diesem warmen Salat passen hervorragend Quinoa (gekocht wie Reis) oder auch Buttermilchbrötchen (S. 137).
Mit einem Zestenmesser (in guten Haushaltsgeschäften erhältlich) können Sie von einer unbehandelten Zitrone hauchdünne Streifchen zu einer schmackhaften Dekoration »schälen« und über den Salat streuen.

Dinkel-Rucola-Salat

Wirkt Kapha und sanft Pitta erhöhend

»Dinkel gibt ein aufgelockertes Gemüt und die Gabe des Frohsinns«, schrieb die heilkundige Mystikerin Hildegard von Bingen im 12. Jahrhundert. Seit einiger Zeit schon feiert der jahrtausendealte Urweizen auch bei uns sein Comeback. Sein wertvolles Eiweiß mit allen essenziellen Aminosäuren und die herzfreundlichen, ungesättigten Fettsäuren sind schon beachtlich, mehr noch allerdings sein hoher Gehalt an Mineralstoffen und Vitaminen. Wer seine Haut, Haare und Nägel pflegen und verwöhnen will, liegt bei Dinkel goldrichtig, ebenso wie alle, die ihr Denkvermögen und ihre Konzentration regenerieren möchten. Dazu noch Rucola, die man bei uns auch Rauke nennt, und Abwehrkraft, Wohlbefinden und gute Laune erreichen wieder ihre gewohnte Hochform. Ein ideales Gericht für Vata- und gelegentlich auch für Pitta-Frauen (siehe *Dosha*-Tipp).

Für 4 bis 6 Personen

300 g Dinkelreis (S. 125)
150 g Stangensellerie
500 g Zucchini
550 g Tomaten
3 EL Olivenöl
½ TL Asafoetida
50 g schwarze Oliven
100 g Rucola

Für das Dressing:

1 frische rote Peperoni
200 g saure Sahne
4 EL Olivenöl
Saft von einer Zitrone
2 TL Meersalz
1 TL schwarzer Pfeffer
4 EL frisch gehacktes Basilikum
4 EL frisch gehackte Petersilie

Für die Dekoration:

einige Kapuzinerkresse-Blüten und -blätter bzw. 10 frische, kleine Basilikumblätter

1) Dinkelreis in einem Topf mit 750 ml Wasser zugedeckt 15 Minuten weich kochen. Anschließend zum Quellen beiseite stellen.
2) Stangensellerie waschen und in sehr dünne Scheiben schneiden. Zucchini waschen und in dünne, längliche Stifte schneiden. Tomaten in heißem Wasser blanchieren, enthäuten und klein schneiden.
3) Eine große Pfanne mit dem Olivenöl erhitzen, Asafoetida und den Sellerie darin 4 Minuten goldbraun rösten. Die Zucchinistifte hinzufügen und weitere 4 Minuten bei gelegentlichem Umrühren anbraten.
4) Oliven gegebenenfalls entkernen und klein schneiden. Rucola waschen, abtropfen lassen und in grobe Stücke schneiden. Peperoni waschen, halbieren, Kerne und Stiel entfernen und das Fruchtfleisch sehr fein hacken. Peperoni mit den restlichen Zutaten für das Dressing in einer kleinen Schüssel verrühren.
5) Dinkel, Pfannengemüse, Tomaten, Rucola und Oliven in einer großen Salatschüssel mischen und das Dressing unterheben. Dinkelsalat 30 Minuten ziehen lassen. Vor dem Servieren noch mit frischen Kapuzinerkresse-Blüten und -blättern bzw. Basilikumblättern garnieren.

Pitta-Typ: Ersetzen Sie die saure Sahne durch Buttermilch. Falls Ihr Pitta zu stark ist, können Sie die Tomaten durch eine Salatgurke ersetzen.

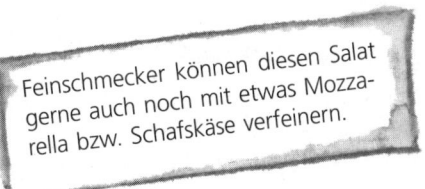
Feinschmecker können diesen Salat gerne auch noch mit etwas Mozzarella bzw. Schafskäse verfeinern.

Quinoasalat

Wirkt ausgleichend auf alle Doshas

Zauberkorn aus den Anden. Quinoa ist eine der ältesten Kulturpflanzen der Menschheit, schon die Vorgänger der Inkas konnten auf die widerstandsfähigen Körnerfrüchte kaum verzichten. Aus gutem Grund, denn Quinoa schenkt uns viele hochwertige Inhaltsstoffe: Neben einem hohen Anteil an ungesättigten Fettsäuren, Ballaststoffen, Mineralstoffen und Vitaminen auch 16 % Proteine, darunter Lysin, wichtig für Leber, Stoffwechsel und Abwehrkraft. Nach dem Ayurveda wirkt Quinoa leicht erwärmend, ohne das Pitta-*Dosha* zu stören, er kann also allen drei Konstitutionstypen ans Herz bzw. auf den Essteller gelegt werden.

Fast 2000 Maissorten kannten Azteken, Mayas und Inkas. Von ihrem kulinarischem Erbe profitieren wir noch heute. Darüber hinaus reinigt Mais Nieren und Blase und lindert Ödeme. Mit seinen leichten, trockenen und erwärmenden Eigenschaften erhöht Mais Pitta und Vata, was ihn zu einem idealen Getreide für alle Kapha-Konstitutionen macht.

Quinoa-Salat ist optimal für alle drei *Dosha*-Typen und ganz besonders für Kapha.

Dieser frische Sommersalat ist zusammen mit einigen Dips geradezu ideal für Partys, Sommerfeste oder fürs Büro. Auch ganz für sich allein gibt er schon eine leckere und komplette Mahlzeit ab.

Für 4 bis 6 Personen

150 g Quinoa
500 ml Wasser
300 g Karotten
250 g Zucchini
2 EL Olivenöl
3 TL frisch geriebener Ingwer
½ TL Kurkuma
1 ½ TL gemahlener Koriander
eventuell ¼ TL Asafoetida
285 g Maiskörner (aus dem Glas)
1 Dose Artischocken (Abtropfgewicht: 240 g)
4 EL Olivenöl
Saft einer halben Zitrone
1 TL schwarzer Pfeffer
1 ½ TL Steinsalz bzw. Meersalz
7 EL Buttermilch (vegan: Reismilch)
5 EL gehacktes, frisches Basilikum

1) Quinoa in einem feinen Sieb unter fließendem Wasser waschen. In einem Topf mit 500 ml Wasser 15 Minuten zugedeckt köcheln und anschließend auf ausgeschalteter Platte quellen lassen. Karotten waschen, in dünne Stifte schneiden und ebenfalls 15 Minuten im Kochtopf dämpfen (Schnellkochtopf 5 – 7 Minuten).

2) Zucchini waschen und in Scheiben schneiden. Eine Pfanne mit dem Olivenöl erhitzen. Ingwer, Kurkuma, Koriander und eventuell Asafoetida darin anrösten, Zucchini dazugeben und etwa 5 Minuten goldbraun anbraten.

3) Quinoa, Mais, Karotten und Zucchini hinzufügen. Artischocken klein schneiden und zusammen mit Olivenöl, Zitronensaft, Pfeffer, Salz, Buttermilch (Reismilch) und dem frischen, gehackten Basilikum mischen. Salat servieren.

Suppen und Eintöpfe

Auf den Geschmack gekommen. Vata-Frauen mögen Suppen und Eintöpfe. Denn warm, flüssig, leicht und mäßig gewürzt sind diese geradezu ideal, dem Körper verlorene Energie zurückzubringen. Dazu ein bisschen Ruhe und eine gewisse Regelmäßigkeit und Sie werden sich wundern, wie schnell Ihre Aufmerksamkeit, Sensibilität und gute Laune sich wieder erholt haben.

Wie bei allem im Leben bevorzugen Pitta-Frauen auch bei Suppen Substanz. Also, servieren Sie ruhig gehaltvolle Suppen und Eintöpfe. Seien Sie aber bei den Gewürzen recht zurückhaltend, denn Feuer haben Sie ja ohnehin schon. Und wenn Ihre intensive Energie über- wie unterfordert wird, werden Sie schnell unausgeglichen.

Das ist das Schöne an der Kapha-Frau: Sie lässt sich fast durch nichts aus der Ruhe bringen. Andere schätzen sie als ruhenden Pol und die Bestätigung, die sie geben kann. Warme, leichte und gut gewürzte Suppen sind ideal für Sie, sie geben Ihnen den gewünschten Schwung und manchmal auch den nötigen Antrieb, Neues zu beginnen.

Brokkolicreme-Suppe

Wirkt sanft Kapha und sanft Vata erhöhend

Wenn's einfach und schnell gehen soll – dann ist diese Creme-Suppe genau das Richtige für Sie. Wer glaubt, der Brokkoli sei bei uns ein »neues« Gemüse, der irrt gewaltig. Schon die Römer bauten ihn in deutschen Landen an und in alten Kochbüchern finden sich viele Rezepte mit ihm – allerdings unter dem Namen Spargelkohl. Wenn es um Kalzium, Eisen, Carotin und Vitamin C geht, lässt Brokkoli andere Kohlsorten rasch hinter sich. Brokkoli stärkt Augen, Haut und Nerven, fördert die Abwehrkraft und stimuliert die Verdauung. Sahne glänzt ähnlich wie ihr Ausgangsprodukt Milch mit mehreren hundert Inhaltsstoffen. Dabei ist selbst ihr Fett für eine Überraschung gut: Im Gegensatz zu anderen tierischen Fetten enthält es nur wenig Cholesterin und ist leicht verdaulich. Wenn Sie Ihrer Gesundheit allerdings wirklich einen Gefallen tun wollen, verwenden Sie am besten weder homogenisierte noch ultrahocherhitzte Sahne.

Dieses Gericht ist genau das Richtige für Pitta- und in Maßen auch für Vata-Menschen. Abgewandelt kann selbst Kapha zugreifen (siehe *Dosha*-Tipp).

Für 4 Personen

1 großer Brokkoli oder Blumenkohl
2 Lorbeerblätter
½ TL Kurkuma
½ TL Asafoetida
1 l Wasser bzw. Gemüsebrühe
100 g frische Sahne (vegan: Reismilch)
1 TL schwarzer Pfeffer
½ TL frisch geriebener Muskat
1 TL Meersalz
2 TL Thymian bzw. 2 EL frische Thymianblätter

1) Brokkoli waschen und in kleine Röschen schneiden. Brokkolistiele schälen und in kleine Stücke schneiden. Brokkoli zusammen mit Lorbeerblättern, Kurkuma und Asafoetida in einem Topf mit Wasser bzw. Gemüsebrühe zugedeckt 25 – 30 Minuten kochen, bis die Röschen gar sind.
2) Lorbeerblätter entfernen und Suppe mit dem Mixer oder Pürierstab cremig pürieren. Nun Sahne bzw. Reismilch, Pfeffer, Muskat, Salz und Thymian hinzufügen. Noch einmal kurz aufkochen lassen und heiß servieren.

Kapha-Typ: Nehmen Sie nur 2 EL Sahne (bzw. Reismilch).

Fenchelcremesuppe mit Brokkoli

Wirkt ausgleichend auf alle Doshas

Überall, wo es im Altertum Küchenkultur gab, wurde auch Fenchel gegessen – in Indien, China, Arabien, Ägypten und Griechenland. Nach Deutschland kam er mit den Benediktinerinnen, die ihn in ihren Klostergärten anbauten. Seitdem ist Fenchel auch in unserer Küche zum gern gesehenen Gast geworden. Sein Carotin deckt in einer Portion mehr als den Tagesbedarf, außerdem hat er fast zweimal so viel Vitamin C wie Orangen sowie reichlich B-Vitamine. Dazu kommen noch sehr viele Mineralstoffe und fast der höchste Eisengehalt unter allen Gemüsen. Noch wichtiger sind seine ätherischen Öle, die direkt und schnell bei Husten, Erkältung und Blähungen helfen. Sie regen Leber und Nieren an und wirken keimtötend. Östrogenartige Stoffe schließlich helfen auch beim Stillen.

Abgerundet wird das Ganze durch die richtigen Gewürze und Brokkoli, der entschlackt, die Zellen erneuert und unsere Abwehrkraft stärkt.

Eine leckere Suppe, bei der alle *Dosha*-Typen nach Belieben zugreifen können.

Für 4 Personen

700 g frisches Fenchelgemüse
1 EL Ghee bzw. Olivenöl
1 EL Fenchelsamen
½ TL Asafoetida
1 gehackte frische grüne Chili
1 EL frisch gehackter Ingwer
¾ TL Kurkuma
2 Lorbeerblätter
750 ml Gemüsebrühe bzw. Wasser
200 g Brokkoli
100 g Sonnenblumenkerne
1½ TL Meersalz
1 TL schwarzer Pfeffer
½ TL frisch geriebener Muskat
¼ TL Zimt
50 ml Sahne
3 EL frische gehackte Petersilie

1) Fenchelknollen waschen, putzen und in kleine Würfel schneiden. Fenchelgrün fein hacken.
2) Ghee bzw. Olivenöl in einem Topf erhitzen und die Gewürzfenchelsamen goldbraun anrösten. Dann Asafoetida, frische Chili, Ingwer, Kurkuma, Lorbeerblätter, die Fenchelwürfel und das Fenchelgrün hinzugeben und 5 Minuten anbraten. Mit der Gemüsebrühe bzw. Wasser aufgießen und 15 – 20 Minuten weich kochen.
3) Brokkoli waschen, in sehr kleine Röschen teilen und mit etwas Wasser in einem kleinen Topf 5 – 8 Minuten kochen, bis sie gar sind. Sonnenblumenkerne in einer Pfanne (ohne Fett) goldbraun rösten.
4) Die Fenchelsuppe und die Hälfte der Sonnenblumenkerne mit einem Zauberstab bzw. im Mixer pürieren (Lorbeerblätter vorher entfernen). Brokkoliröschen zu der Fenchelcreme geben und mit Salz, Pfeffer, Muskat, Zimt und Sahne abrunden.
5) Suppe noch einmal aufkochen lassen und mit Petersilie und den restlichen Sonnenblumenkernen bestreut servieren.

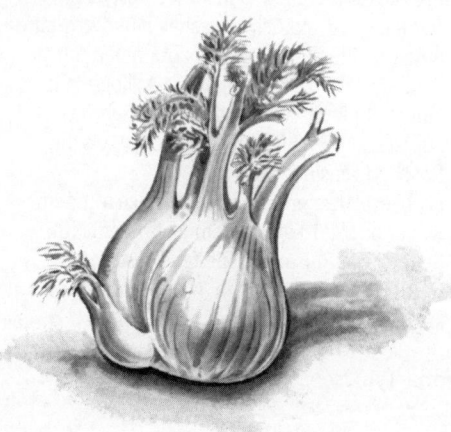

Grüne Salatcremesuppe

Wirkt sanft Kapha erhöhend

Die Nummer eins. Trotz Riesenkonkurrenz ist und bleibt Kopfsalat hierzulande der Lieblingssalat. Sehen Sie nur zu, dass Sie ihn möglichst frisch bekommen und auch nicht lange in der Küche herumwelken lassen. Denn gerade die äußeren Blätter enthalten am meisten Vitamin C, Chlorophyll, Carotin und Kalzieß.

Schon die Römerinnen empfahlen Kopfsalat nicht nur zum Genießen. Er ist ideal zur Diät, ein hervorragender Durstlöscher, stärkt den Herzmuskel, aktiviert die Nieren und senkt den Blutdruck. Darüber hinaus unterstützt er die Blutbildung, löst Harnsäure aus dem Gewebe und fördert nicht zuletzt einen erholsamen Schlaf.

Gerade dann, wenn der Kopfsalat im Sommer wie wild wächst und die Gartenbesitzer wieder einmal feststellen, dass sie zu viel angepflanzt haben, können Sie auf dieses leckere Rezept zurückgreifen.

Eine ideale Suppe für Vata- und Pitta-Frauen und in Maßen auch für Kapha (siehe *Dosha*-Tipp).

Für 4 Personen

600 g frischer grüner Kopfsalat
750 ml Gemüsebrühe bzw. Wasser
1 – 1½ TL Steinsalz bzw. Meersalz
30 g Butter
6 EL Maisgrieß
4 EL frisch gehackte Petersilie
4 EL frisch gehackte Rucola
¾ TL frisch geriebener Muskat
1 TL schwarzer Pfeffer
150 ml Sahne
4 EL Gartenkresse

1) Kopfsalat waschen, abtropfen lassen und klein schneiden. Gemüsebrühe bzw. Wasser zum Kochen bringen und Salz zugeben. (Falls Sie Brühe verwenden, reicht 1 TL Salz.) Kopfsalat beigeben und 5 Minuten zugedeckt kochen lassen.

2) In einem zweiten Topf die Butter schmelzen und darin den Maisgrieß goldbraun rösten. Petersilie, Rucola, Muskat und Pfeffer hinzufügen, vorsichtig zuerst mit 500 ml Brühe und dann mit der Sahne aufgießen. Das Ganze auf kleiner Stufe so lange köcheln lassen, bis der Grieß die Flüssigkeit aufgenommen hat und etwas eingedickt ist. Den Kopfsalat und die restliche Brühe mit einem Pürierstab bzw. Mixer pürieren und zu dem Grieß geben. Suppe noch einmal kurz aufkochen lassen.

3) Salatcremesuppe in die Teller füllen und jeweils mit 1 EL frischer Gartenkresse bestreuen.

Kapha-Typ: Nehmen Sie nur 75 ml Sahne, dafür aber 1½ TL Pfeffer (statt 1 TL) und nach Wunsch auch noch mehr Kräuter.

Walnuss-Pekan-Suppe

Wirkt Kapha erhöhend

»Schwer zu knacken« – das bedeutete bei den frühen Indianern das Wort *Peccan*. Und doch machten sie sich die Mühe und richteten sogar ihre Wohnorte nach dem Vorkommen der riesigen, bis über 30 Meter hohen Pekanbäume. Nicht nur, weil Pekannüsse gut haltbar sind und Mutter Erde sie ihnen buchstäblich in den Schoß warf, sondern auch wegen ihres Inhalts: Sie sind ein Kraftpaket voller Nährstoffe. Jede Menge ungesättigter Fettsäuren, B-Vitamine und Spurenelemente stärken die Gewebe, kräftigen die Knochen und erfrischen Nerven und Gehirn.

Waren die Pekannüsse ursprünglich an den Ufern des Missouri heimisch, so kommen die Walnüsse von den Hängen des Himalaja. Geschmacklich ergänzen sich beide Nüsse ebenso hervorragend wie in ihrer Wirkung. Beide Nüsse stärken Haut und Haare, Leber und Herz – und pflegen unsere Gefäße.

Bei diesem Gericht kommen Pitta- und Vata-Frauen ganz auf ihre Kosten.

Für 4 Personen

150 g Stangensellerie
3½ EL Ghee bzw. Olivenöl
1 TL Anissamen
½ TL Asafoetida
1 Lorbeerblatt
1½ TL gemahlener Koriander
1 TL gemahlener Kreuzkümmel
1 EL frisch geriebener Ingwer
500 ml Wasser oder Gemüsebrühe
2½ EL Dinkelvollkorngrieß
200 ml Wasser
150 g Sahne
60 g gemahlene Pekannüsse
60 g gemahlene Walnüsse
¾ TL schwarzer Pfeffer
½ TL frisch geriebener Muskat
1 TL Meersalz
2 EL frisch gehackte Petersilie

1) Stangensellerie mit Blattgrün waschen und in feine Stückchen schneiden. 2 EL Ghee bzw. Olivenöl in einem Topf erhitzen und Anis, Asafoetida, Lorbeerblatt, Koriander und Kreuzkümmel kurz anrösten. Nun Ingwer und Selleriestückchen hineingeben und 3 Minuten anbraten. Anschließend mit Wasser bzw. Gemüsebrühe aufgießen und 20 Minuten zugedeckt kochen.
2) In einem zweiten Topf 1½ EL Ghee bzw. Olivenöl erhitzen, Dinkelvollkorngrieß darin leicht anrösten und vorsichtig mit 200 ml kaltem Wasser aufgießen, umrühren und zu einer dicklichen Sauce aufkochen lassen. Sahne, gemahlene Nüsse und restliche Gewürze beigeben und alles bei kleiner Temperatur kurz aufkochen lassen.
3) Nun die Selleriegemüsebrühe dazugeben und die Suppe noch einmal aufkochen lassen. Mit frischer Petersilie bestreut servieren.

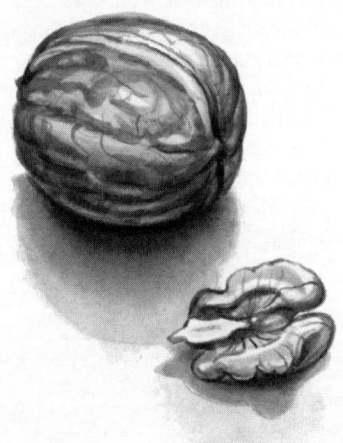

Mangoldsuppe mit Nudeln

Wirkt sanft Pitta und sanft Kapha erhöhend

Die Kunst des Würzens. Nicht zu viel und nicht zu wenig – Gewürze sind in der Ayurveda-Küche unersetzlich. Richtig dosiert machen sie die Speisen nicht nur schmackhafter, sondern auch bekömmlicher.

Asafoetida, der Asant, ist eins der besten Gewürze, um Vata und Kapha auszugleichen. Er bringt nicht nur die Verdauung in Schwung, sondern auch Gehirn und Konzentration. Außerdem reguliert Asafoetida den Menstruationszyklus, lindert Schmerzen und hilft bei rheumatischen Beschwerden. Sein Geschmack und seine Inhaltsstoffe entfalten sich übrigens am besten, wenn Sie ihn – so wie in diesem Rezept – anrösten.

Koriander ist ein ideales Gewürz für alle *Dosha*-Typen. Er stimuliert nicht nur Verdauung und Nieren, sondern unterstützt auch Lunge und Herz. Seine entkrampfende Wirkung lindert Periodenbeschwerden und selbst bei den Hitzewallungen der Wechseljahre kann er helfen.

Bei diesem Gericht können Vata-Frauen nach Herzenslust zugreifen, gelegentlich auch Pitta- und Kapha-Typen.

Für 4 Personen

200 g Zucchini
400 g Mangold
2 EL Ghee bzw. Olivenöl
½ TL Asafoetida
1 getrocknete rote Chili
1 TL gemahlener Koriander
¾ TL Kurkuma
850 ml Wasser
2 EL doppelt konzentriertes Tomatenmark
50 g kleine Suppennudeln
1 – 2 EL Sahne bzw. Reismilch
½ TL schwarzer Pfeffer
1 TL Meersalz
1 EL frische Thymianblätter

1) Zucchini waschen und in kleine Würfel schneiden. Mangold waschen, abtropfen lassen und in feine Streifen schneiden.
2) Ghee bzw. Olivenöl in einem Topf erhitzen. Asafoetida, fein zerbröselte Chili, Koriander und Kurkuma anrösten und sofort die Zucchini hinzufügen. Nach 1 – 2 Minuten Mangold dazugeben und nach weiteren 3 Minuten mit dem Wasser aufgießen. Suppe zugedeckt etwa 8 Minuten kochen.
3) Tomatenmark und Nudeln zur Suppe geben und je nach Packungsbeilage einige Minuten köcheln lassen. Abschließend mit Sahne bzw. Reismilch, Pfeffer, Salz und Thymianblättern würzen und servieren.

Dinkelgrießsuppe mit Gemüse

Wirkt sanft Kapha erhöhend

Das Getreide für den Menschen – so nannte Hildegard von Bingen, die große Naturkundlerin und Mystikerin des 12. Jahrhunderts, den Dinkel. Selbst heute ist Dinkel im Gegensatz zu den meisten gezüchteten Getreidesorten genetisch intakt. Das macht ihn für eine gesunde Ernährung besonders wertvoll: für Mutter wie Kind, für Denker wie Sportler. Mit seinen Mineralstoffen, allen essenziellen Aminosäuren und seinen Vitaminen übertrifft Dinkel jedes andere Getreide. Er pflegt Haut, Bindegewebe und Haare, stabilisiert den Kreislauf und reguliert zu hohen oder zu niedrigen Blutdruck. Darüber hinaus bringt er unsere Abwehrkraft auf Touren und verbreitet mit seinem L-Tryptophan nichts als gute Laune. Zusammen mit dem Gemüse ist diese leckere Suppe genau das Richtige als erste, leichte Mahlzeit nach der Entbindung und überall dort, wo wir schnelle und leichte Energie für Körper und Geist brauchen.

Ideal für Vata- und Pitta- und gelegentlich auch für Kapha-Frauen.

Für 3 Personen

400 g Gemüse
  (je 100 g Kürbis, Fenchel, Zucchini, Karotte)
3 EL Ghee bzw. Olivenöl
1 EL frisch geriebener Ingwer
5 EL Dinkelvollkorngrieß
1 l Wasser
½ TL Fenchelsamen
1 TL Koriandersamen
1 TL Kreuzkümmelsamen
¾ TL Bockshornkleesamen
¼ TL frisch geriebener Muskat
¼ TL schwarzer Pfeffer
¾ TL Meersalz
evtl. 1 – 2 TL Ghee oder Olivenöl

1) Gemüse waschen und fein würfeln.
2) Ghee bzw. Olivenöl in einem Topf schmelzen und Gemüse sowie Ingwer unter gelegentlichem Umrühren 3 – 4 Minuten anbraten. Nun den Grieß hineinrieseln lassen und eine weitere Minute gleichmäßig anrösten (gut umrühren). Mit Wasser aufgießen und 15 Minuten bei mittlerer Hitze köcheln lassen.
3) Fenchel-, Koriander-, Kreuzkümmel- und Bockshornkleesamen in einer kleinen Pfanne ohne Fett anrösten, bis sie eine leichte Tönung erhalten. (Achten Sie darauf, dass der Bockshornklee nicht zu dunkel wird, da er sonst bitter schmeckt.) Anschließend in einem Mörser zu Pulver zerstoßen und zusammen mit Muskat, Pfeffer und Salz in die Suppe geben.
4) Suppe noch einmal aufkochen lassen und eventuell mit 1 – 2 TL Ghee bzw. Olivenöl servieren.

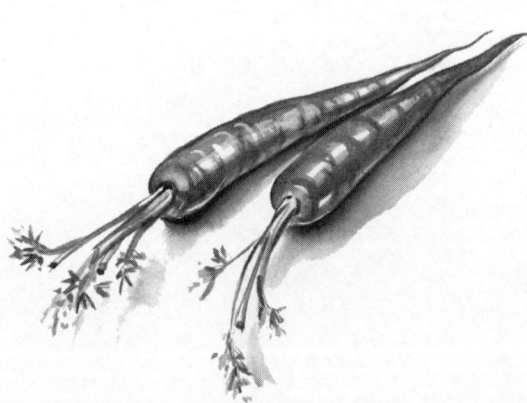

Radieschensuppe

Wirkt ausgleichend auf alle Doshas

Pssst, nicht weitersagen! Wollen Sie Radieschen oder Rettich so zubereiten, dass Sie jedem schmecken und bekommen, dann sollten Sie sie kochen oder schmoren, und zwar mit etwas Öl oder Ghee. Auf diese Weise kommt jeder Konstitutionstyp in den Genuss von all ihren Vitaminen, Mineralstoffen, Eisen, Bitterstoffen und Enzymen. Ganz besonders bemerkenswert sind ihre ätherischen Öle: Sie reinigen und regenerieren die Schleimhäute, regen die Verdauung an, beseitigen Gallenstauungen und helfen bei der Ausschwemmung von Wasseransammlungen. Nach dem Ayurveda sind Radieschen besonders wirksam bei Augenbeschwerden und allen Atemwegserkrankungen bis hin zu Asthma.

Dazu noch die richtigen und fein abgestimmten Gewürze – und fertig ist die köstliche Suppe. Ein ideales Rezept für all*e Dosha*-Typen.

Für 4 Personen

500 g Radieschen mit Blättern
250 g Kartoffeln
1 kleine frische grüne Chili
3 – 4 EL Ghee bzw. Olivenöl
1 TL schwarze Senfsamen
1 TL Kreuzkümmel
½ TL Asafoetida
1 Lorbeerblatt
1 ½ EL frisch geriebener Ingwer
1 ½ TL gemahlener Koriander
1 l Wasser oder Gemüsebrühe
100 g geräucherter Tofu
2 EL Ghee bzw. Olivenöl
1 EL frisch gehackte Salbeiblätter
2 EL Dinkelvollkorngrieß
1,2 l Wasser
50 ml Sahne
¼ TL frisch geriebener Muskat
1 TL schwarzer Pfeffer
1 ¾ TL Meersalz

1) Gemüse waschen. Kartoffeln schälen. Kartoffeln und Radieschen in kleine Würfel schneiden. Radieschenblätter fein hacken. Chili waschen, entkernen und fein hacken.

2) Ghee oder Olivenöl in einem großen Topf schmelzen und Senfsamen zugedeckt rösten, bis sie zu springen beginnen. Topf kurz von der Platte ziehen, bis sich die Samen beruhigt haben. Anschließend Kreuzkümmel rösten, bis er eine leichte Tönung angenommen hat, sofort Asafoetida, Lorbeerblatt, Ingwer, Chili, Koriander und die Kartoffelwürfel hinzufügen und 2 Minuten anbraten. Nun die Radieschen und die Radieschenblätter hinzufügen und nochmals 2 Minuten braten. Mit Wasser oder Gemüsebrühe aufgießen und Suppe zugedeckt 15 Minuten kochen lassen, bis die Kartoffelwürfel weich sind.

3) In der Zwischenzeit Tofu in einer Pfanne mit 1 EL Ghee bzw. Olivenöl und den Salbeiblättern anbraten. In einem zweiten Topf 1 EL Ghee bzw. Olivenöl schmelzen und den Grieß goldbraun rösten, mit 200 ml kaltem (!) Wasser aufgießen, umrühren, Sahne, Muskat, Pfeffer und Salz hinzufügen und 3 Minuten zu einer dicklichen Sauce köcheln lassen.

4) Lorbeerblatt entfernen. Etwa die Hälfte der Suppe pürieren und mit der anderen Hälfte unter die Grießsauce heben. Tofuwürfel beigeben. Suppe noch einmal aufkochen lassen und heiß servieren.

> Noch etwas Fladenbrot oder einige Buttermilchbrötchen (S. 137) dazu und Sie haben ein lecker-leichtes Mittag- oder Abendessen.

Gelber Zitronen-Ingwer-Dal

Wirkt ausgleichend auf alle Doshas

Die Königin des Dals. Vor allem in Nordindien erfreut sich Mung Dal, wie die gespaltenen grünen Mungbohnen in Indien genannt werden, bei Jung und Alt großer Beliebtheit. Ob in gespaltener Form mit Schale als grüner Mung Dal oder wie hier gespalten und geschält als gelber Mung Dal, wenigstens einmal am Tag steht Dal immer auf dem Tisch.

Aus gutem Grund, denn Mungbohnen sind nicht nur ein großzügiger Lieferant von wertvollem Eiweiß und Fett, sondern auch von den Herzschutzstoffen Kalium und Magnesium und den knochenstärkenden Kalzium und Phosphor. Ihr hoher Eisengehalt ist genau das Richtige für eine gesunde Blutbildung und die Vitamine stärken Gehirn, Nerven und Stoffwechsel. Darüber hinaus verbessert Mung Dal die Sehkraft und fördert einen natürlichen Teint. Überall, wo es um Fitness, Energie und Schönheit geht, ist Mung Dal hoch willkommen.

Wen wundert's bei so viel guten Eigenschaften noch, dass bei diesem Gericht sowohl Vata-, Pitta- wie auch Kapha-Typen zugreifen können.

Für 4 Personen

200 g gelber Mung Dal
1 kleine frische grüne Chili
1 EL Ghee bzw. Sonnenblumenöl
1 TL Kreuzkümmel
½ TL Asafoetida
1 Lorbeerblatt
1 Zimtstange
1½ EL frischer geriebener Ingwer
1 – 1¼ l Wasser
70 g unbehandelte Zitrone
4 Kardamomkapseln
¼ TL schwarzer Pfeffer
¾ TL Meersalz
2 EL frisch gehackte Korianderblätter
  bzw. Petersilie

1) Gelben Mung Dal waschen, wenn möglich 1 Stunde einweichen. Chili waschen, entkernen und fein hacken. Dal vor dem Kochen abtropfen lassen.
2) Ghee bzw. Sonnenblumenöl in einem Topf schmelzen und Kreuzkümmelsamen darin goldbraun rösten. Sofort Asafoetida, Lorbeerblatt, Zimtstange, Chili, Ingwer und nach einigen Sekunden den Dal hinzugeben, unter ständigem Rühren 1 Minute sautieren und mit dem Wasser aufgießen. Dal bei halb geöffnetem Deckel 15 – 20 Minuten kochen lassen. Ab und zu umrühren.
3) Zitrone waschen, Zitronenschale mit einem Messer schälen und in feine längliche Streifchen schneiden. Das Fruchtfleisch in kleine Stückchen schneiden und entkernen.
4) Zitronenschale und -fruchtfleisch mit den aus den Kardamomkapseln herausgelösten und zerstoßenen Samen in den Dal geben und weitere 15 Minuten köcheln lassen. Zimtstange und Lorbeerblatt entfernen. Den Dal zum Abschluss mit Pfeffer und Salz würzen sowie mit Koriander bzw. Petersilie bestreuen.

> Zitronen-Ingwer-Dal schmeckt immer köstlich, sei es zu rotem Reis (S. 149) und einem Gemüsegericht Ihrer Wahl oder sei es einfach nur zu Fladenbrot wie den beliebten Chapatis (S. 222).

Karhi mit Papadam, leicht scharf

Wirkt Pitta und sanft Kapha erhöhend

Streng geheim. In der indischen Küche hüten viele Familien ihre Rezepte sehr sorgsam und vertrauen sie nur der eigenen Tochter oder dem eigenen Sohn an. So kommt es, dass in den westlichen Regionen Indiens die Karhi-Rezepte meist dünnflüssig, suppenähnlich und mit leicht süßlichem Geschmack angeboten werden. Im Norden Indiens dagegen ist Karhi, den die Engländer »Curry« auszusprechen versuchten, eine eher dickliche Sauce. Was auch immer seine Ingredienzien sein mögen, Kichererbsenmehl und Joghurt bzw. Buttermilch müssen bei Karhi immer mit von der Partie sein.

Kreuzkümmel spielt in unserem Rezept nicht nur eine geschmackliche Rolle. Mit seinen ätherischen Ölen pflegt Kreuzkümmel Augen, Haut, Herz, Leber und Nieren. Er entgiftet, reinigt das Blut, lindert Schmerzen und besänftigt Hitzewallungen. Zur Reinigung und Kräftigung der Gebärmutter nach der Geburt ist er ebenso willkommen wie bei Unterleibsbeschwerden und Regelschmerzen. Außerdem fördert Kreuzkümmel die Milchbildung der stillenden Mutter und löst Blähungen von Mutter und Kind.

Dieses Gericht ist ideal für Vata- und in Maßen auch für Kapha-Frauen.

> Karhi mit Papadam verlangt förmlich danach, mit Reis und einem Gemüsegericht serviert zu werden.

Für 4 Personen

Für die Karhi-Sauce:
50 g (5 EL) Kichererbsenmehl
300 g Joghurt
700 ml Wasser
1 EL Ghee bzw. Sonnenblumenöl
1 TL schwarze Senfsamen
½ TL Kreuzkümmelsamen
1½ TL frisch geriebener Ingwer
1 TL gehackte frische grüne Chili
½ Zimtstange
5 – 6 Neem- oder Curryblätter
   (vorzugsweise frisch)
1 TL gemahlener Koriander
1 TL Kurkuma
12 ganze grüne Pfefferkörner oder
   ½ TL gemahlener schwarzer Pfeffer
¾ TL Steinsalz bzw. Meersalz

2 Papadams (in Streifen geschnitten)
   (siehe Seite 225)

1) Kichererbsenmehl in eine Schüssel sieben und mit Joghurt und Wasser zu einem dünnflüssigen Teig verrühren.
2) Ghee bzw. Sonnenblumenöl in einem Topf schmelzen und Senfkörner (im abgedeckten Topf) rösten, bis sie zu springen beginnen. Den Topf so lange von der Flamme ziehen, bis sich die Senfkörner beruhigt haben. Nun Kreuzkümmel hinzufügen, kurze Zeit später Ingwer, Chili, Zimtstange, Curry- oder Neemblätter und noch etwas später Koriander und Kurkuma dazugeben und rösten. Mit der Joghurtsauce ablöschen, Pfeffer hinzufügen und auf mittlerer Flamme 15 – 20 Minuten köcheln lassen. Dabei immer wieder gut umrühren.
3) Gegen Ende der Kochzeit Pfefferkörner, Salz und die (mit einer Küchenschere) in Streifen geschnittenen Papadams hinzufügen und noch einige Minuten köcheln lassen. Zimtstange vor dem Servieren entfernen.

Grüner Mung Dal mit Roter Bete

Wirkt ausgleichend auf alle Doshas

Klein, aber oho! Gespaltene Mungbohnen stehen in der indischen Küche wie auch im Ayurveda hoch im Kurs. Der Grund: Sie sind leichter und bekömmlicher als alle anderen Bohnen und Hülsenfrüchte. Ganz besonders schätzt man ihre aufbauenden und reinigenden Eigenschaften. Mung Dal ist ideal, um *Ama* zu reduzieren, Verdauungsbeschwerden auszugleichen, immer dann, wenn wir uns geschwächt fühlen oder bei einer Reinigungs- und Regenerationskur.

Mung-Dal-Gerichte wirken auf den Organismus stärkend und leicht kühlend, was Vata- und Kapha-Typen durch erwärmende Gewürze wie Ingwer, Pfeffer, Kreuzkümmel und Asafoetida ausgleichen können. Für Pitta dagegen sind Hülsenfrüchte immer ideal. Auch mit den oben genannten Gewürzen (in angemessener Menge) und einer guten Portion Pitta reduzierendem Korianderpulver oder frischen Korianderblättern kann Pitta diese Gerichte genießen. Wie Sie sehen, sind Mung-Dal-Gerichte mit ein paar Gewürzen schnell auf Ihr individuelles *Dosha* abgestimmt. Und damit auch wirklich keine Langeweile aufkommt, können Sie Dal mit den verschiedensten Gemüsesorten variieren. Ihrer Fantasie sind keine Grenzen gesetzt!

Bei diesem Gericht sollten unbedingt alle Konstitutionen zugreifen.

Für 4 Personen

250 g gespaltener grüner Mung Dal
¼ TL Asafoetida
1 TL Kurkuma
1,5 l Wasser
150 g Rote Bete
250 g gelbe oder grüne Zucchini
1 – 2 EL frisch geriebener Ingwer
1 TL gemahlener Koriander
1 ½ TL Kreuzkümmelsamen
1 EL Ghee (vegan: Sonnenblumenöl)
½ TL frisch gemahlener schwarzer Pfeffer
½ – 1 TL Steinsalz bzw. Meersalz
1 TL Zitronensaft

1) Dal verlesen und so oft waschen, bis das Wasser klar ist. Anschließend, wenn möglich, einige Stunden einweichen.
2) Dal mit Asafoetida, Kurkuma und Wasser 25 – 30 Minuten (etwa 15 Minuten im Schnellkochtopf) weich kochen. (Verwenden Sie im Schnellkochtopf nur etwa ¾ l Wasser, da das Wasser sonst aus dem Ventil herausläuft.)
3) Gemüse waschen. Rote Bete schälen und fein raspeln. Zucchini klein schneiden und zusammen mit Roter Bete, Ingwer und Koriander in den Dal geben. (Falls Sie den Schnellkochtopf benutzen, nochmals 750 ml Wasser hinzugeben. Auch wer eine flüssigere Konsistenz vorzieht, braucht noch etwas mehr heißes Wasser.) Das Ganze 10 – 12 Minuten kochen, bis das Gemüse weich ist.
4) In einer Pfanne Kreuzkümmel ohne Fett einige Sekunden goldbraun rösten und mit Ghee (bzw. Sonnenblumenöl), Pfeffer und Salz unter die Dalsuppe rühren. Noch einmal kurz aufkochen lassen, damit sich die Gewürze entfalten können. Falls erwünscht, mit einigen Tropfen Zitronensaft beträufeln und heiß servieren.

Mung Dal schmeckt köstlich zu Basmatireis oder Fladenbrot mit einem Gemüsegericht. Gespaltene Mungbohnen (grüner Dal) bekommen Sie im indischen Lebensmittelgeschäft oder beim Gewürzversand (S. 309). Ganze grüne Mungbohnen sind zwar leichter erhältlich, aber nicht so leicht bekömmlich, es sei denn, Sie lassen die Mungbohnen für 3 – 4 Tage keimen (1 – 2-mal täglich spülen). Danach können Sie die Schale leicht entfernen, und haben so auch »gespaltene« Mungbohnen.

Pitta-Typ: Verwenden Sie nur 1 – 2 TL frischen Ingwer.

Variation für alle drei Doshas: Zu den anderen Gewürzen machen sich auch 1 Msp Zimt, 2 zerstoßene Kardamomkapseln und ½ TL geröstete und zerstoßene Fenchelsamen gut.

Süßer Jagannatha-Kokos-Dal

Wirkt ausgleichend auf alle Doshas

Ein göttlicher Genuss. Als die Engländer zum ersten Mal das riesige Wagenfest in Jagannatha-Puri, der Hauptstadt Orissas, sahen, waren sie sehr beeindruckt. Seit Jahrtausenden kommen dort Millionen von Menschen jeden Sommer zusammen, um zu Ehren von Jagannatha, dem lächelnden Gott, der in Sanskrit auch *Krishna* heißt, ein großes Festival auszurichten.

Im antiken Jagannatha-Tempel wird dieses Chana-Dal-Rezept nach einem altüberlieferten vedischen Rezept zubereitet und nach der Weihung an Tausende von Pilgern verteilt. Einer unserer Gäste, der zum ersten Mal diese Suppe kostete, bemerkte einmal, dass er nun verstehe, warum Jagannatha immer lächle.

Chana Dal ist die halbierte Version von Kala Chana, kleinen, indischen Kichererbsen. Sein köstlicher Geschmack, sein hoher Nährwert und seine leichte Bekömmlichkeit machen ihn zu einer der beliebtesten Dal-Sorten Indiens. Nach dem Ayurveda erhöht Chana Dal das Vata-*Dosha* und wird daher Pitta- und Kapha-Menschen empfohlen. Bei den ideal abgestimmten Zutaten und Gewürzen dieses Rezepts können jedoch alle Konstitutionstypen zugreifen.

Für 4 Personen

250 g Chana Dal
1,5 – 1,8 l Wasser
2 Lorbeerblätter
½ TL Kurkuma
½ TL Asafoetida
2 EL Ghee (vegan: Sonnenblumenöl)
1 TL Kreuzkümmelsamen
½ TL gemahlener Koriander
1 – 2 TL frisch geriebener Ingwer
3 EL Kokosflocken
2 EL Jaggery/Gur oder Vollrohrzucker
2 EL Zitronensaft
1½ TL Steinsalz bzw. Meersalz

1) Chana Dal verlesen und in einer Schüssel waschen, bis das Wasser klar ist. Über Nacht oder einige Stunden in Wasser einweichen (so ist er bekömmlicher).

2) Chana Dal abtropfen lassen und in einem Topf mit Wasser, Lorbeerblättern, Kurkuma und Asafoetida zum Kochen bringen. Dabei mit dem Deckel nur teilweise bedecken und den beim Kochen entstehenden Schaum abschöpfen. 30 – 40 Minuten kochen (20 – 25 Minuten im Schnellkochtopf), bis der Dal weich ist. (Im Schnellkochtopf brauchen Sie anfangs nur 750 ml Wasser, gießen Sie das restliche heiße Wasser später dazu.)

3) Ghee (bzw. Sonnenblumenöl) in einem kleinen Topf bzw. einer Pfanne erhitzen und Kreuzkümmel darin goldbraun rösten. Koriander, Ingwer und Kokosflocken dazugeben und ebenfalls leicht golden rösten. Diese Gewürzmischung nun vorsichtig über den Dal gießen (Vorsicht, es spritzt!).

4) Jaggery/Gur dazugeben und alles gut umrühren. Lorbeerblätter entfernen, Zitronensaft und Salz hinzugeben. Falls erwünscht, Jagannatha-Dal mit einem Pürierstab pürieren.

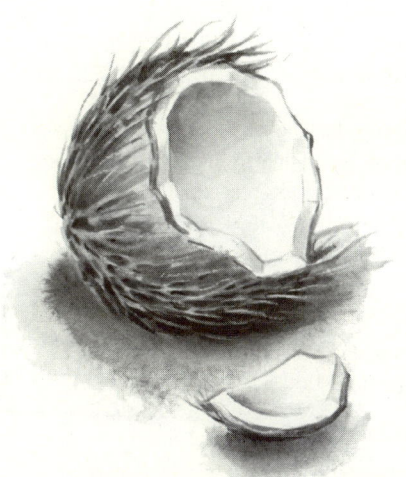

Jagannatha-Dal schmeckt köstlich zu Reis, einem Gemüsegericht oder zu südindischen Pfannkuchen, Dosas (S. 205).

Mungbällchen in Currysauce

Wirkt ausgleichend auf alle Doshas

Ein gutes Omen war es im alten Indien, wenn man auf einer Reise Joghurt sah. Und sicher noch mehr, wenn man ihn aß, schließlich sind alle Ayurveda-Texte voll des Lobes über Joghurt. Bis auf den Milchzucker besitzt Joghurt etwa die gleichen wertvollen Inhaltsstoffe der Milch. Hervorzuheben sind reichlich Proteine, Kalzium, Vitamin B_2 und selbst die seltenen Vitamine B_{12} und D. Die Milchsäurebakterien regen den Appetit und die Verdauung an und beseitigen unerwünschte Darmbakterien, die Ursache von vielen Krankheiten und vorzeitigem Altern. Diese Mikroorganismen sind es auch, die bei leichtem Durchfall helfen und die Darmflora wieder aufbauen, wenn diese durch Antibiotikaeinnahmen oder Krankheiten gestört wurde. All dies erklärt, weshalb Joghurt den Organismus ganz allgemein stärkt, das Leben verlängert und das Wachstum von Tumoren und sogar Krebs hemmt. Auch bei schwankendem Fieber und Hitzewallungen soll Joghurt hilfreich sein.

Dieses nordindische Rezept ist eine herrliche Erfrischung, ganz besonders im Sommer und für alle *Dosha*-Typen.

Für 4 Personen

Für die Mungbällchen:
100 g gelber Mung Dal
½ – 1 EL Kichererbsen- oder Reismehl
¼ TL Kurkuma
½ TL Cayennepfeffer
¾ TL Meersalz
¼ TL Natron
1½ EL frische Thymianblätter

Für die Curry-Joghurt-Sauce:
1 TL Kreuzkümmel
1 TL Koriandersamen
¾ TL Fenchelsamen
½ TL Bockshornkleesamen
50 g Kichererbsen- oder Reismehl
1 TL Kurkuma
300 g Joghurt
650 ml Wasser

1 EL Ghee bzw. Sonnenblumenöl
2 Lorbeerblätter
1 TL frisch gehackte grüne Chili
1 EL frisch geriebener Ingwer
Sonnenblumenöl zum Frittieren
1 TL Meersalz
3 EL frisch gehackte Petersilie

1) Mung Dal waschen und 4 – 5 Stunden in Wasser einweichen.
2) Dal abtropfen lassen und in einer kleinen Küchenmaschine bzw. mit einem Mixer mit 1 – 2 EL Wasser fein pürieren. Püree mit Kichererbsen- bzw. Reismehl, Gewürzen, Natron und Thymianblättern verrühren und anschließend zugedeckt ruhen lassen.
3) Kreuzkümmel-, Koriander-, Fenchel- und Bockshornkleesamen ½ Minute trocken rösten und fein mahlen. Kichererbsenmehl für die Sauce in eine Schüssel sieben und mit Kurkuma und den gerösteten Gewürzen mischen. Nun mit Joghurt und Wasser zu einem dünnflüssigen Teig verrühren. Ghee bzw. Sonnenblumenöl in einem Topf erhitzen, Lorbeerblätter, Chili und Ingwer hinzufügen und nach kurzem Rühren mit der Joghurtsauce aufgießen. Auf mittlerer Flamme 20 Minuten köcheln lassen. Dabei immer wieder gut umrühren, da die Sauce etwas eindickt.
4) In der Zwischenzeit reichlich Sonnenblumenöl in einer großen Pfanne erhitzen, mit einem Teelöffel mandelgroße Teighäufchen in die Pfanne geben und nach und nach goldbraun frittieren.
5) Fertige Bällchen, Salz und Petersilie in die Sauce geben und 10 Minuten ziehen lassen. Zum Abschluss Lorbeerblätter entfernen und eventuell vor dem Servieren noch einmal aufwärmen.

> Servieren Sie dazu z. B. Dreikornreis (S. 196) und Salat. Guten Appetit!

Vollkornbasmati-Khichari

Wirkt ausgleichend auf alle Doshas

Wie ein Wagen ohne Räder wäre der Ayurveda ohne Khichari (sprich Ki-dscha-rie), das schmackhafte Reis- und Dal-Eintopfgericht. Wenn es um leichte Bekömmlichkeit, schnelle Nahrungsaufnahme und um Entschlackung geht, steht Khichari an erster Stelle. Bei der Panchakarma-Kur beispielsweise, einer ayurvedischen Reinigungstherapie, ist Khichari die Diätspeise der Wahl, ebenso bei Magen-Darm-Beschwerden, in Aufbauphasen wie Schwangerschaft und Stillzeit oder auch einfach nur als leichte und schnelle Mahlzeit.
Mungbohnen liefern uns wertvolles Eiweiß und Aminosäuren – und zwar genau in der Zusammensetzung, wie unser Körper sie braucht. Beachtlich ist auch ihr Gehalt an lebenswichtigen B-Vitaminen und vor allem an Beta-Carotin, daneben reichlich Mineralstoffen sowie etlichen Spurenelementen, die alle wichtige Schutzfunktionen für den Organismus besitzen. Mung Dal zusammen mit Reis serviert erreicht in Bezug auf das Eiweiß eine biologische Wertigkeit von nahezu 100 %. Ein optimales Gericht für Vata-, Pitta- und Kapha-Frauen.

Für 4 Personen

100 g grüner Mung Dal
150 g Vollkorn-Basmatireis
1 ½ l Wasser
¼ TL Asafoetida
1 TL Kurkuma
650 g gemischtes Gemüse (z. B. Kürbis bzw. Zucchini, Brokkoli, Karotten)
1 EL frisch geriebener Ingwer
1 TL gehackte, grüne Chili
4 EL gehackte Brennnessel, Rucola oder Spinat
1 EL Kürbiskerne
1 EL Sonnenblumenkerne
1 EL Ghee oder Olivenöl
1 TL schwarze Senfsamen
1 TL Kreuzkümmelsamen
1 TL Garam Masala (S. 295)
½ TL frisch gemahlener schwarzer Pfeffer
1 TL Steinsalz bzw. Meersalz

1) Mung Dal verlesen, waschen und so lange spülen, bis das Wasser klar ist. Vollkorn-Basmatireis waschen, mit dem Dal einige Stunden, besser noch über Nacht, einweichen.
2) Abgetropften Mung Dal und Reis in einem Topf mit Wasser, Asafoetida und Kurkuma 15 Minuten kochen (10 Minuten im Schnellkochtopf).
3) In der Zwischenzeit Gemüse waschen und putzen. Kürbis bzw. Zucchini in kleine Würfel, Brokkoli in Röschen und Karotten in Stifte schneiden. Nun das Gemüse, Ingwer, Chili, Kürbis- und Sonnenblumenkerne dazugeben und weitere 25 Minuten kochen. Anschließend Brennnessel, Rucola bzw. Spinat hinzugeben und nochmals 5 Minuten köcheln lassen.
4) Ghee bzw. Olivenöl in einem kleinen Topf erhitzen. Senfsamen (abgedeckt) darin rösten, bis die Samen zu springen beginnen; nun den Topf so lange vom Feuer nehmen, bis sie sich beruhigt haben. Dann Kreuzkümmelsamen dazugeben und einige Sekunden goldbraun rösten. Die gerösteten Gewürze in das Khichari gießen (damit kein Ghee verschwendet wird, können Sie den Topf mit etwas Khichari ausschwenken). Zum Abschluss noch Garam Masala, Pfeffer und Salz dazugeben und vor dem Servieren noch einige Minuten quellen lassen, damit sich ihr Aroma voll entfaltet.

Vata-Typ: Geben Sie vor dem Servieren noch etwas geschmolzenes Ghee (vegan: Olivenöl) über das Khichari.

Pitta-Typ: Verwenden Sie zusätzlich 1 TL Korianderpulver und frische Korianderblätter. Beträufeln Sie das Khichari mit etwas Ghee. Obwohl das Khichari sehr mild gewürzt ist, können Sie bei zu starkem Pitta Senfsamen, Chili und Asafoetida reduzieren bzw. ganz weglassen.

Grünen Mung Dal erhalten Sie im indischen Lebensmittelgeschäft oder beim Gewürzversand (S. 309).

Mangold-Khichari mit Frischkäse

Wirkt Kapha erhöhend

Aus dem Vollen schöpfen. Das können Sie getrost bei einem Khichari mit so vielen leckeren Zutaten. Mangold mit seinem hochwertigen Eiweiß und jeder Menge Mineralstoffe und Vitamine regt die Verdauung und die Leber an und unterstützt durch sein entschlackendes Asparagin die Nieren. Sein ätherisches Öl hält außerdem auch die Atemwege frisch und rein.
Dazu noch Basmatireis (oder Duftreis, wie er noch heißt) und Genießer schnalzen nur noch mit der Zunge. Dabei hat Reis so viel mehr zu bieten. Neben allen acht essenziellen Aminosäuren ganz beachtliche Vitaminmengen, voran das wichtige B_1, wichtig für Herz, Kreislauf und Nerven, B_2 unentbehrlich für die Zellerneuerung, Niacin für Haut, Verdauung und Sexualhormone und schließlich Pantothensäure, das Antistress-Vitamin. Außerdem ist Reis eine hervorragende Kraftnahrung für Haare, Zähne, Muskeln und Knochen. Und Reisstärke findet auch in der Kosmetik eine willkommene Verwendung.
Ein ideales Gericht für Vata- und Pitta-Naturen, etwas abgewandelt auch für Kapha-Typen (siehe *Dosha*-Tipp).

Für 4 Personen

Für den Frischkäse:
*1 l Milch
Saft von ½ – 1 Zitrone
bzw. 150 g Tofu*

Für den Eintopf:
*100 g gelber Mung Dal
150 g Basmatireis
1 EL Ghee bzw. Olivenöl
1 ½ TL Fenchelsamen
¾ TL Bockshornkleesamen
½ TL Asafoetida
2 Lorbeerblätter
1 TL Kurkuma
1 ½ TL gemahlener Koriander
1 frische gehackte grüne Chili
1 ½ l Wasser*

*500 g Mangold
1 ½ TL Stein- bzw. Meersalz
Saft von ¼ – ½ Zitrone*

1) Mung Dal verlesen. Zusammen mit dem Reis in einer Schüssel waschen und so lange spülen, bis das Wasser klar wird. Falls es die Zeit erlaubt, 1 Stunde einweichen.
2) Frischkäse aus 1 l Milch herstellen (Anleitung siehe S. 290).
3) Ghee bzw. Olivenöl in einem großen Topf bzw. Schnellkochtopf erhitzen, Fenchel- und Bockshornkleesamen, Asafoetida und Lorbeerblätter darin goldbraun anrösten. (Achten Sie darauf, dass die Bockshornkleesamen nicht anbrennen, sonst schmecken sie bitter!) Gleich Reis, Dal, Kurkuma, gemahlenen Koriander und Chili unter ständigem Rühren hinzufügen und nach einer Minute mit 1 l Wasser ablöschen. Das Khichari zugedeckt auf mittlerer Hitze 20 Minuten kochen. (Im Schnellkochtopf 12 – 15 Minuten kochen und anschließend den Topf zum Quellen beiseite stellen.)
4) In der Zwischenzeit Mangold waschen und in dünne Streifen schneiden.
5) Nun den Mangold mit ½ l Wasser unterheben und bei mittlerer Flamme weitere 10 – 15 Minuten (Schnellkochtopf: 5 Minuten) köcheln lassen, bis der Dal weich ist.
6) Zum Abschluss den Frischkäse bzw. Tofu in Würfel schneiden und mit dem Salz unter das Khichari heben. Noch einmal kurz aufkochen lassen und vor dem Servieren mit dem Zitronensaft beträufeln.

Kapha-Typ: Ersetzen Sie den Frischkäse durch Tofu.

Bulgur-Khichari

Wirkt Kapha erhöhend

Kennen Sie ihn schon? In Nordafrika und der Türkei schätzt man Bulgur – geschroteten und vorgekochten Hartweizen – schon seit Jahrhunderten, und über den Charme der französischen Küche erobert er sich auch hierzulande immer mehr Genießerherzen. Dabei kann Bulgur nicht nur mit leckerem Geschmack und schneller Zubereitung aufwarten. Weil in ihm der Getreidekeim noch enthalten ist, brilliert er mit reichlich Vitaminen, vor allem Vitamin-B-Komplex und das Entgiftungs- und Verjüngungsvitamin E. Dazu kommen noch Beta-Carotin und die sonst knappe Folsäure – ideal wenn es um beschleunigtes Zellwachstum geht wie in der Kindheit, Jugend, Schwangerschaft, nach der Entbindung, während der Stillzeit, aber auch im Alter, wo Regeneration gefragt ist. Daneben schenkt uns Bulgur wertvolle Mineralien, die wir zur Knochenstabilität brauchen und ein natürliches Östrogen. Egal, ob für Fitness, Schönheit oder Energie, für alle ist etwas Wertvolles dabei.
Ein ideales Gericht für Pitta, Vata und in Maßen auch für Kapha-Frauen.

Für 4 Personen

150 g Mung Dal
1 ¼ – 1 ½ l Wasser
¼ TL Asafoetida (kann auch entfallen)
250 g Gemüse nach Saison
  (z. B. Mangold, Blätter und
  Stiele der Rote Bete etc.)
3 EL Sesam
3 EL Sonnenblumenkerne
1 EL Ghee bzw. Sonnenblumenöl
1 TL schwarze Senfsamen
150 g Bulgur
1 – 2 EL frisch geriebener Ingwer
1 TL gemahlener Kreuzkümmel
1 ½ TL gemahlener Koriander
½ TL Kurkuma
1 TL Stein- bzw. Meersalz
etwas Ghee bzw. Olivenöl zum Beträufeln

1) Mung Dal verlesen, waschen und mindestens 1 Stunde in Wasser einweichen.
2) Dal in einem Topf mit 500 ml Wasser und eventuell Asafoetida zugedeckt 15 – 20 Minuten kochen. (Im Schnellkochtopf brauchen Sie nur etwa 300 ml Wasser und 8 – 10 Minuten.)
3) In der Zwischenzeit Gemüse waschen, putzen und klein schneiden. Sesam und Sonnenblumenkerne in einer Pfanne trocken rösten.
4) Ghee bzw. Sonnenblumenöl in einem Topf erhitzen und die Senfsamen darin anrösten, bis sie zu springen beginnen. Sogleich Bulgur, Ingwer und die restlichen Gewürze 1 – 2 Minuten anrösten, bis der Bulgur eine goldbraune Farbe angenommen hat. Gemüse, Sesam, Sonnenblumenkerne, Dal sowie (je nach Konsistenzwunsch) das restliche Wasser hinzufügen. Weitere 5 – 10 Minuten bei mittlerer Hitze köcheln lassen, bis das Gemüse gar und der Dal fast zerfallen ist.
5) Zum Abschluss mit Salz würzen und mit etwas Ghee bzw. Olivenöl beträufeln.

Ideal für Mutter, Kind und Kegel: Mild gewürztes Khichari schmeckt nicht nur Ihrem Baby, sondern auch der ganzen Familie – und so ganz nebenbei brauchen Sie für Ihr Kind auch keinen »Extrabrei« kochen.

Quinoa-Khichari

Wirkt ausgleichend auf alle Doshas

Einmal ganz anders. Khichari (sprich: Ki-dscha-rie) gehört zu den wichtigsten Zubereitungen der Ayurveda-Heilküche. Je flüssiger seine Konsistenz ist, desto bekömmlicher wird es.

Hier präsentiert sich Khichari einmal mit Quinoa statt mit Reis – nicht nur einfach, schnell und lecker, sondern auch gesund. Interessant sind auch die Inhaltsstoffe von Quinoa: etwa 16 % Proteine, allen voran Lysin, dazu kommt ein hoher Anteil an ungesättigten Fettsäuren, Ballaststoffen und Mineralien. Und schließlich finden wir auch B-Vitamine, Vitamin C und E sowie Carotin in dem kleinen Gänsefußgewächs. Damit stärkt Quinoa Haut, Haare, Augen und Abwehrkraft. Darüber hinaus wirken die kleinen Körnchen antiseptisch und aktivieren unsere Abwehrkraft. Menschen mit Gluten-Unverträglichkeit oder Weizenallergie sind bei Quinoa ebenso fein raus, wie alle, die nach starker Belastung oder Krankheit wieder neuen Elan brauchen.

Quinoa-Khichari ist für alle Konstitutionen genau das Richtige, vor allem für Kapha-Frauen, die eine Alternative zu Kapha vermehrenden Getreidesorten suchen.

Für 3 bis 4 Personen

100 g gelber Mung Dal
1 ¼ – 1 ½ l Wasser oder Gemüsebrühe
¼ TL Asafoetida
150 g Quinoa
250 g Zucchini oder Fenchel
150 g Kartoffeln bzw. Pastinaken
250 g grüne Bohnen
1 EL frisch geriebener Ingwer
½ TL Kurkuma
1 TL Koriandersamen
1 TL Fenchelsamen
1 TL Kreuzkümmelsamen
1 – 2 TL Ghee (vegan: Sonnenblumenöl)
½ TL frisch gemahlener schwarzer Pfeffer
1 TL Steinsalz bzw. Meersalz
3 – 4 EL frisch gehackter Dill und / oder Korianderblätter

1) Mung Dal verlesen, waschen und wenn möglich einige Stunden in Wasser einweichen.
2) Dal in einem Topf mit Wasser oder Gemüsebrühe und Asafoetida zugedeckt etwa 15 – 20 Minuten kochen. (Im Schnellkochtopf beträgt die Kochzeit bei der halben Wassermenge etwa 10 – 12 Minuten.)
3) In der Zwischenzeit Quinoa in einem feinen Sieb unter fließendem Wasser spülen und abtropfen lassen. Die Gemüse waschen, putzen und klein schneiden.
4) Gemüse, Quinoa, Ingwer und Kurkuma zum Dal geben und Khichari etwa 15 – 20 Minuten bei mittlerer Hitze köcheln lassen, bis das Gemüse gar ist. (Im Schnellkochtopf jetzt die restliche Menge heißes Wasser hinzufügen.) Zwischendurch einmal umrühren und, falls nötig, noch etwas Wasser hinzugeben.
5) Koriander-, Fenchel- und Kreuzkümmelsamen in einer Pfanne oder einem kleinen Topf trocken rösten und im Mörser fein mahlen. Ghee (bzw. Sonnenblumenöl), Pfeffer, Salz und die übrigen Gewürze unter den Eintopf heben und für einige Minuten auf der abgeschalteten Platte bzw. kleiner Gasflamme ziehen lassen.
6) Mit frisch gehackten Kräutern bestreuen und servieren.

Vata-Typ: Träufeln Sie über das Khichari bis zu 2 EL geschmolzenes Ghee (vegan: Olivenöl). Je flüssiger die Konsistenz des Khichari, desto bekömmlicher ist es.
Pitta-Typ: Träufeln Sie zum Schluss 1 – 2 EL Ghee bzw. Sonnenblumenöl über das Gericht. Bei zu starkem Pitta erhöhen Sie einfach die Menge von Koriandersamen und -blättern und reduzieren Sie eventuell den Ingwer auf 1 TL.
Kapha-Typ: Verwenden Sie möglichst wenig Salz (am besten Steinsalz), dafür aber reichlich Ingwer und schwarzen Pfeffer.

Variation:
Khichari mit Buchweizen
Wirkt ausgleichend auf alle Doshas

Mit Buchweizen an Stelle von Quinoa schmeckt dieses Rezept ebenfalls köstlich. Buchweizen-Khichari ist allen drei Konstitutionstypen zu empfehlen, insbesondere Kapha-Naturen.

Ersetzen Sie den Quinoa durch 150 g ganzen Buchweizen. Buchweizen waschen, abtropfen lassen und in einer Pfanne 5 – 8 Minuten trocken rösten. Anschließend wie im Rezept beschrieben an Stelle von Quinoa weiterverarbeiten. Eventuell brauchen Sie 250 ml mehr Wasser.

Quinoa-Khichari ist ein lecker-leichtes Abendessen oder mit Salat und etwas Buttermilch bzw. Spinatraita (S. 146) auch ein schmackhaftes Mittagessen.
Weiter verfeinern können Sie dieses Gericht noch mit einigen Rosinen, gerösteten Kürbis- oder Sonnenblumenkernen. Generell können Sie die Gemüse je nach Wunsch, Saison, Konstitutionstyp und Jahreszeit variieren und somit immer wieder neue Khichari-Variationen finden. Lassen Sie Ihrer Kreativität und Ihrer Intuition freien Lauf für das, was Ihnen am besten bekommt!

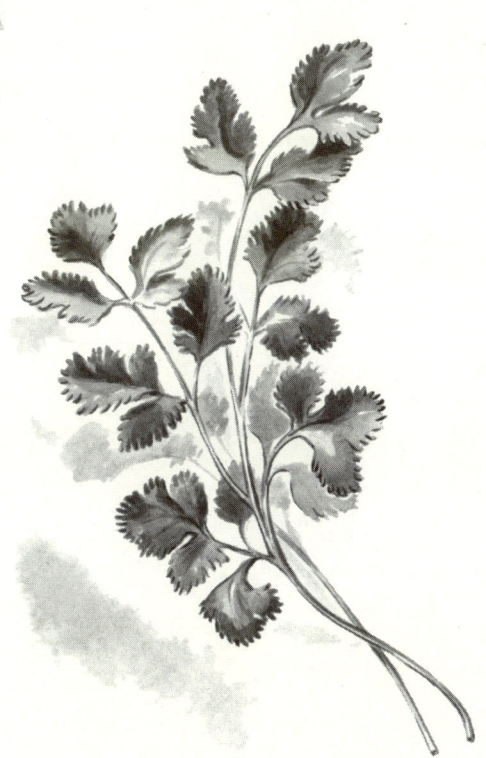

Brasilianischer Eintopf (Feijao)

Wirkt sanft Vata erhöhend

Die Nationalspeise Brasiliens. Ob im Norden oder im Süden des weitflächigen lateinamerikanischen Landes, Feijao (sprich: Feschao), der Eintopf aus den beliebten schwarzen Bohnen, kommt überall und fast jeden Tag auf den Esstisch. Beim Betrachten der Inhaltsstoffe wird schnell verständlich, was die schwarzen Bohnen seit Jahrtausenden zur hoch geschätzten Leibspeise der Indios und der späteren Kolonisatoren machte. Ihr Vitaminreichtum aktiviert viele Enzyme und regt – zusammen mit ihrem Eisen – die Blutbildung an. Schwarze Bohnen stärken die Nerven und bringen neben dem Gehirn offenbar auch unser Temperament in Schwung. Ihre pektinähnlichen Stoffe senken den Cholesterinspiegel und die Volksmedizin empfiehlt sie sogar bei Diabetes. Zudem reinigen sie Haut, Nieren, Blase und Gelenke und fördern die Wundheilung.

Mit diesem Rezept bezaubert uns regelmäßig unsere deutsch-brasilianische Freundin Andrea. Damit dann auch wirklich alles stilgerecht verläuft, laden Sie am besten all ihre lateinamerikanischen Freundinnen und Freunde ein – oder noch besser, Sie lassen sich einladen.

Dieses Gericht ist genau das Richtige für Kapha und Pitta, gelegentlich auch für Vata (siehe *Dosha-Tipp*).

Für 6 Personen

250 g schwarze Bohnen (Feijao)
¾ – 1 l Wasser
600 g Steckrübe oder Süßkartoffel
350 g Kohlrabi mit Blättern
350 g Karotten (6 Stück)
1 kg Kürbis
5 ganze frische Petersilienstiele
3 ganze frische Korianderstiele
2 EL Olivenöl
2 TL gemahlener Kreuzkümmel
¾ TL Asafoetida
1 – 1½ l Wasser
3½ TL Steinsalz bzw. Meersalz

1) Schwarze Bohnen waschen und 5 Stunden oder besser über Nacht in Wasser einweichen.
2) Bohnen im Schnellkochtopf mit 750 ml Wasser 20 – 25 Minuten (bzw. in einem Topf mit 1 l Wasser 50 – 60 Minuten) weich kochen. (Aber nicht zu weich, damit sie nicht aufplatzen.)
3) In der Zwischenzeit Gemüse waschen und vorbereiten. Steckrübe (bzw. Süßkartoffel) und Kohlrabi schälen (die Kohlrabiblätter für die Beilage aufheben) und in kleine Würfel schneiden. Karotten schälen und ganz lassen. Kürbis schälen, entkernen und in sehr große Schnitze von 100 – 150 g Gewicht schneiden. Petersilien- und Korianderstiele waschen.
4) Olivenöl in einem großen Topf erhitzen. Kreuzkümmel und Asafoetida hinzufügen und nach wenigen Sekunden 2 Schöpfkellen mit schwarzen Bohnen anrösten. Anschließend diese Bohnen mit einem Kartoffelstampfer zu Brei zerdrücken und die restlichen Bohnen mit ihrem Kochwasser hinzufügen. Nun Steckrüben- und Kohlrabiwürfel, die ganzen Karotten, die Kräuter und 1 – 1½ l Wasser dazugeben und kochen. Nach 5 Minuten die Kürbisschnitze beigeben und weitere 15 – 20 Minuten kochen, bis die Kürbisstücke weich sind.
5) Zum Abschluss Salz hinzufügen und vor dem Servieren die Kräuterstiele herausnehmen.

Vata-Typ: Am bekömmlichsten ist es für Sie, die Bohnen in jedem Fall über Nacht einzuweichen und 1 Stunde im normalen Kochtopf zu kochen.

Servier-Tipp: Kohlrabiblätter mit Maniokmehl

In Brasilien reicht man zu Feijao traditionell Reis mit gebratenen Kohlrabiblättern und Maniokmehl.

250 g grüne Kohlrabiblätter
2 EL Butter oder Olivenöl
¾ TL Asafoetida
¼ TL Cayennepfeffer (kann auch entfallen)
250 g Maniokmehl
1 TL Steinsalz bzw. Meersalz

Kohlrabiblätter mit den kleineren Stielen waschen und fein hacken. Butter bzw. Öl in einer Pfanne schmelzen, Asafoetida darin rösten und nach wenigen Sekunden Kohlrabiblätter und Cayennepfeffer dazugeben und etwa 4–5 Minuten anrösten. Maniokmehl beigeben und unter ständigem Rühren weitere 2–3 Minuten rösten. Zum Abschluss kommt noch Salz dazu und fertig ist Ihre leckere Beilage!

> Schwarze Bohnen bekommen Sie in portugiesischen, spanischen oder asiatischen Lebensmittelgeschäften. Und Maniokmehl ist in portugiesischen oder afrikanischen Lebensmittelgeschäften erhältlich.
> Falls Sie kein Maniokmehl auftreiben können, verwenden Sie ersatzweise 50 g Butter (vegan: Pflanzenmargarine). Rösten Sie darin 100 g Weizengrieß einige Minuten lang goldgelb an und geben Sie erst anschließend Kohlrabiblätter, Asafoetida, Cayennepfeffer und Salz dazu.

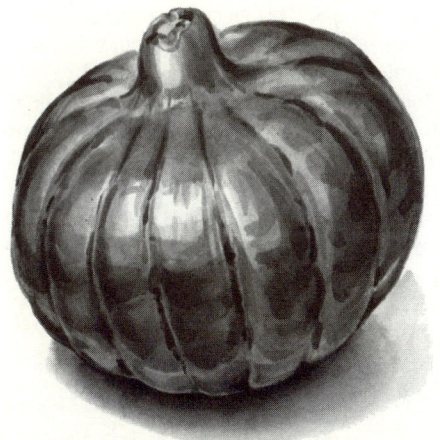

Kidneybohnen-Käse-Eintopf

Wirkt Kapha und sanft Vata erhöhend

Reine Geschmackssache. Kidneybohnen und dieses köstliche Rezept aus dem indischen Bundesstaat Punjab sollten Sie sich auf keinen Fall entgehen lassen. Rote Kidneybohnen haben nämlich nicht nur geschmacklich mit Wertvollem aufzuwarten. Sie enthalten sehr viel Eiweiß und Kohlenhydrate, dafür nur mäßig Fett und, man staune, jede Menge an Mineralstoffen wie Phosphor und Eisen sowie an Spurenelementen. Mit ihren B-Vitaminen und Provitamin A stärken sie das Nervensystem, reinigen unsere Haut und erhöhen unsere Sehkraft.

Richtig gewürzt lassen sich all diese Vorteile am besten nutzen. Cayennepfeffer, der aus getrockneten Chilis hergestellt wird, bringt nicht nur in unsere Geschmackspalette das feurige Element. Er vertreibt ebenso Müdigkeit wie Kälte und kurbelt Verdauung, Stoffwechsel und Stimmung wieder so richtig an.

Ein ideales Gericht für Pitta- und gelegentlich auch für Vata-Frauen.

Für 4 bis 6 Personen

Für den Frischkäse:
1 ½ l Milch
Saft von 1 Zitrone

Für die Bohnen:
400 g Kidneybohnen
750 ml Wasser
1 Lorbeerblatt
250 g Tomaten
250 g Auberginen
3 TL Koriandersamen
2 TL Kreuzkümmelsamen
¾ TL Fenchelsamen
6 EL Ghee bzw. Olivenöl
2 – 3 EL frisch geriebener Ingwer
½ TL Kurkuma
¼ TL Cayennepfeffer
1 TL Meersalz
1 EL Ghee, Butter bzw. Olivenöl
4 EL frisch gehackte Petersilie
1 Zitrone

1) Kidneybohnen waschen und über Nacht oder mindestens 8 Stunden in 1 l Wasser einweichen.
2) Frischkäse zubereiten (falls erwünscht schon am Vorabend; S. 290) und pressen bzw. über Nacht im Käsetuch abtropfen lassen.
3) Kidneybohnen abtropfen lassen und in einem Schnellkochtopf mit dem Wasser und dem Lorbeerblatt 30 – 35 Minuten kochen, bis sie zwar weich, aber nicht aufgebrochen sind. (Im normalen Topf brauchen Sie 1 ½ l Wasser und etwa 1 – 1 ½ Stunden bei mittlerer Hitze.)
4) In der Zwischenzeit Tomaten waschen, in kochendem Wasser blanchieren, enthäuten und in kleine Würfel schneiden. Aubergine waschen, trockenreiben, der Länge nach halbieren und mit der Schnittfläche nach unten auf einem gefetteten Blech bei 225 – 250 °C etwa 15 – 20 Minuten backen. Die Schale mit einem Messer entfernen und das Fruchtfleisch in Würfel schneiden.
5) Nun ein Viertel der weich gekochten Bohnen pürieren. Koriander, Kreuzkümmel und Fenchel in einem kleinen Topf bzw. Pfanne trocken rösten, bis sie eine leichte Tönung annehmen. Anschließend fein mahlen und in einer Tasse zur Seite stellen.
6) 5 EL Ghee bzw. Olivenöl in einem Topf erhitzen, den in Stücke geschnittenen Frischkäse goldbraun anbraten und auf einen Teller legen. Ingwer, Tomatenwürfel, gemahlene Gewürze, Kurkuma und Cayennepfeffer in das restliche heiße Fett geben und etwa 8 Minuten kochen, bis die Sauce etwas eingedickt ist. Dann die Bohnen mit dem Bohnenpüree, die Auberginen- und Käsewürfel hinzufügen und alles nochmals 10 Minuten bei schwacher Hitze köcheln lassen.
7) Zum Abschluss noch Salz und 1 EL Ghee, Butter bzw. Olivenöl unterheben und mit Petersilie bestreuen und mit Zitronenvierteln garniert servieren.

Gemüsegerichte

Reise ins Reich der Aromen. Wenn es um Atmosphäre und angenehme Sinneseindrücke geht, ist die Vata-Frau ganz in ihrem Element. Für sie müssen die Gerichte warm, bekömmlich und richtig gewürzt sein – und in einer ansprechenden Umgebung eingenommen werden. Wenn alles passt, sind sie die angenehmsten und kreativsten Menschen der Welt.

Pitta-Frauen sind praktisch. Wenn sie etwas in die Hand nehmen, muss etwas Konkretes herauskommen. Auch in der Ernährung bevorzugen sie gehaltvolle Rezepte. Nur sollten sie für ihr Essen genügend Ruhe mitbringen. Denn Stress mögen sie während ihrer Beschäftigung lieben, beim Essen jedoch wollen auch sie einmal entspannen.

Was Pitta manchmal fehlt, besitzt die Kapha-Frau zur Genüge: Ruhe, Geduld und Sanftmut. Nur die Energie und der Elan gehen ihr manchmal ab. Doch dafür haben wir ja die Ayurveda-Rezepte: Leichte, warme und gut gewürzte Gerichte bringen die Beweglichkeit und den Schwung, den Kapha manchmal vermisst.

Grüner Spargel mit Ingwer

Wirkt ausgleichend auf alle Doshas

»*Für die Leckermäuler*« empfahl 1577 der berühmte Straßburger Heilkundige Hieronymus Bock in seinem »Kreutterbuch« den grünen Spargel. Recht hatte er, denn Spargel ist eine der edelsten Delikatessen aus dem Garten der Natur – und eines der wenigen Gemüse, das gut für alle drei *Doshas* ist. Süß, zusammenziehend, bitter, kühl, leicht und feucht, besänftigt er erhöhtes Pitta. Mit seiner leichten Verdaulichkeit stabilisiert er Vata und stimuliert Kapha. Und das ist noch lange nicht alles: Reichlich Vitamin A, B und C, besonders viel Eisen, ferner Kalium, Phosphor, Kalzium und Jod machen Spargel zu einer idealen Speise für den Gaumen und die Gesundheit. Spargel regt die Verdauung an und beruhigt Herz und Nerven. Und die in ihm enthaltene Aminosäure Asparagin löst sogar Harnsäurekristalle aus Nieren und Muskulatur. Auch zur Reinigung und Pflege der Haut hat sich eine Spargelkur bewährt.

Dieses Gericht ist allen drei *Dosha*-Typen zu empfehlen.

Für 2 bis 4 Personen (je nach Appetit)

1 kg grüner Spargel
1 EL Ghee (vegan: Sonnenblumenöl)
2 TL frisch geriebener Ingwer
1 TL gemahlener Kreuzkümmel
1 TL gemahlener Koriander
½ TL Kurkuma
etwa 150 – 200 ml Wasser
¾ TL Steinsalz bzw. Meersalz

1) Grünen Spargel waschen, holzige Enden abschneiden und falls nötig das untere Drittel schälen.
2) Ghee bzw. Öl in einer Pfanne oder einem flachen Topf schmelzen, den Ingwer und die Gewürze (mit Ausnahme von Salz) 5 Sekunden darin rösten. Spargel dazugeben und etwa 3 Minuten darin wenden. Dann Wasser dazugießen und mit einem gut schließenden Deckel abgedeckt 12 – 15 Minuten auf kleiner Flamme gar kochen.
3) Nach dem Kochen Salz zufügen und servieren.

> Grüner Spargel mit Ingwer schmeckt köstlich z. B. zu Basmatireis und Mung Dal.

Gebratene Salatröllchen

Wirkt ausgleichend auf alle Doshas

Leckerer verpackt geht es nicht. Unter allen Käsesorten ist Frischkäse der bekömmlichste. Je naturbelassener die Milch ist, aus der er hergestellt ist, desto besser.

Und was liegt näher, ihn denn auch richtig appetitlich zu verpacken – natürlich mit Salat. Das ist nicht nur erfrischend und leicht, sondern bietet noch unzählige weitere Vorteile. Neben hochwertigem Eiweiß und vielen Ballaststoffen enthält Salat jede Menge Vitamine, Mineralien und Spurenelemente. Mit Chlorophyll und Eisen regt er die Blutbildung an, seine Bitterstoffe bringen Galle, Leber und auch den Darm auf Trab. Vielleicht am wichtigsten für gestresste Gegenwartsmenschen ist jedoch seine beruhigende Wirkung auf das vegetative Nervensystem. Vorausgesetzt allerdings, dass er mit kaltgepresstem Öl angemacht ist. Ist dieses Öl noch Olivenöl, so haben Sie – was die Ernährung angeht – das Allerbeste für Ihr Herz und Ihre Leber getan.

Ein köstliches Gericht, bei dem alle *Dosha*-Typen zugreifen können.

Für 4 Personen

Für den Frischkäse:
1 ½ l Milch
Saft von 1 Zitrone
oder 200 g Mozzarella

Für die Röllchen:
16 Blätter Romanasalat
75 g schwarze Oliven
2 EL frisch gehacktes Basilikum
1 TL frische Thymianblätter
½ TL getrockneter Oregano
½ TL schwarzer Pfeffer
evtl. etwas Meersalz
16 Zahnstocher
1 – 2 EL Olivenöl

1) Weichen Frischkäse herstellen (Anleitung S. 290).
2) Salatblätter waschen, abtropfen lassen und trockenschütteln. Oliven entsteinen und fein hacken. Den weichen Frischkäse kneten und mit Oliven, Kräutern und Pfeffer mischen. Falls die Oliven nicht schon salzig genug sind, eventuell noch etwas Salz hinzufügen. (Wenn Sie Mozzarella verwenden: einfach in Würfelchen schneiden und mit den restlichen Zutaten mischen.)
3) Die Salatblätter vom Stielansatz her vorsichtig zu einer Rolle biegen, aber nicht brechen. Jeweils ½ – 1 Esslöffel Käse-Kräuter-Mischung auf den Stielansatz geben, Salatblatt aufrollen und zum Stabilisieren einen Zahnstocher durchstechen.
4) Alle Salatröllchen in einer großen Pfanne in 1 – 2 EL heißem Olivenöl 2 – 3 Minuten anbraten, bis der Salat weich ist. Auf einer Platte servieren.

> Salatröllchen schmecken herrlich zu pikanter Reisnudelpfanne (S. 197) oder zu Fladenbrot (ab S. 222).

Gemüsegerichte

Grüne Bohnen in Paprika-Mandel-Sauce

Wirkt sanft Vata und sanft Pitta erhöhend

Frauenpower. Mandeln sind tatsächlich eine Frauenfrucht (was nicht heißen soll, dass wir sie den Männern nicht gönnen). Aber die Devise »Mandeln für Frauen« hat gute Gründe: Sie sind eine vorzügliche Kraftquelle für Schwangere, Wöchnerinnen und Stillende. Man sagt ihnen sogar nach, dass ihre Inhaltsstoffe bei der Rückbildung der Gebärmutter nach der Geburt helfen. Darüber hinaus können Mandeln auch Regelbeschwerden besänftigen. Um ihre Enzymtätigkeit zu verstärken, sollten sie nur – wie in unserem Rezept – einige Stunden in Wasser eingeweicht und enthäutet werden.

Bei so viel Energie und Elan dürfen Paprika keinesfalls fehlen. Sie regen die Verdauung an, fördern die Leistungsfähigkeit des Herzens und verbessern die Durchblutung der Haut. Mit ihrem hohen Vitamin-C-Gehalt steigern Paprika die Abwehrkraft und ihre ätherischen Öle vertreiben Schmerzen und bringen gute Laune und neue Lebensgefühle zum Vorschein.

Ein ideales Gericht für Kapha-Frauen und gelegentlich auch für Vata- und Pitta-Typen.

Für 4 Personen

60 g Mandeln
500 g rote Paprika
500 g grüne Bohnen
150 g frische grüne Erbsen (Nettogewicht)
  (ersatzweise: tiefgefroren)
200 ml Wasser
½ TL Meersalz
1 kleine frische grüne Chili
1 EL Sonnenblumenöl
1 TL schwarze Senfkörner
¾ TL Kreuzkümmelsamen
½ TL Bockshornkleesamen
1 TL Kurkuma
2 EL frisch gehackte Salbeiblätter
¾ TL schwarzer Pfeffer
¾ – 1 TL Meersalz

1) Mandeln 3 – 4 Stunden in einer kleinen Schale in kaltem Wasser einweichen. (Eilige Zeitgenossinnen können sie auch mit kochend heißem Wasser überbrühen, kurz ziehen lassen und enthäuten. Die Heilwirkung wird dadurch allerdings reduziert.) Eventuell tiefgefrorene Erbsen rechtzeitig auftauen.

2) Grill bzw. Backofen auf 200 °C vorheizen. Paprika waschen, Stiele, Kerne und Trennwände entfernen, der Länge nach in Viertel schneiden und mit der Schnittfläche nach unten auf ein Backblech legen. Paprikaviertel auf der obersten Einschubleiste (nur Oberhitze) 20 Minuten grillen, bis die Haut geröstet und mit Blasen überzogen ist.

3) In der Zwischenzeit frische Erbsen schälen und waschen. Die beiden Enden der grünen Bohnen abknipsen, waschen und halbieren. Bohnen in einem Topf mit 200 ml Wasser und ½ TL Meersalz zugedeckt bei mittlerer Hitze 15 Minuten gar kochen. Nach 5 Minuten Kochzeit frische Erbsen (tiefgefrorene Erbsen nach 10 Minuten Kochzeit) beigeben.

4) Für die Paprikasauce: abgekühlte Paprikaviertel mit einem scharfen Messer enthäuten und in grobe Stücke schneiden. Eingeweichte Mandeln enthäuten und zusammen mit den Paprikastücken, der entkernten grünen Chili und dem Bohnenkochwasser im Mixer pürieren. In einem kleinen Topf Sonnenblumenöl erhitzen und schwarze Senfkörner zugedeckt rösten, bis die Samen zu springen beginnen. Den Topf kurz von der Platte ziehen, bis sich die Samen beruhigt haben. Nun Kreuzkümmel- und Bockshornkleesamen und nach einigen Sekunden auch Kurkuma und Salbei anrösten. Paprikasauce, Pfeffer und Salz in die Gewürzmischung geben und noch einmal aufkochen lassen (nach Wunsch können Sie auch mehr Wasser hinzufügen).

5) Bohnen und Erbsen in eine Schüssel füllen und mit der Paprikasauce begießen. Heiß servieren.

> Roter Reis (S. 193) oder Kartoffelpüree mit Safran (S. 203) schmecken besonders lecker zu diesem Rezept.

Wirsingpüree mit Thymian-Croûtons

Wirkt ausgleichend auf alle Doshas

Zergeht auf der Zunge. Die Großmeister der Haute Cuisine haben sich schon lange voller Fantasie des zarten Wirsings angenommen. Schließlich wäre es auch ein wahrer Jammer, auf seinen Geschmack und noch viel mehr zu verzichten. Denn Wirsing liefert uns jede Menge B-Vitamine, Provitamin A, Chlorophyll und Eisen: genau das Richtige für Augen, Haut und Blutbildung. Seine Ballaststoffe dulden keinen Verdauungsmüll im Körper und die keimtötenden Senföle schützen gemeinsam mit Vitamin C vor Infektionen, senken den Cholesterinspiegel im Blut und können uns damit sogar vor Krebs und Arteriosklerose bewahren.

Kommen dazu noch aromatische Thymian-Croûtons, dann ist Ihr Erlebnis für die Sinne vollkommen. Dass Thymian so attraktiv für Gaumen, Nase und Gesundheit ist, dafür sorgen ätherische Öle, allen voran Thymol. Ob bei Erkältungen, Halsentzündungen oder Grippe, Thymian wirkt immer wohltuend. Ganz besonders profitiert allerdings unsere Psyche von ihm: Thymian entspannt und fördert den Schlaf auf seine sanfte Weise.

Eine Köstlichkeit, wie geschaffen für alle Vata-, Pitta- und Kapha-Frauen.

Für 4 Personen

800 g Wirsing
2 EL Ghee
½ TL Asafoetida
1 TL Kümmel
400 ml Wasser
1 TL Meersalz
¾ TL schwarzer Pfeffer
½ TL frisch geriebener Muskat
50 g Sahne
2 EL Ahornsirup

Für die Thymian-Croûtons:
8 Scheiben Vollkornzwieback
2 EL Ghee
¼ TL Asafoetida
½ TL Curry
2 EL frische Thymianblätter
¼ TL Meersalz

1) Wirsingstrunk entfernen, Wirsingblätter waschen, abtropfen lassen und in feine Streifen schneiden.

2) In einem Topf Ghee schmelzen, darin Asafoetida und Kümmel rösten, bis sie eine leichte Tönung angenommen haben. Wirsing hinzufügen und unter gelegentlichem Umrühren 5 Minuten sautieren. Anschließend mit Wasser aufgießen und zugedeckt 12 – 15 Minuten gar kochen.

3) In der Zwischenzeit Vollkornzwieback zu kleinen Stückchen zerbrechen. Eine Pfanne mit Ghee erhitzen und darin Asafoetida, Curry, Thymian und Zwiebackstückchen goldbraun anbraten. Thymian-Croûtons mit Salz bestreuen und in eine kleine Servierschüssel füllen.

4) Zum Abschluss Wirsinggemüse mit 1 TL Meersalz, Pfeffer, Muskat, Sahne und Ahornsirup abrunden und pürieren. Wirsingpüree heiß servieren und nach Belieben mit den Thymian-Croûtons bestreuen.

Gemüse alla marinara

Wirkt ausgleichend auf alle Doshas

Der Wunsch nach Meer. Nori sind aus der Meeresgemüse-Küche nicht mehr wegzudenken, schließlich sind sie unter allen Algensorten am einfachsten zuzubereiten. Das, was so lecker schmeckt, hat es wahrlich in sich. Nori stecken voller Mineralstoffe, Spurenelemente und Vitamine – einschließlich des raren Nervenvitamins B_{12}. Und mit ihrem Jodgehalt übertreffen sie alle anderen Nahrungsmittel bei weitem: ideal für den Stoffwechsel und die Schilddrüse. Nori entlasten die Nieren und lindern Blähungen. Ihr Geschmack und Geruch erinnern ein wenig an Fisch, was nicht weiter verwunderlich ist, da sie ja auch aus dem Meer stammen. Und da sich Algen von Meerwasser ernähren, enthalten sie auch viel Salz. Nori-Gerichte also bitte sehr sparsam salzen. Nach dem Ayurveda erhöhen Nori leicht Pitta und Kapha.
Dieses Rezept ist ideal für alle Konstitutionstypen.

Für 4 Personen

500 g gelbe Paprika
450 g Stangensellerie
250 g Kartoffeln bzw. Pastinaken
250 g Zucchini
1 – 2 EL Olivenöl
1 TL gemahlener Kreuzkümmelsamen
¾ TL Bockshornkleesamen
1 TL Kurkuma
1 EL fein gehackter frischer Ingwer
150 – 200 ml Wasser
1 Blatt Nori (japanische Algenart)
¾ TL Meersalz

1) Grill bzw. Backofen (nur Oberhitze) auf 220 °C vorheizen. Paprikaschoten waschen, halbieren, Kerne und Trennwände entfernen. Paprikahälften mit den Schnittflächen nach unten in eine ungefettete Form legen und 15 – 18 Minuten bei 200 °C grillen, bis sie leicht schwärzlich sind und kleine Blasen werfen.

2) In der Zwischenzeit restliches Gemüse waschen (Kartoffeln schälen) und in mundgerechte Stücke schneiden. Olivenöl in einem Topf erhitzen und Kreuzkümmel rösten. Bockshornkleesamen, Kurkuma, Ingwer, Stangensellerie- und Kartoffelstückchen 2 Minuten anrösten, mit 150 – 200 ml Wasser aufgießen und bei mittlerer Hitze 10 Minuten zugedeckt kochen.

3) Nun die noch heißen Paprikahälften auf einen Teller legen, diesen in eine Plastiktüte geben und verschließen, so dass der heiße Dampf die Haut lösen kann. Paprikahaut nach 10 Minuten abziehen und Paprika in Stückchen schneiden.

4) Zucchinischeiben dem Gemüse zugeben und weitere 5 Minuten kochen. Zum Abschluss das Noriblatt mit der Schere in feine Streifen schneiden und mit den Paprikastückchen sowie dem Salz unter das Gemüse heben. Noch einmal kurz aufkochen lassen und heiß servieren.

Nori-Algen werden in Japan nach dem Trocknen per Hand zu Blättern gepresst. So lassen sie sich (z. B. über einer Gasflamme geröstet und später zerbröselt) für Suppen, Saucen, Gemüsebrühen und -gerichte oder als die bekannten Nori-Rollen mit Reis servieren. Nori bekommen Sie in den meisten Naturkostläden, Reformhäusern oder asiatischen Läden. Dort finden Sie auch noch andere Algenarten wie Wakame, Arame, Kombu und Hijiki.

Auberginenröllchen

Wirkt Kapha erhöhend

Schwer zu sagen, was besser schmeckt: die Füllung oder die Auberginen. Zum Glück brauchen Sie sich jedoch nicht zu entscheiden, denn hier haben Sie Zucchini und Aubergine im leckeren Doppelpack.

In Auberginen steckt eine Menge Gutes: neben anderen Mineralstoffen auch Kalzium, Phosphor, Eisen und wertvolle Vitamine. Das regt den Appetit und die Verdauung an, fördert die Blutbildung und unterstützt die Nieren. Auberginen bringen unseren Stoffwechsel wieder in Gang und wirken entzündungshemmend, vor allem im Darm. Außerdem sind sie ein hervorragendes Diät-Gemüse, ihre Bitterstoffe und ätherischen Öle stärken die Nerven und machen wieder munter. Während Auberginen üblicherweise sanft Pitta vermehren, wirken sie in Öl gebraten Kapha erhöhend. Nehmen Sie am besten Olivenöl: Das schützt Herz und Blutgefäße und ist auch für Ihre Haut ein pflegender Balsam. So zubereitet helfen Auberginen auch während der Wechseljahre bei Hitzewallungen.

Ein ideales Gericht für Vata- und Pitta- Frauen.

Für 4 Personen

600 g Aubergine
Steinsalz bzw. Meersalz
Olivenöl für die Pfanne

Für die Füllung:

450 g Zucchini
2 EL Olivenöl
¼ TL Asafoetida (kann auch entfallen)
¼ TL Kurkuma
1 – 2 EL frische Thymianblätter
¾ TL getrockneter Majoran
¼ – ½ TL schwarzer Pfeffer
½ TL Steinsalz bzw. Meersalz
100 g Mozzarella

Zum Befestigen:

16 – 20 Zahnstocher

1) Auberginen waschen und in dünne Längsscheiben schneiden. Jede Scheibe mit einer kräftigen Prise Salz bestreuen, zum Abtropfen in ein Sieb legen und 20 Minuten ziehen lassen.
2) In der Zwischenzeit die Zucchini waschen und in mittelgroße Würfel schneiden. Eine große Pfanne mit dem Olivenöl erhitzen und die Zucchini zusammen mit Asafoetida und Kurkuma 4 – 5 Minuten goldbraun braten. Anschließend mit Thymian, Majoran, Pfeffer und Salz würzen und zur Seite stellen. Mozzarella in kleine Würfel schneiden.
3) Die Auberginenscheiben aus dem Sieb nehmen, trockentupfen und nach und nach in einer Antihaftpfanne mit Olivenöl knusprig braten. Fertige Auberginenscheiben mit jeweils 1 EL Zucchiniwürfel und 2 Mozzarellawürfeln belegen, einrollen und mit einem Zahnstocher befestigen.

Auf einer vorgewärmten Platte serviert schmecken Auberginenröllchen am köstlichsten. Dazu z. B. noch Dreikornreis (S. 196) mit Artischocken-Rucola-Dip (S. 240) und Ihrem Gaumenerlebnis steht nichts mehr im Wege.

Mangold mit Zitronen-Dressing

Wirkt ausgleichend auf alle Doshas

Energiespender par excellence. Was den erfrischend-aromatischen Mangold erst so richtig delikat macht, sind die Pinienkerne. Und die haben es im wahrsten Sinne des Wortes in sich: ein hoher Mineralstoffgehalt, viele herzfreundliche ungesättigte Fettsäuren und die relativ seltenen B-Vitamine, die unsere Nerven und unser Gehirn dringend brauchen. Damit regen Pinienkerne den Stoffwechsel und die Blutbildung an und geben in Zeiten großer körperlicher und psychischer Belastung willkommene Energie. Sie sind also ideal für Frauen während der Regel, Schwangerschaft und Stillzeit sowie in der Pubertät und den Wechseljahren, auch das Liebesleben sollen sie genussvoller machen.

Den gewissen Pep bekommen Speisen erst mit etwas Zitronensaft. Das bringt die Verdauungssäfte zum Fließen und wird auch zur Reinigung der Haut empfohlen. Der Vitamin-C-Schub von Zitronen hilft überdies in Zeiten erhöhten Bedarfs: während der Schwangerschaft, bei Infektionskrankheiten, Krebs, Diabetes und körperlichem wie psychischem Stress.

Bei diesem Gericht können alle *Dosha*-Typen nach Herzenslust zugreifen (siehe *Dosha*-Tipp).

Für 4 Personen

3 EL Pinienkerne
750 g Mangold

Für das Dressing:
50 – 100 ml Olivenöl (je nach Dosha-Typ)
2 EL Zitronensaft
¾ TL schwarzer Pfeffer
¾ TL Meersalz

1) Pinienkerne in einer Pfanne rösten. Mangold waschen, Stiele entfernen und die Blätter in 5 cm große Stücke schneiden.
2) Einen großen Topf mit ½ l Wasser und ¼ TL Salz zum Kochen bringen. Darin die Mangoldstiele 5 Minuten blanchieren, anschließend die Blätter dazugeben und 2 weitere Minuten kochen. Den Mangold abgießen und sofort in einer Schüssel mit Eiswasser abschrecken, damit die Blätter ihre grüne Farbe behalten. Eiswasser abgießen und Mangold leicht ausdrücken, damit das überflüssige Wasser abtropfen kann. Mangold auf einer Servierplatte anrichten.
3) Für das Dressing Öl, Zitronensaft, Pfeffer und ½ TL Salz in einer Tasse verrühren und über den Mangold gießen. Zum Abschluss noch geröstete Pinienkerne darüber streuen und heiß bzw. zimmertemperiert servieren.

Kapha-Typ: Verwenden Sie nur 50 ml Oliven- bzw. Maiskeimöl.

An Stelle des Mangolds schmecken auch Spinat oder anderes grünes Blattgemüse sehr lecker. Besonders gut machen sich dazu auch Kichererbsen-Pfannkuchen mit Kapern (S. 206).

Spaghettibohnen in Olivenöl

Wirkt ausgleichend auf alle Doshas

Haute Cuisine für alle. Spaghettibohnen sind keine Bohnen mit Spaghetti, wie man meinen könnte, sondern eine besondere Bohnenart – auch Meterlange Bohnen genannt. Geerntet werden die 40 – 90 cm langen, dünnen Bohnen sehr jung und noch ganz zart. So gehören sie zu den leckersten Sommergemüsen: dekorativ, schmackhaft und wunderbar bekömmlich. Spaghettibohnen regen den Appetit an, entschlacken und bauen überschüssiges Cholesterin ab. Bei Blutarmut, Ekzemen und Akne werden sie gern empfohlen. Und selbst Nerven und Gehirn bringen sie in Schwung.

Auf den Esstisch kam Asafoetida, das aromatische Gummiharz, nördlich der Alpen erst sehr spät – obwohl es zu den Lieblingsgewürzen der Römer gehörte. In der Heilkunde dagegen war es schon immer ein gern gesehener Helfer. Asafoetida regt nicht nur die Verdauung an, sondern stärkt auch die Gedächtniskraft und lindert Schmerzen, Schwellungen und Blähungen. Besonders geschätzt wird Asafoetida bei Periodenbeschwerden, es entkrampft und normalisiert den Zyklus.
Ein ideales Gericht für alle Konstitutionstypen (siehe *Dosha*-Tipp).

Für 4 Personen

500 g dünne, grüne Spaghettibohnen
¼ TL Asafoetida
1 TL Meersalz
¾ TL schwarzer Pfeffer
2 EL frische Thymianblätter
50 – 100 ml Olivenöl (je nach Dosha-Typ)

1) Bohnen waschen, putzen und mit Asafoetida in etwas Salzwasser kochen, bis sie weich sind.
2) Bohnen abgießen und auf eine Servierplatte legen, mit Salz, Pfeffer und Thymian bestreuen und mit Olivenöl beträufeln. Bohnen warm oder kalt servieren.

Kapha-Typ: Verwenden Sie nur 50 ml Oliven- oder Maiskeimöl.

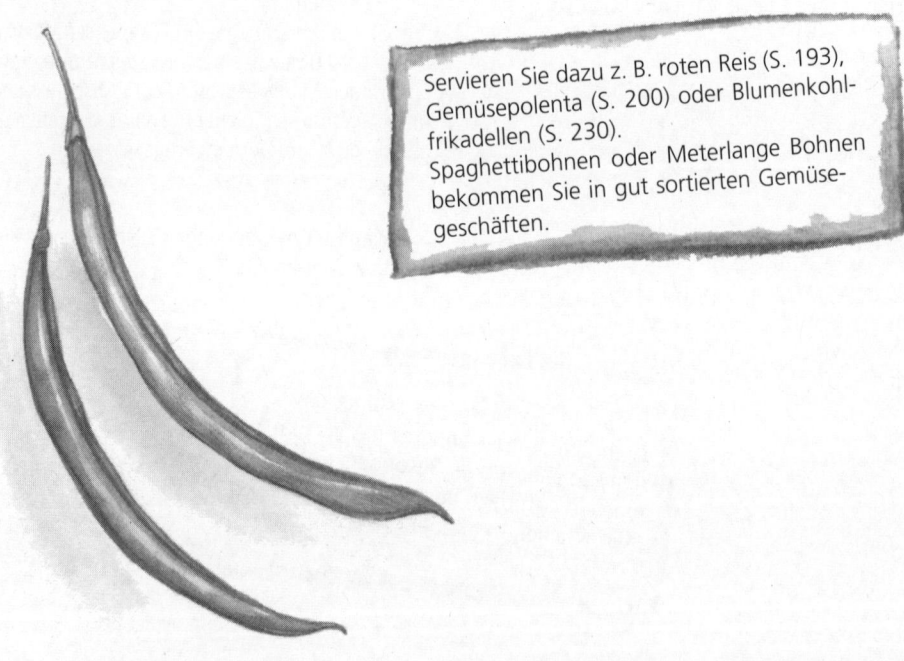

Servieren Sie dazu z. B. roten Reis (S. 193), Gemüsepolenta (S. 200) oder Blumenkohlfrikadellen (S. 230).
Spaghettibohnen oder Meterlange Bohnen bekommen Sie in gut sortierten Gemüsegeschäften.

Spinat mit Vollkorngrieß

Wirkt Kapha und sanft Vata erhöhend

Frisch muss er sein und richtig zubereitetet will er werden. Dann schmeckt Spinat nicht nur köstlich, sondern präsentiert auch alle Inhaltsstoffe, die ihm Mutter Natur mitgegeben hat. Da sind nicht nur seine 10 Vitamine und 13 Mineralstoffe, die unter anderem die Blutbildung und das Immunsystem unterstützen, sondern auch noch hochwertiges Eiweiß und die hormonähnliche Substanz Sekretin, ideal für Magen, Galle und Bauchspeicheldrüse. Die in ihm enthaltenen Bitterstoffe regen nicht nur die Verdauung an, sondern wirken auch als Tonikum für Herz, Leber und Nerven.

Nach dem Ayurveda wirkt Spinat kühlend, nährend und besänftigend. Darüber hinaus besitzt er auch leichte und trockene Eigenschaften. In kleinen Mengen vertragen ihn alle drei *Dosha*-Typen gut, in größeren Mengen verstärkt Spinat sanft Kapha und sanft Vata.

Grieß, Butter und Sahne vermehren das Kapha-*Dosha*. Das erklärt, weshalb dieses Gericht sanft Kapha und Vata vermehrt. Es ist optimal für Pitta-Frauen, in Maßen können allerdings auch Vata- und Kapha-Typen zugreifen (siehe auch *Dosha*-Tipp).

Für 4 Personen

1 kg frischer Spinat
125 g Süßrahmbutter
30 g Vollkorngrieß
½ TL Asafoetida
¾ TL frisch geriebener Muskat
2 EL Sahne
½ TL Steinsalz bzw. Meersalz

1) Spinat verlesen, waschen, von groben Stielen befreien und in feine Streifen schneiden.
2) Butter in einem Topf bei mittlerer Hitze schmelzen und Grieß darin anrösten. Asafoetida und Muskat hinzufügen. Nach 3 – 4 Minuten Spinat dazugeben und alles gut umrühren. Auf kleiner Flamme mit geschlossenem Deckel weitere 5 – 10 Minuten gar köcheln.
3) Zum Abschluss Sahne und Salz hinzufügen und servieren.

Kapha-Typ: Verwenden Sie an Stelle der Butter lieber 2 EL Ghee. Auch die Sahne ersetzen Sie besser durch 1 – 2 EL Sojadrink. Am Ende kommt nach Geschmack noch etwas Zitronensaft darüber.

Pitta-Typ: Sollte Ihr Pitta zu stark sein, dann ersetzen Sie die Butter durch 2 – 3 EL Ghee. Und an Stelle von Asafoetida und Muskat nehmen Sie einfach 1 TL gemahlenen Koriander und ½ TL gemahlene Fenchelsamen.

Mangold-Amarant-Röllchen

Wirkt ausgleichend auf alle Doshas

Blume der Unsterblichkeit – so bezeichnete man in der Antike den Amarant. Ob damit nur die aparten dunkelroten Blüten gemeint waren, ist nicht sicher, denn das kleine Korn mit seinem nussartigen Geschmack schätzt man seit Jahrtausenden in der Küche ebenso wie seine Blätter. Inzwischen spricht sich auch bei uns allmählich herum, dass Amarant mit seinen Vitaminen Nerven und Abwehrkraft stärkt, ihn die Mineralstoffe wichtig für die Knochen machen und die ungesättigten Fettsäuren eine wahre Wohltat für das Herz sind.

Ein ähnliches Comeback erlebte auch der Bockshornklee. Karl der Große brachte das indische Gewürz in unsere Breitengrade, dann geriet es in Vergessenheit, bis Pfarrer Kneipp es aus seinem Dornröschenschlaf erlöste. Und das aus gutem Grund: Bockshornklee regt den Appetit an, fördert die Verdauung und hält Haut und Haare länger jung. Er stärkt den Rücken, löst Krämpfe, gibt neue Kraft und regt die Sekretion der Muttermilch an. Für schwangere und stillende Mütter ist er so ideal wie bei Menstruationsbeschwerden. Also denken Sie an Bockshornklee, wenn immer Sie Stärkung brauchen.

Ein lecker-leichtes Gericht für alle Typen.

Für 4 Personen

3 EL Olivenöl
1 TL Kreuzkümmelsamen
¾ TL Bockshornkleesamen
2 TL gemahlener Koriander
1 TL Kurkuma
150 g Amarant
400 ml Wasser bzw. Gemüsebrühe
200 g Aubergine
500 g Mangold
½ TL Steinsalz bzw. Meersalz
1 kleine gehackte frische grüne Chili
2 EL Kapern
1 TL frische Thymianblätter
1 TL Steinsalz bzw. Meersalz
¼ – ½ TL schwarzer Pfeffer
10 frische gehackte Salbeiblätter
2 – 3 EL frisch gehacktes Basilikum

Zum Beträufeln:
50 ml Olivenöl

1) Olivenöl in einem mittelgroßen Topf erhitzen und darin Kreuzkümmel-, Bockshornkleesamen, Koriander und Kurkuma kurz anrösten. Sofort den Amarant hinzufügen, nach einer Minute mit Wasser bzw. Gemüsebrühe aufgießen und zugedeckt bei mittlerer Flamme 35 – 40 Minuten köcheln lassen, bis der Amarant weich und aufgequollen ist.
2) Grill bzw. Backofen auf 220 °C vorheizen. Aubergine waschen, trockenreiben, der Länge nach halbieren, mit der Schnittfläche nach unten in eine hauchdünn gefettete Auflaufform legen und 15 Minuten backen, bis das Fruchtfleisch weich ist.
3) In der Zwischenzeit Mangold waschen. In einem großen Topf eine Tasse Wasser mit ½ TL Salz zum Kochen bringen und darin den Mangold 5 Minuten blanchieren, bis die Stiele weich sind. Anschließend Mangoldblätter vorsichtig herausnehmen und abtropfen lassen.
4) Die Haut der leicht abgekühlten Aubergine abziehen und das Fruchtfleisch würfeln. Nun Auberginenwürfel, Chili, Kapern, frische Kräuter, Salz und Pfeffer unter den Amarant heben.
5) Mangoldblätter auf der Arbeitsfläche ausbreiten, jeweils 1 EL Füllung auf die Blattspitze geben und das Blatt Richtung Stiel aufrollen. Fertige Mangoldröllchen auf eine angewärmte Platte legen, mit dem Olivenöl beträufeln und sofort servieren.

Vata-Typ: Geben Sie in die Füllung noch 2 EL saure Sahne und seien Sie ruhig großzügig mit dem Olivenöl.

Kapha-Typ: Verwenden Sie nur 20 ml Olivenöl zum Beträufeln.

Gebratene Zucchini alla Toscana

Wirkt Kapha erhöhend

Sonne, Strand, Zucchini. Zumindest ich denke immer an diese drei Dinge, wenn wir jeden Sommer meine Schwiegermutter in der Toskana besuchen. Dabei darf natürlich dieses einfache und leckere Zucchini-Rezept nicht fehlen.
Kein Wunder, denn Zucchini schmecken nicht nur gut, sondern sind auch pflegeleicht und fast das ganze Jahr zu haben. Auch der Gesundheit haben sie einiges zu bieten. Mit ihren zahlreichen Mineralien, Spurenelementen und Vitaminen stärken sie Haut, Augen und Knochen und regen unser Immunsystem an. Mit ihren Bitterstoffen schließlich bringen sie auch einen trägen Darm wieder in Schwung. Ob grün oder gelb – Zucchini vermehren in jedem Fall das Kapha-*Dosha*.
Meersalz schließt den Reigen der appetitanregenden Gewürze. Nach dem Ayurveda wirkt es Kapha erhöhend und nur ganz sanft Pitta erhöhend: ideal, um die Verdauung und den Darm auf sanfte Weise zu aktivieren.
Bei diesem Gericht können Vata- und Pitta-Frauen zugreifen, vor allem wenn die Zucchini in Ghee gebraten sind (siehe auch *Dosha*-Tipp).

Für 4 Personen

4 – 5 Zucchini (900 g – 1 kg)

Zum Anbraten und Würzen:
3 EL Ghee oder Olivenöl
½ TL Asafoetida
1 Prise Cayennepfeffer oder Paprika
¼ TL schwarzer Pfeffer
¼ TL Kurkuma
1 TL getrocknetes Basilikum
1 TL Thymian
½ TL Majoran
½ – ¾ TL Meersalz

1) Zucchini waschen und in dicke Scheiben oder Streifen schneiden.
2) In einer Pfanne 1 – 2 EL Ghee oder Olivenöl erhitzen, so viele Zucchini wie möglich hineinlegen und anbraten. Nach einigen Minuten umdrehen, mit der Hälfte der Gewürzmenge würzen und auf einem Teller warm stellen. Die restlichen Zucchini in dem übrigen Ghee bzw. Öl anbraten und würzen.

Variation:
Die Ayurveda-Küche lebt von Abwechslung! Versuchen Sie dieses Rezept doch einmal mit dünnen Kürbis-, Fenchel- oder Auberginenscheiben – es lohnt sich!

> Vata- und Pitta-Frauen können zu diesem Gericht auch einmal gebratenen und gewürzten Frischkäse (Panir) probieren. Einfach die Käsestückchen in den letzten Minuten dazugeben und anschließend würzen. Fertig! (Gepresster Frischkäse S. 290).

Sautierte Mungsprossen

Wirkt ausgleichend auf alle Doshas

Winzige Wunder. In der Mungbohne ruht alles Leben wie im Winterschlaf. Bekommt sie ihre vier Elixiere, nämlich Wasser, Sauerstoff, Wärme und Licht, dann wird es schlagartig Frühling in den kleinen Riesen. Während des Keimvorgangs steigt sowohl der Vitamingehalt als auch der Anteil an Mineralien stark an. Damit pflegen Mungsprossen nicht nur Augen und Nerven, sondern auch unseren Teint. Zudem kommen unsere Blutbildung und die Abwehrkraft wieder gut auf Touren. Daneben liefert uns die Mungsprosse wertvolles Eiweiß, schon aufgespalten in die Aminosäuren – und zwar genau in der Zusammensetzung, wie unser Körper sie braucht. Nicht zu vergessen bleibt natürlich auch der großzügige Anteil Lecithin, welches unsere kleinen grauen Zellen wieder rege werden lässt.

Dieses einfache Rezept aus dem indischen Bundesstaat Gujarat ist ideal für alle Konstitutionstypen.

Für 4 Personen

200 g grüne Mungbohnen (2 Tage gekeimt)
1 EL Ghee
1 TL Kreuzkümmelsamen
½ TL Asafoetida
½ TL Kurkuma
2 TL gemahlener Koriander
½ TL Bockshornkleesamen
1 EL frisch geriebener Ingwer
300 ml Wasser
4 EL Joghurt
¾ TL Meersalz
4 EL frisch gehackte Basilikumblätter

1) Mungbohnen 2 Tage keimen lassen: Dazu Bohnen waschen und über Nacht in Wasser einweichen. Am nächsten Morgen in einem Sieb mit frischem Wasser spülen, abtropfen lassen, in die Schüssel zurückgeben und mit einem Deckel bedecken. Auf diese Weise Keimlinge zweimal täglich spülen und abtropfen lassen. Wenn die Sprossen am zweiten Tag etwa 1 cm lang sind, sind sie genau richtig für dieses Rezept.
2) Vor der Verwendung die Sprossen in eine Schüssel mit Wasser geben und vorsichtig die lose auf der Oberfläche schwimmenden grünen Schalen entfernen. Anschließend abtropfen lassen.
3) Ghee in einem Topf schmelzen und Kreuzkümmelsamen darin einige Sekunden goldbraun rösten. Sofort Asafoetida, Kurkuma, Korianderpulver, Bockshornkleesamen beigeben und nach weiteren 15 Sekunden auch den Ingwer und die Mungsprossen. Sprossen 3 Minuten sautieren. Nun mit dem Wasser etwa 25 – 30 Minuten zugedeckt bei mittlerer Hitze kochen, bis die Sprossen weich sind.
4) Zum Abschluss noch Joghurt, Salz und frisch gehackte Basilikumblätter unterheben.

Servieren Sie dazu z. B. Zimtreis mit Gerste (S. 191) und Karhi mit Papadam (S. 159). Gekaufte Sojasprossen sind für dieses Rezept nicht sehr geeignet, da die Sprossen bereits zu lange gekeimt und damit zu wässerig sind.

Frisches Sauerkraut (schnell und einfach)

Wirkt sanft Vata erhöhend (wenn der Kohl über Nacht ziehen kann: ausgleichend)

»Sei mir gegrüßt, mein Sauerkraut.« Heinrich Heine mag geschmunzelt haben, doch aller Ironie zum Trotz hat sich eingelegtes Kraut in allen Kulturen und zu allen Zeiten immer großer Beliebtheit erfreut. Dieses schnelle Rezept ist für alle, die keine Zeit mehr haben, Kohl für Wochen oder Monate in Salz einzulegen: schmackhaft und bekömmlich zugleich.

Kohl liefert uns jede Menge Vitamine – zusammen mit Chlorophyll ist das sehr günstig für unsere Blutbildung und die Abwehrkraft. Sein Gehalt an Kohlenhydraten ist relativ gering, was Diabetikern gut tut. Wertvolle Bitterstoffe, dafür kaum Fett, senken das Cholesterin und sind mit ihrem reinigenden Effekt genau das Richtige, um unerwünschte Schlackenstoffe loszuwerden. Und sein Reichtum an Mineralstoffen schließlich ist ideal, erschöpften Menschen wieder Vitalität zu bringen. Optimal für Kapha- und Pitta- Frauen, und – wenn der Kohl über Nacht ziehen kann – auch für Vata-Typen.

Für 4 Personen

1 kg Weißkohl
1 – 1½ TL Steinsalz bzw. Salz
¾ – 1 TL Asafoetida
1 EL Kümmelsamen
10 grüne bzw. schwarze Pfefferkörner
1 Lorbeerblatt
(falls erwünscht: 1 EL frisch geriebener Ingwer)
250 ml heißes Wasser
4 – 5 EL Olivenöl
Saft von ½ – 1 Zitrone

1) Weißkohl waschen und den harten Strunk großzügig entfernen. Den Kohl in hauchdünne Streifen schneiden.
2) Nun den Kohl abwechselnd und schichtweise mit Salz, Asafoetida, Kümmel, Pfeffer und dem Lorbeerblatt (sowie gegebenenfalls Ingwer) in einen großen Schnellkochtopf bzw. Topf schichten. Mit kochendem Wasser aufgießen, Deckel schließen und mindestens 5 Stunden (besser noch über Nacht) ziehen lassen.
3) Anschließend den Kohl 10 – 12 Minuten (im normalen Topf 25 – 30 Minuten) bei mittlerer Hitze kochen lassen (der Kohl sollte jetzt weich sein). Vor dem Servieren das Lorbeerblatt entfernen und reichlich mit Olivenöl und Zitronensaft beträufeln.

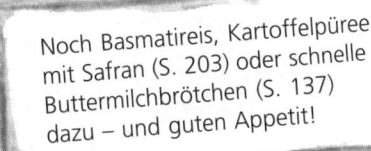

Noch Basmatireis, Kartoffelpüree mit Safran (S. 203) oder schnelle Buttermilchbrötchen (S. 137) dazu – und guten Appetit!

Kürbis ganz einfach

Wirkt sanft Kapha erhöhend

Schnell mal in die Pfanne hauen. Kürbisgerichte begeistern nicht nur mit ihren Aromen, sondern auch wegen ihrer Vielseitigkeit. Dieses einfache Pfannengemüse ist für eilige Zeitgenossinnen genau das Richtige.

Dabei kann Kürbis noch mit viel mehr aufwarten: Extrem viel Carotin dazu vier B-Vitamine und Kieselsäure machen ihn wertvoll für Augen, Haut, Haare und Nägel. Sein günstiges Natrium-Kalium Verhältnis entlastet und reinigt Nieren und Blase. Mit Kalzium, Eisen und Phosphor fördert er zudem Knochenwachstum, Blutbildung und Konzentration. Kürbis ist leicht bekömmlich und – als Riesenkürbis – auch ein sanfter Stimmungsmacher in Sachen Liebe.

Wann immer es um Geschmack und Gesundheit geht, darf auch Basilikum nicht fehlen. Seine ätherischen Öle stärken das Herz, regen die Verdauung an und entschlacken Haut und Darm. Besonders interessant ist seine entspannende und beruhigende Wirkung: ideal für gestresste Nerven und eine angeschlagene Stimmung. Selbst unsere grauen Zellen bringt Basilikum wieder in Schwung.

Ein leckeres Gericht für Vata- und Pitta- und in Maßen auch für Kapha-Frauen.

Für 4 Personen

750 g Kürbis
1 – 2 EL Olivenöl
½ TL Kurkuma
¼ TL Paprikapulver
1 EL Basilikum oder Majoran
evtl. etwas Wasser
½ – 1 TL Meersalz
etwas Zitronensaft zum Beträufeln

1) Kürbis waschen, schälen, entkernen und in dicke Scheiben schneiden.
2) In einer großen Pfanne (mit Deckel, der später benötigt wird) Olivenöl erhitzen und die Kürbisscheiben darin anbraten. Nach etwa 5 Minuten wenden, mit Kurkuma, Paprikapulver und Kräutern bestreuen und abgedeckt auf mittlerer Flamme weitere 5 – 10 Minuten köcheln lassen bis der Kürbis gar ist. Eventuell etwas Wasser hinzufügen.
3) Vor dem Servieren noch Salz darüber streuen und mit etwas Zitronensaft beträufeln.

Kapha-Typ: Verwenden Sie nur 1 – 2 TL Oliven- bzw. Maiskeimöl und würzen Sie zusätzlich mit ¼ TL schwarzem Pfeffer.

Besonders lecker macht sich dieses Kürbisgemüse zu Basmatireis mit etwas Butter bzw. Olivenöl und Zitronensaft. Besondere Feinschmecker können auch zu Petersilienwürfeln in Tomatensauce (S. 210) greifen.

Karotten-Erbsen-Gemüse mit Frischkäse

Wirkt ausgleichend auf alle Doshas

»Grüne Perle« nannte man die Erbse in der Antike. Nicht ohne Grund, denn Erbsen enthalten neben vielen Mineralstoffen das wertvolle Vitamin B_1, aber auch Carotin, Vitamin C und E, die alle eine Schutzfunktion für unseren Zellstoffwechsel besitzen. Außerdem lindern Erbsen Durchfall. Nach dem Ayurveda sind frische Erbsen genau das Richtige für Kapha- und Pitta-Menschen, bei übermäßigem Genuss stören sie allerdings Vata. Karotten stecken ebenfalls voll leckerer Überraschungen. Neben Mineralien und ätherischen Ölen glänzen sie mit wertvollen B-Vitaminen, Vitamin C, D, E und K und Carotin: gut für Augen, Haut und Immunsystem sowie als Schutz gegen Krebs. Nach dem Ayurveda vermehren Karotten das Pitta-*Dosha*, reinigen das Blut und stärken die Nieren. Zusammen mit dem Kapha erhöhenden Frischkäse können bei diesem Rezept alle *Dosha*-Typen zugreifen.

1) Festen Frischkäse zubereiten (am besten schon am Vorabend; genaue Anleitung S. 290. Wenn es schnell gehen muss, wird der Frischkäse einfach im Käsetuch ins Sieb gelegt und mit einem Gewicht 15 – 20 Minuten gepresst.)
2) Erbsen schälen und waschen. Karotten waschen und raspeln.
3) Ghee in einem Topf schmelzen und darin Ingwer, Asafoetida, Kreuzkümmel, Koriander und Kurkuma einige Sekunden anrösten. Nun Karottenraspel, Erbsen und eventuell noch 1 EL Wasser dazugeben. Das Gemüse auf mittlerer Hitze zugedeckt etwa 10 Minuten köcheln lassen, zwischendurch umrühren, damit nichts anbrennt.
4) In der Zwischenzeit den Frischkäse in Würfel schneiden und mit Zitronensaft, Vollrohrzucker, Pfeffer und Salz unter das gar gekochte Gemüse heben. Zum Abschluss mit Petersilie bestreuen.

Für 4 Personen

Für den Frischkäse:
1½ l Milch
Saft von 1 Zitrone

Für das Gemüse:
200 g frische zarte Erbsen (Bruttogewicht 500 g)
500 g Karotten
1½ EL Ghee
2 TL frisch gehackter Ingwer
¼ TL Asafoetida
1 TL Kreuzkümmel
½ – 1 TL gemahlener Koriander
½ TL Kurkuma
evtl. 1 TL Wasser
2 EL Zitronensaft
½ TL Vollrohrzucker
¼ – ½ TL schwarzer Pfeffer
1 TL Meersalz
2 EL frisch gehackte Petersilie

> Falls Sie größere und festere statt kleine und zarte Erbsen haben, dann dünsten Sie sie lieber vorher etwa fünf Minuten in etwas Salzwasser. Dadurch verringert sich die Kochzeit für das Gericht um etwa die Hälfte.

Frühlingsbohnen

Wirkt sanft Vata erhöhend

Haute Cuisine für alle. Grüne Gemüsebohnen werden auch von Meisterköchen nicht mehr übersehen. Sie schmecken lecker, sind dekorativ und haben es in sich: viel Chlorophyll, sehr wertvolle komplexe Kohlenhydrate, Vitamine und Eisen, Kalium, Kalzium, Magnesium und Phosphor. Damit regen grüne Bohnen den Appetit an, bringen die Blutbildung in Schwung und fördern die Wundheilung. Außerdem senken Bohnen den Cholesterinspiegel und unterstützen Nieren und Blasen bei ihrer Ausscheidung. Auch Nerven und Gehirn sollen von ihnen wieder Impulse bekommen. Nach dem Ayurveda verstärken Bohnen das Vata-*Dosha*, was bei Menschen mit schwachem Verdauungsfeuer manchmal zu Blähungen führen kann.

Doch dafür hat uns Mutter Natur ja mit ihren Kräutern und Gewürzen beschenkt. Senfsamen mit ätherischen Ölen aktivieren viele Enzyme, vermehren die Magensäfte, stimulieren die Gallenblase und bringen auch einen schlaffen Darm wieder in Schwung. Im ganzen Körper fördert Senf die Durchblutung – was auch einer blassen oder unreinen Haut zugute kommt.

Ein schnelles und einfaches Rezept nicht nur für Kapha- und Pitta-Naturen, sondern in Maßen auch für Vata-Frauen.

Für 4 Personen

600 g frische grüne Stangenbohnen
1 Prise Natron
2 – 3 EL Olivenöl (oder 1 – 2 EL Ghee)
½ TL schwarze Senfsamen
¼ TL Asafoetida
½ TL gemahlener Kreuzkümmel
1 kleiner Zweig frischer Rosmarin
2 – 3 EL frische Thymianblätter
½ TL Steinsalz bzw. Meersalz
falls vorhanden: einige Ringelblumenblüten (Calendula) oder Blüten der Kapuzinerkresse

1) Die beiden Enden der Bohnen abknipsen, Bohnen waschen und halbieren. In einem Topf mit Wasser und einer Prise Natron 15 Minuten weich kochen.

2) Olivenöl bzw. Ghee in einem Topf erhitzen, die Senfsamen darin (zugedeckt) rösten, bis sie zu springen beginnen. Topf kurz von der Flamme nehmen, bis sie sich beruhigt haben. Anschließend Asafoetida und Kreuzkümmel goldbraun anrösten. Abgetropfte Bohnen, Kräuter und Salz unterheben und mit den Blütenblättern der Ringelblume bzw. den Blüten der Kapuzinerkresse bestreuen und servieren.

Pitta-Typ: Falls Ihr Pitta zu stark ist, lassen Sie Asafoetida weg und ersetzen Sie die Senfsamen durch ½ TL gemahlenen Fenchel.

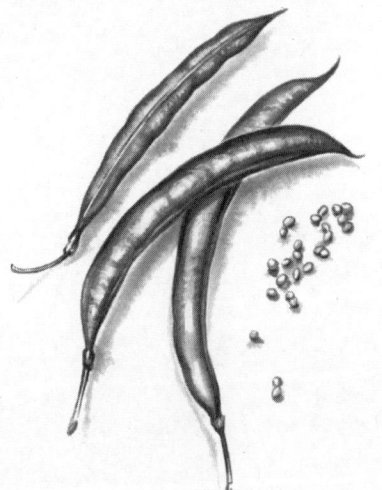

Okra-Kartoffel-Curry

Wirkt Kapha und sanft Pitta erhöhend

Exotisch – köstlich. Okra sind die fingerlangen grünen Früchte eines Hibiskusstrauches und werden schon vier bis sechs Tage nach der Blüte geerntet. In Indien schätzt man sie als leckeren Bestandteil vieler Gemüsegerichte.
Nicht nur Gourmets sollten bei Okra aufhorchen. Mit ihrem Beta-Carotin, reichlich Vitamin B und C sowie Mineralstoffen sind sie ideal für Augen, Nerven und Abwehrkraft. Außerdem pflegen sie unsere Haare und fördern einen natürlichen Teint. Absolute Spitze ist aber ihr Kalzium-Gehalt, mit dem sie die meisten Gemüse- oder Obstarten weit hinter sich lassen: ideal gerade während des Wachstums und im Alter, aber auch in der Schwangerschaft und den Wechseljahren. Nach dem Ayurveda wirken Okra kühl, stärkend und – gekocht – ausgleichend auf alle drei *Doshas*. Sie unterstützen die Nieren, reinigen die Harnwege, lindern Fieber und Hitzewallungen und helfen bei Ausfluss sowie Magen- und Darmverstimmungen. Nicht zuletzt werden ihnen auch aphrodisierende Wirkungen nachgesagt.
Tamarinde (siehe Tipp) und andere Gewürze sorgen dafür, dass bei diesem Gericht Vata- und in Maßen auch Pitta-Frauen zugreifen können.

Für 4 Personen

500 g Okra
500 g Kartoffeln
2 – 3 EL Ghee bzw. Olivenöl
1½ TL schwarze Senfsamen
2 TL Koriandersamen
¾ TL Bockshornkleesamen
½ TL Asafoetida
1 TL Kurkuma
1 frische grüne Chili
1½ TL Tamarindenextrakt
    bzw. 50 g Tamarinde (s. Tipp)
1 TL Steinsalz bzw. Meersalz
¼ TL frisch geriebener Muskat
¾ TL Mangopulver bzw. 2 EL Zitronensaft

1) Okra in einem Sieb unter fließendem Wasser waschen und anschließend gleich mit einem Tuch trocken reiben. Den Stielansatz entfernen und Okra in 1½ – 2 cm dicke Scheiben schneiden. Kartoffeln waschen, schälen und in längliche, dünne Stifte schneiden. (Eventuell Tamarindenmus zubereiten (siehe Tipp, falls Sie keinen Tamarindenextrakt verwenden.)
2) Ghee bzw. Olivenöl in einer großen Antihaftpfanne erhitzen und die Senf-, Koriander- und Bockshornkleesamen 30 Sekunden anrösten. Asafoetida, Kurkuma und Chili hinzufügen und anschließend gleich die Kartoffeln in der Gewürzmischung anbraten. 4 Minuten später die Okrascheiben beigeben und gelegentlich umrühren. Nach weiteren 3 – 4 Minuten die Pfanne zudecken und bei schwacher Hitze fertig garen, bis die Kartoffeln weich sind.
3) Zum Abschluss mit Salz, Muskat, Mangopulver bzw. Zitronensaft und Tamarindenextrakt (bzw. vorbereitetem Tamarindenmus) würzen, noch einmal kurz aufkochen lassen und fertig!

Pitta-Typ: Falls Ihr Pitta zu stark ist, lassen Sie die Tamarinde weg.

Tamarinde – das beliebteste indische Würzmittel für Reis-, Gemüse- und Dalgerichte mit säuerlichem Geschmack – bekommen Sie im indischen Lebensmittelgeschäft bzw. beim Gewürzversand (Adressen S. 306).
Wer an Stelle des Tamarindenextrakts die getrockneten Tamarindenschoten (in Blockform verpackt) verwendet, lässt 50 g Tamarinde mit etwa 150 ml Wasser in einem kleinen Topf 5 Minuten köcheln. Anschließend durch ein feines Sieb gießen und so viel Tamarindenmus wie möglich durch das Sieb streichen. Vergessen Sie dabei auch nicht das Mark, dass sich auf der Unterseite des Siebes befindet.

Weißkohl mit gebackenem Paprika

Wirkt sanft Vata erhöhend

Kurzer Prozess! Sollte Ihnen noch einmal jemand erzählen, man könne aus Weißkohl nur Sauerkraut machen – dann laden Sie kurzerhand einfach zu diesem Gericht ein.

So ein Weißkohl hat es in sich: Kalium fürs Herz, Kalzium für die Knochen und Eisen fürs Blut. Dazu kommen noch Vitamine für den Infektionsschutz, etwas Eiweiß – und nur ganz wenig Fett: ideal zum Fit- und Schlankwerden. Ballaststoffe und Bio-Aktivstoffe schließlich beschleunigen die Entgiftungsprozesse in unserem Körper. Und sein Reichtum an Mineralien hilft unserer Vitalität wieder auf die Sprünge.

Paprika bringen erst den richtigen Pep. Kolumbus war es zwar, der die Früchte aus der Neuen Welt nach Spanien brachte, doch so richtig populär wurden sie in Europa erst durch die ungarische Küche. Ätherische Öle, Bioflavone und Scharfstoffe dichten die Gefäße ab und fördern die Durchblutung. Reichlich Carotin (Provitamin A) stärkt die Sehkraft und die Haut. Und nicht zuletzt enthalten Paprika doppelt so viel Vitamin C wie Zitronen.

Ein leckeres Gericht für Pitta- und Kapha-Frauen, in Maßen kann auch Vata zugreifen.

Für 4 Personen

400 g grüne Paprika
500 g Weißkohl
100 g geräucherter Tofu
2 EL Sonnenblumenöl
½ TL Anissamen
½ TL gemahlener Fenchel
1 TL gemahlener Kreuzkümmel
1 TL Kurkuma
½ TL Asafoetida
1 TL frisch geriebener Ingwer
etwa 50 ml Wasser
1 TL Meersalz

1) Backofen auf 220 °C vorheizen (nur Oberhitze bzw. Grill). Paprika waschen, der Länge nach vierteln, Stiel, Kerne und Zwischenwände entfernen. Mit der Schnittfläche nach unten auf ein ungefettetes Backblech legen und in die oberste Einschubleiste des Ofens schieben. 15 – 20 Minuten grillen, bis die Haut leicht schwärzlich ist und kleine Blasen wirft. Paprikastücke auf einem Teller in eine Plastiktüte legen und verschließen, so dass der heiße Dampf die Haut lösen kann. Nach 10 Minuten Haut abziehen und die Paprika in kleine Stücke schneiden.

2) In der Zwischenzeit Weißkohl waschen und Stiel entfernen. Kohl in sehr dünne Streifen, Tofu in kleine Würfel schneiden.

3) Sonnenblumenöl in einem Topf erhitzen, darin Anis, Fenchel, Kreuzkümmel, Kurkuma, Asafoetida, Ingwer und Weißkohlstreifen unter gelegentlichem Rühren 10 Minuten anbraten, bis der Kohl glasig aussieht. Anschließend Wasser beigeben und zugedeckt weitere 8 – 10 Minuten kochen. Nun Tofu, Paprikastückchen und Salz hinzufügen und nochmals 5 – 8 Minuten kochen.

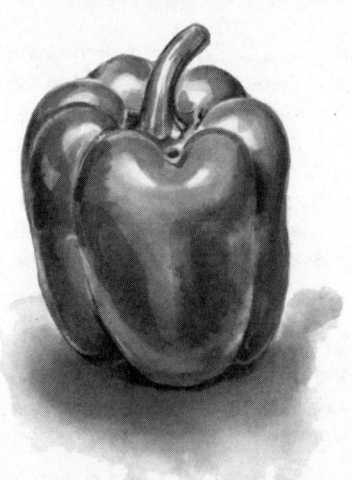

Frischkäse in Sahnesauce mit Korianderblättern

Wirkt Kapha erhöhend

Mal so richtig schlemmen. Frischkäse (Panir) ist der Käse der Wahl in der Ayurveda-Küche. Zart und mild zergeht er fast auf der Zunge und gleicht Vata und Pitta aus. Dabei verwöhnt Frischkäse nicht nur unsere Geschmacksknospen, er enthält auch – in etwas haltbarerer Form – die meisten Inhaltsstoffe seiner Ausgangssubstanz Milch. Damit stärkt er erschöpfte Nerven, bringt Schwung in unsere grauen Zellen und Ruhe in einen gestressten Alltag. Außerdem kräftigt er Haare und Knochen und erfrischt unseren Teint.
Am besten gelingt Panir mit naturbelassener Rohmilch bzw. Vorzugsmilch direkt vom Bauern oder aus dem Naturkostladen bzw. Reformhaus. So und nicht anders wird der bekömmlichste Käse überhaupt schon seit Jahrtausenden in Indien hergestellt.
Ein köstliches Gericht für Pitta- und Vata-Frauen.

Für 4 Personen

Für den Frischkäse:
3 l Milch
Saft von 2 Zitronen

Für die Sahnesauce:
250 g Süßrahmbutter
¾ TL Cayennepfeffer oder Paprika
¾ TL Kurkuma
1 EL frisch geriebener Ingwer
200 g Sahne
4 EL frisch gehackte Korianderblätter bzw. Petersilie
1 TL Steinsalz bzw. Meersalz
½ TL schwarzer Pfeffer

1) Nach Wunsch gepressten oder weichen Frischkäse herstellen (am besten schon am Vorabend; genaue Anleitung S. 290).
2) Gepressten Frischkäse in Würfel schneiden bzw. weichen Frischkäse in Stücke brechen.
3) Butter in einem Topf schmelzen, Cayennepfeffer, Kurkuma und Ingwer darin einige Sekunden anrösten und anschließend den Frischkäse dazugeben. Mit Sahne auffüllen und Korianderblättern bestreuen. Für einige Minuten auf kleiner Flamme köcheln lassen.
4) Zum Abschluss noch Salz und Pfeffer hinzufügen und heiß servieren.

> Besonders lecker schmeckt zu diesem Rezept Gewürzreis (S. 190) und ein Salat Ihrer Wahl.

Beilagen und Snacks

Klein, aber oho! Es muss ja nicht übermäßig viel sein, doch regelmäßige Mahlzeiten sind das kleine Tischgeheimnis aller Vata-Frauen. So werden aus Getreidegerichten rasch mehr als nur Beilagen. Süß oder ausreichend gewürzt, und voilà, da sind die ersehnten Energiespender! Hinterher können Sie wieder klar und fit mit fast noch mehr Kreativität weitermachen.

Keine Zeit, keine Zeit; wer kennt das nicht als Pitta-Frau. Doch der nächste Hunger kommt bestimmt, und wehe, wenn dann nicht sofort (!) etwas Essbares in Reichweite steht. Damit es gar nicht erst so weit kommt, planen Sie einfach rechtzeitig eine Mahlzeit ein. Und für den schnellen Hunger können Sie hier nach Herzenslust zugreifen.

Kapha-Frauen sind hier in ihrem Element. Schnell etwas Kleines, Leichtes und Snackiges – toll, die richtige anregende Kombination ist sicherlich ein großer Genuss. Naschen Sie nur nicht zwischen den üblichen zwei bis drei Mahlzeiten, denn genau das ist es, was später auf der Waage zu Buche schlagen wird.

Gewürzreis

Wirkt ausgleichend auf alle Doshas

Gewürze sind viel mehr – als Appetitanreger, Säftelocker und Gaumenschmeichler. Koriandersamen enthalten beispielsweise ätherische Öle, Tannin, essenzielle Fettsäuren und Vitamin C. Damit stärken sie das Herz, regen die Verdauung an und unterstützen die Nierentätigkeit. Der Ayurveda empfiehlt sie zum Anregen des Appetits, zur Linderung von Magen- und Darmbeschwerden sowie bei Asthma, Husten und Rheuma. Auch bei Hitzewallungen in den Wechseljahren und bei Fieber können sie helfen.

Koriandersamen sind etwas Besonderes im Ayurveda, da sie alle drei *Doshas* ausgleichen und Körper wie Psyche wieder Kraft und Energie geben. Kreuzkümmeln sind ebenfalls wertvolle Fit- und Muntermacher für Augen, Herz und Darmflora. Besonders interessant sind jedoch ihre blutreinigenden, schmerzstillenden und Gebärmutter stärkenden Eigenschaften: genau das Richtige für Frauen während Periode, Schwangerschaft, Geburt und Stillzeit, aber auch in und nach den Wechseljahren.

Kein Zweifel, diesen Gewürzreis können alle Vata-, Pitta- und Kapha-Frauen nach Herzenslust genießen.

Für 4 Personen

250 g Basmatireis
1 – 2 TL Ghee (vegan: Sonnenblumenöl)
1 TL gemahlener Kreuzkümmel
½ TL gemahlener Koriander
¼ TL Kurkuma
1 Prise Zimt
500 – 550 ml Wasser
1 TL Steinsalz bzw. Meersalz
einige Tropfen Zitronensaft (nach Belieben)

1) Reis gründlich waschen, 15 Minuten lang einweichen und anschließend abtropfen lassen. (Das Einweichwasser zum Kochen verwenden.)
2) Ghee (bzw. Sonnenblumenöl) in einem Topf erhitzen, darin zuerst die Gewürze ½ Minute und anschließend den Reis für weitere 1 – 2 Minuten anrösten, bis der Reis glasig ist.
3) Warmes Wasser dazugeben, umrühren und den Deckel schließen. Den Reis aufkochen lassen, dann den Herd auf die kleinste Stufe stellen und den Reis etwa 15 Minuten köcheln lassen. Dabei immer den Deckel geschlossen halten, bis der Reis das Wasser restlos absorbiert hat.
4) Deckel abheben, den Dampf entweichen lassen, Salz unterheben und, falls gewünscht, ein paar Tropfen Zitronensaft darüber träufeln.

Kapha-Typ: Rösten Sie mit den Gewürzen auch ½ – 1 TL schwarze Senfsamen an. Auf Wunsch können Sie noch eine halbe, kleine, gehackte, grüne Chili dazugeben.

Zimtreis mit Gerste

Wirkt ausgleichend auf alle Doshas

Allroundkünstler. Als einzige Getreideart gedeiht Gerste in nahezu jedem Klima der Erde – von den Tropen bis hinauf auf 4000 Meter im Himalaja und in den Anden. Und so finden wir schmackhafte Gerstenrezepte denn auch in allen Küchen der Welt. Dabei hat uns das widerstandsfähige Getreide noch viel mehr zu bieten. Zahlreiche Mineralien schärfen die Sinne. Ihre Kieselsäure tut Bindegewebe, Haaren, Nägeln und der Wirbelsäule gut. Und mit ihren Schleimstoffen hilft Gerste bei Magen- und Darmbeschwerden, Diabetes und spült kleine Blasen- und Nierensteine aus. Gerste verleiht Kraft, stärkt die Stimme, reinigt das Blut, regt die Verdauung an und sorgt für einen hübschen Teint. Der Ayurveda empfiehlt Gerstengerichte zur Entschlackung wie zur Stärkung, ganz besonders aber in der Schwangerschaft, während der Stillzeit zum Stimulieren des Milchflusses und – wegen der kühlenden und trocknenden Eigenschaften – auch bei der »fliegenden Hitze« der Wechseljahre. Zusammen mit Vollkorn-Basmatireis ein ideales Gericht für alle *Dosha*-Typen.

Für 4 Personen

200 g Vollkorn-Basmatireis
50 g Graupen (Rollgerste)
1½ EL Ghee bzw. Olivenöl
625 ml Wasser
4 Kardamomkapseln
1½ Zimtstange
1 TL Meersalz

1) Vollkornreis und Graupen waschen und 30 Minuten in ein wenig Wasser einweichen. Anschließend abtropfen lassen.
2) Ghee bzw. Olivenöl in einem Topf erhitzen. Darin die Getreide unter häufigem Rühren 1 Minute sautieren, bis sie das Ghee bzw. Öl etwas aufgenommen haben und glasig aussehen. Nun mit dem Wasser aufgießen. Grüne Kardamomkapsel aufschlitzen, die darin enthaltenen Samen zerstoßen und zusammen mit der Zimtstange in den Reis geben. Zugedeckt bei mittlerer Hitze etwa 35 Minuten kochen, bis Reis und Gerste weich sind und alle Flüssigkeit absorbiert haben.
3) Zum Abschluss Zimtstange entfernen und Meersalz mit einer Gabel unterheben.

> In den ersten und letzten drei Schwangerschaftsmonaten verwenden Sie besser kein Zimt und Kardamom, die wehenauslösend wirken können.

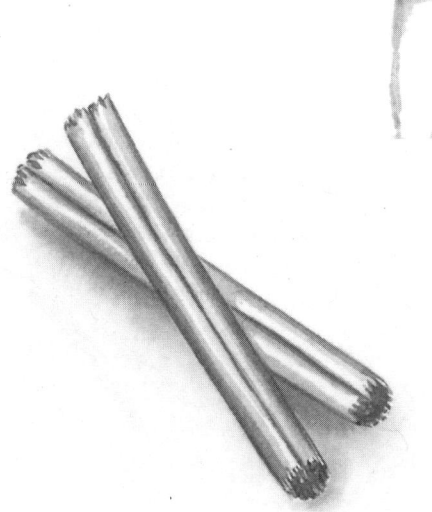

Basmati-Wildreis

Wirkt sanft Kapha erhöhend

Das Wunderkorn. Von allen Reissorten schmeckt Basmatireis nicht nur am köstlichsten, sondern birgt auch die meisten Inhaltsstoffe – vorausgesetzt, er wurde nicht poliert und besitzt noch seinen nährstoffreichen Keimling und das Silberhäutchen.

Dann aber bietet Basmatireis nicht nur zahlreiche Mineralstoffe und wertvolle Vitamine, sondern auch viele Kohlenhydrate und Spurenelemente. Das bringt Kraft für Zähne, Muskeln und Knochen. Seine entwässernden Eigenschaften und der geringe Fettgehalt machen ihn zu einem hoch geschätzten Diätikum, wo auch immer Bekömmlichkeit und körperliche wie geistige Energie gefragt sind: in der Schwangerschaft und Stillzeit, für Mutter und Kind, in Phasen großer Belastung sowie bei Bluthochdruck, Nierenkrankheiten und Gluten-Unverträglichkeit. Auch zum Entschlacken, Abspecken und zur Pflege von Haut und Haaren empfiehlt sich Basmatireis.

Ein optimales Gericht für Vata und Pitta.

Für 4 Personen

150 g Vollkorn-Basmatireis
100 g Wildreis
625 – 650 ml Wasser
¾ TL gemahlener Koriander
½ TL Kurkuma
2 Nelken
1 TL Steinsalz bzw. Meersalz
2 – 3 EL geröstete Cashewnüsse
1 EL frisch gehacktes Basilikum
1 EL frisch gehackter Majoran
evtl. Ghee (bzw. Butter und Zitronensaft)

1) Reis waschen und wenn möglich 1 – 2 Stunden einweichen.
2) Reis abtropfen lassen und in einem Topf mit Wasser, Koriander, Kurkuma und Nelken zugedeckt zum Kochen bringen. Nach dem Aufkochen auf mittlere bis kleine Stufe zurückschalten und 35 – 40 Minuten kochen, bis der Reis gar ist. (Zu diesem Zeitpunkt sollte alles Wasser im Topf absorbiert und ein zwischen den Fingern zusammengedrücktes Reiskorn weich sein.)
3) Nelken entfernen. Zum Abschluss Salz, geröstete Cashewnüsse, gehackte Kräuter und falls erwünscht noch etwas Ghee bzw. Butter und Zitronensaft mit einer Gabel unterheben.

> Wildreis ist – anders als sein Name vermuten ließe – eine Wasserpflanze und wird von Indianerstämmen im nordamerikanischen Seengebiet per Kanu geerntet. Von allen Reissorten besitzt er den vergleichsweise höchsten Nährwert, nach dem Ayurveda wirkt er sanft Kapha und sanft Pitta erhöhend.

Roter Reis mit Rosmarin

Wirkt sanft Kapha erhöhend

Voilà! Allen Freunden der südfranzösischen Küche wird das Herz höher schlagen. Denn in den unberührten sommerlichen Weiten der Camargue fühlen sich nicht nur Flamingos und Weltenbummler wohl, sondern auch der robuste und widerstandsfähige rote Reis. Seine Mineralstoffe und Vitamine sind unentbehrlich für die Zellerneuerung und schenken uns einen frischen Teint, kräftige Haare und gesunde Zähne und Knochen.
Rosmarin mit seinen ätherischen Ölen duftet nicht nur aromatisch, er regt auch Appetit und Verdauung an, hilft entwässern und lindert Schmerzen. Menschen mit einem schwachen Kreislauf wird er ebenso empfohlen wie bei Periodenbeschwerden, nach anstrengenden Krankheiten oder im Wochenbett. Auf dem Land trägt man noch oft Rosmarinzweigchen – sicherlich wegen ihres Duftes, doch sollen sie auch Gesundheit, Liebesglück und Fruchtbarkeit garantieren. Tatsächlich greift Rosmarin ins hormonelle Geschehen ein, er regt die Eierstöcke an und lindert Schweißausbrüche. Und er bringt gute Laune.
Eine Gaumenfreude für Vata- und Pitta-Frauen, in Maßen können auch Kapha-Typen zugreifen.

Für 4 Personen

250 g roter Reis (aus der Camargue)
1 EL Ghee bzw. Olivenöl
1 TL Anissamen
1 TL getrocknete grüne Pfefferkörner
1 EL fein gehackter frischer Ingwer
1 TL Kurkuma
550 ml Wasser
1 TL Steinsalz bzw. Meersalz
1 kleiner Zweig frischer Rosmarin

1) Den Reis waschen und abtropfen lassen.
2) Ghee bzw. Olivenöl in einem Topf erhitzen. Darin Anis, grüne Pfefferkörner, Ingwer und Kurkuma und einige Sekunden später den Reis unter gelegentlichem Rühren so lange anrösten, bis er glasig ist. Wasser, Salz und Rosmarinzweig hinzugeben und zugedeckt bei mittlerer Hitze etwa 20 Minuten köcheln lassen, bis der Reis gar ist. (Zu diesem Zeitpunkt sollte alles Wasser im Topf absorbiert und ein Reiskorn weich sein, wenn es zwischen den Fingern zusammengedrückt wird.)
3) Reis vor dem Servieren zugedeckt im Topf noch etwa 5 Minuten nachquellen lassen.

Vata-Typ: Sie können noch 1 EL Ghee über den Reis geben.

Pitta-Typ: Rosmarin vor dem Servieren entfernen.

> Zusammen mit einem gedünsteten Gemüsegericht schmeckt roter Reis einfach unwiderstehlich. Haben Sie es schon einmal mit dem schnellen und einfachen Gemüse alla marinara (S. 175) probiert?

Karibikreis

Wirkt Kapha und sanft Vata erhöhend

Frisch und fit im Handumdrehen. Wer den Saft einer frisch aufgeschlagenen Kokosnuss trinkt, der hat nicht nur ein köstliches Getränk genossen, sondern zugleich auch etwas besonders Gutes für die Gesundheit getan. Die vielen Mineralien aus der Kokosmilch ersetzen Elektrolyte, die beim Schwitzen verloren gehen, und sind deshalb für Magen, Darm und Nerven, aber auch für das Herz höchst wichtig. Im Fruchtfleisch verbergen sich neben Zucker, Eiweiß und Vitaminen insbesondere Mineralien und Spurenelemente, die dem Menschen eigentlich alles schenken, was er braucht. Der Ayurveda betont insbesondere die nährenden und stärkenden Eigenschaften der Kokosnüsse, die zudem auch Blut, Nieren und Blase reinigen. Selbst bei Krebs sollen Kokosnüsse eine schützende Funktion haben.

Kidneybohnen sind am bekömmlichsten, wenn Sie sie rechtzeitig vorher einweichen und z. B. schon am Vorabend bzw. Vormittag weich kochen. Ganz eilige Zeitgenossinnen können aber auch Kidneybohnen aus dem Glas verwenden.

Ein Gericht, wie geschaffen für den Sommer sowie Pitta- und in Maßen auch Vata-Frauen (siehe *Dosha*-Tipp).

Für 4 Personen

125 g Kidneybohnen
250 g Basmatireis
100 g Kokosnuss
2 EL Ghee bzw. Olivenöl
¼ TL Asafoetida
1 Zimtstange
6 Nelken
ca. 200 ml Milch der Kokosnuss
ca. 400 ml Wasser
1½ TL Steinsalz bzw. Meersalz
½ TL schwarzer Pfeffer
¼ TL frisch geriebener Muskat
¼ TL Zimt
1 EL Ghee bzw. Olivenöl
Saft von 1 süßen Orange
1 TL getrockneter Thymian bzw.
  1 EL frische Thymianblätter

1) Kidneybohnen mindestens 6 Stunden, besser noch über Nacht einweichen.
2) Kidneybohnen nochmals spülen und in einem Schnellkochtopf 30 – 35 Minuten (normaler Topf: etwa 1 Stunde) weich kochen.
3) In der Zwischenzeit Basmatireis waschen und einweichen. Kokosnuss mit einem Hammer öffnen (Kokosmilch für den Reis aufheben). Das Fruchtfleisch herauslösen und fein raspeln bzw. in hauchdünne Scheiben schneiden.
4) Ghee bzw. Olivenöl in einem Topf mit schwerem Boden erhitzen. Darin Asafoetida, Zimtstange, Nelken, Kokosraspel und einige Sekunden später die Kidneybohnen sowie den abgetropften Reis anrösten, bis er glasig ist. Mit der Kokosmilch und der entsprechenden Menge Wasser ablöschen, Salz hinzufügen, umrühren und mit dem Topfdeckel schließen. Sobald der Reis kocht, die Flamme reduzieren und 12 – 15 Minuten köcheln lassen (dabei weder Deckel heben noch umrühren).
5) Vor dem Servieren Pfeffer, Muskat, Zimt und Ghee bzw. Olivenöl unterheben und Orangensaft und Thymian darüber geben.

Vata-Typ: Weichen Sie die Bohnen in jedem Fall über Nacht ein.

Zucchini-Risotto mit Blüten

Wirkt Kapha erhöhend

Darf's auch etwas mehr sein? Falls Sie zu den Gartenbesitzern gehören – oder welche kennen –, die sich im Sommer vor den wuchernden Zucchini nicht mehr retten können, hier ein rettendes und leckeres Rezept aus Italien.

Zucchini mit ihren aparten Blüten sind mehr als eine Gaumenschmeichelei. Sie regen den Stoffwechsel an, schwemmen Wasser und Schlackenstoffe aus dem Körper und senken den Blutdruck. Mit ihren zahlreichen Mineralien und Vitaminen stärken sie unser Immunsystem und mit ihren Bitterstoffen sind sie ideal für Leber und Haut. Ob himmelblaue Borretschblüten oder aromatische Borretschblätter, schon die Römer wussten, was gut schmeckt und der Gesundheit gut tut. Neben ätherischen Ölen, Gerbstoffen und Flavonen enthält Borretsch vor allem Kieselsäure. Das reinigt das Blut, hemmt Entzündungen, fördert die Wundheilung und stärkt das Herz. Auch bei Husten und Heiserkeit steht Borretsch hoch im Kurs. Das Beste hat er jedoch gerade uns Frauen vorbehalten: Er hilft bei Regelbeschwerden, Hitzewallungen und Reizungen der Haut. Nicht zuletzt bringt er – einfach durchs Essen – wieder gute Laune.

Ein leckeres Gericht für Vata- und Pitta-Typen.

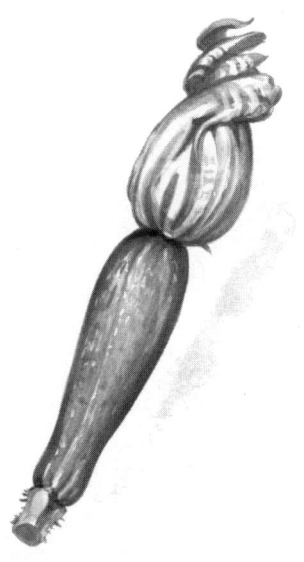

Für 4 Personen

400 g Zucchini
25 frische Zucchiniblüten
1 l Gemüsebrühe
3 EL Olivenöl
¼ TL frisch geriebener Muskat
½ TL gemahlener Koriander
4 EL frisch gehackte Petersilie
300 g Rundkornreis (am besten Arborio)
3 EL frisch gehackte Borretschblätter
1 ½ TL Meersalz
1 TL schwarzer Pfeffer
30 g Butter oder 3 EL Olivenöl

Für die Dekoration:
Einige frische Borretschblüten

1) Zucchini mit Blüten vorsichtig waschen und abtropfen lassen. Anschließend Zucchini in Scheiben schneiden, die harten Blütenkelchblätter abzupfen und die Blüte mit dem Stempel in grobe Stücke schneiden. Gemüsebrühe in einem Topf zum Kochen bringen.

2) In einem zweiten Topf Olivenöl erhitzen und die Zucchinischeiben mit Muskat, Koriander und Petersilie 3 Minuten sautieren. Den Reis beigeben und einige Minuten mitgaren, damit sich die Aromen verbinden. Mit so viel heißer Gemüsebrühe aufgießen, dass der Reis gerade bedeckt ist. Gut umrühren. Sobald der Reis die Flüssigkeit aufgesogen hat, erneut mit Brühe aufgießen. Nun die Zucchiniblüten und Borretschblätter auf den Reis legen und nicht mehr als nötig umrühren. Der Reis soll beim Garen immer knapp mit Flüssigkeit bedeckt sein.

3) Exakt 15 Minuten nach der ersten Brühezugabe den Topf von der Flamme nehmen und mit Salz und Pfeffer würzen. Butter bzw. Olivenöl unterheben, zudecken und nochmals 3 Minuten quellen lassen. Die Reiskörner sollten gar, aber noch bissfest sein; der ganze Risotto feucht, aber nicht flüssig.

4) Risotto in einer vorgewärmten Schüssel oder Platte anrichten, mit den frischen Borretschblüten dekorieren und sofort servieren.

Dreikornreis (Dinkel-Gersten-Reis)

Wirkt sanft Kapha erhöhend

Wenn der Sommerwind weht, können selbst Menschen, die von Botanik wenig verstehen, ein Gerstenfeld an den langen Grannen der Ähren erkennen. Ein Anblick, bei dem das Herz höher schlägt.

Gerstenkörner enthalten viele wertvolle Nährstoffe, Kohlenhydrate, Eiweiß und Mineralien. Damit bringen sie unsere grauen Zellen auf Trab, stärken das Bindegewebe und pflegen Haare und Nägel. Sie sind eine sanfte Verdauungshilfe, stoppen Durchfall, spülen kleine Nieren- und Blasensteine aus, mildern Asthma und senken Fieber wie Hitzewallungen. Nicht zuletzt reinigt Gerste unsere Haut schonend und verleiht ihr Geschmeidigkeit sowie einen schönen Teint.

Kurkuma – das Pulver der Gelbwurz – kennen wir in Europa meist nur indirekt im Currypulver-Mix. Neben Jod machen insbesondere die ätherischen Öle Kurkuma zu einem natürlichen Antibiotikum, das die Verdauung stärkt, das Blut reinigt und die Darmflora verbessert. Kurkuma lindert Schmerzen und Entzündungen und wird sogar bei Gebärmutterbeschwerden und zur Reinigung der Muttermilch erfolgreich eingesetzt. Gleichzeitig verleiht er Energie und Wärme und stärkt die Nerven. Ein herrliches Gericht für Pitta- und Vata-, und etwas abgewandelt, auch für Kapha-Frauen (siehe *Dosha*-Tipp).

Für 4 Personen

100 g Basmati-Vollkornreis
75 g Dinkelreis (S. 125)
75 g Graupen (Rollgerste)
2 – 3 EL Olivenöl
¼ TL Kurkuma
600 ml Wasser
1 TL Meersalz

Zum Servieren:
1 EL Butter bzw. Olivenöl

1) Basmatireis, Dinkelreis und Graupen in einem Sieb unter fließendem Wasser waschen und in einer Schüssel mit Wasser zugedeckt über Nacht (im Sommer im Kühlschrank) oder mindestens 6 Stunden einweichen.

2) Vor dem Kochen die Getreide in einem Sieb abtropfen lassen und das mineralstoffreiche Einweichwasser auffangen.

3) Olivenöl in einem Topf erhitzen. Darin die Getreide mit dem Kurkuma unter ständigem Rühren 1 – 2 Minuten anrösten. Nun mit insgesamt 600 ml (Einweich-)Wasser und Salz aufgießen und 35 – 40 Minuten bei mittlerer Flamme zugedeckt köcheln lassen (ohne weiteres Umrühren!). Anschließend Butter bzw. Olivenöl über den Dreikornreis geben und nochmals 5 Minuten zugedeckt quellen lassen. Fertig!

Kapha-Typ: Erhöhen Sie den Graupenanteil auf 100 g und reduzieren Sie den Reisanteil auf 75 g. Noch ¼ TL schwarzer Pfeffer dazu und nur wenig Steinsalz – nun können auch Sie diesen Dreikornreis nach Herzenslust genießen.

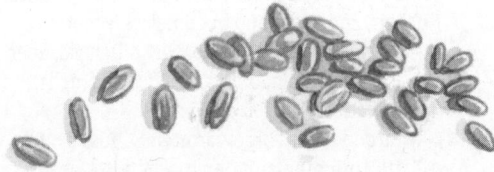

Pikante Reisnudelpfanne

Wirkt Pitta erhöhend

Manche mögen's scharf. Paprika dürften nirgendwo fehlen, wo Pep und Temperament gewünscht sind. Und sicherlich ist es auch kein Zufall, dass die ursprünglich aus Lateinamerika stammenden Schoten in Ungarn zur Nationalspeise erhoben wurden. Mit ihren Inhaltsstoffen regen Paprika die Verdauung an, stimulieren Enzyme und fördern die Durchblutung von Herz, Magen und Haut. In der ausgereiften roten Frucht ist doppelt so viel Provitamin A enthalten wie in der unreifen grünen, zusammen mit dem beachtlichen Vitamin-C-Gehalt geradezu ideal zur Abwehr von Infektionen und als Krebsschutz.

Wer einmal Chilis gegessen hat, weiß, weshalb der Ayurveda sie dem Pitta-Element zuordnet. Wenn es ums Abnehmen und Entschlacken geht, sind Chilis ebenso hilfreich wie bei Erkältungen und Husten. Sie aktivieren Herz und Kreislauf und steigern die Durchblutung der Unterleibsorgane. Außerdem bringen sie die Menstruation in Gang und lindern Kapha-bedingte Beschwerden bei der monatlichen Periode. Nicht zuletzt sollen sie auch ein Liebesgewürz sein.

Ein Gericht, wie geschaffen für Kapha- und Vata-Frauen.

Für 4 Personen

100 g Stangensellerie
200 g rote Paprika
150 g Kürbis bzw. Karotten
250 g Blumenkohl bzw. Brokkoli
100 g Erbsen
100 g Bambussprossen
1½ EL frischer Ingwer
1 – 2 kleine grüne Chilis
2 – 3 EL Sesam- bzw. Sonnenblumenöl
1 TL Kreuzkümmel
1 TL schwarzer Sesam
½ TL Asafoetida
1½ TL gemahlener Koriander
150 g chinesische Reisnudeln
1 TL schwarzer Pfeffer
1 TL Stein- bzw. Meersalz
6 EL Sojasauce
2 EL frisch gehackte Petersilie

1) Stangensellerie, Paprika und Kürbis bzw. Karotten waschen, putzen und in feine, dünne Streifen schneiden.
2) Blumenkohl bzw. Brokkoli waschen und in kleine Röschen teilen. Kohlröschen in kochend heißem Wasser 4 – 5 Minuten fast gar kochen, abtropfen lassen und zur Seite legen. Im selben Wasser die Erbsen etwa 5 Minuten blanchieren und zur Seite legen. (Das Kochwasser wird noch weiter benötigt!)
3) Bambussprossen in dünne Scheiben schneiden. Ingwer in feine Streifen schneiden, Chili waschen, entkernen und fein hacken.
4) Öl in einer großen Antihaftpfanne bzw. Wok erhitzen und darin Kreuzkümmel und Sesam rösten, bis sie eine leichte Tönung angenommen haben. Sofort Asafoetida, Koriander, Chili, Ingwer, Stangensellerie, Paprika und Kürbis bzw. Karotten hinzufügen und 4 Minuten anbraten.
5) Reisnudeln in dem noch heißen Wasser 4 – 5 Minuten einweichen, abtropfen lassen und mit Kohlröschen, Erbsen und Bambussprossen unter die Gemüsepfanne heben. Mit Pfeffer, Salz und Sojasauce würzen und mit frischer Petersilie bestreuen. Heiß servieren.

> Bambussprossen bekommen Sie im Asialaden oder gut sortierten Supermarkt.

Gemüse-Reiskroketten mit Oliven

Wirkt sanft Kapha und sanft Vata erhöhend

Königin der Bohnen heißt die braunrote Adzukibohne in Japan. Während sie bei uns noch wenig bekannt ist, gehört sie in ihren Ursprungsländern, China und Japan zu den beliebtesten Hülsenfrüchten. Adzukibohnen glänzen mit vielen wertvollen Kohlenhydraten, Eiweißen, Vitaminen, Mineralstoffen und Bioflavonen. Sie stimulieren die Bauchspeicheldrüse, besänftigen Sodbrennen, regen die Blutbildung an und gelten als Zündstoff für Nerven und Gehirn. Außerdem unterstützen sie die Nieren, senken den Cholesterinspiegel im Blut und reinigen die Haut. Nach dem Ayurveda erhöhen Adzukibohnen Vata und sanft Kapha. Stangensellerie ist mit von der Partie, wenn es um innere Reinigung geht. Er regt nicht nur Appetit, Stoffwechsel und die inneren Drüsen an, sondern reinigt auch das Blut und die Nieren. Daneben stärkt er Zähne und Knochen und tut erschöpften Nerven gut. Bei Venen- und Lymphstauungen hilft er ebenso wie bei Bluthochdruck, Entzündungen, Diabetes und Ödemen. Auch bei Beschwerden während der Menstruation oder Schwangerschaft sowie bei Osteoporose wird Sellerie empfohlen. Ein ideales Gericht für Pitta- und in Maßen auch für Kapha- und Vata-Frauen.

Ergibt 25 bis 30 Stück
Für 4 bis 6 Personen

Für die Bohnen:
200 g Adzukibohnen (rote Sojabohnen)
400 bzw. 600 ml Wasser
1 Lorbeerblatt

Für den Reis:
250 g Vollkorn-Basmatireis
550 ml Wasser
1 TL Kurkuma
1 TL Meersalz

Für das Gemüse:
200 g Stangensellerie
200 g Kürbis (geschält)
100 g Zucchini
50 g schwarze Oliven
2 EL Ghee bzw. Olivenöl

½ TL Asafoetida
1 TL Kreuzkümmelsamen
¾ TL gemahlener Fenchel
1 TL gemahlener Koriander
1 EL frisch geriebener Ingwer
3 EL Kapern
1 TL frisch gemahlener schwarzer Pfeffer
1 TL Meersalz
4 EL frische Thymianblätter
Ghee bzw. Olivenöl für die Pfanne

1) Adzukibohnen waschen und 8 Stunden bzw. über Nacht in Wasser einweichen.
2) Bohnen noch einmal mit frischem Wasser spülen, in einem Schnellkochtopf mit 400 ml Wasser und dem Lorbeerblatt 50 Minuten weich kochen. (In einem normalen Topf brauchen Sie 600 ml Wasser und etwa 1½ – 2 Stunden.)
3) Reis waschen und in einem zweiten Topf im Wasser 30 Minuten einweichen. Anschließend Kurkuma und Meersalz in den Reistopf geben und zugedeckt 25 – 30 Minuten köcheln lassen.
4) Die Gemüse waschen und in sehr kleine Würfelchen schneiden. Oliven entsteinen und fein hacken. Eine große Pfanne mit Ghee bzw. Olivenöl erhitzen und Asafoetida, Kreuzkümmel, Fenchel und Koriander rösten, bis die Gewürze eine leichte Tönung bekommen. Sofort die Gemüse mit dem Ingwer dazugeben und 12 – 15 Minuten goldbraun rösten, bis sie gar sind.
5) Bohnen im Mixer (eventuell mit etwas Kochwasser) pürieren. Reis, Bohnenpüree, Gemüse, Oliven, Kapern, Pfeffer, Salz und Thymianblätter mischen und daraus längliche Kroketten formen.
6) Eine Antihaftpfanne mit Ghee bzw. Olivenöl erhitzen und die Kroketten goldbraun braten. Fertige Reiskroketten auf einer Platte im Backofen bei 50 °C warm halten.

> Ganz besonders lecker zu den Kroketten machen sich ein Joghurt-Minz-Dip (S. 240) bzw. eine Meereskräutersauce (S. 236) und Salat.

Maisnudelpfanne mit Wildkräutern

Wirkt Vata und Pitta erhöhend

Abkömmling des Himmels – dafür hielten Azteken, Mayas und Inkas ihren »Mayz«, wie sie ihn nannten. Und so wurde Mais zum Hautnahrungsmittel der Indianer und in fast 2000 verschiedenen Sorten gezüchtet.

Nach dem Ayurveda besitzt Mais leichte, trockene und wärmende Eigenschaften. Er ist ideal für Kapha-Typen und all diejenigen, die abnehmen möchten, sowie für Diabetiker, da er lange zur Verdauung braucht, sehr satt macht und seine Kohlenhydrate nur langsam ins Blut übertreten. Außerdem reinigt Mais Niere und Blase und lindert Erkältungen. Noch heute empfehlen Indianer-Schamanen Frauen mit Unterleibszysten Auflagen mit Maismehlbrei.

Gartenmelde, auch weiße Melde oder weißer Gänsefuß genannt, war im Altertum bei uns sehr geschätzt. Mit ihren Vitaminen und Mineralstoffen, allen voran Eisen und Kalzium, fördert Gartenmelde den Aufbau von Blut und Knochen. Außerdem ist sie ein wertvoller Blutreiniger und Stoffwechselanreger. Halten Sie mal bei einem Frühlingsspaziergang Ausschau nach ihr!
Maisnudeln sind die ideale Alternative für Kapha-Frauen, die ebenfalls Pasta genießen möchten.

Für 4 Personen

125 g Gartenmelde bzw. Spinat
1 grüne Peperoni (15 – 20 g)
1 EL Maiskeim- bzw. Sonnenblumenöl
½ TL Asafoetida
1 TL Curry
1 TL frisch geriebener Ingwer
285 g Maiskörner (aus dem Glas)
1 TL Kräuter bzw. Steinsalz
½ TL schwarzer Pfeffer
2 – 3 EL frische Thymianblätter
500 g Maisnudeln

1) Gartenmelde bzw. Spinat waschen, abtropfen lassen, die dicken Stiele entfernen und grob hacken. Peperoni waschen, entkernen und fein hacken.
2) Eine große Pfanne mit dem Öl erhitzen und Asafoetida, Curry, Peperoni und Ingwer darin anrösten, bis die Peperoni weich ist. Nun gehackte Gartenmelde bzw. Spinat hinzufügen und zugedeckt 2 Minuten anbraten. Maiskörner hinzugeben und mit Salz, Pfeffer und Thymianblättern würzen.
3) Maisnudeln in heißem Wasser al dente (bissfest) kochen, anschließend absieben, mit kaltem Wasser abschrecken und unter das Gemüse heben. Maisnudelpfanne heiß servieren.

> Ganz köstlich schmeckt dazu frischer Salat, z. B. Radicchio-Feldsalat (S. 140). Maisnudeln erhalten Sie – in verschiedenen Variationen wie Penne, Spiralen, Tagliatelle – im Reformhaus bzw. Naturkostladen.

Gemüsepolenta

Wirkt ausgleichend auf alle Doshas

Der Mais ist gekommen: Unter diesem Motto haben Feinschmecker die Polenta wieder entdeckt. Zu recht, denn Mais enthält bis zu 65 % verwertbare Kohlenhydrate, viele Ballaststoffe, die Vitamine Carotin, B-Komplex und etwas Vitamin C. Nur einige wesentliche Aminosäuren und das Vitamin Niacin fehlen der gelben Rispenpflanze – ein Manko, das die Indianer lösten, indem sie Mais immer zusammen mit Bohnen oder Tomaten (siehe Tipp) verzehrten. Da Mais weder Gluten noch Gliadin enthält, ist er eine interessante Abwechslung für Menschen mit Klebereiweiß-Allergie. Auch zum Entschlacken und Abspecken sind Sie mit Mais immer fein raus.

Am wertvollsten ist Olivenöl als kaltgepresstes Jungfernöl *(Olio extra vergine* oder extra natives Olivenöl*)*. So schmeckt es nicht nur am aromatischsten, sondern reinigt gleichzeitig auch Leber und Galle und sorgt für einen geschmeidigen Teint. Wer seine Haut (z. B. vor dem Duschen) allein mit Olivenöl einreibt, wird schnell ohne teure Körperlotions auskommen.

Dieses Polentarezept ist ideal für alle Kapha-, Pitta- und Vata-Frauen.

Für 4 bis 5 Personen

2 l Wasser
2 TL Meersalz
450 g Gemüse (z. B. Fenchel, Stangensellerie, Zucchini, Karotten)
125 ml Olivenöl
¼ TL Cayennepfeffer
½ TL schwarzer Pfeffer
1 EL frische Thymianblätter
300 g Maisgrieß

1) Wasser mit Salz in einem hohen Topf zum Kochen bringen. In der Zwischenzeit das Gemüse waschen, in kleine Würfel schneiden und in einer Pfanne mit 3 EL Olivenöl 8 Minuten sautieren. Noch mit Cayennepfeffer, schwarzem Pfeffer und Thymian würzen.

2) Sobald das Wasser kocht, den Maisgrieß langsam hineinrieseln lassen und dabei ständig mit einem Schneebesen umrühren, damit sich keine Klümpchen bilden. (Falls doch Klümpchen entstehen sollten, diese sofort am Topfrand zerdrücken.) Olivenöl und sautiertes Gemüse hinzufügen und die Polenta bei schwacher Hitze 40 Minuten köcheln lassen. Dabei immer wieder einmal umrühren, damit die entstehenden Luftblasen entweichen können. Polenta darf am Topfboden und -rand ansetzen, jedoch nicht anbrennen. Fertig ist die Polenta, wenn sie sich vom Topfrand löst. Sofort heiß servieren oder wie im Serviertipp.

Kapha-Typ: Reduzieren Sie die Olivenölmenge auf 50 ml.

Serviertipp:
Gemüsepolenta in Scheiben

Eine große Schüssel mit kaltem Wasser ausspülen, die heiße Polenta hineinfüllen und glatt streichen. Zugedeckt 15 Minuten ruhen lassen, damit sie erstarren kann. Nun die fest gewordene Polenta auf eine große Platte bzw. ein großes Brett stürzen und in etwa 1 cm dicke Scheiben schneiden. Polentascheiben auf einer Servierplatte anrichten und mit Meereskräutersauce (S. 236) oder einfach nur mit Olivenöl beträufelt reichen.

Sollte tatsächlich etwas von der Polenta übrig bleiben, können Sie die kalte, erstarrte Masse in dicke Scheiben schneiden und am Abend oder am nächsten Tag als leckere Vorspeise in etwas Olivenöl gebraten oder auf dem Rost gegrillt servieren.

Vollkorngrieß mit Wintergemüse (Winter-Upma)

Wirkt sanft Kapha erhöhend

Die indische Polenta. Upma gibt es in Indien in so vielen Variationen wie es Landstriche gibt. Schnell und einfach zubereitet, ist Upma dort überall ein beliebtes Hauptgericht. Wenn man es einem Europäer beschreiben wollte, dann könnte man sagen, dass Upma etwas an die italienische Polenta oder an nordafrikanischen Couscous erinnert – obwohl es eben auch wieder etwas ganz Eigenes hat.

Rote Bete hält nicht nur für den leichten und leckeren Esstisch einiges parat. Sie enthält reichlich Kohlenhydrate, wertvolle Aminosäuren, jede Menge Vitamine und Mineralstoffe, wie Eisen und Kupfer zur Blutbildung. Ihre Bioflavonen verflüssigen Fette, verhindern Arteriosklerose und verbessern die Zellatmung. Darüber hinaus festigt Rote Bete die Widerstandskraft der Kapillaren und stimuliert Leber und Galle. Ebenso wie ihre grünen Blätter stärkt sie die Abwehrkraft und wird unter die Krebsschutzpflanzen eingereiht. Nicht zuletzt regulieren Rote Bete den Blutdruck und die Hitzewallungen der Wechseljahre.

Ein leckeres Gericht für Pitta- und Vata-Frauen, in Maßen auch für Kapha-Typen (siehe *Dosha*-Tipp).

Für 4 Personen

250 g Rote Bete
150 g Kartoffeln
150 g Rettich
150 g Rote-Bete-Blätter mit Stielen bzw. Mangold
750 ml Wasser
2 EL Ghee bzw. Olivenöl
1 TL Fenchelsamen
½ TL Bockshornkleesamen
½ TL Asafoetida
1 TL gemahlener Koriander
¾ TL Kurkuma
1 EL frisch geriebener Ingwer
1 gehackte frische grüne Chili
125 g Dinkel-Vollkorngrieß
1 TL Meersalz
50 – 100 g Frischkäse, Feta oder Tofu
1 – 2 EL Zitronensaft

1) Gemüse waschen. Rote Bete und Kartoffeln schälen und mit dem Rettich in kleine Würfel schneiden. Rote-Bete-Blätter und deren Stiele bzw. Mangold in dünne Streifen schneiden.
2) Rote-Bete-Würfel in einem kleinen Topf mit 500 ml Wasser etwa 15 Minuten zugedeckt weich dünsten.
3) Ghee bzw. Olivenöl in einer großen Pfanne mit Deckel bzw. einem großen Topf schmelzen und darin Fenchelsamen etwa 30 Sekunden goldbraun rösten. Bockshornkleesamen und wenige Sekunden später Asafoetida, Koriander, Kurkuma, Ingwer, Chili sowie Kartoffel- und Rettichwürfel beigeben und unter häufigem Rühren 4 – 5 Minuten anbraten, bis die Kartoffelstückchen etwas weich geworden sind.
4) Vollkorngrieß unter ständigem Rühren hineinrieseln lassen und etwa 3 Minuten gleichmäßig goldbraun anrösten. (Achten Sie darauf, dass der Grieß nicht anbrennt!) Rote-Bete-Blätter bzw. Mangold beigeben und nach weiteren 2 – 3 Minuten vorsichtig und schrittweise das Rote-Bete-Kochwasser und die restlichen 250 ml Wasser unterrühren. (Wegen der Spritzgefahr sicherheitshalber den Topf von der Hitzequelle nehmen bzw. die Flamme kleiner drehen.)
5) Zum Schluss Rote Bete, Meersalz und den in kleine Würfel geschnittenen Käse bzw. Tofu unterheben. Zugedeckt etwa 4 Minuten auf kleiner Flamme köcheln lassen und vor dem Servieren mit Zitronensaft beträufeln.

Kapha-Typ: Lassen Sie den Käse bzw. Tofu weg.

Quinoa nach Peking-Art

Wirkt ausgleichend auf alle Doshas

»Mutter Korn« – so nannten die Azteken und Inkas liebevoll den Quinoa, ein Gänsefußgewächs mit getreideähnlichen Körnern. Und auch heute kommen uns sein nussartiges Aroma und seine wertvollen Inhaltsstoffe zugute: ca. 16 % Proteine, allen voran Lysin, dazu ein hoher Anteil an ungesättigten Fettsäuren, Ballaststoffen, Mineralien, B-Vitaminen, Vitamin C und E sowie Carotin. Damit stärkt Quinoa nicht nur Augen und Knochen, sondern reinigt und strafft auch die Haut. Quinoa ist interessant für Gluten-Allergiker und eignet sich – fettarm wie er ist – auch gut als energetisierende Diätkost. Außerdem verzögert Quinoa das Altern, aktiviert das Gedächtnis und regeneriert die Nerven. Nicht zuletzt wirkt er antiseptisch und regt die Abwehrkraft an – ideal in Zeiten starker Belastung.

Bei der Sojasauce halten Sie am besten nach den traditionell hergestellten Sorten wie Shoyu oder Tamari Ausschau. Sie schmecken nicht nur am aromatischsten, sondern enthalten auch am meisten wertvolle Aminosäuren und Spurenelemente.

Ein Gericht, bei dem alle *Dosha*-Typen nach Herzenslust zugreifen können.

Für 4 Personen

150 g Quinoa
500 ml Wasser
250 g Zucchini
150 g gelbe Paprika
250 g Mungsprossen
  (erhältlich als Sojasprossen)
3 EL Korianderblätter
4 EL Olivenöl
2 TL frisch geriebener Ingwer
½ TL Asafoetida
1½ TL Curry
3 EL Sojasauce
3 EL Joghurt oder Buttermilch (bzw. Reismilch)
½ – 1 TL Steinsalz bzw. Meersalz
¾ TL Pfeffer
1 TL Zitronensaft

1) Quinoa in einem feinen Sieb unter fließendem Wasser spülen und in einem Topf mit Wasser etwa 15 Minuten weich kochen. Anschließend in das Sieb gießen und nochmals mit warmem Wasser spülen.
2) Zucchini und Paprika waschen und in feine Streifen schneiden. Mungsprossen unter fließendem Wasser spülen und abtropfen lassen. Korianderblätter waschen und fein hacken.
3) Olivenöl in einer großen Pfanne erhitzen. Paprika und Zucchini mit Ingwer, Asafoetida und Curry etwa 5 Minuten anrösten. Dann Mungsprossen und Sojasauce dazugeben und zugedeckt weitere 5 Minuten köcheln lassen. Nun den abgetropften Quinoa, die gehackten Korianderblätter, Joghurt oder Buttermilch (bzw. Reismilch), Salz und Pfeffer hinzufügen und alles noch einmal aufkochen lassen.
4) Zitronensaft darüber geben und heiß servieren.

Pitta-Typ: Falls Ihr Pitta zu stark ist, können Sie Sojasauce und Joghurt weglassen oder stattdessen Sahne bzw. Reismilch verwenden.

Vata-Typ: Manche Vata-Naturelle können die Schale der Paprika nur schwer verdauen. In diesem Fall die Paprika vorher in Wasser kochen und die Haut abziehen.

Kartoffelpüree mit Safran

Wirkt Kapha erhöhend

Glück kommt von innen. Die kleinen orangegelben Safranfäden waren seit jeher ein begehrtes Gewürz. Und ein kostspieliges dazu: Im Mittelalter konnte man eher einen Kredit auf die Hinterlegung von Safran bekommen als auf Immobilien. Jede Blüte des ursprünglich aus Kaschmir stammenden Krokus enthält nämlich nur drei bis vier Safranfäden.
Glücklicherweise braucht man nicht viel von ihm, um Speisen zu aromatisieren – und um der Gesundheit einen Gefallen zu tun. Safran stärkt Herz und Magen und wirkt vitalisierend, auch auf Blutbildung, Kreislauf, Leber, Milz und die weiblichen Unterleibsorgane. Ayurveda-Ärzte schätzen seinen schmerzstillenden, krampflösenden, antiseptischen, leicht abführenden und harntreibenden Einfluss. Safran besänftigt Regelbeschwerden und vermehrt die Muttermilch. Zudem sorgt er für einen gesunden Teint und harmonisiert Vata, Pitta und Kapha zugleich. Vielleicht am wichtigsten ist allerdings sein Einfluss auf unsere Stimmung: Safran verleiht Liebe, Hingabe und Mitgefühl – und macht uns glücklich.
Ein ideales Gericht für Vata- und Pitta-Frauen.

Für 4 Personen

750 g Kartoffeln
1 TL gemahlener Safran bzw. 8 Safranfäden
300 ml Milch
50 g Butter
1½ TL Meersalz
½ – ¾ TL weißer Pfeffer
3 EL Sahne
3 EL frisch gehackte Petersilie

1) Kartoffeln waschen, weich kochen und pellen. Safranfäden mit der Milch in einer Tasse einweichen bzw. mit gemahlenem Safran verrühren.
2) Kartoffeln in einem Topf zu Püree zerstampfen. Mit der Safranmilch, Butter, Meersalz, Pfeffer und Sahne zu einer homogenen Masse rühren und noch einmal kurz aufkochen lassen. Zum Abschluss mit Petersilie bestreuen.

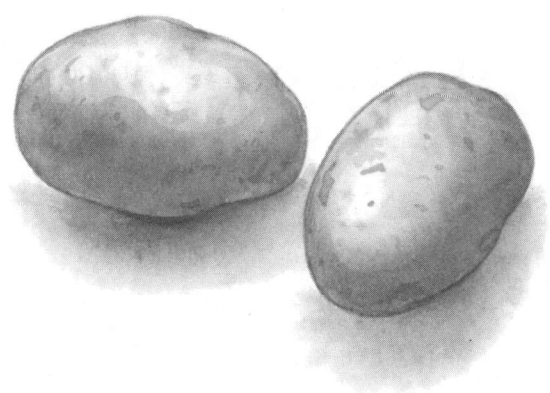

Kürbis-Kartoffel-Kroketten mit Kokos

Wirkt Kapha und sanft Vata erhöhend

Stärke aus den Tropen. Tapioka sind weißlich gekörnte Perlchen, die aus der gereinigten Stärke der tropischen Maniokwurzel gewonnen werden. Allmählich spricht es sich auch in unseren Breiten herum, dass Tapioka der Gesundheit einiges zu bieten hat. Der hohe Gehalt an verwertbaren Kohlenhydraten bringt Muskeln, Gehirn und Stoffwechsel auf Trab. Weiter glänzen die Stärkekügelchen mit Mineralstoffen wie Eisen, das die Blutbildung fördert. Nicht zu vergessen sind noch Carotin, der Vitamin-B-Komplex und Vitamin C, ideal für Haut, Augen und das Immunsystem. Nach dem Ayurveda erhöht Tapioka sanft Kapha und auch sanft Vata.

Mit Kokosflocken kommt nicht nur eine aparte Geschmacksnuance auf den Esstisch, sondern auch Kohlenhydrate, Proteine, Vitamine E und B sowie Mineralien und wertvolle Spurenelemente. Kokosflocken unterstützen die Reinigung von Haut und Blase und stärken das Herz.

Eine Gaumen-Kreation, wie geschaffen für Pitta- und in Maßen auch für Vata-Konstitutionen.

Für 45 Kroketten

500 g Kürbis
750 g Kartoffeln
125 ml Wasser
150 g Tapioka/Sago
150 g Kokosflocken
50 g Kartoffelmehl
1 TL schwarzer Pfeffer
¾ TL frisch geriebener Muskat
2 TL Steinsalz bzw. Meersalz

Zum Wälzen:
150 g Kokosflocken

Zum Frittieren:
Ghee bzw. Sonnenblumenöl

1) Kürbis und Kartoffeln waschen, schälen und Kürbiskerne entfernen. Beide Gemüse in kleine Würfel schneiden und in einem Topf mit Wasser abgedeckt 10 – 15 Minuten weich kochen.
2) Kartoffel-Kürbis-Masse zu Brei zerstampfen, mit Tapioka, Kokosflocken, Kartoffelmehl, Gewürzen und Salz mischen und zu Bällchen bzw. länglichen Kroketten formen. Diese in einem Teller mit Kokosflocken wälzen und in heißem Öl bzw. Ghee goldbraun und knusprig frittieren.

> Kroketten oder Bällchen sind eine köstliche Beilage zu Gemüsegerichten oder auch ein willkommener Snack mit einem Chutney wie Dattel-Tamarinden-Chutney (S. 244).

Dosa (Südindische Pfannkuchen)

Wirkt Kapha und sanft Pitta erhöhend

Spezialität aus dem Süden. Was Pasta für die Italiener ist, das ist Dosa für die Südinder. Vom Frühstück bis zum späten Abendessen, die dünnen Knusperpfannkuchen aus Reis und Urad Dal (einer Linsenart) sind dort überall gern gesehen – und gern gegessen.

Dünn mögen sie ja sein, doch Dosas haben es dennoch in sich. Urad Dal besitzt von allen Dalsorten die meisten Nährwerte. Sein besonders hoher Eisengehalt fördert die Blutbildung, Kalium und Magnesium schützen das Herz, Kalzium, Kupfer und Phosphor stärken die Knochen. Nach dem Ayurveda wirkt Urad Dal erfrischend, stärkend und harntreibend. In Zeiten des Aufbaus oder der Schwäche schenkt er körperliche und geistige Energie. Urad Dal gilt als Aphrodisiakum, fördert die Fruchtbarkeit und regt außerdem den Milchfluss stillender Mütter an. Zusammen mit Reis ist Urad Dal eines der Nahrungsmittel mit der größten biologischen Wertigkeit.

Ein ideales Gericht für Vata- und in Maßen auch für Pitta-Frauen.

Für etwa 16 bis 18 Stück

150 g Urad Dal (kleine weiße geschälte Linsen)
350 g Vollkorn-Basmatireis oder anderer Reis nach Wahl
Wasser zum Einweichen
1 TL Vollrohrzucker
2 TL Meersalz
Ghee bzw. Sonnenblumenöl zum Braten

1) Urad Dal und Reis verlesen, waschen und in der doppelten Menge Wasser 6 Stunden oder über Nacht einweichen.
2) Dal und Reis erneut waschen, abtropfen lassen und in einem Mixer fein pürieren. Nur so viel Wasser dazugeben, dass ein feiner Brei entsteht. Das Püree mit Vollrohrzucker und Salz in einer großen Schüssel kräftig verrühren (der Teig braucht Platz). Schüssel abgedeckt an einem warmen Ort mindestens 3 – 4 Stunden (oder besser über Nacht) stehen lassen, bis der Teig fermentiert. Wenn auf der Oberfläche viele kleine Bläschen zu sehen sind, ist der Teig fertig. In einer warmen Küche oder im Sommer geht es schneller.
3) Eventuell noch etwas Wasser unter die Teigmasse schlagen, damit ein sehr flüssiger Pfannkuchenteig entsteht. Eine Antihaftpfanne auf mittlere Hitze vorwärmen und mit ½ TL Ghee bzw. Öl einfetten. Es ist heiß genug, wenn ein auf die Pfanne gespritzter Tropfen tanzt und zischt.
4) 4 EL des dünnflüssigen Teiges in die Pfanne gießen und mit dem Löffelrücken von der Mitte her geschwind kreisförmig und dünn ausstreichen. Diese Menge ergibt einen großen dünnen Dosa von etwa 20 cm Durchmesser. (Die Kunst besteht darin, dass Sie den Teig möglichst flink und dünn ausstreichen, bevor die Hitze ihn erstarren lässt.) Den Dosa 2 – 3 Minuten backen, bis er goldbraun ist, und dann einmal umwenden. Die zweite Seite benötigt nur noch die Hälfte der Zeit.
5) Alle Dosas nacheinander backen, bis der Teig aufgebraucht ist. Pfanne nur einfetten, wenn die Dosas anzukleben beginnen.

> Dosas am besten heiß aus der Pfanne servieren oder auf einem Teller im Backofen warm halten. Besonders lecker schmeckt dazu Avocado-Kokos-Chutney (S. 242) und süßer Kokosdal (S. 161).
> Urad Dal bekommen Sie in indischen Lebensmittelgeschäften bzw. beim Gewürzversand (S. 306).

Kichererbsen-Pfannkuchen mit Kapern

Wirkt sanft Vata erhöhend

Außergewöhnlich lecker. Nicht nur das spezielle nussartige Aroma hat Köchinnen und Köche rund um den Erdball zu zahllosen Kichererbsen-Köstlichkeiten angeregt. Kichererbsen sind darüber hinaus unbändige Energie- und Kraftpakete. Mit 20 % Eiweiß, einem hohen Anteil an essenziellen Aminosäuren, 60 % Kohlenhydraten, dazu noch viel Eisen und Vitaminen stehen sie an der Spitze aller Bohnensorten: ideal für Herz, Gewebe und Knochen. Das Öl der Kichererbse senkt den Blutcholesterinspiegel und beugt damit der Arteriosklerose vor. Und ihre relativ hohen Mengen an Kalzium und Phosphor beugen Osteoporose vor. Nicht zuletzt schützen sie vor Hautausschlägen und reinigen die Haut.

Sonnenblumen und ihr Öl sind im Ayurveda etwas Besonderes. Denn sie liefern nicht nur wertvolles Eiweiß, Eisen und Energie, sondern wirken auch auf alle Konstitutionstypen ausgleichend. Mit dem hohen Anteil an ungesättigten Fettsäuren, vor allem Linolsäure und Lecithin, hält Sonnenblumenöl die Blutgefäße sauber und nährt das Gehirn. Ein leckeres Gericht für Kapha-, Pitta- und in Maßen auch für Vata-Frauen.

Ergibt 6 Pfannkuchen

300 g Kichererbsenmehl
450 ml Wasser
1 ½ TL Meersalz
1 EL frischer Rosmarin
1 EL Sonnenblumen- oder Olivenöl
Sonnenblumen- bzw. Olivenöl für die Pfanne
2 – 3 TL in Olivenöl eingelegte Kapern

1) Kichererbsenmehl in eine Schüssel sieben. Zuerst mit wenig Wasser anteigen, damit sich keine Klümpchen bilden. Nun das restliche Wasser dazugießen und zu einem Pfannkuchenteig rühren. Salz, Rosmarin und Öl unterrühren und den Teig mindestens 30 Minuten ruhen lassen.
2) Eine Pfanne mit etwas Sonnenblumen- bzw. Olivenöl erhitzen. Abgetropfte Kapern unter den Teig rühren und nacheinander die Pfannkuchen ausbacken.

Am köstlichsten schmecken Kichererbsen-Pfannkuchen natürlich heiß serviert – einfach so, z. B. mit einem Rote-Bete-Dip (S. 241), oder als Beilage zu Suppen. Wie dick oder dünn sie herausgebacken werden, bleibt Ihnen überlassen.

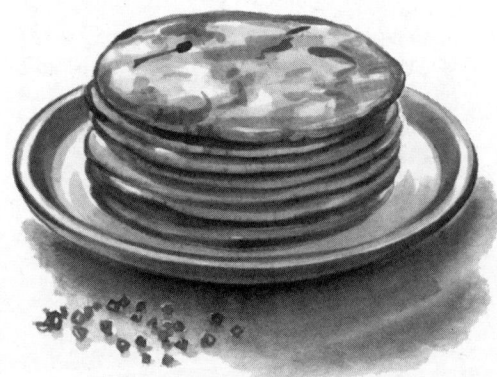

Kräuterpfannkuchen

Wirkt sanft Vata erhöhend

Das Beste ist rund. Kalorienkalkulationen und Schlankheits-Diäten liegen dem Ayurveda ganz und gar nicht. Wer sich nicht wohl in seinem Körper fühlt, dem wird statt Hungern eher eine Ernährungsumstellung helfen und – meist liegt es eben daran – auf Zwischenmahlzeiten und Naschen zu verzichten. Wie gesagt, es geht ums Wohlfühlen. Gerste ist dafür genau das Richtige. Mit ihrer Kieselsäure stärkt sie das Bindegewebe und pflegt Haare und Nägel. Und mit ihren restlichen Inhaltsstoffen hilft sie bei Magenbeschwerden, Asthma, Durchfall, Fieber sowie bei Hitzewallungen der Wechseljahre. Gern greifen auch stillende Mütter, die ihren Milchfluss anregen wollen, auf Gerste zurück. Weil Gerstenmehl wenig Klebereiweiß enthält, kann es ein Ausweg für Gluten-Allergiker sein. Allerdings besitzt Gerste dadurch etwas ungewohnte Backeigenschaften. Beginnen Sie deswegen erst mal mit kleinen Pfannkuchen, bis Sie sich an die etwas unterschiedlichen Teigeigenschaften gewöhnt haben.
Dieses Gericht ist ideal für Kapha- und Pitta- und in Maßen für Vata-Typen.

Für 4 Personen

250 g Gerstenvollkornmehl
50 g Dinkelmehl (Typ 1050)
¾ – 1 TL Meersalz
1 TL Kurkuma
½ TL gemahlener Koriander
½ TL Ingwerpulver
¾ TL frisch gemahlener schwarzer Pfeffer
etwa 650 ml Mineralwasser
1 fein gehackte frische grüne Chili
4 EL frisch gehackte Kräuter nach Wahl
  (z. B. Salbei, Rosmarin, Basilikum, Thymian)
wenig Sonnenblumenöl für die Pfanne

1) Gersten- und Dinkelmehl, Salz und Gewürze in einer Schüssel mischen und nach und nach mit dem Mineralwasser zu einem glatten Teig verrühren (da die Flüssigkeitsmenge variieren kann, nicht gleich das ganze Wasser hineingeben). 15 Minuten quellen lassen.
2) Pfannkuchenteig noch einmal umrühren. Falls er zu dickflüssig geworden ist, noch etwas Mineralwasser zugeben. Gehackte Chili und Kräuter unterheben.
3) Eine Antihaftpfanne mit 1½ TL Sonnenblumenöl erhitzen und so schwenken, dass sich das Öl überallhin verteilt. Nach und nach dünne Pfannkuchen herausbraten.
4) Fertige Pfannkuchen auf einem mit Küchenpapier belegten Teller im Backofen bei 50 °C warm halten.

> Wie wär's mit einer köstlichen Füllung aus gedünstetem Gemüse mit Artischocken-Rucola-Dip (S. 240) und dazu frischem Salat? Und falls noch Pfannkuchen übrig bleiben, gibt's am Abend Pfannkuchensuppe – herrlich!

Käse-Kräuter-Fritten (Käsepakoras)

Wirkt Kapha erhöhend

Die Kraft der grünen Kräuter. Sie gehören zu den wertvollsten Gaben, die unsere gebefreudige Mutter Erde für uns bereit hält, und dies sogar in verschwenderischer Fülle.

Salbei ist seit alters her nicht nur ein aromatisches Gewürz, sondern auch eine geschätzte Heilpflanze. Wenn es um die Anregung von Appetit, Verdauung und Stoffwechsel geht, sind Sie mit Salbei immer gut bedient. Außerdem hilft Salbei beim Abstillen, lindert Hitzewallungen der Wechseljahre und entspannt den Magen-Darm-Bereich. Seine ätherischen Öle und Gerbstoffe hemmen Entzündungen und können sogar Bakterien und Pilze vernichten. Nicht zuletzt befreit Salbei uns von störenden Emotionen und fördert Ruhe und Klarheit.

Thymian bringt ebenfalls Sonne in die Küche und ins Gemüt – selbst im tiefen Winter. Durch ihn bekommen unsere Speisen einen kräftigen Stoß an Chlorophyll, Vitaminen und Mineralien. Er stärkt das Herz, macht fette Speisen bekömmlicher und beruhigt nervöse Magennerven. Nicht zuletzt entspannt Thymian und fördert den Schlaf.

Ein Gericht, wie geschaffen für Pitta- und Vata-Frauen.

Für 4 Personen

Für den Frischkäse:
2 l Milch
Saft von 1½ – 2 Zitronen
10 frische Salbeiblätter
1 EL frische Thymianblätter
3 EL frisches Basilikum
½ TL Steinsalz bzw. Meersalz

Für den Teig:
150 g Kichererbsenmehl
200 – 225 ml Mineralwasser
½ TL Cayennepfeffer
1 TL Kurkuma
1½ EL Schwarzkümmel (Kalonji) bzw. Sesam
1 TL Steinsalz bzw. Meersalz
Ghee bzw. Sonnenblumenöl für die Pfanne

1) Weichen Frischkäse herstellen (Anleitung S. 290). Frische Kräuter waschen und fein hacken. Alle Zutaten für den Teig verrühren, die Konsistenz sollte einem Pfannkuchenteig ähneln.
2) Den abgetropften Käse aus dem Baumwolltuch nehmen und in einer Schüssel mit den frischen Kräutern und Salz verkneten. Käsemasse zu pflaumengroßen Bällchen formen und flach drücken.
3) Ghee bzw. Öl in einer großen Pfanne erhitzen. Käsefrikadellen in den Teig tauchen und in dem heißen Fett goldbraun knusprig braten.

Beilagen und Snacks

Artischocken mit Salbei im Teigmantel

Wirkt sanft Kapha erhöhend

Versteckte Feinschmecker. Wer Artischocken zum ersten Mal sieht, kann sich kaum vorstellen, dass diese mannshohe Distelart ein hoch geschätztes Gemüse ist. Was so gut schmeckt, ist das Edelste an der Pflanze: die Knospen- oder Blütenblätter und der Blütenboden. Auch in puncto Gesundheit haben Artischocken viel zu bieten, wie wertvolle Vitamine und heilsame Flavone. Mit ihrem Inulin aktivieren Artischocken Leber und Galle und senken die Blutfettwerte. Ihre verschiedenen Enzyme stimulieren Schleimhäute und innere Drüsen, lindern Blasen- und Nierenschwäche und helfen beim Abnehmen.

Zitronensaft mit seinem hohen Vitamin-C-Gehalt ist genau das Richtige in Zeiten erhöhter körperlicher wie psychischer Belastung, wie während der Schwangerschaft, bei Infektionskrankheiten, Krebs oder Diabetes. Außerdem stärkt Zitronensaft das Zahnfleisch, sorgt für einen frischen Atem und lindert Unterleibskrämpfe. Nach dem Ayurveda erhöht Zitronensaft Pitta.

Eine Delikatesse für Vata- und Pitta-Frauen und in Maßen auch für Kapha.

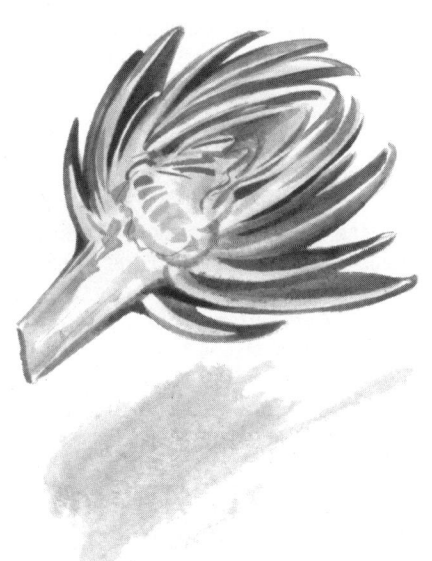

Für 4 Personen

200 g Dinkelmehl Type 1050
400 ml Mineralwasser
1½ TL Meersalz
¾ TL schwarzer Pfeffer
¼ TL frisch geriebener Muskat
¼ TL Zimt
5 frische Artischocken
Saft von ½ Zitrone
20 frische Salbeiblätter
Oliven- bzw. Sonnenblumenöl zum Frittieren

1) Mehl in eine Schüssel geben und mit dem Mineralwasser zu einem flüssigen, klümpchenfreien Teig rühren. Salz und Gewürze dazugeben und 30 Minuten ruhen lassen.
2) Artischocken waschen und die äußeren harten Blätter entfernen. Mit einer Schere die verbleibenden harten Blattspitzen kappen, Artischocken vierteln und das ungenießbare Heu entfernen. Damit die Artischocken sich nicht verfärben, in einer Schüssel mit Wasser und dem Zitronensaft einlegen. Salbeiblätter waschen und trocken tupfen.
3) Je nachdem, ob Sie die Artischocken in heißem Öl frittieren wollen oder einfach in einer Pfanne backen möchten, einen entsprechenden Topf bzw. Pfanne mit der erwünschten Ölmenge erhitzen. Abgetropfte Artischockenviertel in den Teig tauchen und im heißen Öl goldbraun und knusprig backen. Die Salbeiblätter ebenso in den Teig tauchen und knusprig backen.
4) Die fertig frittierten Stücke in einem Sieb abtropfen lassen und auf eine mit Küchenpapier ausgelegte Servierplatte anrichten, damit überschüssiges Öl noch aufgesogen werden kann. Sofort servieren.

Probieren Sie dazu z. B. ein süß-saures Dattel-Tamarinden-Chutney (S. 244).

Petersilienwürfel in Tomatensauce

Wirkt Pitta und sanft Kapha erhöhend

Aroma und geheimnisvolle Wirkkräfte schrieb man der Petersilie schon bei den Germanen zu. Und von Plinius wissen wir, wie sehr man sie auch in römischen Küchen schätzte. Aus gutem Grund, denn 1 EL gehackte Petersilie deckt schon zwei Drittel des Tagesbedarfs an Vitamin C. Außerdem ist sie ein Schatzkästchen an B-Vitaminen und Mineralien, allen voran das herzfreundliche Kalium. Dazu kommen noch Bioflavone, welche die Gefäße abdichten, Entzündungen hemmen und antiallergisch wirken, sowie Stoffe mit natürlichen östrogenartigen Eigenschaften. Petersilie lindert Krämpfe und Regelbeschwerden, löst Blähungen und hilft Müttern beim Abstillen.

Tomaten sind sehr kalorienarm, entwässern und wirken Blutdruck senkend. Mit ihren Mineralien fördern sie die Blutbildung und helfen bei Durchblutungsstörungen. Außerdem vermehren sie den Gallenfluss und helfen der Leber bei ihren Reinigungsarbeiten. Ganz besonders gut tun sie allerdings unserer Psyche: Tomaten machen munter und optimistisch.

Ein leckeres Gericht, wie geschaffen für Vata-Typen und in Maßen auch für Kapha-Frauen.

Für 4 Personen

Für die Petersilienwürfel:
200 g Kichererbsenmehl
1 – 2 kleine getrocknete rote Chili
¾ TL Kurkuma
1½ – 2 TL Meersalz
250 g Joghurt
400 ml Wasser
4 EL frisch gehackte Petersilie
1 EL frische Thymianblätter

Zum Braten:
Ghee bzw. Sonnenblumenöl

Für die Tomatensauce:
1½ EL Ghee bzw. Sonnenblumenöl
1 TL Kreuzkümmelsamen
¼ TL Asafoetida
1½ TL gemahlener Koriander
1 EL frisch geriebener Ingwer
400 g Tomatenpüree (aus dem Glas)
100 ml Wasser
1 – 2 EL getrockneter Oregano
¾ TL Meersalz

1) Kichererbsenmehl in eine Schüssel sieben. Chili im Mörser zerstoßen und mit Kurkuma und Salz unter das Mehl mischen. Nach und nach Joghurt, Wasser, Petersilie und Thymian beigeben und zu einem glatten, pfannkuchenartigen Teig rühren.

2) Teigmasse in einen mit kaltem Wasser ausgespülten Topf gießen und bei mittlerer Hitze unter häufigem Rühren 10 – 15 Minuten köcheln lassen. Der Teig wird recht zähflüssig, achten Sie darauf, dass er nicht ansetzt, evtl. die Temperatur etwas verringern und gut umrühren. Der Teig ist fertig, wenn ein Probeklecks auf einer kalten Fläche fest wird. Nun die Teigmasse auf ein Backblech geben und mit einem Spatel rasch zu einem kleinen Rechteck von etwa 3 cm Höhe streichen. Teigmasse abkühlen und erstarren lassen.

3) Für die Tomatensauce Ghee bzw. Öl in einem kleinen Topf erhitzen und darin Kreuzkümmel einige Sekunden leicht anrösten. Asafoetida, Koriander und Ingwer beigeben und einige Sekunden später mit Tomatenpüree und Wasser aufgießen. Tomatensauce bei schwacher Hitze 15 – 20 Minuten köcheln lassen, bis sie etwas eingedickt ist. Anschließend mit Oregano und Salz würzen.

4) Die abgekühlte und erstarrte Teigmasse in kleine Würfel schneiden und nach und nach in einer Pfanne mit Ghee bzw. Sonnenblumenöl goldbraun anbraten. Dabei die Würfel häufig wenden, damit alle Seiten gleichmäßig bräunen. Fertige Würfel in eine Schüssel geben und mit der Tomatensauce servieren.

Pitta-Typ: Servieren Sie an Stelle der Tomatensauce ein erfrischend köstliches Korianderchutney (S. 243).

Noch etwas Fladenbrot oder grüne Frikadellen (S. 229) dazu und fertig ist die leicht-leckere Mahlzeit.

Pikantes aus dem Backofen

Nun kommt das Beste! Für Vata-Frauen ist Pikantes aus dem Backofen genau richtig, Hauptsache, es ist warm und würzig, leicht und lecker. Das gibt neue Kraft und Schwung, um wieder offen und intuitiv, sensibel und wendig zu werden, denn genau das sind die Stärken jeder Vata-Frau.

Pitta-Frauen essen gern Pikantes. Schön, wenn sie sich auch die Zeit dafür nehmen, denn etwas Ruhe und Abkühlung bekommen ihnen bestens. Getreide oder Gemüse sind dafür goldrichtig, nur bitte nicht scharf. Denn Pep und Engagement finden sich schon genug in ihrem Leben, das Essen sollte da eher einen Ausgleich bieten.

Leben hat für die Kapha-Frau Methode, sie geht den Dingen auf den Grund, ist geduldig und konsequent. Pikantes, vor allem wenn es warm, leicht oder auch etwas bitter ist, hilft ihr dabei. Dadurch gewinnt sie zusätzlich zu all ihren anderen geschätzten Eigenschaften auch noch Flexibilität und Einfühlungsvermögen.

Gegrillter Radicchio

Wirkt sanft Vata erhöhend

Augenweide und Gaumenfreude zugleich ist der Radicchio mit seinen aparten violetten Blättern. Sein zartbitterer, nussartiger Geschmack macht ihn so aromatisch, dass es sich lohnt, ihn auch einmal allein zu essen – wie in diesem Rezept.

Mit seinen Bitter- und Gerbstoffen regt Radicchio den Appetit an, bringt den Leber- und Gallenfluss in Gang und besänftigt Magenbeschwerden. Wo immer der Stoffwechsel gestört ist, kann Radicchio Abhilfe schaffen, auch bei den überfallsartigen Schweißausbrüchen der Wechseljahre. Nicht zuletzt lindert er Ödeme und kurbelt Blutbildung und Kreislauf an.

Die Zeiten, als Pfeffer mit schierem Gold aufgewogen wurde, gehören der Vergangenheit an. Und dennoch darf Pfeffer in keiner Küche der Welt mehr fehlen. Verantwortlich dafür sind vor allem seine ätherischen Öle, die Appetit schaffen, Verdauung und Kreislauf anregen, Schmerzen stillen und sogar Darmparasiten vernichten können. Mit seinen schmerzstillenden und krampflösenden Wirkungen ist Pfeffer auch bei Kapha-bedingten Regel- und Unterleibsbeschwerden hoch willkommen.

Ein ideales Gericht für Pitta- und Kapha- und in Maßen auch für Vata-Frauen.

Für 4 Personen

500 g Radicchio
6 EL Olivenöl
¾ TL Meersalz
½ TL schwarzer Pfeffer
200 g Doppelrahm-Frischkäse
6 EL frisch gehacktes Basilikum
2 EL Wasser
1 frische Peperoni bzw. ¼ TL Cayennepfeffer

1) Radicchio waschen, vierteln, bitteren Mittelstrunk entfernen und die Viertel in eine mit 2 EL Olivenöl eingefettete Auflaufform legen.
2) Radicchiostücke jeweils mit 1 EL Olivenöl beträufeln, einer Prise Meersalz und etwas Pfeffer aus der Mühle bestreuen. Bei 180 °C 5 Minuten backen. In der Zwischenzeit den Doppelrahm-Frischkäse mit Basilikum, Pfeffer, Salz und etwa 2 EL Wasser verrühren. Die Peperoni waschen, halbieren, entkernen, fein hacken und mit dem Frischkäse verrühren.
3) Die Frischkäse-Creme auf die Radicchioviertel geben und weitere 5 – 8 Minuten backen.

> Eine edle Vorspeise, die immer schmeckt – egal, ob warm oder kalt.

Gemüseauflauf mit Artischocken

Wirkt sanft Kapha erhöhend

Gourmetgenüsse. Bis zum Ende des 18. Jahrhunderts waren Artischocken – eine große Distelart – ein exklusives Feinschmeckergemüse, das sich nur der reiche Adel leisten konnte. Heutzutage hat sich das geändert, doch begehrt ist immer noch das Edelste an diesem wunderbaren Gemüse: die Knospen- oder Blütenblätter und der Blütenboden. Statt der sonst bei Gemüsen verbreiteten Stärke enthalten Artischocken viel Inulin, was die Leber- und Gallentätigkeit anregt und die Blutfettwerte senkt. Und ihre Enzyme und Flavone stimulieren Schleimhäute und innere Drüsen: genau das Richtige bei Drüsen-, Blasen- und Nierenschwäche. Blumenkohl ist von allen Kohlarten der zarteste, was ihn für Magen- und Darmempfindliche sowie für Diabetiker äußerst bekömmlich macht. Darüber hinaus fördert Blumenkohl die Blutbildung, reinigt und stärkt Gefäße und Nieren. Mit reichlich Mineralstoffen und Spurenelementen schließlich vertreibt er auch den letzten Rest an Müdigkeit und hält vital.

Ein köstliches Gericht für Vata- und Pitta-Frauen und gelegentlich auch für Kapha-Typen.

Für 4 Personen

300 g Blumenkohl
300 g Fenchel
125 g Zucchini
300 ml Wasser
150 g Artischocken (tiefgefroren bzw. eingelegt)

Für die Sauce:

2 EL Ghee bzw. Olivenöl
3 EL Maisstärke
50 ml kaltes Wasser
200 ml Gemüsekochwasser
200 ml Sahne
¼ TL frisch geriebener Muskat
1 EL frisch geriebener Ingwer
¾ TL schwarzer Pfeffer
1 TL Meersalz
2 EL gehackte frische Salbeiblätter
1 EL frische Thymianblätter
50 g gemahlene Sonnenblumenkerne
3 EL Pinienkerne

1) Gemüse waschen. Blumenkohl in kleine Röschen teilen. Fenchel in dünne Scheiben schneiden. Fenchelgrün fein hacken. Zucchini in Scheiben schneiden. Auflaufform einfetten.
2) Fenchel und Blumenkohl in einen Topf geben und mit Wasser 10 Minuten zugedeckt kochen. Die Zucchini (und evtl. die aufgetauten Artischocken) hinzugeben und weitere 4 Minuten köcheln lassen, bis die Gemüse fast gar sind. Gemüse abseihen und das Kochwasser aufheben. Backofen auf 200 °C vorheizen.
3) Für die Sauce Ghee bzw. Olivenöl in einem kleinen Topf erhitzen und darin Maisstärke unter ständigem Rühren 30 Sekunden anrösten, ohne zu bräunen. Vorsichtig mit kaltem Wasser aufgießen und zu einer glatten Masse rühren. Nun Gemüsekochwasser, Sahne, Muskat, Ingwer, Pfeffer, Salz, Kräuter und gemahlene Sonnenblumenkerne zugeben und die Sauce bei schwacher Hitze 3 Minuten köcheln lassen.
4) Gemüse in der Auflaufform verteilen (falls Sie eingelegte Artischocken verwenden, diese jetzt hinzufügen). Mit der Sauce begießen und den Pinienkernen bestreuen. Anschließend 15 – 20 Minuten bei 200 °C (Oberhitze) goldbraun überbacken.

> Servieren Sie dazu z. B. roten Reis (S. 193) oder Kartoffelpüree mit Safran (S. 203) und Salat.

Grüne Nester

Wirkt sanft Kapha erhöhend

Die Kunst des Genießens. Dass unsere italienischen Nachbarn hervorragende Gastgeber sind, ist weit bekannt. Doch was wirklich immer wieder fasziniert, ist ihre warme, offene und immer auch temperamentvolle Lebensart. Von gerade einer solchen Abendeinladung stammt dieses leckere Rezept.

Mangold ist ideal in der Sommerzeit, enthält er doch jede Menge Vitamine, Mineralstoffe, Spurenelemente und besonders viel Chlorophyll. Damit fördert er die Blutbildung, unterstützt die Nieren, entlastet die Leber in ihrer Fettverdauung und aktiviert die Abwehrkraft. Darüber hinaus entschlackt Mangold auch das Blut und sorgt für einen natürlichen Teint.

Olivenöl schätzt sowohl die Mittelmeerküche wie auch der Ayurveda als etwas besonders Wertvolles. Der Kenner – und das ist in südlichen Ländern jeder – schmeckt die Nuancen verschiedener Öle jeder Gegend leicht heraus. Fragen Sie in Ihrem nächsten Italien-Urlaub oder bei einem bekannten Italiener nach – man wird Ihnen sicher ein edles Öl präsentieren.

Ein ideales Gericht für Pitta- und Vata-Typen und in Maßen auch für Kapha-Konstitutionen.

Für 4 bis 6 Personen

Ergibt 6 Nester

1,2 kg Mangold
1 ½ TL Meersalz
2 EL Olivenöl
1 ½ EL getrockneter Oregano
150 g Doppelrahm-Frischkäse bzw. Hüttenkäse
½ TL frisch geriebener Muskat
¾ TL schwarzer Pfeffer

1) Mangold waschen, die weißen Stiele abschneiden und zur Seite legen (siehe Tipp). Mangoldblätter in grobe Stücke schneiden. 1 l Wasser in einem großen Topf mit ¾ TL Salz zum Kochen bringen und darin die Mangoldblätter 3 – 5 Minuten blanchieren. Dann den Mangold in einem Sieb abtropfen lassen und überschüssige Flüssigkeit herausdrücken. Mangold abkühlen lassen.

2) Backofen auf 200 °C vorheizen und Auflaufform mit Olivenöl einfetten. 1 EL Oregano unter den Frischkäse heben. Mangold in sechs fest zusammengedrückte Kugeln teilen, in die Form legen und mit etwas Muskat, Pfeffer und Salz bestreuen. In jede Kugel eine nestartige Vertiefung drücken und etwas Käse hineingeben. Noch ½ TL Oregano über die Nester streuen und im Backofen 25 Minuten goldbraun backen, bis der Käse zerlaufen und schön krustig ist. Nester heiß servieren.

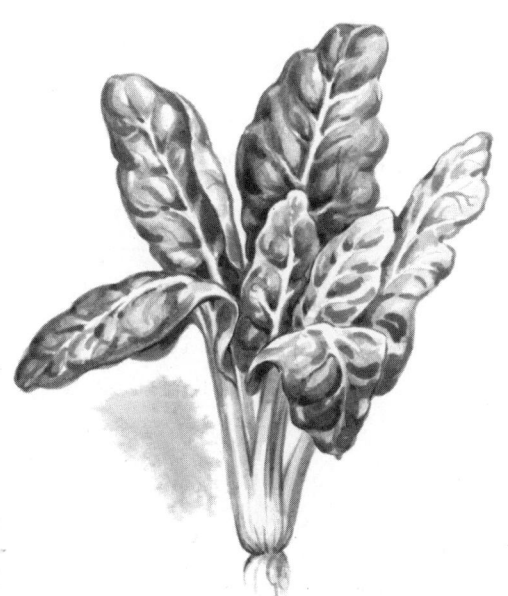

> Mit Mangoldstielen können Sie ein leckeres Gemüse zaubern: einfach dünsten und mit Olivenöl, Salz, Pfeffer und Oregano bestreuen.

Pikanter Dinkelkuchen mit Ricotta

Wirkt Kapha erhöhend

Leckeres vom Lande. Obwohl Dinkel neben Reis das älteste kultivierte Getreide ist, wäre er fast in Vergessenheit geraten. Kaum mehr baute man ihn noch an, dabei war seit Generationen das tägliche Brot mit Dinkel gebacken worden. Erst seitdem sein nussartiges Aroma und seine Heilwirkungen wieder bekannt und geschätzt sind, hat sich dies geändert. Dinkel enthält neben wertvollem Eiweiß, Vitaminen und Mineralstoffen alle essenziellen Aminosäuren sowie die herzfreundlichen ungesättigten Fettsäuren. Herausragend ist bei Dinkel der hohe Gehalt an Kieselsäure: günstig für Haut, Haare und Nägel, aber auch für das Denkvermögen und die Konzentration. Darüber hinaus regt Dinkel den Appetit und die Verdauung an und stärkt die Abwehrkraft. Er ist ideal in jeder Aufbauphase, in der Jugend wie im Alter, während Schwangerschaft und Stillzeit wie während der Wechseljahre. Auch nach einer Geburt und für einen gesunden Teint sind seine Gewebe stärkenden Eigenschaften hoch willkommen.
Ein ideales Gericht für Pitta- und Vata-Frauen.

1) Dinkelreis in einen Topf mit 750 ml Wasser geben. Bei mittlerer Hitze zugedeckt 15 – 20 Minuten kochen, bis die Körner weich sind und die Flüssigkeit absorbiert haben.
2) In der Zwischenzeit die Aubergine waschen und der Länge nach halbieren. Mit einigen Tropfen Olivenöl beträufelt im Backofen bei 220 °C 15 Minuten backen, bis das Fruchtfleisch weich ist. Die Oliven falls nötig entsteinen und halbieren. Borretschblätter waschen, trockenschütteln und fein hacken. Springform mit 2 EL Olivenöl einfetten und mit Semmelbröseln bzw. Kleie ausstreuen. Aubergine enthäuten und in Stücke schneiden.
3) Die weichen Dinkelkörner mit Ricotta, Aubergine, Käse, Oliven, Ingwer, Kräutern, Gewürzen und 1 EL Olivenöl vermengen, in die Springform geben und glatt streichen.
4) Dinkelkuchen 45 – 50 Minuten bei 200 °C goldbraun backen. Nach dem Backen den Kuchen einige Minuten in der Form setzen lassen, dann mit einem scharfen Messer vom Rand lösen und auf eine Servierplatte heben.

Für 4 Personen
Für eine Springform Ø 24 cm

300 g Dinkelreis (S. 125)
750 ml Wasser
200 g Aubergine
3 EL Olivenöl
1 Hand voll frische Borretschblätter
2 EL Semmelbrösel oder Kleie
250 g Ricotta
50 g frisch geriebener Brennnesselgouda oder Parmesan
20 schwarze Oliven
1 TL fein gehackter frischer Ingwer
2 EL frische Thymianblätter
2 TL Meersalz
1 TL schwarzer Pfeffer
½ TL frisch geriebener Muskat

> Dieser pikante Dinkelkuchen schmeckt besonders lecker zu Gemüsegerichten oder Salat.

Spinatkuchen mit Frischkäse

Wirkt Kapha erhöhend

Fast alles ist möglich, um aus zartem Spinat eine fantasievolle Delikatesse zu zaubern – und um auch wirklich alle seine Inhaltsstoffe richtig zu genießen. Zu nennen wären da nicht nur 10 Vitamine und 13 Mineralstoffe, die Blutbildung und Immunsystem stimulieren, sondern ebenso hochwertiges Eiweiß und die hormonähnliche Substanz Sekretin, das die Bauchspeicheldrüse anregt. Mit seinen Bitterstoffen fördert Spinat die Verdauung und wirkt als Tonikum für Herz, Leber und Nerven. Nicht zuletzt säubert Spinat das Blut und entgiftet den Körper, was ihn ideal für alle Reinigungs- und Entschlackungskuren macht. Nach dem Ayurveda wirkt Spinat kühlend, nährend, besänftigend und besitzt darüber hinaus auch leichte und trockene Eigenschaften. In kleinen Mengen vertragen ihn alle drei *Dosha*-Typen gut. Der Clou in diesem Rezept ist allerdings der selbst gemachte Frischkäse. Von allen Käsesorten ist er am bekömmlichsten, da er im Gegensatz zum schwer verdaulichen Hartkäse Vata und Pitta besänftigt. (Wie er gemacht wird, finden Sie auf S. 290.)
Ein delikates Gericht für Pitta- und Vata-Typen.

Für eine Springform Ø 26 bis 28 cm

Für den Mürbteig:
250 g Dinkelvollkornmehl
½ TL Natron
½ TL Meersalz
125 g kalte Butter
2 EL kaltes Wasser

Für den Frischkäse:
1 l Milch
Saft von ½ – 1 Zitrone

Zum Blindbacken:
500 g Hülsenfrüchte

Für den Belag:
500 g Spinat
40 g Pinienkerne
1 EL Olivenöl
1 TL frisch geriebener Ingwer
½ TL Paprika
¼ TL schwarzer Pfeffer
1 Prise frisch geriebener Muskat
1 Prise Zimt
1 TL Meersalz
150 g saure Sahne
¼ TL Kurkuma oder Curry
1 EL Kräuter der Provence

1) Alle Zutaten für den Mürbteig rasch verkneten und mindestens 30 Minuten zugedeckt kalt stellen.
2) Weichen Frischkäse aus 1 l Milch herstellen (Anleitung S. 290).
3) Den Teig zwischen zwei Frischhaltefolien ausrollen. Die gefettete Springform damit auskleiden, einen 3 cm hohen Rand bilden und mit einer Gabel mehrmals einstechen. Den Teigboden mit Pergamentpapier bedecken und mit Hülsenfrüchten bis zum Teigrand auffüllen.
4) Im vorgeheizten Ofen bei 190 °C 15 Minuten blindbacken. Danach die Hülsenfrüchte herausschütten (sie können anderweitig verwendet werden).
5) In der Zwischenzeit den Spinat waschen, von den groben Stielen befreien, abtropfen lassen und in feine Streifen schneiden.
6) Pinienkerne in einer Pfanne ohne Fett anrösten. Olivenöl in einem Topf erhitzen, Spinat hinzugeben und 3 – 4 Minuten leicht köcheln lassen. Ingwer, Paprika, Pfeffer, Muskatnuss, Zimt, Salz und Pinienkerne dazugeben und den Spinat von der Kochplatte nehmen.
7) Frischkäse, saure Sahne, Kurkuma und Kräuter der Provence in einer kleinen Schüssel zu einer geschmeidigen Masse verkneten.
8) Den Spinat auf den vorgebackenen Teigboden geben, die Käse-Sahne-Masse darüber verteilen und den Spinatkuchen nochmals 25 – 30 Minuten bei 190 °C backen, bis die Oberfläche goldbraun ist.

Herzhafte Kräuter-Landtorte

Wirkt Kapha erhöhend

Bring Sonne in die Küche und Kräuter auf den Esstisch. Selbst im tiefen Winter aromatisieren Kräuter unsere Speisen noch auf aparte Weise und schenken uns jede Menge Chlorophyll, Vitamine und Mineralien. Dill beispielsweise hält mit 7 % Mineralstoffen einen Spitzenrekord. Seine ätherischen Öle senken den Blutdruck, stärken das Herz und aktivieren Magen und Atmung. Außerdem reinigt Dill den Körper, pflegt die Haut – und hebt die Stimmung.
Schabzigerklee, auch Bockshornklee oder Methi genannt, wird im Ayurveda besonders hoch geschätzt. Er entschlackt und kurbelt nicht nur die Verdauung an, sondern stärkt auch das Herz. Außerdem lindert Bockshornklee Krämpfe, was ihn für Regel- und Unterleibsbeschwerden besonders interessant macht. Speziell die Samen fördern die Milchsekretion stillender Mütter. Darüber hinaus steigern sie die Abwehrkraft, reinigen das Blut, beseitigen Hautunreinheiten und verjüngen die Haut.
Ein ideales Gericht für Vata- und Pitta-Frauen.

Für eine Springform Ø 26 bis 28 cm

Für den Joghurtcreme-Ölteig:
200 g Joghurtcreme (aus 400 g Joghurt)
100 ml Wasser
125 ml Olivenöl bzw. Sonnenblumenöl
2 TL Meersalz
300 g Dinkelvollkornmehl
100 g Roggenvollkornmehl
1 TL Natron

Für den Frischkäse:
2 l Milch
Saft von 1½ – 2 Zitronen

Für die Kräuter-Creme-Füllung:
150 g saure Sahne
5 EL Joghurt
4 EL Sahne
1½ TL Grill-Gewürzsalz bzw. Kräutersalz
1 TL Schabzigerklee
¼ TL Paprika
¼ TL schwarzer Pfeffer

1 Bund frischer Dill bzw. Basilikum oder Petersilie
½ Salatgurke
5 – 6 Radieschen
2 – 3 Tomaten
1 Prise Meersalz
2 Prisen schwarzer Pfeffer

Für die Form:
Ghee, Haferflocken zum Ausstreuen

Zum Dekorieren:
Sprossen aus Kresse, Alfalfa, Bockshornklee etc. Blüten und Blätter der Kapuzinerkresse

1) Joghurt einige Stunden im Käsetuch abhängen, bis 200 g Joghurtcreme übrig geblieben sind.
2) Weichen Frischkäse aus 2 l Milch herstellen (S. 290). Die Springform einfetten und mit Haferflocken ausstreuen.
3) Joghurtcreme, Wasser, Öl und Salz mit dem Handrührgerät zu einer cremigen Masse schlagen. Nach und nach die beiden Mehle hineinsieben. Dabei das Backpulver unter das letzte Drittel des Mehles mischen.
4) Die Hälfte des Teigs einfüllen, glatt streichen und mit einer Gabel mehrmals einstechen. Den Teigboden bei 190 °C etwa 25 Minuten backen. Nach dem Backen auf einem Gitter auskühlen lassen. Mit der zweiten Teighälfte genauso verfahren.
5) Frischkäse aus dem Käsetuch nehmen, in eine Schüssel geben und mit den restlichen Milchprodukten und Gewürzen zu einer cremigen Masse verrühren, eventuell mit dem Handrührgerät. Kräuter waschen, trockenschütteln, fein hacken und unter die Käsecreme heben. Die Hälfte der Käsecreme auf einem Tortenboden verteilen.
6) Gemüse waschen. Gurke, Tomaten und Radieschen in dünne Scheiben schneiden. Mit der einen Hälfte des Gemüses den Tortenboden belegen und mit Salz und Pfeffer bestreuen. Den zweiten Boden darauf setzen, Käsecreme auf Boden und Rand verteilen. Mit übrigem Gemüse, Kräutern und Sprossen dekorieren.

Gebackener Kürbis alla Toscana

Wirkt Kapha erhöhend

Die essbare Verpackung. Der leuchtend orangefarbene Hokkaido-Kürbis muss nicht extra geschält werden, Sie können seine dünne Schale ohne weiteres mitessen.

Kleine Hokkaido haben ein fein faseriges Fruchtfleisch und schmecken aromatisch bis nussig. Mit ihrem ausgesprochen günstigen Natrium-Kalium-Verhältnis senken Hokkaido-Kürbisse den Bluthochdruck und entlasten Herz und Nieren. Extrem viel Beta-Carotin und Vitamin B pflegen die Haut, fördern die Sehkraft und stärken die Nerven. Und Kalzium und Eisen unterstützen die Blutbildung und das Knochenwachstum. Ob in der Kindheit, als Erwachsene oder im Alter, ob in der Pubertät, während Schwangerschaft und Stillzeit oder in den Wechseljahren – Kürbis hat immer etwas zu bieten.

Ein köstliches und originelles Rezept mit italienischer Note für Pitta- und Vata-Typen.
Buon appetito!

Für 4 Personen

1 orangefarbener Hokkaido-Kürbis
   (etwa 1750 g Bruttogewicht)
etwas Olivenöl
Fett für das Blech

Für die Füllung:
400 – 500 g Tomaten
400 – 500 g Nudeln
   (am besten kleine Sorten, z. B. Muscheln)
etwas Meersalz
300 g Zucchini
2 EL Olivenöl
1½ EL frisch geriebener Ingwer
1½ EL getrocknetes Basilikum oder
   1 Bund frisches Basilikum
1 TL getrockneter Thymian
1 TL gemahlener schwarzer Pfeffer
1 TL Meersalz
50 – 75 g gehackte schwarze Oliven
150 g saure Sahne oder 200 g Mozzarella
   (vegan: ein Schuss Sojadrink)

1) Backofen auf 200 °C vorheizen und ein Backblech einfetten. Hokkaido-Kürbis waschen und abtrocknen. Die Oberseite wie einen Deckel abschneiden, die Schnittflächen mit Olivenöl einfetten und den Deckel wieder aufsetzen. Kürbis mit Kernen 45 – 60 Minuten backen, bis das Kürbisfleisch weich ist.

2) Tomaten in der Zwischenzeit in kochend heißem Wasser blanchieren, enthäuten und klein schneiden.

3) Nudeln in einem Topf mit Salzwasser al dente (bissfest) kochen.

4) Zucchini waschen und in dünne Streifen schneiden. In einem Topf Olivenöl erhitzen, Ingwer und Zucchini anbraten und nach 4 – 5 Minuten Tomaten dazugeben. Mit Kräutern, Pfeffer, Salz und Oliven würzen. Falls Sie frisches Basilikum verwenden, dieses erst *nach* dem Kochen unterheben.

5) Die Kerne mitsamt den anhaftenden Fäden mit einem Löffel aus dem Kürbis nehmen und durch ein feines Sieb streichen. Das Kürbispüree (auch von der Unterseite des Siebes) in die Zucchini-Tomaten-Füllung geben. Nun mit einem Löffel aus dem Kürbis möglichst viel Fruchtfleisch herausschaben und zur Zucchini-Tomaten-Füllung geben. Achten Sie jedoch darauf, dass der Kürbis noch genügend Standfestigkeit behält. Nudeln und saure Sahne bzw. in Würfel geschnittenen Mozzarella ebenfalls in die Füllung mischen.

6) Das ausgehöhlte Kürbisinnere mit Salz einreiben und mit Olivenöl beträufeln. Die Füllung hineingeben, den Kürbisdeckel darauf setzen und im ausgeschalteten Backofen bis zum Servieren zusammen mit der restlichen Füllung warm halten.

> Servieren Sie den gebackenen Kürbis auf einer Platte und schneiden Sie für jede Portion ein »Kuchenstück« ab. Noch ein Salat dazu und Ihr Festmahl kann beginnen.

Dinkelgratin

Wirkt sanft Kapha und sanft Pitta erhöhend

»Die Gabe des Frohsinns« schrieb die heilkundige Benediktiner-Äbtissin Hildegard von Bingen im 12. Jahrhundert dem Dinkel zu, und bezeichnete ihn gar als »das beste Getreidekorn.« Auch der Ayurveda schätzt Dinkel neben Reis als eines der wertvollsten Getreide. Er regt den Appetit und die Verdauung an, fördert die Blutbildung und erhöht die Abwehrkraft. Außerdem stärkt er nicht nur das Bindegewebe, sondern stimuliert auch das Haarwachstum und verjüngt die Haut. Nicht zuletzt weckt er die Lebensgeister und die Vitalität. Tomaten sind immer mit dabei, wenn es um gute Laune und Stimmung geht. Zudem helfen sie bei der Blutbildung und bei Durchblutungsstörungen. Nicht zu verachten sind ebenfalls ihre zahlreichen Krebsschutz-Vitamine. Und wenn Ihre Leber, Galle oder gar Ihre Stimmung das nächste Mal darnieder liegen sollte, denken Sie an die roten Paradiesäpfel. Ein ideales Gericht für Vata- und gelegentlich auch für Kapha- und Pitta-Konstitutionen (siehe *Dosha-Tipp*).

Für 4 Personen

550 g Tomaten
150 g Stangensellerie
200 ml Olivenöl
3 EL frische Majoranblätter
2 EL frische Thymianblätter
1 kleiner Zweig frischer Rosmarin
1 TL Meersalz
1 TL schwarzer Pfeffer
200 g Dinkelreis (S. 125)
100 g Mozzarella
1 EL Zitronensaft

1) Tomaten in heißem Wasser blanchieren, enthäuten und in kleine Würfel schneiden.
2) Stangensellerie waschen und in sehr kleine Würfel schneiden. Beide Gemüse 2 – 3 Stunden in eine Auflaufform mit Olivenöl, Kräutern, Salz und Pfeffer einlegen.
3) Dinkelreis in einem Topf mit 500 ml Wasser bei mittlerer Hitze 15 Minuten kochen, bis die Körner weich sind.
4) Backofen auf 200 °C vorheizen. Gekochten und abgetropften Dinkel mit dem marinierten Gemüse mischen. Mit in Scheiben geschnittenem Mozzarella belegen und etwa 25 Minuten goldbraun backen. Vor dem Servieren mit etwas Zitronensaft beträufeln.

Pitta-Typ: Falls Ihr Pitta zu stark ist, reduzieren Sie die Tomaten auf die Hälfte oder ersetzen Sie sie durch klein geschnittenen Kürbis.

> Wenn's schnell gehen soll, können Sie auf das Überbacken verzichten: Einfach die zimmertemperierte Tomatenmischung unter den gekochten Dinkel heben, mit etwas Parmesan bestreuen und sofort servieren. Auch als kühler, erfrischender Sommer-Salat schmeckt dieses Dinkelgratin sehr lecker.

Kartoffel-Zucchini-Gratin

Wirkt Kapha erhöhend

»Schön rötlich die Kartoffeln sind und weiß wie Alabaster« dichtete der Hamburger Volkslyriker Matthias Claudius vor gut 200 Jahren. Zu seinen Lebzeiten waren die dollen Knollen bei uns gerade erst populär geworden. Dann jedoch war ihr Siegeszug nicht mehr aufzuhalten. Zu Recht, denn Kartoffeln sind gerade im Winter unsere billigste Vitamin-C-Quelle. Außerdem bieten sie beachtliche Mengen an B-Vitaminen, viele essenzielle Aminosäuren und Mineralstoffe. Ihr Fluorid schützt vor Karies und die Ballaststoffe fördern die Verdauung. Und der hohe Kaliumanteil ist zur Entwässerung bei Herz- und Nierenerkrankungen Gold wert. Kartoffeln lösen Krämpfe, besänftigen Sodbrennen und regenerieren die Haut. Auch bei der fliegenden Hitze der Wechseljahre können sie hilfreich sein.

Kurkuma – das Pulver der Gelbwurz – stärkt die Nerven und schenkt Energie. Schmerzen und Entzündungen kann er ebenso erfolgreich besänftigen wie Gebärmutterbeschwerden. Nicht zuletzt reinigt Kurkuma auch die Muttermilch.

Ein köstliches Gericht für Vata- und Pitta-Typen.

Für 4 Personen

Für den Frischkäse:
2 l Milch
Saft von 1 ½ – 2 Zitronen

Für das Gratin:
1 kg Kartoffeln
400 g Zucchini
100 g Sahne
½ TL Kurkuma
1 TL Meersalz
1 TL schwarzer Pfeffer
¼ TL Asafoetida
½ TL gemahlener Koriander
½ TL frisch geriebener Muskat
½ TL Paprika
1 kleiner Zweig frischer Rosmarin
3 EL frische Thymianblätter
4 EL Olivenöl

1) Weichen Frischkäse aus 2 l Milch herstellen (S. 290). Kartoffeln waschen und zu Pellkartoffeln weich kochen.

2) Ein Backblech einfetten. Zucchini waschen und in längliche dünne Scheiben schneiden. Kartoffeln pellen und in dünne Scheiben schneiden. Sobald die Molke abgetropft ist, den weichen Frischkäse aus dem Käsetuch nehmen und mit Sahne und Kurkuma cremig rühren. Backofen auf 225 °C vorheizen.

3) Die Gemüsescheiben dachziegelartig auf das Blech legen und mit den Gewürzen und frischen Rosmarin- und Thymianblättern bestreuen. Zum Abschluss noch Frischkäse über das Gratin verteilen und alles mit Olivenöl beträufeln. Gratin 45 Minuten goldbraun backen.

Vata-Typ: Beträufeln Sie Ihre Portion noch mit etwas Olivenöl.

Servieren Sie dazu z. B. gegrillten Paprikasalat (S. 147) bzw. großen Festsalat (S. 139).

Blumenkohlgratin

Wirkt ausgleichend auf alle drei Doshas

Schmeichelei des Gaumens. Blumenkohl ist der zarteste und bekömmlichste unter allen Kohlarten – das macht ihn gekonnt zubereitet zu einem delikatem Gemüse. Auch seine Inhaltsstoffe können sich sehen lassen: Neben Provitamin A und B-Vitaminen sehr viel Vitamin C. Kaum Fett und nur wenig Kohlenhydrate machen Blumenkohl ideal für Diabetiker wie für Magen- und Darmempfindliche. Er stärkt die Gefäße und ist bei Nieren- und Blasenbeschwerden ebenso gern gesehen wie bei Asthma und Zahnfleischbluten. Nicht zuletzt regt Blumenkohl die Blutbildung an und lindert Hitzewallungen.

Bulgur ist etwas Uraltes wie Neuentdecktes – nämlich geschroteter und vorgekochter Hartweizen. In Nordafrika und der Türkei schätzt man ihn seit langem und auch die französische Küche hat ihn in ihr charmantes Küchenherz geschlossen. Weil in Bulgur der Getreidekeim mit enthalten ist, brilliert er mit reichlich Vitaminen, und weil er vorgekocht ist, geht seine Zubereitung schnell von der Hand.

Eine Gaumenfreude für alle Vata-, Pitta- und Kapha-Typen.

Für 3 bis 4 Personen

1 großer Blumenkohl (800 g)
2 – 3 EL Ghee bzw. Olivenöl
Ghee bzw. Olivenöl für die Form
200 g Bulgur (grober Weizengrieß)
500 ml Wasser bzw. Gemüsebrühe
½ TL Curry
1 ¼ TL Steinsalz bzw. Meersalz
½ – ¾ TL weißer Pfeffer
¼ TL frisch geriebener Muskat
3 EL Mandelblättchen
5 EL Sahne bzw. Olivenöl

1) Blumenkohlblätter entfernen. Blumenkohl waschen und im Ganzen 12 – 15 Minuten halb gar kochen.
2) In einem zweiten Topf Ghee bzw. Olivenöl erhitzen. Darin Bulgur bei mittlerer Hitze goldbraun anrösten, bis er ein nussiges Aroma verströmt. Mit Wasser bzw. Gemüsebrühe aufgießen, Curry und ¾ TL Salz hinzufügen und zugedeckt 10 Minuten köcheln lassen (ohne umzurühren).
3) Backofen auf 180 °C vorheizen (Grilleinstellung bzw. Oberhitze). Eine Auflaufform mit reichlich Ghee bzw. Olivenöl einfetten, den ganzen Blumenkohl in die Mitte und die Bulgurmasse ringförmig darumgeben. Anschließend mit dem restlichen ½ TL Salz, Pfeffer, Muskat und Mandelblättchen bestreuen. Um ein Austrocknen zu verhindern, noch mit dem restlichen Blumenkohl-Kochwasser (150 ml) und Sahne bzw. Olivenöl übergießen. Gratin 15 Minuten goldbraun überbacken.

Vata- und Pitta-Typ: Weiße Basilikumsauce (S. 235) ist Ihre harmonische Abrundung dieses leckeren Gratins.

Kapha- und Pitta-Typ: Servieren Sie dazu frischen Salat wie z. B. Lollo Rosso, Radicchio oder Feldsalat.

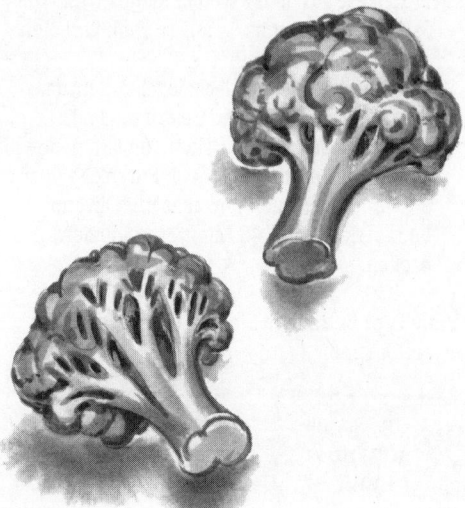

Fenchel-Quinoa-Auflauf

Wirkt sanft Kapha erhöhend

Feines vom Feld. Auch wenn Quinoa eigentlich gar kein Getreide, sondern ein Gänsefußgewächs ist, ändert das nichts an seinen wertvollen Inhaltsstoffen: Mineralien, Vitamine, Proteine, Ballaststoffe und ein hoher Anteil an ungesättigten herzfreundlichen Fettsäuren. Mit Quinoa bleiben Sie länger jung, stärken Ihre Nerven und regen die grauen Zellen an. Auch Knochenbau und Blutbildung bringt er wieder in Schwung. Da Quinoa kein Gluten enthält, ist er interessant für Klebereiweiß-Allergiker.

Süßkartoffeln glänzen mit einem hohen Gehalt an Provitamin A und Vitamin C, daneben enthalten sie viele B-Vitamine, Kohlenhydrate, Proteine sowie etliche Mineralstoffe. Nach dem Ayurveda sind Süßkartoffeln süß, warm, schwer und stärkend. Sie erhöhen das Kapha-*Dosha* und auch ganz sanft Vata. Mit ihren Ballaststoffen entschlacken und entlasten sie die Verdauung, und nicht zuletzt stabilisieren sie die Abwehrkraft und verschönen die Haut.

Ein optimales Gericht für Vata, Pitta und in Maßen auch für Kapha Frauen.

Für 4 Personen

Für den Frischkäse:
1 l Milch
Saft von ½ – 1 Zitrone

Für den Auflauf:
100 g Quinoa
300 ml Wasser
950 g Fenchelknollen
400 g Süßkartoffel
300 g Kürbis (kann entfallen)
1 TL Fenchelsamen
1 TL Koriandersamen
1 TL Kreuzkümmelsamen
etwas Ghee zum Einfetten
1 TL frisch geriebener Ingwer
½ TL Kurkuma
¼ TL Zimt
1 TL getrockneter Thymian
1 TL getrockneter Majoran
1 Prise frisch geriebener Muskat
¾ TL Pfeffer
1 TL Steinsalz bzw. Meersalz
3 EL Molke oder (Gemüsekoch-)Wasser
2 – 3 EL Sahne

1) Weichen Frischkäse herstellen (S. 290) und etwa 5 – 10 Minuten im Käsetuch abhängen lassen.
2) Quinoa in einem feinen Sieb unter fließendem Wasser spülen. Mit dem Wasser 10 – 15 Minuten kochen und ausquellen lassen.
3) Gemüse waschen. Fenchel in dünne Scheiben schneiden. Süßkartoffel und Kürbis schälen und in Scheiben schneiden. Gemüse in einem Topf mit etwas Wasser etwa 8 – 10 Minuten halb gar kochen.
4) Backofen auf 200 – 220 °C vorheizen. Fenchel-, Koriander- und Kreuzkümmelsamen trocken rösten und in einem Mörser zerstoßen. Eine Auflaufform mit Ghee einfetten und das Gemüse dachziegelartig hineinlegen. Frischkäse aus dem Käsetuch nehmen und mit Quinoa, allen Gewürzen, Kräutern, Salz, Molke oder (Gemüsekoch-)Wasser und Sahne vermischen. Die Quinoa-Mischung sollte eine feuchte Konsistenz haben, so dass der Auflauf während des Backens nicht austrocknet. Quinoa auf dem Gemüse verteilen und 35 Minuten bei 200 – 220 °C mit einem Deckel oder mit Alufolie abgedeckt goldbraun backen.

Kapha-Typ: Ersetzen Sie die Süßkartoffel durch Kartoffeln. Verwenden Sie statt dem Frischkäse 3 EL Buchweizenmehl, ½ TL Cayennepfeffer und 100 ml Buttermilch, die Sie miteinander verrühren und unter die Quinoamasse heben.

Falls der Auflauf durch das Backen etwas zu trocken geworden ist, noch mit etwas Gemüsewasser begießen bzw. mit Buttermilch oder einer Sauce Ihrer Wahl servieren.

Brote, Frikadellen und Aufstriche

Schmaus der Sinne. Für Vata-Frauen sind die unauffälligen Vitamin- und Nährstoffpakete immer gern gesehene Tischgäste. Am liebsten das Brot getoastet, die Frikadellen warm und die leckeren Aufstriche gut gewürzt. Dazu noch ein angenehmes Tischgespräch und es kann weitergehen – neue Ufer, Menschen und Situationen warten schon.

Wenn es schnell gehen muss, und wann muss es das bei der Pitta-Frau einmal nicht, dann greifen Sie zu. Süß oder bitter, kühl und würzig, aber keinesfalls scharf – und Sie können sich wieder optimal regenerieren. Nur eine Bitte: Planen Sie für das Essen selbst etwas Ruhe ein. Für Geschäfte oder Probleme haben Sie hinterher immer noch Zeit genug.

Kalte Gerichte mögen Sie ja ohnehin nicht so. Gut so, liebe Kapha-Frau, denn auf Sie warten warme, gut gewürzte, leichte und manchmal auch etwas herbe Rezepte. Das ist exakt das, was Sie brauchen, um Ihre Bodenständigkeit und Stabilität mit neu gewonnener Kreativität und Energie anzureichern.

Chapatis (einfache indische Fladenbrote)

Wirkt sanft Kapha erhöhend

Der richtige Dreh. Wer ihn einmal raus hat, wird Chapatis bei seinen Mahlzeiten nicht mehr missen wollen. Ebenso geht es Millionen Indern jeden Tag, für die Chapatis das tägliche Brot sind. Und ein äußerst gesundes dazu, schließlich werden Chapatis ohne jegliche Triebmittel zu jeder Mahlzeit frisch zubereitet. Chapatis sind äußerst flexibel: Sie passen immer und zu allem, z. B. zu Gemüse- und Reisgerichten, aber auch zu Suppen oder Salaten. Am besten machen Sie den Chapati-Teig schon, bevor Sie mit den anderen Zubereitungen beginnen, dann hat er genügend Zeit zum Ruhen.

Ein weiteres Plus: Chapatis sind empfehlenswert für Pitta- und Vata-Frauen. Der Vata-Typ sollte die fertigen Chapatis noch mit etwas Butter bzw. Ghee bestreichen. Leer gehen auch Kapha-Konstitutionen nicht aus, für sie gibt es Chapatis aus Roggenmehl. Ab und zu dürfen sie sicher auch bei Chapatis aus Dinkelmehl zugreifen, denn im Gegensatz zum Weizen besitzt Dinkel zusätzliche energetisierende Pitta-Eigenschaften.

Dinkel-Chapatis sind ideal für Vata- und Pitta- und in Maßen auch für Kapha-Frauen.

Für 12 Chapatis

250 g Dinkelvollkornmehl
½ TL Steinsalz
150 ml lauwarmes Wasser
etwas Mehl zum Ausrollen
etwas Butter oder Ghee zum Bestreichen
  (vegan: Olivenöl)

1) Dinkel in eine Schüssel sieben und mit dem Salz mischen (das Schrot können Sie anderweitig verwenden). Mit dem Wasser zu einem elastischen glatten Teig kneten und zugedeckt 30 Minuten ruhen lassen. (Der Teig sollte weich sein und ein wenig kleben, da er beim Ruhen noch etwas Flüssigkeit aufsaugt. Dann wird später auch der Chapati weich und bläht sich leicht auf.)
2) Kurz vor dem Servieren der Mahlzeit den Teig noch einmal kräftig durchkneten, zu einer Rolle formen und in 12 Bällchen teilen. Die Bällchen auf einer leicht bemehlten Fläche zu möglichst runden, dünnen Fladen von ca. 10 – 12 cm Durchmesser ausrollen. Am besten immer nur einen Fladen ausrollen, während der andere gerade in der Pfanne ist.

3) Eine Antihaftpfanne *ohne* Fett auf mittlere Hitze erwärmen. Das überschüssige Mehl des Fladens zwischen beiden Händen abklopfen, indem Sie den Fladen schnell von einer Handfläche zur anderen werfen. Dann in die vorgewärmte Pfanne legen. Wenn die Oberseite des Chapati kleine, weiße Bläschen wirft und sich die Ränder nach oben wölben, wird er gewendet. Während die Rückseite langsam durchgart, drehen Sie den Chapati immer wieder etwas in der Pfanne, bald bilden sich an der Oberfläche ebenfalls Blasen und der Fladen bläht sich allmählich auf. Mit einem zusammengeknüllten Küchentuch die noch nicht aufgeblähten Stellen abwechselnd sanft drücken, vor allem die Ränder, dann wird der Chapati sich wie ein Ballon aufblähen. Nun ist er fertig.

4) Die weichen und aufgeblähten Chapatis mit etwas Butter oder Ghee (bzw. Olivenöl) bestreichen und sofort (noch heiß) servieren. Oder in ein Küchentuch einwickeln, um sie warm und weich zu halten.

> Übung macht den Meister. Sollte sich der erste Chapati nicht gleich aufblähen, verlieren Sie nicht den Mut. Ich habe auch erst ein wenig üben müssen, bis aus den »Schuhsohlen« weiche, luftige Fladen wurden. Achten Sie darauf, dass die Pfanne nicht zu heiß ist, damit der Fladen auch von innen her gut durchgebacken ist. Machen Sie einfach ein paar Chapatis, mit jedem Mal werden Sie besser und Ihre geringe Mühe wird bald tausendfach belohnt werden.

Variante: Chapatis mit frischen Korianderblättern
Wirkt ausgleichend auf alle Doshas

Geben Sie zu dem Chapati-Teig noch 3 EL frisch gehackte Korianderblätter (ohne Stiele) und – falls gewünscht – ½ TL gemahlenen Kreuzkümmel und ¼ TL Kurkuma.
Frische Korianderblätter sind wie geschaffen für alle drei *Dosha*-Typen, insbesondere Pitta-Naturen profitieren von ihren leicht kühlenden Eigenschaften.

Variante: Chapatis mit Joghurt
Wirkt sanft Kapha und sanft Pitta erhöhend

Verwenden Sie etwa 150 g zimmertemperierten Joghurt statt Wasser. Diese Chapatis werden weicher und haben einen »vollmundigen« Geschmack. Sie sind am besten für Vata-Typen geeignet.

> Frischen Koriander bekommen Sie im asiatischen Lebensmittelgeschäft oder im gut sortiertem Gemüseladen. Verwenden Sie nur die Blätter und eventuell die feinen Stiele.
> Glatte Petersilie (Pitta und Vata vermehrend) tut es auch, wenn Sie keine Korianderblätter bekommen können.

Tortillas (mexikanisches Maisfladenbrot)

Wirkt sanft Pitta erhöhend

Späte Renaissance. Fast 2000 verschiedene Maissorten sollen die Azteken, Mayas und Inkas einst gezüchtet haben. Und auch die Rezepte mit den gelben und blauen Kolben scheinen grenzenlos gewesen zu sein. Während Mais diesseits des großen Teichs im Balkan und in den Mittelmeerländern zum Grundnahrungsmittel wurde, entdeckt man ihn in unserer Küche erst seit kurzem in leckeren Variationen.

Mais enthält bis zu 65 % verwertbare Kohlenhydrate, viele Ballaststoffe und Vitamine. Da Mais weder Gluten noch Gliadin enthält, wird er zu einer interessanten Abwechslung für Klebereiweiß-Allergiker. Nach dem Ayurveda besitzt Mais leichte, trockene und wärmende Eigenschaften: ideal für Kapha-Menschen. Besonders günstig ist Mais auch für all diejenigen, die abnehmen möchten, und für Diabetiker, da er lange zur Verdauung braucht, sehr satt macht und seine Kohlenhydrate nur langsam ins Blut übertreten. Frauen mit Unterleibszysten empfehlen Indianer-Schamanen Auflagen mit Maismehlbrei.

Tortillas, die mexikanische Nationalspeise, sind optimal für Kapha- und Vata-Typen und in Maßen auch für Pitta-Frauen.

Für etwa 16 Fladen

120 g Maisgrieß
500 ml Wasser
¾ TL Steinsalz bzw. Meersalz
1 EL Olivenöl
250 g Dinkelvollkornmehl
etwas Mehl zum Wenden

1) Maisgrieß mit 250 ml kaltem Wasser in einer Schüssel verrühren. 250 ml Wasser und Salz in einem Topf zum Kochen bringen, den angerührten Maisbrei hineingeben und so lange über der Flamme rühren, bis er eindickt (dies dauert nur wenige Minuten). Topf von der Flamme nehmen.
2) Maisbrei in eine Schüssel geben und mit dem Öl vermischen. Sobald die Masse auf Handwärme abgekühlt ist, Dinkelmehl dazugeben und zu einem geschmeidigen Teig kneten. Teig zugedeckt 30 – 60 Minuten ruhen lassen.
3) Den Teig in etwa 16 Stücke teilen. Teigstücke zu Kugeln formen, flach drücken, in Mehl wenden und zu dünnen, runden Fladen ausrollen.
4) Tortillas in einer schweren Pfanne *ohne* Fett bei mittlerer Hitze goldbraun backen und dabei von Zeit zu Zeit wenden. Fertige Tortillas in einem sauberen Tuch warm halten oder sofort servieren.

Vata-Typ: Bestreichen Sie die heißen Tortillas noch mit etwas Ghee bzw. Butter.

Indische Riesenkräcker – Papadams

Wirkt je nach Zubereitung Kapha, Pitta oder Vata erhöhend

Das haben sich die Amerikaner abgeschaut. Denn eigentlich stammen die Kräcker nicht aus der Neuen Welt, sondern aus Indien – nur kennt man sie dort etwas größer: als Papadams oder Papads. Papadams sind hauchdünne Knäckechips aus Urad bzw. Mung Dal und Gewürzen. Sie werden nur mit etwas Asafoetida gewürzt oder aber mit Kreuzkümmel (Cumin), Chili u. Ä. angeboten. Als willkommene Appetitanreger sind Papadams aus der indischen Küche nicht wegzudenken. Sie bringen Abwechslung auf den Tisch und sorgen in Kombination mit etwas Reis und Gemüse für eine optimale Eiweißversorgung. Papadams lassen sich buchstäblich im Handumdrehen machen, es lohnt sich immer, eine Packung im Haus zu haben. Für unangemeldete Gäste oder wenn es einfach schnell gehen soll, sind Papadams genau das Richtige: Eins, zwei, drei – und fertig sind die Riesenkräcker! Papadams bekommen Sie in indischen Lebensmittelläden oder beim indischen Gewürzversand (S. 309).
Wenn die richtige Zubereitung gewählt wird, dürfen alle drei *Doshas* bei Papadams zugreifen.

Sie können die Papadams auf vier verschiedene Arten zubereiten:
a) In heißem Ghee bzw. Öl einige Sekunden frittieren (in Maßen gut für Vata- und Pitta-Typen).
b) Im heißen Waffeleisen (ohne Fettzugabe) 1 – 2 Minuten knusprig backen (ideal für Kapha- und Pitta-Typen, in Maßen auch für Vata).
c) Kurz in den heißen Toaster legen (große Papadams halbieren) und nach wenigen Sekunden herausholen (optimal für Kapha- und Pitta-Typen, in Maßen auch für Vata).
d) Über der offenen Gasflamme mit einer Küchenzange wenden (ideal für Kapha- und Pitta-Typen, in Maßen auch für Vata).

Ist der Papadam nach einigen Sekunden goldbraun und knusprig, so ist er fertig.

> Probieren Sie auch einmal Papadam-»Nudelsuppe«. Dazu schneiden Sie einfach einige Papadams in Streifen und geben sie 2 Minuten, bevor die Gemüsesuppe fertig ist, hinein. Ebenso lecker schmeckt Karhi mit Papadams (S. 159).

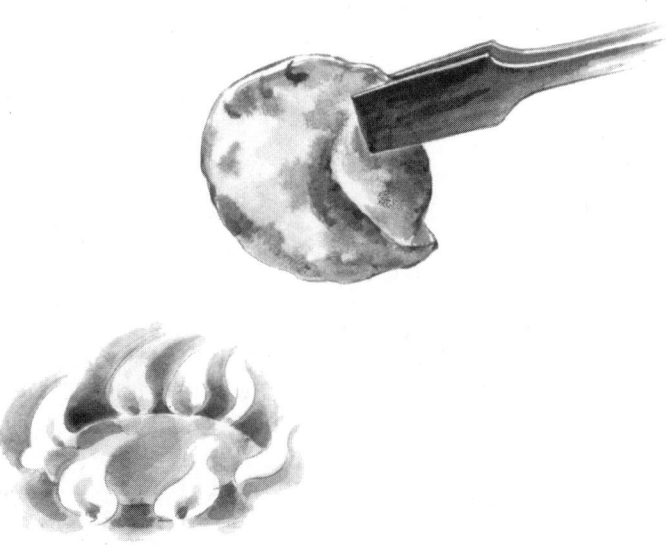

Spinat-Käse-Puris

Wirkt Kapha erhöhend

Wenn einer eine Reise tut, dann kann er was erzählen – auch von neuen Küchenköstlichkeiten. So erging es uns, als uns Saroj und Padmanabha Goswami, Mitglieder einer alten Priesterfamilie des berühmten Radha-Ramana-Tempels in Vrindavana, dieses Rezept verrieten. Zu besonderen Anlässen werden dort Fladenbrote nicht nur frittiert (Puris), sondern noch mit einer besonders leckeren Füllung aus frischem Spinat und selbst gemachten Frischkäse gereicht.

Frischkäse ist dabei etwas besonders Feines. Er ist von allen Käsesorten nicht nur am bekömmlichsten, sondern hat auch noch Hunderte wertvoller Inhaltsstoffe zu bieten. Damit ist Frischkäse ideal für Haut, Haare und Knochen. Außerdem regt er die Blutbildung an, stärkt die Nerven und bringt die grauen Zellen in Schwung. Ob Kindern, Erwachsenen oder älteren Menschen, ob in Wachstums-, Aufbau- oder Stärkungsphasen, ob in Schwangerschaft, Stillzeit oder Menopause, der Ayurveda empfiehlt Frischkäse überall, wo das Kapha-*Dosha* gestärkt werden soll.

Ein optimales Gericht für Vata- und Pitta-Typen.

Für etwa 10 gefüllte Puris

Für den Teig:
350 g Dinkelvollkornmehl
250 – 270 g Joghurt
½ TL Meersalz

Für den Frischkäse:
1 l Milch
Saft von ½ – 1 Zitrone

Für die Füllung:
1 kg frischer Spinat
½ TL Meersalz

Zum Frittieren:
Ghee oder Sonnenblumenöl

1) Alle Zutaten für den Teig zusammenkneten und mit einem Deckel zugedeckt etwa 30 Minuten ruhen lassen. Der Teig sollte sich so geschmeidig weich »wie ein Ohrläppchen« anfühlen.
2) Weichen Frischkäse herstellen (S. 290)
3) Spinat waschen und große Stiele entfernen. Spinat hacken und in einem Topf 4 – 5 Minuten dünsten, bis er zusammengefallen ist. Anschließend in ein Sieb geben und ausdrücken, bis die Flüssigkeit abgetropft ist. Nun den trockenen Spinat mit Käse und Salz zu einer homogenen Masse mischen.
4) Ghee in einem Topf erhitzen. Teig noch einmal kräftig durchkneten und davon ein etwa mandarinengroßes Teigbällchen abtrennen. Teigbällchen mit der Hand flach drücken, mit etwas flüssigem Ghee beträufeln und zu einem handtellergroßen Fladen ausrollen.
5) Jeweils 1 – 2 EL der Füllung in die Mitte des Fladens geben, Teigränder zur Mitte hin falten und etwas andrücken, so dass die Füllung unter dem Teig verschwindet. Nun den gefüllten Puri etwas flach drücken bzw. ganz vorsichtig noch etwas flacher ausrollen und in dem heißen Ghee goldbraun frittieren.

> Eine leckere Beilage zu diesen Puris ist z. B. frisches Korianderchutney (S. 243).

Cashew-Kichererbsen-Taschen mit Spinat

Wirkt Kapha und sanft Vata erhöhend

Da steckt wirklich eine Menge drin in der Kichererbse. In Indien, Südeuropa und Südamerika sind sie seit langem nicht mehr vom Speiseplan der Menschen wegzudenken, und auch bei uns finden Kichererbsen immer mehr Liebhaber.
Zu Recht, denn Kichererbsen lassen mit ihrem hohen Anteil an essenziellen Aminosäuren alle anderen Bohnensorten weit hinter sich. Auch ihr Gehalt an Kohlenhydraten, Mineralstoffen und Vitaminen lässt keine Wünsche offen. Kichererbsen bringen Kraft für Herz, Gewebe und Knochen und reinigen die Haut auf sanfte Weise. Nicht zuletzt senken sie den Blutcholesterinspiegel und schützen vor Arteriosklerose. Wer immer Energie tanken möchte, ist mit Kichererbsen gut bedient. Cashewnüsse sind goldrichtig, um Nerven und grauen Zellen wieder Stärkung zu geben. Darüber hinaus werden sie bei Hautausschlägen und Magen- und Darmgeschwüren empfohlen. Am interessantesten ist jedoch vielleicht, dass sie uns Frische und Vitalität schenken.
Ein leckeres Gericht, bei dem Pitta- und in Maßen auch Vata-Typen zugreifen können.

Ergibt 8 bis 12 Taschen

Für den Teig:
250 g cremiger Tofu
1 – 2 EL Sojadrink
250 – 280 g Dinkelvollkornmehl
250 g reine Pflanzenmargarine (bzw. kalte Butter)
½ TL Meersalz
¼ TL Natron

Für die Füllung:
100 g Kichererbsen
750 g frischer Spinat
100 g Cashewnüsse
2 – 3 EL Olivenöl
½ TL schwarze Senfkörner
1 TL Asafoetida
½ TL Cayennepfeffer
1 TL gemahlener Koriander
½ TL gemahlener Kreuzkümmel
½ TL Kurkuma oder Curry
½ TL schwarzer Pfeffer

2 TL Meersalz
frisch gehacktes Basilikum nach Belieben

1) Kichererbsen über Nacht in Wasser einweichen. Tofu mit Sojadrink cremig pürieren, so dass er eine quarkähnliche Konsistenz bekommt. Anschließend alle Zutaten für den Teig rasch zusammenkneten. Den Teig zugedeckt über Nacht (oder mindestens 8 – 10 Stunden) kalt stellen.
2) Kichererbsen am nächsten Tag in einem (Schnellkoch-)Topf 30 Minuten weich kochen (in einem normalen Topf dauert dies etwa 1 Stunde) und anschließend pürieren. Um eine cremige Konsistenz zu erreichen, eventuell ein wenig von dem (Koch-)Wasser dazugeben.
3) Spinat waschen, verlesen und grob hacken. Cashewnüsse in einer Pfanne trocken rösten und nach dem Erkalten fein mahlen.
4) Öl in einem Topf erhitzen und die schwarzen Senfsamen bei geschlossenem Deckel einige Sekunden anrösten. Topf von der Flamme nehmen und warten, bis die Senfsamen nicht mehr springen. Nun die restlichen Gewürze (außer Salz) hinzufügen, Spinat dazugeben und 3 – 4 Minuten dünsten, bis er zerfällt. Kichererbsenpaste, Cashewnüsse, Salz und Basilikum unterheben und zum Abkühlen zur Seite stellen.
5) Teig auf bemehlter Arbeitsplatte ausrollen, Quadrate (ca. 12 × 12 cm) ausradeln, 1 – 2 EL der kalten Füllung darauf verteilen. Die Ränder mit etwas Wasser bepinseln, aufeinander legen und andrücken.
6) Kichererbsentaschen bei 200 – 220 °C 25 – 28 Minuten goldbraun backen.

Zucchinimuffins

Wirkt Kapha erhöhend

Heißgeliebt und schnell gegessen. In England und Nordamerika kennt und mag sie jeder, die Muffins. In diesem Rezept zeigen sich die Brötchen einmal von ihrer pikanten Seite. Wer kein stolzer Besitzer einer speziellen Muffin-Form ist, kann sich auch mit kleinen Aluminiumförmchen behelfen. Zucchini sind fast ein Muss, wenn es um beliebte Gemüsearten geht. Nicht nur wegen ihres Geschmacks, sondern auch wegen ihrer kostbaren Inhaltsstoffe. Reichlich Mineralstoffe regen den Stoffwechsel an, schwemmen Ödeme aus und regen die Verdauung an. Bitterstoffe in Verbindung mit Selen und reichlich Vitamin C sind ausgesprochen gut für das Immunsystem. Darüber hinaus senken Zucchini nicht nur den Blutdruck, sondern pflegen und reinigen auch die Haut. Nicht zuletzt besänftigen sie Hitzewallungen und beruhigen und erfrischen auf sanfte Weise unser Nervensystem. Ein Gericht, wie geschaffen für alle Pitta- und Vata-Typen.

Für 6 Muffins

100 g Zucchini
4 EL Olivenöl
½ TL Rosenpaprika
¼ TL Kurkuma
1 EL frisch gehackte Salbeiblätter
1 kleiner Zweig Rosmarin
225 g Dinkelvollkornmehl
¾ TL Natron
¾ TL Meersalz
2 EL grob gehackte Pekannüsse
4 EL Joghurt
50 ml Wasser

Für die Dekoration:
6 Pekannüsse

1) Zucchini waschen und in feine Würfelchen schneiden. 1 EL Olivenöl in einer kleinen Pfanne erhitzen und Zucchini mit Paprika, Kurkuma, Salbei und den Rosmarinspitzen 4 Minuten goldbraun anbraten. Muffin-Blech einfetten. Backofen auf 190 °C vorheizen.
2) Dinkelvollkornmehl mit Natron, Meersalz und gehackten Pekannüssen in einer Schüssel mischen. Zusammen mit 3 EL Olivenöl, Joghurt und Wasser zu einem Brötchenteig kneten. Anschließend Zucchiniwürfel unterkneten. Falls der Teig etwas zu klebrig wird, auf einer leicht bemehlten Fläche arbeiten.
3) 6 Teigkugeln formen, in die Muffin-Form geben, jeweils eine Pekannuss hineindrücken und 35 Minuten backen. Muffins aus den Förmchen stürzen und – falls sie auf der Rückseite noch nicht ganz durchgebacken sind – umgedreht auf einen Rost legen und weitere 5 Minuten backen. Auf einem Kuchengitter auskühlen lassen.

Grüne Frikadellen

Wirkt sanft Vata erhöhend

Das Auge isst mit. Groß, klein, schwarz, rot, gelb oder grün, in Indien gibt es Hunderte Sorten von Dal, wie die Linsen dort heißen. Am bekömmlichsten von allen sind die gespaltenen grünen Mungbohnen. Ein Viertel der Mungbohnen besteht aus Eiweiß und mehr als die Hälfte aus Kohlenhydraten, alles bei sehr wenig Fett. Mit ihrem hohen Mineralstoffgehalt stärken Mungbohnen die Knochen, aktivieren die Blutbildung und schützen das Herz. Auch Nerven und Gehirn profitieren von ihnen sowie ein natürlicher und reiner Teint. Petersilie ist eine grüne Energie- und Vitalitätsquelle par excellence. Mit ihren Bioflavonen wirkt sie gefäßabdichtend, entzündungshemmend und antiallergisch. Sogar Stoffe mit natürlichen östrogenartigen Eigenschaften schenkt sie uns. Petersilie entschlackt und aktiviert unseren Stoffwechsel von Grund auf. Damit hilft sie nicht nur bei Hautausschlägen und Zellulitis, sondern pflegt auch unsere Haut umfassend.

Ein leckeres Gericht für Kapha und Pitta und in Maßen auch für Vata.

Für 4 Personen

200 g grüner Mung Dal (gespaltene grüne Mungbohnen)
400 g Mangold
1 EL gehackter Ingwer
4 EL gehackte Petersilie
½ TL Asafoetida
¾ TL schwarzer Pfeffer
1½ TL Steinsalz bzw. Meersalz
150 g Zucchini
100 g Mozzarella bzw. Tofu
Olivenöl bzw. Ghee für die Pfanne

1) Mung Dal waschen, abtropfen lassen und in einer Schüssel mit Wasser mindestens 2, besser 6 Stunden einweichen.
2) Mangoldblätter mit Stielen waschen, in grobe Stücke schneiden und in kochendem Wasser 3 – 4 Minuten blanchieren. Anschließend in einem Sieb abtropfen lassen und möglichst viel Flüssigkeit herausdrücken.
3) Den eingeweichten Mung Dal noch einmal in einer Schüssel mit viel Wasser spülen, damit die grünen Schalen an die Oberfläche kommen und leicht abgeschöpft werden können. Mung Dal abtropfen lassen und in einem Mixer zusammen mit Ingwer, Petersilie, Asafoetida, Pfeffer und Salz zu einer cremigen Masse pürieren.
4) Mangold in grobe Stücke hacken, Zucchini waschen und in kleine Würfel schneiden, Mozzarella bzw. Tofu ebenfalls in kleine Würfel schneiden und alles unter die Mung-Dal-Creme heben.
5) Eine große Pfanne mit Olivenöl bzw. Ghee erhitzen und darin jeweils fünf bis sechs Frikadellen bei mäßiger Hitze goldbraun braten. Fertige Frikadellen im Backofen bei 50 °C warm halten, bis die gesamte Masse ausgebraten ist.

> Servieren Sie dazu Basmatireis und einen Dip wie z. B. Weiße Sauce mit Basilikum (S. 235) oder Dattel-Tamarinden-Chutney (S. 244).

Blumenkohlfrikadellen

Wirkt sanft Vata erhöhend

Ein Erlebnis für alle Sinne ist ein Bummel über den Obst- und Gemüsemarkt. Marktfrauen preisen mehr oder weniger lautstark die Erzeugnisse von ihrer und Mutter Erde Arbeit an. Dazu kommen all die aromatischen Gerüche, die bunten Farben, die vielfältigen Sorten und dann erst das Gefühl, wenn Sie zu Hause diese Wunderprodukte an Geschmack und Heilwirkung zubereiten ... Dafür sollten Sie sich Zeit nehmen: Einkaufen und Kochen gehören ebenso zum Genießen wie die Erfahrung des Gaumens.

Blumenkohl bildet da keine Ausnahme. Er ist nicht nur ein sinnliches Gemüse, sondern darüber hinaus die zarteste und bekömmlichste Kohlart. Und er schenkt uns eine Fülle von Nährstoffen: Beta-Carotin, B-Vitamine und Vitamin C und auch die seltenen Spurenelemente Zink, Kupfer, Jod und Fluor. Damit reinigt er nicht nur den Organismus und fördert die Blutbildung, sondern weckt auch unsere Lebensgeister.

Ein Gaumenerlebnis für Pitta- und Kapha-Frauen und in Maßen auch für Vata-Typen.

Für 4 bis 6 Personen

1 kg Blumenkohl
250 g Weizen- bzw. Dinkelvollkornmehl
400 ml Mineralwasser
2 TL Meersalz
1 TL schwarzer Pfeffer
¼ – ½ TL Cayennepfeffer
½ TL frisch geriebener Muskat
200 g Ricotta
50 g frisch geriebener Brennnesselgouda
4 EL frisch gehackte Petersilie
Olivenöl für die Pfanne

1) Blumenkohl waschen, in kleine Röschen teilen und in etwas Wasser weich kochen.
2) Vollkornmehl und Mineralwasser in einer Rührschüssel zu einem Teig verrühren. Mit Salz, Pfeffer, Cayennepfeffer und Muskat würzen, Ricotta, Brennnesselgouda und Petersilie unterheben. Blumenkohl abgießen und unter den Teig heben, dabei größere Röschen etwas zerdrücken.
3) Eine große Pfanne mit reichlich Olivenöl erhitzen und jeweils 4 kleine Frikadellen ausbacken. Die fertigen Blumenkohlfrikadellen auf einen großen Teller mit Küchenpapier legen, damit das überschüssige Öl aufgesaugt wird. Die Frikadellen heiß servieren.

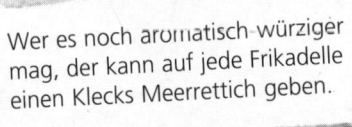

Wer es noch aromatisch-würziger mag, der kann auf jede Frikadelle einen Klecks Meerrettich geben.

Brote, Frikadellen und Aufstriche

Crostini mit Zucchini, Tomaten und Oliven

Wirkt sanft Kapha und sanft Pitta erhöhend

Andere Zeiten, andere Sitten. Für die italienischen Bauern des Mittelalters war Salz wegen des staatlichen Salzmonopols sehr teuer. Sie machten aus der Not eine Tugend und gewöhnten sich an salzloses Bauernbrot, das sie im Winter am offenen Kamin über dem Grill goldbraun rösteten.
Noch einige Kräuter aus dem Garten dazu und Gaumen wie Gesundheit dürfen sich freuen.
Majoran mit seinen würzigen ätherischen Ölen, Gerb- und Bitterstoffen macht die Speisen bekömmlicher und beruhigt die Nerven. Außerdem besänftigt er Magenschmerzen, lindert Zahnschmerzen und vertreibt Schnupfen und Husten. Und bei geschwollenen, müden Füßen ist er ebenso hilfreich wie bei Unterleibskrämpfen und Regelbeschwerden.
Basilikum regt den Magen und die Verdauung an und Thymian bringt Herz und Stimmung wieder in Schwung.
Ein lecker-leichtes Gericht für Vata-Typen und in Maßen auch für Kapha- und Pitta-Konstitutionen.

Für 4 Personen

8 Scheiben Brot mit herzhafter Kruste (z. B. Ciabatta)
3 EL Olivenöl
200 g Tomaten
250 g Zucchini
10 gehackte schwarze Oliven
2 EL frische Thymianblätter
1 EL frisch gehackte Majoranblätter
1 EL frisch gehacktes Basilikum
½ TL Cayennepfeffer
½ TL Meersalz

1) Backofen auf 200 °C vorheizen. Die Brotscheiben mit etwas Olivenöl beträufeln und auf dem Grilleinschub 8 – 10 Minuten goldbraun-knusprig rösten.
2) Gemüse waschen. Tomaten enthäuten. Zucchini und Tomate in sehr feine Würfel schneiden. Olivenöl in einer Pfanne erhitzen und die Zucchini 5 Minuten goldbraun rösten. Dann Tomatenstückchen, gehackte Oliven, frische Kräuter, Cayennepfeffer und Salz hinzufügen und weitere 5 – 8 Minuten anbraten.
3) Zucchini-Tomaten-Paste auf den gerösteten Brotscheiben verteilen und auf einer dekorativen Platte anrichten.

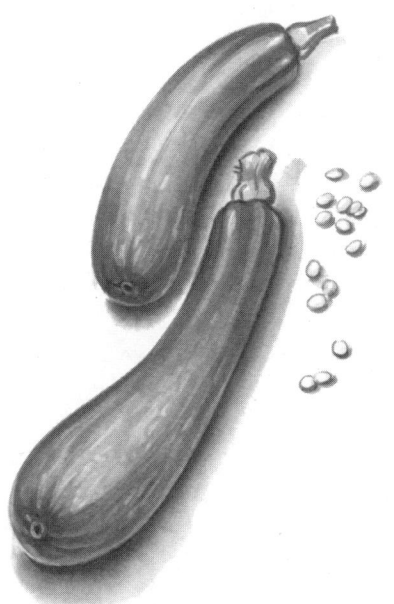

Auberginen-Mandel-Paste

Wirkt Kapha erhöhend

In der Würze liegt die Kraft. Auberginen schmecken ohne Gewürze ziemlich neutral. Aber täuschen Sie sich nicht, da steckt eine Menge Gutes drin: Provitamin A, Vitamine B und C und neben anderen Mineralstoffen vor allem Kalzium, Phosphor, Eisen und Kalium. Dazu kommen noch Bitterstoffe und Substanzen, die noch längst nicht alle erforscht sind, von denen man aber weiß, dass sie sowohl anregend auf sämtliche Verdauungsorgane wirken als auch entkrampfen und entspannen. Auberginen machen Appetit, stärken das Herz, fördern die Blutbildung und entwässern. Sie besänftigen Erkältungen, Fieber und die fliegende Hitze der Wechseljahre.

Mandeln sind Energiespender ohnegleichen, vor allem für Frauen. Sie lindern Rückenschmerzen und andere Beschwerden während der Periode und fördern die Rückbildung der Gebärmutter nach der Geburt. Für alle Schwangere, Wöchnerinnen und Stillenden sind sie eine willkommene Kraftquelle – für Körper, Geist und gute Laune. Eine energievolle Paste für Vata- und Pitta-Typen.

Für 4 Personen

40 g Mandeln
200 g Aubergine
75 g entsteinte grüne Oliven
15 frische Basilikumblätter
½ TL schwarzer Pfeffer
¾ TL Meersalz
1 Prise Cayennepfeffer
3 EL in Olivenöl eingelegte Kapern
3 – 4 EL Olivenöl
3 EL frische Thymianblätter

1) Mandeln in kochend heißem Wasser 2 Minuten ziehen lassen. Mit kaltem Wasser abschrecken und die Haut der Mandeln abziehen.
2) Aubergine waschen, abtrocknen und der Länge nach halbieren. Im Backofen bei 220 °C 20 – 25 Minuten grillen und das Fruchtfleisch mit einem Löffel herausschaben.
3) Oliven, Mandeln, Auberginenstücke und Basilikum in einem Mixer zu einer feinen Paste pürieren. Zum Abschluss Pfeffer, Salz, Cayennepfeffer, abgetropfte Kapern, Olivenöl und Thymianblätter mit der Paste verrühren.

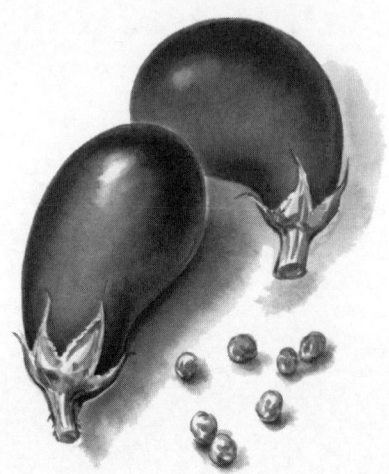

Auberginen-Mandel-Paste ist ein würzig-leckerer Brotaufstrich.

Kichererbsen-Sesam-Aufstrich

Wirkt sanft Vata erhöhend

Der Aufstrich der unbegrenzten Möglichkeiten. Kichererbsen-Sesam-Aufstrich passt ausgezeichnet zu Artischocken, Falafel, Pita-Brot und Sandwiches aller Art – und ähnelt damit Hummus, dem Creme-Dip aus dem mittleren Osten. Auch zum Überbacken von Aufläufen und gedünstetem Gemüse schmeckt dieser Aufstrich immer lecker. Ob warm oder kalt, dieser Aufstrich ist in jedem Fall ein Verwandlungskünstler und lässt Ihrer Kreativität freien Raum.

Klein, aber oho ist er, der Sesam. Denn wertvolle Nährstoffe enthält Sesam im Überfluss: ungesättigte Fettsäuren, Phosphor, viel Niacin und so viel Kalzium, dass vier Esslöffel den gesamten Tagesbedarf decken. Im Ayurveda empfiehlt man Sesam gegen Arteriosklerose, Bluthochdruck oder Diabetes. Auch zur Stärkung der Nerven- und Gehirntätigkeit nimmt man ihn. Und wer Thrombosen vorbeugen will, tut gut daran, Sesam in die täglichen Mahlzeiten einzubauen. Sesamsamen wirken mild Pitta und Kapha erhöhend. Kichererbsen dagegen verstärken Vata und Cashewnüsse das Kapha-*Dosha*.

Ein köstliches Gericht für Kapha- und Pitta-Frauen und in Maßen auch für Vata-Typen.

Für 3 bis 4 Personen

100 g Kichererbsen
2 EL Sonnenblumen- bzw. Olivenöl
50 g gerösteter, ungeschälter Sesam
50 g gehackte, geröstete Cashewnüsse
1 TL Kreuzkümmel
1 TL schwarze Senfkörner
4 TL Zitronensaft
1 EL frisch geriebener Ingwer
1 TL schwarzer Pfeffer
¾ TL Steinsalz bzw. Meersalz
10 frische Salbeiblätter
etwa 300 ml Gemüsebrühe
4 frische Zweige Thymian

1) Kichererbsen 6 – 8 Stunden einweichen, am besten über Nacht.
2) Am nächsten Tag noch einmal spülen und im Schnellkochtopf mit etwa 300 ml Wasser 35 Minuten lang weich kochen (im normalen Kochtopf dauert dies eine Stunde). Die Kichererbsen sind fertig, wenn man sie zwischen den Fingern zerdrücken kann.
3) Eine Pfanne mit 1 EL Öl erhitzen und darin Sesam, gehackte Cashewnüsse, Kreuzkümmel und Senfkörner goldbraun anrösten. Nach dem Abkühlen in einem Mixer fein mahlen.
4) Kichererbsen mit Zitronensaft, Ingwer, Pfeffer, Salz, Salbei, Gemüsebrühe und dem restlichen Öl zu einer cremigen Paste pürieren. Zum Abschluss Sesammischung unterheben und den Aufstrich mit Thymianblättern bestreuen.

> Verfeinern Sie diesen Aufstrich auch einmal mit Buttermilch; und an Stelle der Cashewnüsse schmecken natürlich auch enthäutete Mandeln lecker. Im Kühlschrank ist der Aufstrich zwei bis drei Tage haltbar.

Saucen, Chutneys und Dips

Der gewisse Pep. Der ist es, der jede Vata-Frau zu einer kreativen Individualistin macht. Ob in ihren Saucen, ihrem Äußerem oder ihrer Umgebung, am liebsten mag sie alles sanft und wärmend, beschwingt und doch erdbezogen. Denn auch die besten Ideen wollen umgesetzt werden. Mit Saucen, Chutneys und Dips kein Problem.
Pitta-Frauen dagegen haben schon genügend Energie. Sie brauchen Saucen, die sie entspannen, durchatmen und genießen lassen. Auch wenn andere Frauen es gerne schärfer haben, nehmen Sie sich Zeit und Ruhe für Ihre persönliche kühlende Sauce. Es lohnt sich!
Los geht's! Nach einer scharfen Sauce oder einem würzigem Dip gibt es für die Kapha-Frau kein Halten mehr. Was immer liegen geblieben ist, was immer von links nach rechts und zurückgeschoben wurde, ob im Körper oder in der Psyche, jetzt kann es bearbeitet und umgesetzt werden. Worauf warten Sie eigentlich noch?

Auberginensauce alla Toscana

Wirkt Kapha erhöhend

Das Königskraut. Alexander der Große war es, der Basilikum – König heißt auf griechisch *Basileus* – von Indien nach Europa brachte. Wenn es um aromatischen Geschmack geht, darf Basilikum nicht fehlen. Dafür sorgen neben Gerbsäure und Saponinen vor allem die Kraft der ätherischen Öle, unter anderem Kampfer. Und damit regt Basilikum nicht nur Appetit und Verdauung an, sondern besänftigt auch Blähungen und Magenverstimmungen. Zudem stärkt er das Denkvermögen und regeneriert erschöpfte Nerven. Nicht zuletzt macht er gute Laune und gilt als Liebeskraut.
Thymian wird gleich aus mehreren Gründen von mediterranen Köchinnen geschätzt. Er würzt nicht nur die Speisen, sondern besitzt mit seinem Thymol auch antibakterielle und krampflösende Eigenschaften. Damit schützt er nicht nur vor Erkältungen und Halsentzündungen, sondern beruhigt auch die Magennerven, löst Unterleibskrämpfe und lindert Periodenbeschwerden.
Nicht zuletzt ist Thymian auch ein wahrer Balsam für eine angeschlagene Psyche.
Eine köstliche Sauce für Vata- und Pitta-Konstitutionen.

Für 4 Personen

3 EL Olivenöl
600 g Aubergine
50 g Butter
3 EL Dinkelvollkorngrieß
½ TL frisch geriebener Muskat
¼ TL gemahlener Koriander
2 EL frisch gehackte Salbeiblätter
3 EL frische Thymianblätter
150 g Sahne
350 ml Gemüsebrühe
1 TL Meersalz
1 TL schwarzer Pfeffer
3 EL frisch gehacktes Basilikum

1) Backofen auf 200 °C vorheizen. Eine Auflaufform mit 2 EL Olivenöl einfetten. Aubergine waschen, schälen und in dünne, 6 cm längliche Streifen schneiden. Auberginenstreifen in der Form verteilen, mit 1 EL Olivenöl beträufeln und 20 Minuten backen.
2) In der Zwischenzeit Butter in einem Topf schmelzen und den Grieß unter ständigem Rühren mit Muskat, Koriander, Salbei und Thymian anrösten. Dann mit Sahne und Gemüsebrühe aufgießen und 5 Minuten bei schwacher Hitze köcheln lassen, bis die Sauce etwas eingedickt ist. Mit Salz, Pfeffer und Basilikum würzen. Die gebackenen Auberginenstreifen unter die Sauce heben und heiß servieren.

Diese Sauce passt ausgezeichnet zu Gemüsepolenta (S. 200) oder Gemüse-Reiskroketten mit Oliven (S. 198).

Weiße Sauce mit frischem Basilikum

Wirkt Kapha erhöhend

Wer klug würzt, bereichert nicht nur seinen Speisezettel, sondern tut auch seiner Gesundheit und sogar seiner Psyche einen großen Gefallen. Ingwer, die Wurzel einer tropischen Staude, hat von der Natur eine geballte Ladung an ätherischen Ölen, Bitter- und Scharfstoffen mitbekommen. Nach dem Ayurveda nimmt frischer Ingwer eine Sonderstellung unter den Gewürzen ein, da er Appetit und Verdauung stark anregt, ohne das Pitta-*Dosha* im Körper zu stören. Ingwer senkt den Cholesterinspiegel und den Blutdruck, hemmt die Blutgerinnung und schützt damit vor Herzinfarkt. Außerdem entschlackt und reinigt er den gesamten Organismus und unterstützt die Ausleitung der Giftstoffe über den Darm. Er hilft bei Übelkeit, Brechreiz und verdorbenem Magen, lindert Erkältungskrankheiten und Atemnot und wirkt krebsvorbeugend. Für romantische Stunden wird Ingwer ebenso empfohlen wie zum Aufheitern der Laune.
Eine milde Sauce, genau das Richtige für Pitta- und Vata-Frauen.

Für 4 Personen

2 EL Ghee
2 TL frisch geriebener Ingwer
3 EL Wildpfeilwurzelmehl oder Maisstärke
200 ml Wasser
200 ml Gemüsebrühe
200 ml Sahne
½ TL frisch geriebener Muskat
¾ TL schwarzer Pfeffer
1 TL Steinsalz bzw. Meersalz
5 EL frisch gehacktes Basilikum

1) Ghee in einem Topf schmelzen und einige Minuten Ingwer, Wildpfeilwurzelmehl bzw. Maisstärke darin anrösten. Vorsichtig mit Wasser und Gemüsebrühe aufgießen. (Vorsicht: Es spritzt!) Die Sauce 3 – 4 Minuten köcheln lassen, bis sie etwas eingedickt ist; dabei immer wieder umrühren, damit nichts anbrennt.

2) Nun Sahne, Muskat, Pfeffer, Salz und Basilikum hinzufügen. Die Sauce auf kleiner Flamme nochmals für einige Minuten eindicken lassen und heiß servieren.

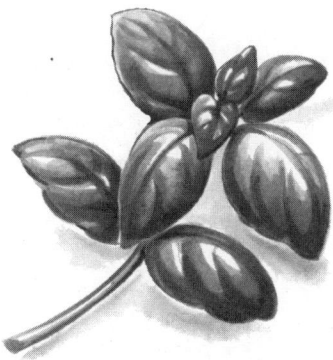

Weiße Sauce mit Basilikum passt hervorragend zu Nudeln oder gedünstetem Gemüse. Wer möchte, kann die Sauce nach Belieben variieren. Ersetzen Sie das Basilikum beispielsweise auch einmal durch gehackte Rucola (Rauke), Bohnenkraut oder andere Kräuter.

Meereskräutersauce

Wirkt Pitta und sanft Kapha erhöhend

Klingt nach mehr. Algen, das schmackhafte Seegemüse, sind aus der Meeresküche nicht mehr wegzudenken. Gewonnen in klarem Wasser werden sie nach dem Trocknen per Hand zu Blättern gepresst. Mit ihren Inhaltsstoffen haben Algen jede Menge zu bieten: fast alle Vitamine sowie 41 Mineralstoffe und Spurenelemente. Mit ihrem Jodgehalt übertreffen Algen alle anderen Nahrungsmittel bei weitem. Außerdem lindern sie Nierenbeschwerden und regen den Stoffwechsel und die Schilddrüse an. Nicht zuletzt sollen sie auch Stress lindern, die Abwehrkraft stärken, Wunden heilen und vor Herzinfarkt und Krebs schützen. Am besten, Sie probieren sie einfach mal selbst!

Borretsch enthält neben ätherischen Ölen, Gerbstoffen und Flavonen vor allem Kieselsäure, ideal für Haut, Haare und Nägel. Außerdem reinigt er das Blut, hemmt Entzündungen, fördert die Wundheilung und stärkt das Herz. Bei Regelbeschwerden hilft er ebenso wie bei Husten und Heiserkeit. Selbst erschöpfte Lebensgeister bringt Borretsch wieder in Schwung.

Eine leckere Sauce für Vata- und gelegentlich auch für Kapha-Konstitutionen.

Für 4 Personen

700 g Tomaten (ideal: Flaschentomaten)
3 – 4 EL in Salz eingelegte Kapern
4 EL Olivenöl
5 EL frisch gehackte Petersilie
2 EL frisch gehackte Minzeblätter
6 mittelgroße Borretschblätter
6 kleine frische Salbeiblätter
8 g getrocknete Algen (etwa 1 Hand voll)
¾ TL schwarzer Pfeffer
evtl. ¼ TL Meersalz

1) Tomaten in heißem Wasser blanchieren, enthäuten und klein hacken. Kapern waschen und in Wasser einlegen.

2) Einen Topf mit dem Olivenöl erhitzen und darin die gehackten Kräuter eine Minute rösten. Anschließend Tomaten, abgegossene Kapern und die in kleine Stücke gezupften Algenstreifen beigeben. Sauce ohne Deckel bei mittlerer Hitze 10 Minuten köcheln lassen, bis sie etwas eingedickt ist. Mit Pfeffer und, falls noch nötig, mit wenig Salz würzen. Sauce heiß servieren.

> Meereskräutersauce passt als leckerer Sugo zu jeder Pasta oder z. B. zu Käse-Kräuter-Fritten (S. 208). Getrocknete Algen bekommen Sie übrigens in asiatischen Lebensmittelgeschäften oder manchen Naturkostläden.

Grüne Buttermilchsauce

Wirkt ausgleichend auf alle Doshas

Die Buttermilch macht's. Neben zahlreichen Vitaminen und Mineralstoffen brilliert Buttermilch vor allem mit ihrem hohen Lecithin-Gehalt – ideal für das Gehirn. Die alten Ayurveda-Texte preisen Buttermilch über alle Maßen. Sie regt den Appetit an, stärkt das Herz und fördert die Blutbildung. Sie reinigt das Blut, unterstützt Nieren und Blase und hilft bei Diabetes. Mit einer Prise Muskatnuss verbessert Buttermilch die Absorption und stoppt Durchfall. Außerdem aktiviert sie Drüsen, besänftigt Hautausschläge und pflegt die Haut. Buttermilch wird bei krampfartigen Schmerzen und Regelbeschwerden ebenso empfohlen wie zum Ankurbeln des gesamten Stoffwechsels.

Achten Sie beim Kauf stets auf *reine* Buttermilch, nur ihr darf weder Wasser, Magermilch noch Milchpulver beigegeben werden. Noch besser ist es natürlich, wenn Sie Ihre Buttermilch einfach selbst herstellen (S. 293).

Bei dieser Sauce können alle Vata-, Pitta- und Kapha-Typen nach Herzenslust zugreifen.

Für 4 Personen

3 – 4 EL Maisstärke bzw. Reismehl
300 ml Buttermilch
300 ml Wasser
4 – 5 Ringelblumenblüten (falls vorhanden)
2 EL Olivenöl
1 – 2 TL frisch geriebener Ingwer
½ TL Kurkuma
¾ TL gemahlener Koriander
6 EL frisch gehackte Kräuter nach Wahl (z. B. frisches Basilikum, Majoran, Koriander, Salbei)
½ TL Steinsalz bzw. Meersalz
½ TL frisch gemahlener schwarzer Pfeffer
1 Prise frisch geriebener Muskat
3 – 4 EL Sahne
1 – 2 TL Jaggery bzw. Gur oder Ahornsirup

1) Maisstärke bzw. Reismehl mit Buttermilch und Wasser in einer kleinen Schüssel verrühren. Ringelblumenblüten waschen und trockenschütteln, gelbe Blütenblätter abzupfen.

2) Olivenöl in einem Topf erhitzen. Ingwer, Kurkuma und Koriander darin einige Sekunden anrösten, dann mit Buttermilchmasse aufgießen, gut umrühren, aufkochen und etwas eindicken lassen. Kräuter, Blütenblätter, Salz, Pfeffer, Muskat, Sahne, Jaggery bzw. Gur oder Ahornsirup hinzufügen und heiß servieren.

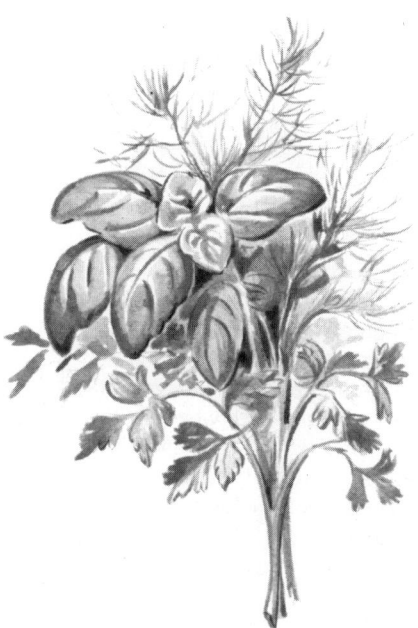

Diese Sauce passt hervorragend zu Nudeln, Gnocchi und Reis, aber auch zu gedünstetem Gemüse, wie z. B. Bohnen.

Tofu-Kräuter-Sauce

Wirkt sanft Kapha und sanft Pitta erhöhend

Der Tausendsassa. Die drei bis fünf gelblichen Sojaböhnchen, die zur Ernte aus einer Schote herauskullern, kann man noch nicht essen. Sie müssen erst noch gemahlen, eingeweicht, gekocht, fermentiert und anschließend von der Molke getrennt werden – so entsteht Tofu, der in Geschmack und Konsistenz an Mozzarella-Käse erinnert.

In China und Japan schätzt man Tofu schon seit Jahrtausenden – birgt er doch ähnliche Nährwerte wie die Sojabohne: hochwertiges Eiweiß, Vitamine der B-Gruppe, Vitamin E sowie einen hohen Anteil an Kalzium. Tofu besitzt nur 4 % Fett und so gut wie keine Kohlenhydrate. Sein hoher Lecithin-Gehalt ist gut fürs Gehirn und verhindert Arteriosklerose. Außerdem unterstützt Tofu die Fettverdauung, senkt hohe Blutfettwerte und hilft bei Hauterkrankungen bis hin zu Neurodermitis. Viele Milchallergiker und Menschen, die tierisches Eiweiß nicht vertragen, greifen gerne auf Tofu zurück. Nicht zuletzt stärkt Tofu die Nerven und regt den Stoffwechsel an, auch und gerade in den Wechseljahren.

Eine ideale Sauce für Vata-Frauen und in Maßen ebenso für Kapha- und Pitta-Typen.

Für 4 Personen

1½ TL schwarze Senfsamen
200 g Tofu
1½ getrocknete rote Chili
1 TL frisch gemahlener schwarzer Pfeffer
2 EL frisch gehackte Petersilie
2 EL frisch gehacktes Basilikum
1 EL frisch gehackte Salbeiblätter
200 ml Wasser
3 EL Sahne (bzw. vegan: Tahin)
1 EL frische Thymianblätter
¾ TL Meersalz

1) Senfsamen in einem Topf bzw. Pfanne ohne Fett rösten, bis die Samen zu knistern beginnen. Anschließend im Mörser fein mahlen. Chili in kleine Stücke zerbröseln.
2) Tofu in Würfel schneiden und zusammen mit dem gemahlenen Senf, Pfeffer, Chili, Kräutern und Wasser pürieren.
3) Tofucreme in einen Topf füllen. Mit Sahne bzw. Tahin, Thymianblättern und Salz abrunden, kurz aufkochen lassen und heiß servieren.

Pitta-Typ: Wenn Ihr Pitta zu stark ist, lassen Sie die Chili weg und verringern Sie die Senfsamen auf einen ½ TL.

Eine leckere Sauce zu Nudeln, Reis, Kartoffeln und Frikadellen.
Wer die herzfreundlichen, mehrfach ungesättigten Fettsäuren von Soja nicht durch industrielle Verarbeitung in ungünstige gesättigte Fettsäuren verwandelt sehen will, und auch wer auf gentechnisch verändertes Soja verzichten möchte, greift am besten zu Sojaprodukten aus dem Naturkostladen oder Reformhaus.

Kürbiskern-Rucola-Sauce

Wirkt sanft Kapha erhöhend

Energie pur. Ein runder Kürbis verbirgt nicht nur leckeres Fruchtfleisch. Auch seine Kerne sind – getrocknet und geröstet – eine beliebte Knabberei. Als besonders heilkräftig schätzt man die grünen Kürbiskerne einer besonderen Sorte aus der Steiermark in Österreich. Neben nahezu 50 % Fettsäuren enthalten sie auch ätherische Öle, Vitamine, Minerale und Spurenelemente. Damit stärken sie die Haare und die Sehkraft, fördern die Blutbildung und verjüngen die Haut. Egal, ob Sie körperlich oder geistig erschöpft sind, Kürbiskerne geben verbrauchte Energie zurück und entspannen auf sanfte Weise.

Die Vorzüge von Rucola liegen neben den Mineralstoffen und Spurenelementen vor allem in seinem Reichtum an Vitaminen und Bitterstoffen. Damit stärkt Rucola den Herzmuskel, senkt den Blutdruck und unterstützt die Leber. Er reinigt Nieren, Blase wie Darm und aktiviert das Immunsystem. Besonders wichtig für viele stressgeplagte Frauen ist allerdings seine beruhigende und entspannende Wirkung, die sogar den Schlaf fördert.

Eine köstliche Sauce für Vata- und Pitta-Naturen und in Maßen auch für Kapha-Konstitutionen.

Für 4 Personen

100 g grüne Kürbiskerne
50 g fein gehackte Rucola
2 EL Butter bzw. Sonnenblumenöl
1 EL Dinkelvollkornmehl
1 ½ EL frisch geriebener Ingwer
½ TL frisch geriebener Muskat
¾ TL schwarzer Pfeffer
200 ml Wasser bzw. Gemüsebrühe
200 g Sahne
1 TL Steinsalz bzw. Meersalz

1) Kürbiskerne fein mahlen. Rucola waschen, trocken schütteln und fein hacken bzw. in einer Küchenmaschine pürieren.
2) In einem Topf Butter bzw. Öl erhitzen und Vollkornmehl goldbraun rösten. Nach 30 Sekunden Ingwer, Muskat und Pfeffer und nach weiteren 30 Sekunden die gemahlenen Kürbiskerne zugeben. Alles gut umrühren. Wenn die Kürbiskerne einen angenehmen Duft verströmen, mit Wasser bzw. Gemüsebrühe und Sahne aufgießen, aufkochen lassen und die gehackte Rucola und das Salz unterrühren. Sauce auf kleiner Flamme 3 – 4 Minuten köcheln lassen.

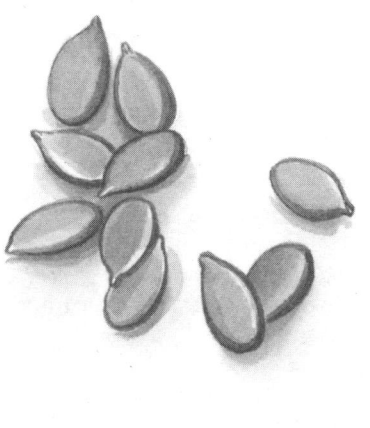

> Sei es zu Spaghetti, Gnocchi, Ravioli oder zu Rösti, diese Kürbiskern-Rucola-Sauce wird überall begeisterte Liebhaber finden.

Saucen, Chutneys und Dips

Joghurt-Minz-Dip

Wirkt Kapha erhöhend

»Es ist einfacher, die Fische im Roten Meer zu zählen, als alle Kräfte und Arten der Minzen zu nennen«, bekannte bereits im 9. Jahrhundert ein gartenkundiger Mönch. Zu den bekanntesten Arten zählen neben der Pfefferminze insbesondere Polei-, Zitronen-, Krause-, Apfel- und Ingwerminze. Ihre 1 – 3 % ätherischen Öle (insbesondere Menthol) lösen Krämpfe, lindern Schmerzen, vertreiben Erkältungen und wirken desinfizierend. Die Gerbstoffe helfen bei Durchfall und Bitterstoffe mit Flavonoiden aktivieren Leber und Galle. Minze aktiviert die gesamte Verdauung: Sie sorgt für gesundes Zahnfleisch, fördert den Appetit, regt die Galle an und lindert Magenschleimhautentzündungen, Blähungen und Koliken. Außerdem besänftigt Minze Regelbeschwerden, regt die Menstruation an, unterstützt die Geburt, verhindert die Bildung von Milchknoten beim Stillen und beruhigt die fliegende Hitze der Wechseljahre. Auch erschöpften Nerven tut Minze wunderbar gut.
Ein köstlicher Dip für alle Vata- und Pitta-Frauen.

Für 4 Personen

1 TL Kreuzkümmelsamen
350 g Joghurt
¼ TL frisch gemahlener schwarzer Pfeffer
½ TL Meersalz
4 EL frische gehackte Minzeblätter

1) Kreuzkümmel in einer kleinen Pfanne ohne Fett goldbraun rösten und in einem Mörser zerstoßen.
2) Joghurt mit Kreuzkümmel, Pfeffer, Salz und Minzeblättern verrühren und servieren.

> Dieser Dip passt gut zu Reis, Kürbis-Kartoffel-Kroketten (S. 204) oder frischen Salaten.

Artischocken-Rucola-Dip

Wirkt ausgleichend auf alle Doshas

So richtig genießen. Das edelste an diesem wunderbaren Gemüse sind die Knospen- oder Blütenblätter und der Blütenboden. Auch in puncto Gesundheit haben Artischocken viel zu bieten: wertvolle Vitamine und heilsame Flavone. Mit ihrem Inulin aktivieren Artischocken Leber und Galle und senken die Blutfettwerte. Und ihre Enzyme stimulieren Schleimhäute und innere Drüsen: genau das Richtige bei Drüsen-, Blasen- und Nierenschwäche. Aus diesem Grund werden sie bei allen Stoffwechselerkrankungen empfohlen, wie Rheuma, Gicht, Fettsucht, aber auch bei chronischen Durchfällen und Magenübersäuerung. Nicht zuletzt fördern sie die Entschlackung des Körpers.
Rucola mit den kleinen grünen Blättern verwöhnt schon lange die Gaumen der Feinschmecker. Vitamine, Mineral-, Bitter- und Ballaststoffe sorgen dafür, dass Rucola das Herz stärkt, den Blutdruck reguliert, die Nieren unterstützt – und ungemein erfrischt.
Ein Dip, bei dem alle Vata-, Pitta- und Kapha-Konstitutionen nach Herzenslust zugreifen können.

Für 3 bis 4 Personen

125 g eingelegte Artischockenherzen
50 g Rucola
4 EL Olivenöl
150 g Joghurt
1 EL Ahornsirup
¼ TL schwarzer Pfeffer
½ TL Steinsalz bzw. Meersalz

1) Artischockenherzen abtropfen lassen und klein schneiden. Rucola waschen und in grobe Stücke hacken.
2) Alle Zutaten in einem Mixer zu einer feinen Creme pürieren und in einer dekorativen Schüssel servieren.

> Dieser schnelle Dip passt ideal zu Salaten, Rohkost, Fladenbrot oder Dreikornreis (S. 196).

Saucen, Chutneys und Dips

Rote-Bete-Dip

Wirkt ausgleichend auf alle Doshas

Für jeden Geschmack ist diese milde und köstliche Sauce. Und auch mit ihren Inhaltsstoffen brauchen sich Rote Bete oder Rote Rüben nicht zu verstecken. Neben reichlich Kohlenhydraten enthalten sie besonders wertvolle Aminosäuren, dazu Kalium, Magnesium, Natrium, Kalzium sowie Eisen und Kupfer zur Blutbildung. Rote Bete verbessern und reinigen das Blut und greifen sogar bei Leukämie unterstützend ein. Sie bringen die Zellatmung auf Trab, festigen die Kapillarwände und stärken das Immunsystem. Außerdem regen Rote Bete Magen, Darm, Leber und Galle an und schützen vor Arteriosklerose. Schließlich gelten sie sogar als ein wichtiges Antikrebs- und Strahlenschutzgemüse. Ob bei einer Reinigungskur oder zum Aufbau nach großen Anstrengungen, ob während Kindheit, Jugend, Schwangerschaft, Stillzeit oder im Alter, Rote Bete begleiten uns Frauen ein ganzes Leben lang mit ihren wunderbaren Kräften.
Bei diesem Dip kommen alle Konstitutionstypen voll und ganz auf ihre Kosten.

Für 4 Personen

50 g Sonnenblumenkerne
200 g gekochte Rote Bete
3 EL Sonnenblumenöl
1 ½ EL frisch geriebener Ingwer
¼ TL Asafoetida
¾ TL schwarzer Pfeffer
¾ TL Meersalz
3 EL frisch gehacktes Basilikum
5 – 7 EL Joghurt (vegan: 5 EL Sojadrink und
  1 ½ TL Zitronensaft)

Für die Dekoration:
einige kleine Basilikumblätter, blaue
  Borretschblüten (falls vorhanden)

1) Sonnenblumenkerne in einer kleinen Pfanne ohne Fett goldbraun rösten. Gekochte Rote Bete gegebenenfalls schälen und in kleine Würfel schneiden.
2) Sonnenblumenkerne in einem Mixer fein mahlen. Rote-Bete-Würfel, Öl, Ingwer, Asafoetida, Pfeffer, Salz und Basilikum zugeben, alles zu einer cremigen Masse pürieren und in eine schöne Schale füllen. So viel Joghurt bzw. Sojamilch mit Zitronensaft hineinrühren, bis der Dip nach Belieben eher cremig bzw. eher flüssig wird. Zum Abschluss noch mit Basilikumblättern und Borretschblüten verzieren.

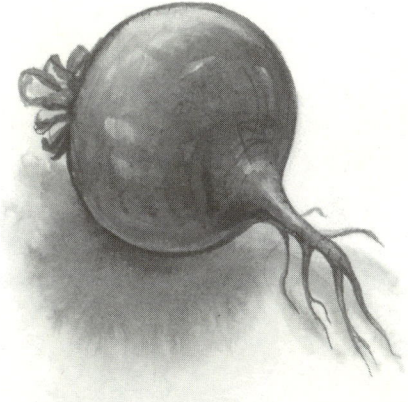

Ein köstlich-frischer Dip für Salate, Dipgemüse oder Fladenbrot.

Avocado-Kokos-Chutney

Wirkt Kapha und sanft Pitta erhöhend

Sommer, Sonne, Kokospalmen. Nach dem Ayurveda sind Kokosnüsse ideal für die heiße Jahreszeit, da sie in jeder Form Kühlung und Erfrischung schenken – ob als Saft, als frisch geraspeltes Mark oder wie hier als Kokosflocken. Während die frisch geraspelte Kokosnuss Kapha erhöhend wirkt, verstärken trockene Kokosflocken sanft Kapha und sanft Vata.

Avocados sind Balsam für Herz und Gefäße. Sie enthalten bis zu 30 % Fett, das zu drei Vierteln aus doppelt ungesättigten Fettsäuren besteht – ohne jede Spur von Cholesterin. Ihr Vitamin-B-Gehalt ist der höchste unter den Früchten. Daneben glänzen sie mit allen lebenswichtigen Aminosäuren sowie Provitamin A, Vitamin C und E und Mineralstoffen. Reife Avocados vermehren Kapha. Sie pflegen die Haut, stärken die Knochen, unterstützen die Wundheilung und lindern Magen- und Darmbeschwerden. In der Schwangerschaft, nach der Geburt und in der Stillzeit sind sie ebenso ideal wie in den Wechseljahren. Außerdem stärken sie die Nerven, entspannen auf wohltuende Weise und sorgen für einen erquickenden Schlaf.

Ein ideales Chutney für Vata-Frauen und in Maßen auch für Pitta-Typen.

Für 4 Personen

1 reife Avocado
500 g Dickmilch oder Joghurt
100 g Kokosflocken
½ TL frisch geriebener Ingwer
¼ TL Cayennepfeffer
½ TL gemahlener Koriander
¼ TL frisch gemahlener weißer Pfeffer
1 TL Steinsalz bzw. Meersalz
1 – 2 EL frische Pfefferminzblätter

Zum Dekorieren:
einige frische Pfefferminzblätter

1) Avocado halbieren und mit einem Löffel aus der Schale lösen.
2) Joghurt, Kokosflocken, Gewürze und Pfefferminzblätter mit der Avocado und dem Ingwer in einem Mixer pürieren. Chutney in eine kleine Schüssel füllen und mit frischen Pfefferminzblättern garnieren.

> Dieses schnelle und einfache Chutney macht sich gut zu Dosas (S. 205), Snacks, Salaten oder als Teil eines mehrgängigen Menüs.

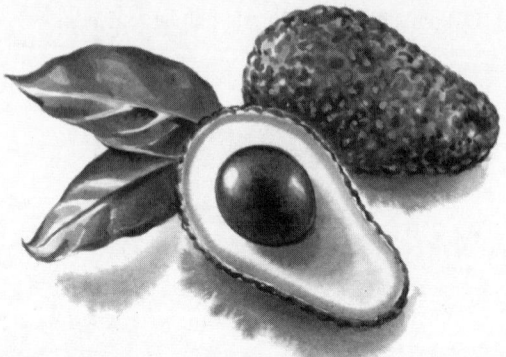

Frisches Korianderchutney

Wirkt sanft Kapha erhöhend

Ganz schön cool. Neben ihrem aparten Aroma hätte man den nur etwa 45 cm hohen Korianderpflanzen kaum so viel Heilkraft zugetraut. Koriander ist ein wichtiger Bestandteil der Ayurveda-Küche und vor allem ein ideal kühlendes Gewürz für Pitta-Typen. Während frische Korianderblätter Kapha erhöhen, harmonisieren Koriandersamen alle drei *Doshas*.

Koriandersamen wie frische Korianderblätter enthalten ätherische Öle, Bitterstoffe und Vitamin C. Damit stärken sie das Herz, regen die Nieren an und reinigen das Blut. Sie vertreiben Übelkeit und Erbrechen, lindern Blähungen und Verdauungsstörungen und besänftigen Atemnot und Erkältungskrankheiten. Bei Augenentzündungen, Allergien, Heuschnupfen, Nasenbluten, Hämorrhoiden, Rheuma oder Schwellungen sind sie ebenso gefragt wie bei Fieber und den Hitzewallungen der Wechseljahre. Ihre entkrampfende Wirkung hilft ebenfalls bei Regelbeschwerden. Nicht zuletzt reinigt und pflegt Koriander die Haut und harmonisiert Körper wie Psyche.
Ein ideales Chutney für alle Vata-, Pitta- und Kapha-Frauen.

Für 4 Personen

50 g frische Korianderblätter
1 ½ EL frisch geriebener Ingwer
je ½ TL gerösteter und gemahlener Koriander und Kreuzkümmel
1 TL Zitronensaft
2 EL Wasser
50 g Joghurt
1 EL Ahornsirup
1 TL Steinsalz bzw. Meersalz

1) Korianderblätter waschen und trockenschütteln. Verwenden Sie nur die Blätter und die feinen Stiele, die dicken Stiele fasern beim Zermahlen. (Die dicken Stiele können Sie klein geschnitten in ein Gemüsegericht geben.)
2) Alle Zutaten in einem Mixer mit etwas Wasser pürieren, so dass eine flüssige Paste entsteht.

> Wenn Sie dieses Chutney anstelle von Joghurt mit zwei enthäuteten und pürierten Tomaten verfeinern, haben Sie einen leckeren Dip für Salate oder andere Speisen.

Dattel-Tamarinden-Chutney

Wirkt Kapha und sanft Pitta erhöhend

Sauer macht lustig. Diesen Eindruck gewinnen wir zumindest immer, wenn wir bei Imli Tal, einem uralten Tamarindenbaum in der heiligen Stadt Vrindavan, die vielen grünen Papageien beobachten, die mit großer Vorliebe die Schoten knacken, um das saure Fruchtfleisch zu essen. Der Mensch hat es ihnen nachgemacht: Tamarinde, das Fruchtfleisch der unreifen Schote des beeindruckenden Imli-Baums, ist bei den meisten süßsauren Gerichten Indiens mit von der Partie. Darüber darf sich nicht nur der Gaumen, sondern auch die Gesundheit freuen. Denn Tamarinde enthält viele Vitamine, allen voran Vitamin C und zahlreiche Fruchtsäuren, einschließlich Pektin. Nach dem Ayurveda vermehrt Tamarinde Kapha und Pitta. Sie regt den Appetit an, löscht den Durst, aktiviert die Leberfunktion, fördert die Verdauung und stärkt das Herz. Außerdem wirkt Tamarinde harntreibend, reinigt die Blase und stimuliert die Blutbildung. Nicht zuletzt bringt sie nicht nur Vitalität, sondern hebt auch die Stimmung.

Ein optimales Gericht für Vata- und in Maßen auch für Pitta-Typen.

Für 4 Personen

100 g Tamarinde
450 ml Wasser
250 g frische oder weiche, getrocknete Datteln
½ TL gemahlener Kreuzkümmel
1 TL frisch geriebener Ingwer
¼ TL Cayennepfeffer
½ TL Kurkuma
3 EL Kokosflocken
2 EL Gur bzw. Jaggery (ersatzweise Vollrohrzucker)
¼ TL Steinsalz bzw. Meersalz
2 EL frisch gehackte Korianderblätter

1) Den Tamarinde-Klumpen in kleine Stückchen brechen und 10 Minuten zugedeckt in einem Topf mit dem Wasser kochen; oder die Tamarinde-Stückchen mit kochend heißem Wasser überbrühen und dann mindestens 30 Minuten zugedeckt ziehen lassen. In der Zwischenzeit Datteln waschen, entkernen und klein schneiden.

2) Tamarinde mit dem Wasser durch ein feines Sieb in einen Topf gießen. Mit einem Holzlöffel so viel Fruchtfleisch wie möglich durch das Sieb pressen, dabei immer wieder am Boden das Siebes entlang schaben, bis alles Fruchtfleisch durchgepresst ist und nur noch die Kerne und Fasern übrig bleiben.

3) Datteln und restliche Zutaten in den Tamarindensaft geben und bei mittlerer Hitze im offenen Topf etwa 15 Minuten kochen lassen, bis die meiste Flüssigkeit verdampft ist und das Chutney eine marmeladenähnliche Konsistenz angenommen hat.

> Gekühlt ist dieses Chutney etwa 4 Tage haltbar.

Stachelbeer-Rosinen-Chutney

Wirkt ausgleichend auf alle Doshas

Die Wunderbeere. Während Stachelbeeren in Europa erst seit etwa 350 Jahren bekannt sind, gehören sie – unter dem Namen *Amla* oder *Amlaki* – schon seit Jahrtausenden zu den wertvollsten Früchten des Ayurveda. Unter ihrem Reichtum an Vitaminen, Mineral-, Schutz- und Heilstoffen imponiert besonders ihr hoher Vitamin-C-Gehalt – einer der höchsten überhaupt in der Pflanzenwelt. Stachelbeeren stärken das Herz, nähren das Haar, erhalten die Sehkraft und aktivieren die Drüsen – und das alles bis ins hohe Alter. Außerdem regen sie Appetit und Verdauung an, senken die Blutfettwerte und sorgen für feste Knochen und gesunde Zähne. Bei Asthma und Bronchitis helfen sie ebenso wie bei Diabetes, Rheuma und Durchfall. Stachelbeeren kurbeln nicht nur unser Immunsystem an, sondern machen auch – wie es heißt – intelligent und weise. Frauen, denen Unterleibsschmerzen zu schaffen machen, die unter chronischer Verstopfung, Menstruationsstörungen oder Wechseljahrsbeschwerden leiden, wird empfohlen, reichlich vollreife Stachelbeeren zu essen. Von der Kindheit bis zum Alter, immer und in allen Lebensphasen sind Stachelbeeren ein wahres Lebenselixier. Ein leckeres Chutney für alle Vata-, Pitta- und Kapha-Konstitutionen.

Für 3 bis 4 Personen

100 g Rosinen
100 g Datteln
150 ml Wasser
150 g frische Stachelbeeren
1 TL Ghee oder Sonnenblumenöl
½ TL Zimt
½ TL Kurkuma
1 ½ TL frisch geriebener Ingwer
3 EL Vollrohrzucker

1) Rosinen waschen und abtropfen lassen. Datteln waschen, entkernen, fein hacken und zusammen mit den Rosinen in einer Schüssel mit dem Wasser 20 – 30 Minuten einweichen. Stachelbeeren waschen. Stiele und Stachel entfernen und Beeren halbieren.

2) Ghee bzw. Sonnenblumenöl in einem kleinen Topf erhitzen. Zimt, Kurkuma, Ingwer und Stachelbeeren hinzugeben und 1 Minute später auch den Vollrohrzucker sowie die Rosinen und Datteln mit ihrem Einweichwasser. Chutney zugedeckt bei kleiner Hitze 15 – 20 Minuten köcheln lassen, dabei gelegentlich umrühren.

Ob warm oder kalt, dieses Chutney passt ideal zu Kartoffelgerichten, Kroketten, Gnocchi und Bratlingen.

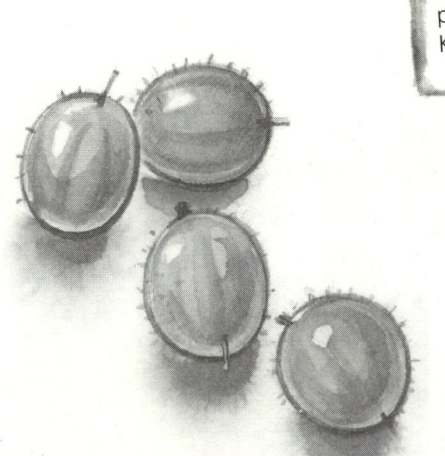

Aprikosenchutney mit Mandelkrokant

Wirkt Kapha erhöhend

Alles für die Frau. Tatsächlich ist die Aprikose eine weibliche Frucht – weil sie innere Werte hat, die besonders Frauen gut tun. Neben den vielen Mineralstoffen und Spurenelementen ragt insbesondere der hohe Eisengehalt heraus, der gerade für die Blutbildung so wichtig ist. Außerdem ist die Aprikose Weltmeister in puncto Beta-Carotin oder Provitamin A, das die Zellen und Membranen unseres Körpers schützt, u. a. die Fruchtbarkeit anregt und für eine gesunde, geschmeidige Haut sorgt. Aprikosen entstauen die Beine in der Schwangerschaft oder im Beruf, entlasten Herz und Kreislauf und helfen beim Abnehmen. Mandeln sind eine vorzügliche Kraftquelle für Schwangere, Wöchnerinnen und Stillende, aber auch in der Pubertät und den Wechseljahren. Ihre Inhaltsstoffe helfen bei der Rückbildung der Gebärmutter nach der Geburt und lindern ebenso Ausfluss oder Regelbeschwerden. Außerdem bringen Mandeln neuen Antrieb für Körper, Geist und gute Laune.
Ein köstliches Chutney für Vata- und Pitta-Frauen.

Für 4 Personen

750 g süße Aprikosen
1 EL Ghee bzw. Sonnenblumenöl
1 TL frisch geriebener Ingwer
8 Safranfäden
100 – 150 g Roh-Rohrzucker (je nach Süße der Aprikosen)
¼ TL Zimt
1 Banane

Für das Krokant:

50 g Mandelblättchen
50 g Roh-Rohrzucker

1) Aprikosen waschen, entsteinen und klein schneiden. Ghee bzw. Öl in einem Topf erhitzen, Ingwer, Safranfäden und wenig später die Aprikosen hinzufügen. Bei gelegentlichem Rühren die Aprikosen 5 Minuten köcheln lassen, dann Roh-Rohrzucker, Zimt und eine zerdrückte Banane hinzufügen und in Schälchen füllen.
2) Mandelblättchen in einer kleinen Pfanne ohne Fett goldbraun rösten. Nun den Zucker hinzufügen. Sobald sich der Zucker aufgelöst und mit den Mandelblättchen verbunden hat, vom Feuer nehmen und das Chutney mit dem Krokant dekorieren.

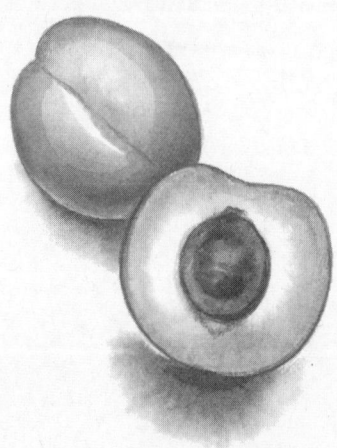

Kuchen, Muffins und Pies

Aber bitte mit Sahne! Das ist ideal für Vata-Frauen. Süße Kuchen, Muffins und Pies sind genau das Richtige, um Ihnen die Stabilität und Bodenständigkeit zu geben, die Sie manchmal brauchen. Nur bekömmlich sollte es sein. So erholt, gestärkt und wieder beflügelt können Sie sich in eine neue Runde kreativer Ideen und innovativer Pläne aufmachen.

Die Pitta-Frau braucht Herausforderungen und Intensität im Leben. Wenn dadurch manchmal Reibungen entstehen, vielleicht auch einmal etwas Hitze, fühlt sie sich erst richtig bestätigt. Jedes Feuer braucht Brennstoff – und das haben Sie hier. Sie können bei diesen Rezepten bewusst genießen – auch mit viel Sahne. Sie haben es sich wohl verdient.

Kennen Sie das? Sie nehmen schon beim Ansehen süßer Speisen zu? Dann müssen Sie eine Kapha-Frau sein, und haben schon viel von der Süße des Lebens in sich. Jetzt geht es darum, anderen Menschen und der Welt etwas davon abzugeben. Und das geht einfacher mit leichten, warmen, gewürzten Kuchen oder Pies.

Zimt-Nuss-Kuchen

Wirkt Kapha erhöhend

Liebe geht durch den Magen, heißt es so schön. Und in jedem Fall schmeckt man es gerade Kuchen an, mit welchen Gefühlen sie gebacken wurden. Ohne eine gewisse innere Ruhe gelingen viele Kuchen nämlich erst gar nicht.

Haselnüsse sind für Nerven und Gehirn die ideale Energienahrung. Dafür sorgen B-Vitamine, Kohlenhydrate, wertvolle ungesättigte Fettsäuren und Lecithin. Sie nähren die Haut, fördern die Blutbildung, stärken die Gefäße und steigern die Abwehrkraft. Gleichzeitig unterstützen sie die Wundheilung und helfen bei Blasenschwäche, Husten und Darmentzündungen. Nicht zuletzt sollen sie auch die Fruchtbarkeit erhöhen.

Zimt ist für Mädchen und Frauen gerade vor der Periode optimal. Mit seinen ätherischen Ölen reinigt er Blut und Haut, wirkt schmerzstillend und beruhigend. Man findet Zimt in Rezepturen gegen Herzkrankheiten, Erkältungen, Hämorrhoiden, Ödemen und Menstruationsbeschwerden. Selbst dem Gedächtnis und der Lebensenergie hilft er wieder auf die Sprünge. Außerdem sagt man ihm auch eine erotisierende Wirkung nach. Ein köstlicher Kuchen für Vata- und Pitta-Menschen.

Für 1 Kastenform (25 cm lang)

75 g Rosinen
Ghee für die Form
350 g Dinkelvollkornmehl
1 ½ TL Natron
225 g Vollrohrzucker
100 g gemahlene Haselnüsse
50 g gemahlene Mandeln
1 TL Zimt
10 EL Sonnenblumenöl
325 ml Apfelsaft bzw. Milch

Zum Garnieren:
2 – 3 EL Aprikosenmarmelade
3 EL Mandelblättchen

1) Rosinen waschen und in einer Tasse mit heißem Wasser einweichen. Backform einfetten. Backofen auf 190 °C vorheizen.
2) Alle trockenen Zutaten in einer Rührschüssel mischen. Nach und nach Öl, Saft bzw. Milch hinzufügen und mit einem Schneebesen bzw. Handrührgerät zu einer glatten Teigmasse rühren. Zum Abschluss die abgetropften Rosinen unter den Teig heben und die Masse in die vorbereitete Form füllen. Nusskuchen 45 Minuten backen.
3) Den Kuchen wenige Minuten in der Form setzen lassen und dann zum Auskühlen auf ein Kuchengitter stürzen. Mit heißer Aprikosenmarmelade bestreichen und den Mandelblättchen bestreuen.

Ayurvedischer Gewürzkuchen

Wirkt Kapha erhöhend

Die Gaumenschmeichler. Gewürze durften schon im Altertum in keiner Küche fehlen. Der Ayurveda beschreibt ihre wertvollen Wirkungen schon seit Jahrtausenden und Marcus Caelius Apicius, der erste professionelle Kochbuch-Autor der westlichen Welt, zollte ihnen in seinem zehnbändigem Werk 150 v. Chr. großen Respekt.

Nelken, die getrockneten Blütenknospen des Gewürznelkenbaumes, sind hoch geschätzte Küchenzutaten. Mit ihren rund 25 % ätherischen Ölen wirken sie keimtötend, stärken das Zahnfleisch, lindern Zahnschmerzen und verleihen frischen Atem. Sie regen den Appetit an, vertreiben Übelkeit, unterstützen Nieren und Leber, reinigen das Blut und entschlacken den gesamten Organismus. Daneben stärken Nelken das Herz, bringen Kreislauf und Verdauung in Schwung und stimulieren das Immunsystem. Wie Macis, die Muskatblüte, besänftigen auch Nelken mit ihren entkrampfenden Eigenschaften Regelbeschwerden und fördern die Monatsblutung. Nicht zuletzt entspannen und beruhigen Nelken wie Macis erschöpfte Nerven.

Ein köstlicher Kuchen für Vata- und Pitta-Typen.

Für eine Gugelhupf- bzw. Kranzform

Für den Rührteig:
150 g Rosinen
etwas Vollkorngrieß oder gemahlene Nüsse für die Form
250 g weiche Butter (vegan: Pflanzenmargarine)
270 g Jaggery oder Vollrohrzucker
400 g Dinkelvollkornmehl
100 g Maisstärke
selbst gemachtes Backpulver
  (= 1 Päckchen herkömmliches Backpulver):
  1 TL Natron
  2 TL Wildpfeilwurzelmehl oder Maisstärke
  2 TL Vitamin-C-Pulver
1 Prise Ingwerpulver
1 Msp Nelkenpulver
1 Msp Kardamom
1 Msp Macis (Muskatblüte)
1 Msp Safranpulver
1 TL Zimt
1 TL gemahlene Bourbon-Vanille
1 Prise Meersalz
1 Prise frisch gemahlener Pfeffer oder Piment
250 ml naturtrüber Apfelsaft
50 g gehackter kandierter Ingwer
50 g Orangeat
50 g Zitronat

Zum Bestreichen:
Aprikosenmarmelade
Haselnusglasur (siehe nächste Seite)

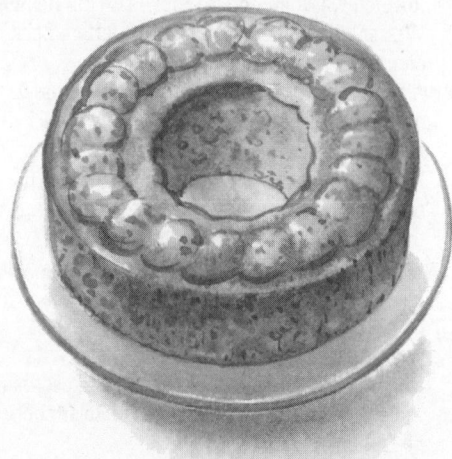

1) Rosinen waschen und in etwas heißem Wasser einweichen. Backform einfetten und mit Grieß oder gemahlenen Nüssen ausstreuen. Alle Zutaten abwiegen und bereitstellen. Backofen auf 190 °C vorheizen.
2) Die weiche Butter (bzw. Pflanzenmargarine) und den aufgelösten Jaggery (siehe Tipp) bzw. Vollrohrzucker mit dem Handrührgerät schaumig rühren. Dinkel, Maisstärke und Gewürze in einer zweiten Schüssel mischen. Löffelweise Mehl und Apfelsaft unter die Butter-(Pflanzenmargarine-)Zuckermischung rühren. (Das Backpulver unter das letzte Drittel des Mehles mischen.)
3) Rosinen abtropfen lassen und leicht mehlieren (d. h. Rosinen bemehlen und überschüssiges Mehl absieben – dadurch sinken sie während des Backens nicht ab). Rosinen, Ingwer, Orangeat und Zitronat unter den Teig heben.
4) Teig in die vorbereitete Form füllen und 45 – 55 Minuten backen (je nach Backform). Vor dem Herausnehmen die Stäbchenprobe machen. Eventuell noch 5 – 10 Minuten in der Nachhitze stehen lassen.
5) Den Kuchen einige Minuten in der Form setzen lassen, dann auf ein Kuchengitter stürzen. Den noch warmen Kuchen mit heißer Aprikosenmarmelade bestreichen und mit der Haselnussglasur bepinseln.

Haselnussglasur

30 g Haselnüsse
50 g fein gemahlener Vollrohrzucker
1 EL (10 g) Carob
2 – 3 EL (20 – 30 ml) heißes Wasser
(eventuell einige Tropfen Bittermandelöl und/oder Rum-Aroma)

Für die Glasur Haselnüsse rösten und sehr fein mahlen. Vollrohrzucker in einer Kaffeemühle fein mahlen. Alle Zutaten mischen und mit heißem Wasser verrühren.

Ayurvedischer Gewürzkuchen, mit Yogi-Tee und Schlagsahne serviert, ist ein Gedicht. Jaggery bekommen Sie im indischen Lebensmittelladen oder beim Gewürzversand (S. 306).
Lösen Sie den Jaggery-Block bei schwacher Hitze in einem Topf mit etwas Wasser auf (etwa 100 ml Wasser für eine 450-g-Packung). Einige Minuten köcheln lassen und dann durch ein feines Sieb abseihen. In einem Schraubglas kühl aufbewahrt ist er jederzeit zum Backen weiter verwendbar. Nach dem Abkühlen dickt Jaggery noch etwas nach, wenn Sie jedoch genug Wasser dazugegeben haben, bleibt er wie flüssiger Honig.

Frischer Mangopie

Wirkt sanft Kapha erhöhend

Der Gott der Liebe soll seinen Sitz im Mangobaum haben – heißt es in Indien. Wer nur einmal die goldene Mango mit ihrem einzigartigen Aroma, ihrer Saftigkeit und Zartheit auf der Zunge erlebt hat, kann sich gut vorstellen, weshalb.
Mangos sind der absolute Superstar in Sachen Provitamin A, gefolgt von reichlich B-Vitaminen und zellschützenden Flavonen. Damit sorgen Mangos für einen gesunden Teint, stimulieren das Bindegewebe, fördern die Blutbildung und helfen bei Menstruationsbeschwerden. Sie stärken das Herz, regen den Stoffwechsel an, bringen die Verdauung in Gang und unterstützen die Nieren. Und wer vorzeitiges Altern und etwaige Abbauerscheinungen verhindern möchte, ist mit ihnen bestens bedient: Mangos bringen Energie für den Körper, Elan für den Geist und jede Menge Schwung für die Stimmung. Und schließlich gelten sie eben auch als Aphrodisiakum.
Halten Sie also getrost nach *reifen* Mangos Ausschau, nur ihnen schreibt man all diese Wirkungen zu.
Ein idealer Kuchen für Vata- und Pitta-Typen, ab und zu können jedoch auch Kapha-Frauen zugreifen.

Für 1 Springform Ø 24 bis 26 cm

Für den Teig:
200 g Dinkelmehl Type 1050
¼ TL Natron
50 g enthäutete und gemahlene Mandeln
4 EL Ghee oder Pflanzenmargarine
6 EL Ahornsirup bzw. Birnendicksaft
4 EL Apfelsaft bzw. Mangosaft

Für den Belag:
250 g Mangovollfruchtsaft (aus dem Reformhaus)
1 gestrichener TL Agar-Agar-Pulver
1 TL gemahlene Bourbon-Vanille
2 frische reife Mangos (etwa 575 g)

1) Alle Zutaten für den Teig in eine Schüssel geben und zu einen elastischen Teig kneten. Teigkugel zugedeckt 15 Minuten in den Kühlschrank stellen. Springform mit etwas Ghee (bzw. Pflanzenmargarine) einfetten.

2) Backofen auf 200 °C vorheizen. Teigkugel auf einer Silikonback- bzw. Frischhaltefolie zu einer runden Platte ausrollen und in die Springform geben. Dabei einen 3 cm hohen Rand bilden und den Boden mit einer Gabel mehrmals einstechen. Teigboden 12 – 15 Minuten backen und anschließend in der Form auf einem Kuchengitter auskühlen lassen.

3) Mangovollfruchtsaft in einem kleinen Töpfchen mit dem Agar-Agar und der Vanille verrühren und bei kleiner Flamme 2 Minuten aufkochen lassen. Dabei gelegentlich umrühren, dann das Töpfchen zum Abkühlen zur Seite stellen. Mangos waschen, schälen und in dünne Scheiben schneiden.

4) Mangostücke auf den abgekühlten Teigboden legen und den Mangosaft darüber gießen. Mangokuchen 15 – 20 Minuten in den Kühlschrank stellen, damit der Guss geleeartig erstarren kann. Aus der Springform lösen und auf einer schönen Kuchenplatte servieren.

Vata- und Pitta-Typ: Genießen Sie diesen fruchtigen Kuchen pur oder mit etwas Schlagsahne.

Kapha-Typ: Gelegentlich können auch Sie diesen Kuchen probieren, aber bitte ohne Schlagsahne.

Versunkener Heidelbeerkuchen

Wirkt Kapha erhöhend

»*Wir wollen uns bücken, und fleißig pflücken die Heidelbeeren*«, dichtete Hoffmann von Fallersleben vor 150 Jahren. Anfang Juli bis Ende September kommt immer die Zeit der erfrischend wohl schmeckenden blauen Beeren.

Heidelbeeren mit ihren Schutzvitaminen Carotin und C sind ideal für unser Immunsystem und das Zahnfleisch. Ihre entgiftenden Gerbstoffe regen den Appetit an, bringen die Verdauung in Schwung und erhöhen die Widerstandsfähigkeit gegen Magen- und Darmbeschwerden bis hin zu Durchfall. Besondere Beachtung verdient ihr blauer Farbstoff Myrtillin, das zusammen mit Vitamin C und Eisen die Blutbildung fördert und für die Elastizität der Blutgefäße sorgt. Davon profitiert vor allem das Auge, denn Heidelbeeren sind sehr gut bei Nachtblindheit und Lichtempfindlichkeit. Darüber hinaus helfen Heidelbeeren bei Erkältungskrankheiten und Husten ebenso wie bei Diabetes und Blasen- und Nierenschwäche. Nicht zuletzt schenken uns Heidelbeeren Energie, Frische und Gelassenheit in allen Lebenslagen.
Ein leckerer Kuchen für Vata- und Pitta-Typen.

Für eine Springform Ø 24 cm

Für den Mürbteig:
100 g Dinkelvollkornmehl
25 g fein gemahlene Sonnenblumenkerne
¼ TL Natron
50 g Vollrohrzucker
50 g kalte Butter
1 EL Apfelsaft
etwas Butter für die Springform

Für die Füllung:
250 g frische Heidelbeeren
150 g Dinkelvollkornmehl
25 g Maisstärke
½ TL Natron
1 TL Vitamin-C-Pulver
½ TL gemahlene Bourbon-Vanille
100 g Vollrohrzucker
150 ml Apfelsaft
4 EL Sonnenblumenöl

1) Alle trockenen Zutaten für den Mürbteig in einer Schüssel mischen. Butter in Flöckchen hinzufügen und rasch mit dem Apfelsaft zu einem glatten Teig kneten. Mürbteig zugedeckt 15 Minuten kalt stellen. Springform einfetten.

2) Backofen auf 200 °C vorheizen. Teigkugel auf einer Silikonback- bzw. Frischhaltefolie zu einer runden Platte ausrollen und in die Springform geben. Dabei einen 2 cm hohen Rand bilden und den Boden mit einer Gabel mehrmals einstechen. Teigboden 12 – 15 Minuten backen und anschließend in der Form auf einem Kuchengitter auskühlen lassen.

3) In der Zwischenzeit Heidelbeeren waschen und abtropfen lassen. Dinkel, Maisstärke, Natron, Vitamin-C-Pulver, Vanille und Vollrohrzucker in einer Schüssel mischen. Apfelsaft und Öl abmessen und alle Zutaten zu einem geschmeidigen Teig verrühren. Sofort ein Drittel der Heidelbeeren auf die abgekühlte Teigkruste legen, Teig einfüllen und die restlichen Heidelbeeren darüber verteilen.

4) Heidelbeerkuchen 40 Minuten bei 200 °C backen. Kuchenform zum Auskühlen auf ein Gitter legen und erst dann mit einem Messer vom Rand lösen. Auf einer hübschen Kuchenplatte servieren.

Pflaumen-Streuselkuchen

Wirkt Kapha erhöhend

Köstliches Reisemitbringsel. Wie so manches wertvolle Obst brachte Alexander der Große auch Pflaumen aus Indien nach Europa. Damaskus wurde das Zentrum des Pflaumenhandels und der Name Zwetschge leitet sich von »Damascener« ab. Pflaumen schmecken nicht nur saftig-frisch, sie haben auch einige zusätzliche Besonderheiten zu bieten. Viel Vitamin B_1, B_2 und C enthalten sie, außerdem reichlich Eisen und eine ideale knochenstärkende Kombination von Kalzium und Phosphor. Pflaumen pflegen die Haut, bringen den Kreislauf auf Touren, machen Appetit und reinigen den Darm von unerwünschten Abfallprodukten und Giftstoffen. Außerdem schützen Pflaumen die Gefäße und werden wegen ihres niedrigen Salzgehalts vor allem Nieren-, Leber-, Rheuma- und Gichtkranken empfohlen. Reife Pflaumen wirken kühlend auf die Körpertemperatur, was auch den Hitzewallungen in den Wechseljahren zugute kommt.
Ein idealer Kuchen für Pitta- und Vata-Typen.

Für eine Springform Ø 26 bis 28 cm

Für den Mürbteig und die Streusel:
300 g Dinkelvollkornmehl
¼ TL Natron
100 g gesiebter Vollrohrzucker
150 g kalte Butter (vegan: reine Pflanzenmargarine)
3 EL kaltes Wasser oder Apfelsaft
½ – 1 TL Zimt

Für den Belag:
750 g reife Pflaumen

1) Alle Zutaten für den Mürbteig rasch zu einem geschmeidigen Teig kneten und mindestens 30 Minuten kalt stellen.
2) Pflaumen waschen, einschneiden und entsteinen. Die zusammenhängenden Pflaumenhälften noch einmal jeweils der Länge nach einschneiden.
3) Ein Viertel des Teiges für die Streusel zurückbehalten und kalt stellen. Den restlichen Teig zwischen zwei Silikonback- oder Frischhaltefolien ausrollen, eine gefettete Springform damit auskleiden und einen 3 cm hohen Rand bilden.
4) Pflaumen dachziegelartig darauf verteilen. Streusel darüber krümeln und im vorgeheizten Backofen bei 190 °C 40 – 45 Minuten und eventuell 5 Minuten Nachhitze backen.

> Statt der Pflaumen können Sie auch andere Früchte der Jahreszeit, wie Kirschen, Aprikosen, Äpfel etc. verwenden.

Leichter Marmorkuchen

Wirkt Kapha erhöhend

Das Höchste der Gefühle war für uns als Kinder immer Marmorkuchen mit einer großen Tasse Milch. Aber auch schon das Mithelfen in der Küche – und vor allem das heimliche Schlecken! – hat uns damals großen Spaß gemacht. Dieses einfache und schnelle Rezept wurde denn auch zum ersten Kuchen, den wir stolz alleine backen konnten.

Carob, die fein gemahlenen Früchte des Johannisbrotbaumes, ähnelt im Geschmack Kakao, ist aber nicht bitter und zudem viel bekömmlicher. Carob bietet neben Vitamin B vor allem Mineralien, Spurenelemente, Gerbstoffe und zellschützende Flavonoide. Sein größtes Plus allerdings ist sein hoher Anteil an fruchteigenem Zucker, ein idealer Kraftstoff für Muskeln und Gehirn. Carob fördert die Blutbildung, senkt die Blutfettwerte, stärkt die Knochen und verjüngt den Teint. Mit seinem Pektin bringt Carob die Verdauung in Gang und hilft bei Durchfall und Übelkeit. Nicht zuletzt tut er auch den Nerven gut.

Dieser Kuchen ist genau das Richtige für alle Vata- und Pitta-Typen.

Für eine Kranzform Ø 24 bis 26 cm

Für den Rührteig:
etwas Sonnenblumenöl (zum Einfetten)
450 g Dinkelvollkornmehl
250 g Voll- bzw. Roh-Rohrzucker
1½ TL Natron
1 TL Vitamin-C-Pulver
1 TL gemahlene Bourbon-Vanille
400 ml Apfelsaft
10 EL Sonnenblumenöl bzw. Ghee
Für den dunklen Teig:
4 EL Carobpulver
4 EL Apfelsaft

Für die Glasur:
1 – 2 EL Aprikosenmarmelade
Carobglasur (s. u.)

1) Backform mit Sonnenblumenöl einfetten. Dinkelvollkornmehl, Vollrohr- bzw. Roh-Rohrzucker, Natron, Vitamin-C-Pulver und Vanille in einer Rührschüssel vermengen. In einem Messbecher Apfelsaft und Öl mischen.
2) Carobpulver in eine Tasse sieben und mit 4 EL Apfelsaft zu einer glatten Masse rühren.
3) Backofen auf 190 °C vorheizen. Die Apfelsaft-Öl-Mischung und den Mehlmix mit dem Schneebesen bzw. Handrührgerät zu einem geschmeidigen Teig verrühren.
4) Ein Drittel des Teiges in eine kleine Schüssel geben und mit der Carobmasse zu einem dunklen Teig verrühren. Die Hälfte des restlichen hellen Teigs in die Form füllen, darauf den dunklen und abschließend den restlichen hellen Teig geben. Mit einer Gabel Muster ziehen und den Kuchen 45 Minuten backen.
5) Kuchen einige Minuten in der Form setzen lassen und danach auf ein Kuchengitter stürzen. Zum Abschluss noch mit heißer Aprikosenmarmelade und Carobglasur (siehe unten) bestreichen.

Carobglasur

50 g Kokosfett
20 g fein gemahlener Vollrohrzucker
2 EL Carob

Kokosfett schmelzen, Vollrohrzucker in der Kaffeemühle fein mahlen und mit dem Carob unter das Kokosfett rühren. Sogleich den Kuchen damit bestreichen.

Variationen:

Bei der **Carob-Zimt-Glasur** geben Sie einfach noch ½ TL Zimt dazu. Die **Carob-Pfefferminz-Glasur** braucht noch 5 Tropfen Pfefferminzöl und in die **Carob-Orangen-Glasur** kommt die abgeriebene Schale einer halben unbehandelten Orange.

Heiße Aprikosenmarmelade als »Grundierung« hält Ihren Kuchen länger frisch und lässt die Glasur besonders schön glänzen.

Melonenpie

Wirkt ausgleichend auf alle Doshas

Honigsüß und erfrischend. Wenn der Sommer und die Melonenzeit nahen, freut sich jeder über die kleinen runden Mineralwasserwerke mit dem begehrten Geschmack.

Honigmelonen bescheren uns – neben 95 % Wasser – eine Menge Mineralstoffe, Spurenelemente, Bitter- und Zuckerstoffe. Damit unterstützen sie die Nieren, spülen Harnsäure aus, regen die Blase an und sind deshalb sehr günstig für Rheumatiker und Gichtkranke. Außerdem vitalisieren sie Körper und Geist und gelten als aphrodisierend.

Der Saft der Aprikosen hat Frauen ebenfalls einiges zu bieten: zahlreiche Mineralstoffe, Spurenelemente und vor allem einen hohen Eisengehalt, der für die Blutbildung so wichtig ist. Jede Menge Beta-Carotin sorgt für eine geschmeidige Haut, stärkt die Augen und aktiviert die Abwehrkraft. Aprikosen entstauen die Beine, entlasten Herz und Kreislauf und helfen beim Abnehmen. Auch wer unter trägem Stoffwechsel, Pickel oder Menstruationsbeschwerden leidet, soll fleißig Aprikosen essen.

Ein idealer Kuchen für alle Vata-, Pitta- und Kapha-Frauen.

Für eine Springform Ø 26 cm

Für den Teig:
100 g Haferflocken
50 g gemahlene Haselnüsse
100 g Dinkelvollkornmehl
¼ TL Natron
30 g Vollrohrzucker
40 g Butter bzw. reine Pflanzenmargarine
2 EL Ahornsirup
1 ½ EL Apfelsaft bzw. Wasser

Für den Belag:
200 ml Aprikosensaft
1 EL Ahornsirup
1 gestrichener TL Agar-Agar-Pulver
500 g reife Netzmelone oder Honigmelone
2 EL Mandelblättchen
¼ TL Zimt

1) Springform einfetten. Haferflocken, Nüsse, Mehl, Natron und Vollrohrzucker in einer Schüssel mischen und anschließend mit den restlichen Zutaten zu einem glatten Teig kneten. Teigkugel zugedeckt 15 Minuten kalt stellen.

2) Backofen auf 200 °C vorheizen. Teigkugel auf einer Silikonback- bzw. Frischhaltefolie zu einer runden Platte ausrollen und in die Springform geben. Dabei einen 3 cm hohen Rand formen und den Boden mit einer Gabel mehrmals einstechen. Teigboden 15 – 18 Minuten backen und anschließend in der Form auf einem Kuchengitter auskühlen lassen.

3) Aprikosensaft und Ahornsirup in einem kleinen Töpfchen mit dem Agar-Agar verrühren und bei kleiner Flamme 2 Minuten aufkochen lassen. Dabei gelegentlich umrühren, dann das Töpfchen zum Abkühlen zur Seite stellen. Melone in dünne Scheiben schneiden.

4) Den abgekühlten Teigboden mit den Melonenstücken belegen und mit Mandelblättchen sowie etwas Zimt bestreuen. Nun den Aprikosenguss darüber gießen und Melonenkuchen 15 – 20 Minuten in den Kühlschrank stellen, damit der Guss geleeartig erstarren kann. Zum Abschluss Kuchen aus der Springform lösen und auf einer schönen Kuchenplatte servieren.

Apfelstrudel

Wirkt ausgleichend auf alle Doshas

»Ein Apfel am Tag hält den Arzt fern.« Schon das alte englische Sprichwort wusste es: Der Apfel ist eine vollkommene Schöpfung im Garten von Mutter Natur. Auch wenn die Wissenschaftler noch nicht alle Inhaltsstoffe enträtseln konnten, so steht bereits fest, dass er weder von Menschenhand »nachgebaut« noch gentechnisch »verbessert« werden kann.

Äpfel rangieren im Früchteparadies ganz oben: Sie sind erfrischend, fördern die Verdauung, vernichten Bakterien und putzen die Zähne. Über 300 wertvolle Biostoffe schlummern in ihnen. Zu ihnen gehören organische Säuren, welche die Leber entgiften helfen, Gerbstoffe, ätherische Öle und vor allem Pektin mit seiner Schutzwirkung auf Darm und Gefäße. Äpfel entschlacken, unterstützen die Fettverdauung, senken die Blutcholesterinwerte und besänftigen Erkältungen, Bronchitis, Fieber und Hautausschläge. Und süßen, reifen und saftigen Äpfeln sagt man übrigens aphrodisierende Wirkungen nach.

Ein idealer Kuchen für alle Konstitutionstypen.

Für den Teig:
450 g Dinkelvollkornmehl
1 Prise Meersalz
100 g geschmolzene Butter
    (vegan: reine Pflanzenmargarine)
180 – 200 ml warmes Wasser

Für die Füllung:
1 kg Äpfel
150 g Rosinen
100 g Vollrohrzucker
1 Prise Kardamom
1 – 2 TL Zimt
20 g ausgesiebte Dinkelkleie oder
    gemahlene Haselnüsse bzw. Mandeln

Zum Bestreichen:
etwa 50 g zerlassene Butter
    (vegan: reine Pflanzenmargarine)

1) Dinkelmehl auf die Arbeitsfläche sieben, mit Salz mischen und eine Mulde hineindrücken. In die Mulde nach und nach die geschmolzene Butter (Pflanzenmargarine) und das Wasser hineingießen und alles kräftig zu einem glatten, geschmeidigen und glänzenden Teig kneten. Den Teig in eine Schüssel oder einen Topf legen und mit einem Deckel zugedeckt mindestens 30 Minuten ruhen lassen.

2) In der Zwischenzeit Äpfel waschen, schälen und in kleine Schnitze schneiden. Rosinen mit heißem Wasser waschen, abtropfen lassen und zusammen mit Apfelschnitzen, Vollrohrzucker, Kardamom und Zimt mischen.

3) Den Teig auf einer Silikonbackfolie ausrollen. Mit zerlassener Butter (Pflanzenmargarine) bestreichen. Dinkelkleie darüber streuen und die Apfelfüllung darauf verteilen (den Saft zurückbehalten). Alle Ränder 3 cm frei lassen und auf die Füllung umschlagen. Strudel von der schmalen Seite her aufrollen und mit der Nahtstelle nach unten auf ein gefettetes Backblech legen.

4) Strudel mit zerlassener Butter bestreichen und bei 190 °C 40 – 45 Minuten goldbraun backen. Zwischendurch und nach dem Backen mit zerlassener Butter (Pflanzenmargarine) bestreichen.

> Am besten schmeckt der Apfelstrudel, wenn Sie ihn mit warmer Vanillesauce (S. 274) oder – für Veganer – mit Vanille-Sojadrink servieren.

Carob-Aprikosen-Muffins

Wirkt sanft Kapha erhöhend

Heiß geliebt sind in England und Amerika Muffins, die kleinen luftigen Lecker-Brötchen. Aprikosen und ihr Saft sind gerade für Frauen besonders wertvoll. Sie enthalten zahlreiche Mineralstoffe, Spurenelemente und insbesondere einen hohen Eisengehalt, der für die Blutbildung so wichtig ist. Als Spender von Beta-Carotin sind Aprikosen Weltmeister und sorgen damit für eine geschmeidige Haut und ein waches Immunsystem. Aprikosen entstauen die Beine, entlasten Herz und Kreislauf und helfen beim Abnehmen. Auch wer unter trägem Stoffwechsel, Pickel oder Menstruationsbeschwerden leidet, sollte fleißig Aprikosen essen.

Carob, das Johannisbrotkernmehl, bietet neben Vitamin B vor allem Mineralien, Spurenelemente, Gerbstoffe und zellschützende Flavonoide. Mit seinem hohen Anteil an fruchteigenem Zucker bringt Carob Muskeln und Gehirn so richtig auf Touren. Außerdem fördert Carob die Blutbildung, stärkt die Knochen, verjüngt den Teint und tut den Nerven gut.

Diese Muffins sind ideal für Vata-, Pitta- und in Maßen auch für Kapha-Frauen.

Für 6 Muffins

50 g Dinkelvollkornmehl
50 g Gerstenvollkornmehl
50 g Maisstärke
25 g Carobpulver
75 g Vollrohrzucker
½ TL Natron
¾ TL gemahlene Bourbon-Vanille
1 – 2 frische reife Aprikosen
5 EL Sonnenblumenöl
150 – 175 ml Aprikosensaft
2 EL gehackte Pistazien (ungesalzen)
50 g Carobstreusel (aus dem Reformhaus)

1) Beide Mehlsorten, Maisstärke, Carob, Zucker, Natron und Vanille in einer Schüssel mischen. Muffinbackformen einfetten und Backofen auf 190 °C vorheizen.

2) Aprikosen waschen, trockenreiben und vierteln. Öl und Aprikosensaft langsam zu der Mehlmischung gießen und alles zu einem geschmeidigen Teig verrühren. Pistazien und Carobstreusel unterheben. Teigmasse in die Muffinform füllen und zur Dekoration jeweils ein Aprikosenviertel in den Teig stecken. Muffins etwa 30 Minuten backen. Eventuell noch 5 Minuten in der Nachhitze stehen lassen.

3) Muffins zum Auskühlen auf ein Gitter stürzen und servieren, sobald sie erkaltet sind.

Falls Sie gerade keine frischen Aprikosen bekommen können, verwenden Sie zwei bis drei eingeweichte und in Stücke geschnittene Trockenaprikosen. Probieren Sie die Muffins auch einmal mit frischen Heidelbeeren, Pflaumen, Kirschen, Äpfeln oder Birnen – es lohnt sich.

Nussecken

Wirkt Kapha erhöhend

Kleine Kraftpakete. Haselnüsse gehören zu den wertvollsten Geschenken, die uns Mutter Natur gemacht hat. Den Germanen waren sie heilig, Wünschelruten zum Auffinden von Wasseradern wurden aus Haselzweigen geschnitten und der Zauberstab klassischer Magier war ein Haselnussstecken.

Sind die harten Schalen der Haselnüsse einmal geknackt, dann offenbaren sie bereitwillig ihre Schätze. Ihr extrem hoher Eiweißanteil, ihre herzfreundlichen ungesättigten Fettsäuren, Mineralstoffe und der Vitamin-B-Gehalt machen sie zu einer wahren Kraftnahrung für Körper und Geist. Haselnüsse stärken die Haare, sorgen für eine geschmeidige Haut und regen die Darmfunktion an. Sie aktivieren die Bildung von Blutzellen und Blutfarbstoff, wirken Blut stillend und stärken Niere wie Blase. Sie helfen bei Husten und Darmentzündungen und lindern Diabetes. Selbst die Fruchtbarkeit sollen sie steigern. In jedem Fall aber sind Haselnüsse ideal für Kinder, Lernende, hart Arbeitende, Schwangere, Stillende sowie in den Wechseljahren und im Alter.

Eine hervorragende Leckerei für Vata- und Pitta-Frauen.

Für ein Backblech von ca. 36 × 40 cm
Ergibt etwa 35 Stück

Für den Mürbteigboden:
250 g Dinkelvollkornmehl
¼ TL Natron
125 g kalte Butter
65 g gesiebter Vollrohrzucker
1 EL Wasser oder Joghurt

Für den Belag:
150 g grob gehackte, geröstete Haselnüsse
150 g fein gemahlene, geröstete Haselnüsse
150 g Butter
100 g Vollrohrzucker
2 EL Birnendicksaft
½ TL gemahlene Bourbon-Vanille
1 – 2 EL Sahne
3 EL Aprikosenmarmelade oder Fruchtmus

Für die Carobglasur:
siehe S. 253

1) Alle Zutaten für den Mürbteig rasch zu einem geschmeidigen Teig kneten und mindestens 30 Minuten kalt stellen.
2) Die Zutaten für den Belag (außer Marmelade) in einer Pfanne erwärmen und leicht abkühlen lassen.
3) Teig zwischen zwei Silikonback- bzw. Frischhaltefolien zu einer dünnen Platte ausrollen, auf das gefettete Backblech geben und mit einer kleinen Teigrolle auf die ganze Größe des Backblechs ausrollen. Mit einer Gabel mehrmals einstechen und im vorgeheizten Ofen bei 190 °C 12 – 15 Minuten vorbacken. Die Konfitüre auf den leicht abgekühlten Boden streichen, die Füllung darüber verteilen und bei gleicher Temperatur weitere 15 Minuten backen.
4) Den abgekühlten Teigboden in Quadrate schneiden und diese wiederum diagonal durchschneiden, so dass Dreiecke entstehen. Die Ecken in die Carobglasur (S. 253) tauchen und auf einem Gitter erstarren lassen.

> Die Konfitüre können Sie beliebig variieren, jede verleiht den Nussecken eine andere aparte Geschmacksnote. Besonders lecker schmeckt z. B. auch eine Orangen- oder eine Maronenmarmelade.

Knusprige Aniswaffeln

Wirkt sanft Kapha erhöhend

Warum denn in die Ferne schweifen? Traditionell wurden die knusprigen Aniswaffeln an langen Winterabenden über dem offenen Holzfeuer gebacken. Mit den langen Griffen des handgeschmiedeten Waffeleisens konnte es sich die Waffelbäckerin in angemessener Entfernung zum Feuer so richtig bequem machen.

Anis ist schon seit dem Altertum hoch geschätzt – nicht nur wegen seines aromatischen Geschmacks, sondern auch wegen seiner zahlreichen heilsamen Inhaltsstoffe. Vor allem seine ätherischen Öle sind es, die seinen Ruf als Appetitanreger, Magenstärker und Verdauungshelfer begründet haben. Außerdem stärkt Anis Lunge und Leber, stillt Schmerzen, lindert Weißfluss und fördert einen erholsamen Schlaf. Anis entgiftet, wirkt harntreibend und fördert die Milchbildung bei stillenden Müttern. Und über die Muttermilch überträgt sich seine entblähende und entkrampfende Wirkung auch auf den Säugling.

Bei diesem Gericht können Vata-, Pitta- und in Maßen auch Kapha-Frauen zugreifen.

Ergibt etwa 25 Aniswaffeln

200 g gemahlener Dinkel
75 g Vollrohrzucker
75 g weiche Butter
1 TL geröstete Anissamen
1 Msp gemahlener Sternanis
1 TL gemahlene Bourbon-Vanille
1 Prise Meersalz
75 ml Sahne bzw. Milch

1) Alle Zutaten, mit Ausnahme der Sahne bzw. Milch, in einer Schüssel gut vermengen. Nur so viel Sahne bzw. Milch zugeben, dass der Teig geschmeidig, aber nicht zu feucht ist (wie bei einem Plätzchenteig). Den Teig durchkneten, zu pflaumengroßen Bällchen formen und mit etwas Mehl zu runden, dünnen Fladen von 10 cm Durchmesser ausrollen.
2) Die Fladen auf ein gefettetes Backblech legen und bei 180 °C 5 – 7 Minuten goldbraun und knusprig backen. (Vorsicht, damit sie nicht anbrennen!)

> In Indien kaut man nach Mahlzeiten gerne Anissamen gemischt mit Kardamom-, Koriander- und Fenchelsamen sowie Kokosraspeln: Das erfrischt den Atem, reinigt die Zähne und regt die Verdauung an.

Dattel-Mandel-Kekse

Wirkt Kapha erhöhend

Die wahren Schatzkästchen der Wüste. In bis zu 35 bis 40 Meter Höhe verstecken Dattelpalmen ihre begehrten Früchte. Der Aufstieg lohnt sich, denn Datteln sind nicht nur lecker, sondern bergen auch jede Menge Kalzium, Eisen, Kalium und die seltenen B-Vitamine. Damit stärken Datteln den Körper, reinigen das Blut, stärken die Lunge und regen den Kreislauf an. Sie unterstützen den Organismus in Aufbau- wie in Regenerationsphasen und besänftigen außerdem Sodbrennen wie Hitzewallungen. Nicht zuletzt beruhigen Datteln erschöpfte Nerven und schenken unserer Konzentration und unserem Denkvermögen wieder neue Energie.
Mandeln, die Frauenfrüchte par excellence, sind ebenfalls eine vorzügliche Kraftquelle für Schwangere, Wöchnerinnen und Stillende.
Auch bei Ausfluss und Menstruationsbeschwerden greifen Frauen gerne auf sie zurück.
Ein ideales Gericht für Vata- und Pitta-Frauen.

Für etwa 70 Stück

200 g frische Datteln
100 g Mandeln
250 g gemahlener Dinkel
125 g kalte Butter bzw. reine Pflanzenmargarine
100 g gesiebter Vollrohrzucker
¼ TL Natron
1 EL Joghurt oder Apfelsaft
2 EL Zitronensaft

1) Datteln waschen, entkernen und fein hacken oder pürieren. Mandeln fein hacken und mit allen anderen Zutaten zu einem glatten Teig kneten, zu einer Rolle formen, in Frischhaltefolie wickeln und 30 Minuten kalt stellen.
2) Die Rolle in dünne Scheiben schneiden, Teigscheiben auf ein gefettetes Backblech legen und im vorgeheizten Ofen bei 190 °C 12 – 15 Minuten backen.
3) Nach Belieben mit Haselnuss- (S. 249) oder Carobglasur (S. 253) bestreichen.

Probieren Sie auch einmal 100 g fein gehackte, grüne Kürbiskerne an Stelle der Mandeln.

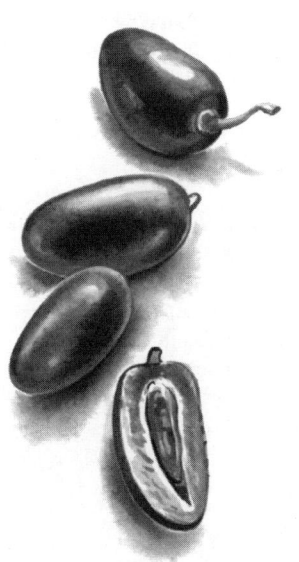

Desserts

Kann denn Süßes Sünde sein? Für Vata-Frauen sicher nicht. Sie mögen Süßes und dürfen auch nach Herzenslust zugreifen. Nur bekömmlich sollten die Desserts für Sie sein, dann kann es mit der neu gewonnenen Vitalität und Stärke wieder so richtig kreativ weitergehen.

Pitta-Frauen suchen das Konkrete und Handfeste – im Leben wie bei den süßen Nachspeisen. Auch wenn diese etwas schwerer sein sollten – macht überhaupt nichts. Die Pitta-Frau hat genügend Feuer, so dass nichts ansetzen kann. Ohnehin liebt sie die Herausforderung – auch beim Genießen.

Aber die Linie? Stimmt, für eine Kapha-Frau kann dies ein Problem werden. Muss es aber nicht, denn dafür haben wir ja den Ayurveda. Leicht sollte Ihre süße Versuchung sein und einige Gewürze sollten hinein – sehen Sie selbst, wie viel leckere Rezepte ungeduldig auf Sie warten.

Apfel-Ingwer-Kompott

Wirkt ausgleichend auf alle Doshas

Absolute Spitze sind Äpfel schon seit einigen tausend Jahren. Der indische Arzt Charaka erwähnt sie in seinem Ayurveda-Kompendium, Pharao Ramses II. ließ im Nildelta Apfelplantagen anlegen und auch die Kelten schätzten sie.

In einem reifen Apfel schlummern Vitamine, Mineralstoffe, Flavone und weit über 300 Biostoffe. Zu ihnen gehören organische Säuren, welche der Leber entgiften helfen, und vor allem Pektin mit seiner Heil- und Schutzwirkung auf Darm und Gefäße. Äpfel sind appetitlich, nahrhaft, fördern die Verdauung, vernichten Bakterien und putzen die Zähne. Sie reinigen das Blut, unterstützen die Leber, wirken harntreibend und besänftigen – wenn sie süß sind – Sodbrennen, Hautirritationen und Hitzewallungen. Nicht zuletzt gelten Äpfel als aphrodisierend und schenken Vitalität. Süße und saftige Äpfel verstärken nach dem Ayurveda Kapha, herbe bzw. mehlige Äpfel Vata und saure Kapha und Pitta. Bei gekochten Äpfeln können jedoch alle *Dosha*-Typen zugreifen.

Ein ideales Kompott für alle Vata-, Pitta- und Kapha-Konstitutionen (siehe auch *Dosha*-Tipp).

Für 4 Personen

800 g Äpfel (4 Stück)
1 EL frisch geriebener Ingwer
75 g Roh-Rohrzucker

Zum Bestreuen:
Etwas Zimt

1) Äpfel waschen, schälen und vierteln. Kernhaus entfernen und Äpfel in kleine Stückchen schneiden.
2) Apfelstückchen, geriebenen Ingwer und Roh-Rohrzucker in einen Topf geben und 8 – 10 Minuten zugedeckt köcheln lassen. Anschließend mit einem Löffel etwas zerdrücken und in vier schöne Schälchen füllen. Jede Portion mit etwas Zimt bestreuen.

Vata- und Pitta-Typ: Leckermäuler können auch gerne noch etwas Schlagsahne dazu servieren.
Kapha-Typ: An Stelle des Roh-Rohrzuckers verwenden Sie besser 1 – 2 EL Apfeldicksaft. Oder Sie nehmen Honig als Süßungsmittel, den Sie allerdings erst nach dem Köcheln in das *abgekühlte* Apfelmus rühren.

Mangocreme

Wirkt Kapha erhöhend

Wer Mangos isst, bleibt jung! Denn Mangos energetisieren nicht nur den Körper und das Nervensystem, sondern verhindern auch vorzeitiges Altern und Abbauerscheinungen. Darüber hinaus sind Mangos der absolute Spitzenreiter in Sachen Provitamin A (Carotin). Zudem besitzen sie reichlich Vitamin B und C und Bio-Aktivstoffe, wie die zellschützenden Flavone. Nach dem Ayurveda erhöhen reife Mangos das Kapha-*Dosha*. Sie regenerieren und stimulieren das Nervensystem, heilen Verstopfung, stärken Haut und Bindegewebe, lindern Nieren- und Dickdarmentzündungen und unterstützen mit ihrem Eisen die Blutbildung. Obwohl reife Mangos das Verdauungsfeuer und den Appetit anregen, wirken sie doch auf Pitta- und Vata-Typen besänftigend. Die Crux ist nur, dass wir hierzulande nicht so oft reife Mangos bekommen. Und von unreifen Mangos hält der Ayurveda wenig, in Indien verwendet man sie nur in Form von getrockneten Mangoflocken oder als Amchur (Mangopulver). Also, Augen auf nach reifen Mangos!
Dieses Dessert ist genau das Richtige für Vata- und Pitta-Frauen.

Für 4 Personen

200 g Sahne
2 reife Mangos
¼ TL Bourbon-Vanille
2 – 3 EL Roh-Rohrzucker oder Ahornsirup
¼ TL Zimt

1) Sahne steif schlagen und kalt stellen.
2) Mangos schälen, in Stücke schneiden und pürieren. Vanille, Schlagsahne und falls erwünscht Süßungsmittel unterheben, mit Zimt bestreuen und servieren.

> Legen Sie Mangos nie in den Kühlschrank; lassen Sie sie immer bei Zimmertemperatur nachreifen.

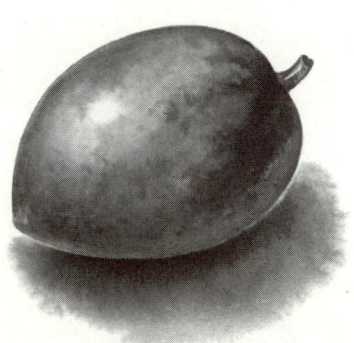

Himbeer-Joghurt-Creme

Wirkt Kapha und sanft Pitta erhöhend

Geheimtipp für Gourmets. Wer einmal die verführerische indische Joghurtcreme, auch Shrikhand genannt, probiert hat, der kann nicht mehr davon lassen. Hinter Shrikhand verbirgt sich ein einfaches Rezept: Es ist Joghurt, den man einfach einige Stunden in einem Käsetuch (Baumwollwindel) zum Abtropfen aufhängt. Bis auf den Milchzucker besitzt Joghurt etwa die gleichen wertvollen Inhaltsstoffe der Milch, plus natürlich die Milchsäurebakterien. Joghurt regt Appetit und Verdauung an, hilft bei Durchfall und baut die Darmflora wieder auf, wenn diese durch Krankheiten gelitten hat. Daneben stärkt Joghurt den Körper, verlängert das Leben und hemmt das Wachstum von Tumoren und sogar Krebs.

Himbeeren vereinen in sich vor allem jene Vitamine, Mineralien und Spurenelemente, die den Stoffwechsel anfeuern, die Knochenbildung unterstützen und wertvoll für Muskeln, Nerven und Gehirn sind. Ihre ätherischen Öle und Gerbstoffe schließlich schenken uns Frische, Energie und Gelassenheit in allen Lebenslagen.

Ein optimales Dessert für Vata- und in Maßen auch für Pitta-Menschen.

Für 4 bis 6 Personen

1 ½ kg Joghurt
200 g Sahne
150 g Himbeeren
250 g Roh-Rohrzucker
5 Kardamomkapseln

1) Joghurt etwa 5 Stunden in einem Käsetuch abhängen, bis er die Hälfte des ursprünglichen Gewichtes erreicht hat. Das können Sie daran feststellen, indem Sie die aufgefangene Molke in einem Messbecher abmessen.
2) Sahne steif schlagen. Himbeeren waschen, abtropfen lassen und mit dem Roh-Rohrzucker pürieren. Joghurt, Sahne und Himbeermischung mit einem Handrührgerät cremig rühren. Kardamomkapseln aufschlitzen, die Samen in einem Mörser zu Pulver zerstoßen und unterrühren.
3) Joghurtcreme zimmertemperiert servieren.

Variation: Safran-Joghurt-Creme

Geben Sie der Joghurtcreme ¼ TL Safranpulver oder 10 Safranfäden bei. Wenn Sie Safranfäden verwenden, diese zuvor in 1 EL Rosenwasser einweichen. Zum Abschluss mit 3 EL gehackten Pistazien dekorieren.

Je nach Geschmack und Saison lassen sich die zugegebenen Früchte beliebig variieren, lecker sind z. B. auch Mango, Banane, Erdbeeren oder Carob. Der klassische indische Vertreter wird einfach nur mit gelbem Safranpulver und gemahlenen Kardamomsamen (ohne Früchte) verfeinert – eine intelligente Variante, da Safran bzw. Kardamom Joghurtcreme noch bekömmlicher machen.

Panna Cotta

Wirkt stark Kapha erhöhend

»Wer noch keine Panna Cotta genossen hat, hat noch nicht gelebt«, sagen manche Kenner der italienischen Küche. Heiß geliebt wird die Süßspeise mittlerweile nicht nur in ihrem Ursprungsland, sondern auch weit über dessen Grenzen hinaus. Zuckerrohr oder besser der eingedickte Zuckerrohrsaft ist in der Ayurveda-Küche das Süßungsmittel par excellence – u. a. werden aus ihm Roh-Rohrzucker und Vollrohrzucker hergestellt. Eiweiß, Kohlenhydrate, Mineralstoffe und Vitamine machen Zuckerrohrprodukte auch für die Gesundheit interessant. Nach dem Ayurveda regen sie den Stoffwechsel an, unterstützen die Nieren, reinigen das Blut, stärken Herz und Leber und erfrischen den Körper.

Ahornsirup mit seinem karamellartigen Aroma ist ebenfalls ein begehrtes Süßungsmittel. Bis zu fünfzigmal wird der süße mineralstoffhaltige Saft des Zuckerahornbaums gekocht, ehe aus 40 Litern Ahornsaft 1 Liter Sirup geworden ist. Ahornsirup wirkt kühl, frisch, leicht und feucht, genau wie die nordamerikanischen Wälder, aus denen er stammt. Ein ideales Gericht für Pitta- und in Maßen auch für Vata-Typen.

Für 4 bis 5 Personen

500 g Sahne
1 TL Agar-Agar-Pulver
1 TL gemahlene Bourbon-Vanille
125 g Roh-Rohrzucker
8 – 10 EL Ahornsirup

1) 100 g Sahne mit Agar-Agar-Pulver und Vanille in einem kleinen Topf verrühren. 250 g Sahne steif schlagen. Nun die Agar-Agar-Sahne mit dem Roh-Rohrzucker auf kleiner Flamme unter ständigem Rühren erhitzen und nach 2 Minuten Köcheln sofort von der Kochstelle nehmen. Anschließend die restliche flüssige Sahne und die Schlagsahne unterziehen.
2) 4 bis 5 kleine Essschalen mit kaltem Wasser ausspülen und Panna Cotta einfüllen. Etwa 4 Stunden ins Gefrierfach stellen.
3) Vor dem Servieren etwas heißes Wasser über die Rückseite der Schälchen laufen lassen, Panna Cotta mit einem Messer vom Rand lösen und auf einen kleinen Teller stürzen. Noch etwas Ahornsirup darüber träufeln und guten Appetit!

> Abwechslung ist die Mutter des Genusses: Nehmen Sie an Stelle der Vanille auch einmal 1 TL Zimt oder ein Briefchen gemahlenen Safran.

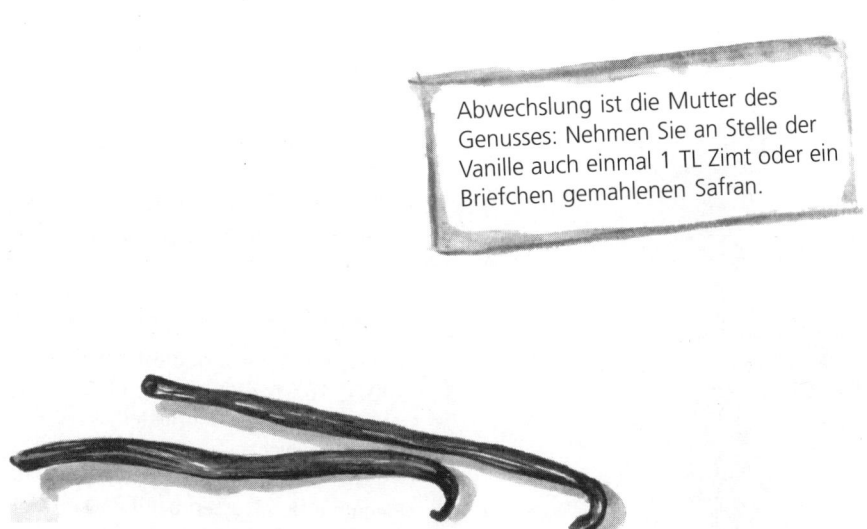

Nougat-Kürbis-Eis

Wirkt Kapha erhöhend

So lecker kann man Energie schlecken. Haselnüsse sind wohl die beliebtesten Kraftpakete aus dem Nussparadies. Dafür sorgen nicht nur Enzyme, Mineralien und Vitamine, sondern auch jede Menge ungesättigte Fettsäuren. Damit sind Haselnüsse ideal für Gehirn und Nerven, stärken aber ebenso Haut, Gefäße und Muskulatur. Außerdem fördern Haselnüsse die Blutbildung, helfen bei Blasenschwäche und regen die Verdauung an. Wenn Sie sich das nächste Mal also wieder körperlich oder geistig erschöpft fühlen sollten, genießen Sie dieses Eis!

Butternusskürbisse sehen aus wie eine überdimensionale Birne und besitzen helles, cremigbutteriges Fruchtfleisch. Ihr milder Geschmack verleiht diesem köstlichen Eis erst die rechte erfrischende Note. Und ihre leichte Bekömmlichkeit ist ideal für Jung und Alt. Ob für Schule, Studium, Haushalt oder Beruf, ob für Aufbau, Schwangerschaft, Wechseljahre und Lebensabend, Kürbis mit seinen vielen Inhaltsstoffen hat jedem etwas Wertvolles zu geben.

Ein köstliches Dessert für alle Pitta- und Vata-Typen.

Für 8 Personen

400 g Butternusskürbis (oder andere Moschuskürbissorte)
1 EL Butter
200 g geröstete und gemahlene Haselnüsse
100 ml Ahornsirup
200 ml Milch
1 gestrichener TL Agar-Agar-Pulver
400 g Vollrohr- oder Roh-Rohrzucker
1 TL gemahlene Bourbon-Vanille
500 g Sahne

1) Kürbis der Länge nach halbieren, entkernen und mit Butter bestreichen. Kürbis im Backofen bei 200 °C 30 – 40 Minuten lang backen, bis das Fruchtfleisch weich ist.
2) In der Zwischenzeit die gerösteten und gemahlenen Nüsse in einer großen Schüssel mit Ahornsirup mischen. 100 ml kalte Milch mit Agar-Agar in einer Tasse verrühren und die restlichen 100 ml in einem kleinen Topf erhitzen. Sobald die Milch kocht, die kalte Agar-Agar-Milch hinzufügen und unter ständigem Rühren 2 – 3 Minuten kochen. Anschließend den Topf von der Flamme nehmen und Zucker und Vanille hineinrühren.
3) Das Fruchtfleisch mit einem Löffel aus dem Kürbis schaben und durch ein feines Sieb streichen bzw. pürieren. Kürbispüree gemeinsam mit der Agar-Agar-Milch und der Sahne unter das Nussmus rühren. Anschließend die Masse in ein oder mehrere geeignete Gefäße füllen und tiefkühlen.
4) Eismasse nach etwa 2 Stunden umrühren, um die Eiskristalle zu brechen. Nach weiteren 4 – 6 Stunden können Sie dieses Eis schon servieren.

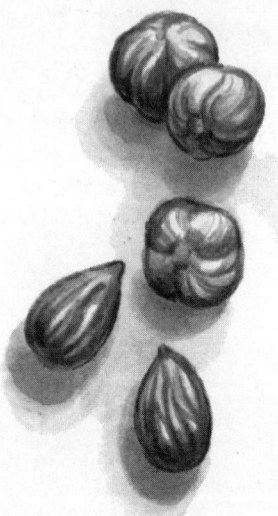

Haselnüsse auf einem Blech im Backofen bei 200 °C 10 Minuten rösten, bis die Häutchen aufplatzen. Abgekühlt lassen sich die Häutchen sehr leicht abreiben und die Nüsse dann fein mahlen. Am praktischsten ist es, das Blech mit den Nüssen beim Backen des Kürbises einfach mit einzuschieben oder die Nachhitze zu nutzen!

Apfelgelee

Wirkt ausgleichend auf alle Doshas

Einfach wunderbar. So lecker wie dieses Apfelgelee schmeckt, so einfach und schnell geht es auch von der Hand.

Äpfel spielen dabei nicht von ungefähr die Hauptrolle. Schlummern in ihnen doch – schön handlich und appetitlich verpackt – über 300 wertvolle Inhaltsstoffe, u. a. Carotin, Vitamin B, reichlich Vitamin C und Flavone, dazu Kalzium, Phosphor und Eisen. Organische Säuren unterstützen die Entgiftungsfunktion der Leber und Gerbstoffe, ätherische Öle und Pektin lindern chronische Durchfälle. Äpfel regen den Appetit an, fördern die Verdauung und putzen so ganz nebenbei auch noch die Zähne. Der Ayurveda schätzt zudem auch die entschlackende Kraft von Äpfeln, günstig bei *Ama*-bedingten Gelenkschmerzen, Nebenhöhlenentzündungen und Kopfschmerzen. Nicht zuletzt sorgen Äpfel auch für eine geschmeidige Haut und gute Laune.

Ein optimales Rezept für alle drei Konstitutionstypen. Also nichts wie los!

Für 4 bis 6 Personen

750 g süße Äpfel
600 ml Apfelsaft
2 TL Agar-Agar-Pulver
¼ TL Zimt
2 EL Ahornsirup
1 EL Mandelblättchen

1) Äpfel waschen, schälen und in dünne Scheiben schneiden. Apfelschnitze anschließend in einem Topf mit 100 – 200 ml Apfelsaft für 3 – 4 Minuten dünsten.
2) In einem zweiten Topf Agar-Agar-Pulver mit dem restlichen Apfelsaft verrühren. Zimtpulver und Ahornsirup hinzufügen, 2 Minuten kochen lassen und anschließend von der Herdplatte nehmen. In der Zwischenzeit eine runde Keramik-Tarte bzw. Auflaufform oder kleine Glasschälchen mit kaltem Wasser ausspülen.
3) Mandelblättchen in die Form(en) geben. Apfelschnitze dachziegelartig zu einer Rosette hineinlegen. Den restlichen Apfelsaft zu der Agar-Agar-Mischung geben und diese in die Form(en) gießen. Nun das Apfelgelee an einem kühlen Ort erstarren lassen.
4) Das erstarrte Gelee vor dem Servieren mit einem Messer vom Rand lösen und auf einen Teller bzw. eine Kuchenplatte stürzen.

Mit einer runden Keramik-Tarte bzw. Auflaufform sieht das Apfelgelee gestürzt wie ein Apfelkuchen aus. Ganz besonders lecker schmeckt es, wenn Sie zu den kleinen Apfel-Gelee-»Kuchenstücken« noch heiße Vanillesauce, Schlagsahne oder eine Fruchtsauce servieren.

Schneller Pfirsich-Bananen-Pudding

Wirkt sanft Kapha erhöhend

Paradiesfrüchte für Frauen. Bananen sind nicht nur schmackhaft, sondern auch sehr praktisch – sozusagen mit mitgelieferter Verpackung. Im vollreifen Zustand bieten sie jede Menge Fruchtzucker und Traubenzucker und fast keine Stärke. Das macht sie für Kopfarbeiter ebenso wertvoll wie für Sportler und alle körperlich Beanspruchten, weil sie ein Leistungstief schnell auffangen können. Dazu kommen alle essenziellen Aminosäuren sowie die stolze Bilanz von reichlich Vitaminen, Mineralstoffen und Spurenelementen, die Bananen zum Gehirnfutter, Blutbildner und Herzschutz in einem machen. Darüber hinaus lindern sie Magen- und Darmerkrankungen, entwässern aufgeschwemmte Gewebe und unterstützen das Abnehmen. Bananen reinigen das Blut, besänftigen Sodbrennen und helfen bei Regelschmerzen und anderen Beschwerden der weiblichen Unterleibsorgane. Nicht zuletzt bringen Bananen gute Laune und Energie für Frauen in allen Lebenslagen.
Ein leckerer Pudding, bei dem Pitta- und Vata- und in Maßen auch Kapha-Frauen zugreifen können.

Für 4 Personen

8 getrocknete Aprikosen
600 ml Pfirsich-Bananensaft
  (bzw. Fruchtsaft nach Wahl)
40 g (4 gestrichene EL) Maisstärke
Zimt zum Bestreuen

1) Aprikosen 5 – 15 Minuten einweichen und anschließend in kleine Stückchen schneiden. Einen Topf mit kaltem Wasser spülen, Fruchtsaft hineingießen und mit der Maisstärke glatt verrühren. Anschließend bei mäßiger Hitze und häufigem Umrühren aufkochen lassen.
2) Aprikosenstücke hinzugeben und noch einmal kurz aufkochen lassen. Pudding in schöne Glasschälchen füllen, mit Zimt bestreuen und servieren.

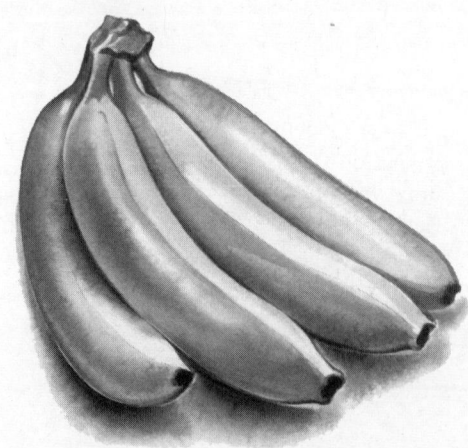

Brasilianischer Kokospudding

Wirkt Kapha erhöhend

Für heiße Sommernächte. Dieser verführerische Pudding wird in Brasilien gekühlt und mit einer süßen Sauce aus Trockenpflaumen serviert: ideal für heiße Tage und Nächte sowie für feurige Pitta-Typen. Da er sich schon am Vorabend zubereiten lässt, ist gekühlter Kokospudding ein beliebtes Dessert für Einladungen und Partys, doch dampfend warm schmeckt er ebenso lecker, was sicher alle Vata-Typen erfreuen wird.

Wer den Saft der Kokosnuss trinkt, der hat nicht nur ein köstliches Getränk genossen, sondern zugleich auch etwas Besonderes für seine Gesundheit getan. Die vielen Mineralien aus der Kokosmilch ersetzen Elektrolyte, die beim Schwitzen verloren gehen, und sind deshalb für Magen, Darm und Nerven, aber auch für das Herz höchst wichtig. Neben Zucker, Eiweiß und Vitaminen verbergen sich außerdem Mineralien und Spurenelemente. Sie pflegen die Haut, stärken die Knochen und unterstützen die Wundheilung. Nicht zuletzt entspannt und erfrischt Kokosmilch.

Ein Dessert, wie geschaffen für Vata- und Pitta-Typen.

Für 6 Personen

Für die Pflaumensauce:
400 g Trockenpflaumen
450 ml Wasser
1 Zimtstange
50 – 100 g Roh-Rohrzucker bzw. Ahornsirup

Für den Kokospudding:
800 ml Milch bzw. Sojamilch
80 g (8 gestrichene EL) Maisstärke
200 ml Kokosmilch
100 g Roh-Rohrzucker

1) Die Pflaumensauce kann schon im Voraus zubereitet werden: Pflaumen waschen, abtropfen lassen, entkernen, klein schneiden und in einem Topf mit dem Wasser 2 – 3 Stunden einweichen.
2) Zimtstange und Roh-Rohrzucker bzw. Ahornsirup hinzugeben und bei mittlerer Hitze etwa 20 Minuten zu einer Sauce einkochen lassen. Vor dem Servieren die Zimtstange entfernen.
3) Für den Pudding einen Edelstahltopf mit kaltem Wasser ausspülen und darin 600 ml Milch bei mittlerer Hitze erwärmen. In der Zwischenzeit die Maisstärke mit den restlichen 200 ml Milch in einer kleinen Schüssel verrühren und gemeinsam mit der Kokosmilch in die warme Milch gießen. Den Pudding unter häufigem Rühren aufkochen lassen. Zucker hinzufügen und so lange umrühren, bis er sich aufgelöst hat. Pudding in eine Schüssel füllen und mit der Sauce servieren.

Vata-Typ: Ihnen wird Kokospudding am besten warm bekommen.

Pitta-Typ: Sie werden am meisten von einem abgekühlten Dessert profitieren.

> Servieren Sie doch an Stelle der Pflaumensauce einmal auch frische Früchte wie Mango oder Papaya – mit einer Prise Zimt bestreut.

Aprikosen-Kürbis-Dessert in Gewürzsirup

Wirkt sanft Kapha und sanft Pitta erhöhend

Die Königinnen der Gewürze. Kardamom, der dunkelbraune Samen eines Gewächses aus der Ingwerfamilie, gehört nach Safran und Vanille zu den begehrtesten Gewürzen der Welt. In erster Linie sicherlich wegen seines angenehm-erfrischenden Geschmacks, der an Zitronenschalen und Eukalyptus erinnert. Mit seinen ätherischen Ölen jedoch regt er auch den gesamten Stoffwechsel an, schützt das Herz, vertreibt Übelkeit und unterstützt Nieren und Blase. Der Ayurveda schätzt seine leicht antibiotische Wirkung bei Erkältungen, Husten, Ohr- und Zahnschmerzen. Außerdem regt Kardamom Appetit und Verdauung an, lindert Blähungen und erfrischt den Atem. Zudem wirkt er entschlackend, sorgt für einen hübschen Teint und stärkt die Beckenorgane. Nicht zuletzt bringt Kardamom geistige Klarheit, Gedächtniskraft und gute Laune.

Safran ist die ideale Ergänzung. Er macht vital, stärkt Herz und Magen und fördert die Blutbildung. Außerdem lindert er Schmerzen, löst Krämpfe, besänftigt Regelbeschwerden und tut den weiblichen Unterleibsorganen gut.

Ein ideales Dessert für Vata- und in Maßen auch für Pitta- und Kapha-Typen.

Für 4 Personen

5 Kardamomkapseln
1 Vanilleschote
250 ml Wasser
100 g Vollrohrzucker
1 Zimtstange
5 Safranfäden
1 EL frisch geriebener Ingwer
1 Nelke
350 g Kürbis
350 g reife Aprikosen
50 g Rosinen

1) Kardamomkapseln aufschlitzen und die Samen in einem Mörser fein mahlen. Vanilleschote aufschlitzen und das Mark herausschaben. Vanillemark mit Schote, Wasser, Zucker und den restlichen Gewürzen in einen Topf geben. Für 10 Minuten zu einem Gewürzsirup köcheln lassen.
2) In der Zwischenzeit Kürbis waschen, schälen, entkernen und in dünne längliche Stückchen schneiden. Aprikosen waschen, entkernen und vierteln. Rosinen waschen und abtropfen lassen.
3) Kürbis in den Gewürzsirup geben und 6 Minuten zugedeckt köcheln lassen. Anschließend Aprikosen und Rosinen hinzufügen und weitere 3 – 4 Minuten weich kochen.
4) Aprikosen und Kürbis mit einem Schaumlöffel in eine schöne Schüssel geben. Falls der Gewürzsirup zu flüssig ist, noch einige Minuten ohne Deckel weiterköcheln lassen. Zum Abschluss Zimtstange und Vanilleschote entfernen und den Sirup über das Dessert gießen.

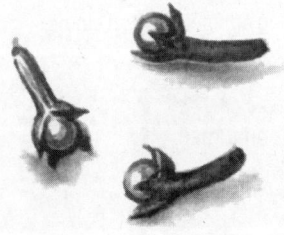

Noch etwas Schlagsahne dazu und Sie haben ein leckeres Dessert.

Dinkeldessert mit Holundersauce

Wirkt sanft Kapha erhöhend

Herbstzeit ist Holunderzeit. Meist ist es September, bis sich an vielen Wald- und Wegrändern aus den kleinen, cremefarbenen Blüten des strauchähnlichen Holunderbaums die dunkelvioletten Holunderbeeren entwickelt haben. Ihren Namen haben sie von der schützenden Hausgöttin Frau Holle erhalten, die der vielen Wunder wirkenden Kräfte wegen auch ihren Sitz im Holunder genommen hat.

In der Tat sind Holunderbeeren vollgepackt mit wertvollen Vitaminen, Bitterstoffen, ätherischen Ölen und dem Spurenelement Selen, ideal für Frische und Abwehrkraft. Ihre Flavone festigen die Kapillarwände und verbessern die Durchblutung. Holunder regt den Stoffwechsel an, treibt den Schweiß, reinigt das Blut und unterstützt Nieren und Blase. Bei Ischias, Rheuma und Gicht ist er ebenso hilfreich wie bei Atemwegsbeschwerden und Magen- und Darmproblemen. Holunder bringt den Kreislauf in Schwung und fördert die Regelblutung. Nicht zuletzt stärkt er die Nerven und bringt Elan.

Ein ideales Dessert für Vata-, Pitta- und in Maßen auch für Kapha-Konstitutionen.

Für 4 bis 6 Personen

200 g Dinkelreis (S. 125)
500 ml Wasser
¾ – 1 TL gemahlene Bourbon-Vanille
50 g Roh-Rohrzucker

Für die Holundersauce:
400 g frische Holunderbeeren
100 g Rosinen
1 Zimtstange
125 ml Traubensaft
1 EL Maisstärke
100 g Roh-Rohrzucker
200 g Sahne
evtl. 1 EL Roh-Rohrzucker
einige Prisen Zimt

1) Frisch gepflückte Holunderdolden waschen und abtropfen lassen. Die reifen, purpurroten Holunderbeeren von den Dolden zupfen und in einen kleinen Topf geben. Rosinen unter heißem Wasser waschen, abtropfen lassen und zu den Beeren geben.

2) Die Beeren mit der Zimtstange zugedeckt (ohne Wasserzugabe) bei mittlerer Hitze 5 – 7 Minuten köcheln lassen und anschließend mit einem Schöpflöffel zerdrücken. Traubensaft mit der Maisstärke in einer Tasse verrühren und mit dem Roh-Rohrzucker für die Sauce unter die Beeren geben. Sauce noch einmal kurz aufkochen lassen.

3) In einem zweiten kleinen Topf Dinkelreis mit dem Wasser und der gemahlenen Vanille zugedeckt bei mittlerer Hitze 15 Minuten weich kochen. Sobald das Wasser kocht, die Hitze etwas reduzieren. Anschließend den Roh-Rohrzucker hinzufügen und den Dinkel weitere 5 Minuten zugedeckt quellen lassen. Sahne steif schlagen. (Wer es gerne süß mag, kann der Sahne noch 1 EL Roh-Rohrzucker hinzufügen.)

4) Zum Servieren: Jeweils einige Esslöffel Dinkeldessert auf 4 – 6 kleine Teller verteilen und mit der warmen Holundersauce sowie einem Klecks Schlagsahne garnieren. Zum krönenden Abschluss über die Sahne noch etwas Zimt streuen.

> Dieses warme Dessert ist auch ein lecker-leichtes Mittag- oder Abendessen für drei bis vier Personen.

Kandierte Feigen

Wirkt Kapha erhöhend

Gewusst wie. Feigen finden im ganzen Mittelmeerraum bis weit nach Asien hinein schon seit Jahrtausenden großen Anklang. Nicht nur als schmackhafte Stärkung, sondern auch als wertvolle Quelle von Vitaminen, Mineralstoffen, Fruchtsäuren und Pektin. Damit reinigen Feigen das Blut und regen die Verdauung an. Wegen des Eisengehaltes werden besonders Frauen täglich 2 – 3 Feigen empfohlen. Bei Asthma und Husten sind sie ebenso hilfreich wie bei Hämorrhoiden. Ganz besonders geschätzt sind Feigen in Phasen körperlicher und geistiger Belastung als schnelle, leichte Energiequelle.
In der Toskana – woher dieses Rezept stammt – gab es kandierte Feigen traditionellerweise immer im Spätsommer und Herbst nach dem Brotbacken – eine leckere Methode, um die Nachhitze der Backöfen auszunutzen.
Ein ideales Gericht für alle Pitta- und Vata-Konstitutionen.

Für 4 Personen

1 EL Mandelöl
4 Tropfen Rumaroma
6 EL Roh-Rohrzucker
10 – 12 frische Feigen
Saft und Schale einer halben
*   unbehandelten Zitrone*
6 EL Ahornsirup

1) Backofen auf 190 °C vorheizen. Auflaufform mit Mandelöl und Rumaroma einölen und der Hälfte des Roh-Rohrzuckers dünn ausstreuen. Feigen waschen, halbieren und in die Form legen. Zitrone mit heißem Wasser waschen, trockenreiben und mit einer Raspel über die Feigen reiben. Den Zitronensaft und Ahornsirup über die Feigen gießen und mit den restlichen 3 EL Roh-Rohrzucker bestreuen.
2) Feigen im Backofen etwa 30 Minuten backen, bis der Zucker karamellisiert und goldgelb geworden ist.

> Kandierte Feigen sind sowohl warm wie auch kalt ein leckeres Dessert.

Birnen-Quinoa-Auflauf

Wirkt ausgleichend auf alle Doshas

»Nützlicher und wertvoller als Gold«, so wurden gekochte Birnen von der heiligen Hildegard von Bingen einst gepriesen. Zu einem ähnlichen Ergebnis kam nur einige Jahrtausende zuvor auch der Ayurveda. Bei reifen, weichen, süßen und saftigen Birnen können alle drei *Doshas* ebenso zugreifen wie bei gekochten Birnen.

Birnen enthalten jede Menge Vitamine, Mineralstoffe, Spurenelemente, nicht zu vergessen Fruchtsäuren, hormonähnliche Substanzen und Aromastoffe. Damit sind reife Birnen gut für das Herz, fördern die Darmperistaltik und stärken die Abwehrkraft. Mit ihrem Kaliumüberschuss entwässern sie, unterstützen die Nieren und senken zu hohen Blutdruck. Ihre Gerbsäuren besänftigen Magen- und Darmbeschwerden. Gekocht fördern sie die Ausscheidung von Harnsäure und werden deshalb besonders bei Gicht, Rheuma und Arthritis empfohlen. Auch bei Hitzewallungen der Wechseljahre und Periodenbeschwerden entfalten Birnen ihre wohltuenden Eigenschaften.

Bei diesem Gericht können alle Vata-, Pitta- und Kapha-Typen nach Herzenslust zugreifen.

Für 2 Personen (als Hauptspeise)
oder 4 Personen (als Dessert)

50 g Quinoa
150 ml Wasser
1 kg reife Williams-Christ-Birnen
Ghee oder Sonnenblumenöl zum Einfetten
3 EL Sojamehl
4 EL Wasser
2 EL Sahne (vegan: Sojadrink)
4 EL Ahornsirup
3 EL Rosinen
¼ TL Zimt
1 EL Haferflocken
1 Msp Natron
3 EL geröstete Sonnenblumenkerne

1) Quinoa im Wasser etwa 15 Minuten weich kochen.
2) Birnen waschen, schälen, vierteln und in dünne Scheiben schneiden.
3) Eine Auflaufform mit Ghee (bzw. Sonnenblumenöl) einfetten. Backofen auf 220 °C vorheizen. Birnenscheiben dachziegelartig in die Auflaufform legen.
4) Sojamehl mit 4 EL Wasser und der Sahne (bzw. Sojadrink) verrühren. Dann Quinoa, Ahornsirup, Rosinen, Zimt, Haferflocken und Natron unter die Sojamasse heben und auf den Birnen verteilen. Anschließend mit Sonnenblumenkernen bestreuen.
5) Den Auflauf etwa 30 Minuten bei 220 °C backen und heiß servieren.

> Besonders lecker schmeckt noch eine Vanillesauce (S. 274) dazu.

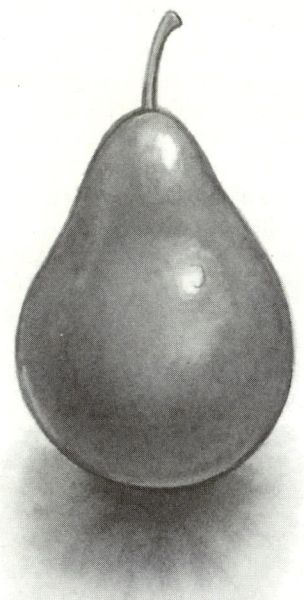

Grießauflauf mit Aprikosen

Wirkt Kapha erhöhend

Alles für die Frau. Wenn es eine Frucht gibt, die Frauen gut tut, dann ist es die Aprikose. Aprikosen regen die Blutbildung an, entstauen die Beine und lindern Periodenbeschwerden. Mit ihrem Provitamin A verbessern sie die Sehkraft und aktivieren das Immunsystem. Und Knochen, Zähne, Nägel und Haare bekommen durch Aprikosen wieder neue Kraft. Wann immer es um Aufbau oder Erhaltung von Körpergewebe geht, in der Kindheit und Pubertät, als Schwangere, in den Wechseljahren oder im Alter, Aprikosen haben für jede Lebensphase etwas parat. Neben vielen anderen wertvollen Mineralstoffen und Spurenelementen spenden sie auch wertvolles Eisen und Kalzium. Nicht zuletzt pflegen Aprikosen die Haut und sorgen für einen gesunden Teint.

Dinkelgrieß ist mit seinem nussartigen Aroma nicht nur geschmacklich eine Bereicherung. Auch allen, die körperlich und geistig auftanken wollen, schenkt er jede Menge Energie.

Ein leckeres Gericht für Vata- und Pitta-Typen.

Für 4 Personen

500 ml Milch
1 TL Kurkuma
¼ TL gemahlener Kardamom
125 g Dinkelvollkorngrieß
50 g Rosinen
2 EL Sojamehl
6 EL Wasser
300 g reife Aprikosen
60 g Butter oder Ghee
60 g Vollrohrzucker
40 g Maisstärke
1 gestrichener TL Natron
abgeriebene Schale einer halben
  unbehandelten Zitrone

1) Milch mit Kurkuma und Kardamom in einem Topf aufkochen lassen, allmählich Vollkorngrieß hineinrühren und zum Quellen auf die Seite stellen. Rosinen waschen und in etwas Wasser einweichen. Sojamehl und Wasser in einer Tasse zu einer geschmeidigen Masse rühren. Aprikosen waschen, entsteinen und in Viertel schneiden. Auflaufform einfetten. Backofen auf 200 °C vorheizen.

2) Butter bzw. Ghee in einer Rührschüssel schaumig schlagen. Nach und nach Vollrohrzucker, Maisstärke, Natron, Sojamehlmischung, Zitronenschale sowie den gequollenen Grieß zu einer lockeren, klümpchenfreien Masse verrühren. Anschließend die abgetropften Rosinen unterheben.

3) Die Hälfte der Auflaufmasse in die Form füllen und zwei Drittel der Aprikosen darüber verteilen. Nun die restliche Grießmasse darübergeben und das letzte Drittel der Aprikosen hineinstecken. Auflauf für 35 – 40 Minuten backen und warm servieren.

Probieren Sie es auch einmal mit Äpfel oder Birnen an Stelle der Aprikosen – schmeckt ebenso köstlich!
Grießauflauf mit Aprikosen ist ein leckeres süßes Mittag- oder Abendessen.

Rosinen-Süßkartoffel-Halava

Wirkt Kapha und sanft Vata erhöhend

Manche mögen's süß. Nicht von ungefähr gehört Halava zu den beliebtesten Süßspeisen Indiens. Fast jede Stadt hat ihre eigenen Halava-Rezepte, mal mit Getreide, mal mit Früchten, mal mit bestimmten Gemüsen oder mit einer Kombination. Je nach Zutaten erinnert Halava einmal an ein Püree, ein anderes Mal an einen Pudding und wieder ein anderes Mal an einen Grießbrei. Dieser Halava kommt in seiner Farbe und Konsistenz heruntergekochter Aprikosenmarmelade gleich. Süßkartoffeln stammen übrigens aus Südamerika. Mayas, Inkas und Azteken kultivierten sie lange, bevor die Spanier sie nach Europa und die Portugiesen etwas später auch nach Indien brachten. Ob weiß, rosa oder rotbraun, Süßkartoffeln werden in der Küche wie Kartoffeln zubereitet. Nur ihr Geschmack ist eben – wie der Name schon sagt – leicht süßlich. Nach dem Ayurveda regen Süßkartoffeln die Verdauung an und vermehren Kapha und sanft Vata.
Ein exotisches Dessert für Pitta- und in Maßen auch für Vata-Konstitutionen.

Für 2 bis 4 Personen

2 EL Rosinen
1 große Süßkartoffel (650 g)
75 ml Wasser
1 – 2 EL Ghee bzw. Butter
1 TL frisch geriebener Ingwer
¼ TL Kurkuma
¼ TL Zimt
5 – 6 EL Roh-Rohrzucker
½ TL abgeriebene unbehandelte Zitronenschale

Zur Dekoration:

2 EL Kokosflocken
1 – 2 EL gehackte Walnüsse

1) Rosinen waschen und einweichen. Süßkartoffeln waschen, schälen, in kleine Würfel schneiden und mit 75 ml Wasser 8 – 10 Minuten zugedeckt dünsten.
2) Süßkartoffeln mit einer Gabel zerdrücken, Rosinen abtropfen lassen. In einem Topf Ghee bzw. Butter schmelzen, Ingwer, Kurkuma, Zimt, Süßkartoffeln, Roh-Rohrzucker, Zitronenschale und Rosinen dazugeben und alles 8 – 10 Minuten köcheln lassen, bis die Masse etwas eingedickt ist. Dabei immer wieder umrühren, damit nichts anbrennt.
3) Den Halava auf schöne Dessertteller geben und mit Kokosflocken und gehackten Walnüssen bestreut servieren.

Am besten schmeckt Halava warm.

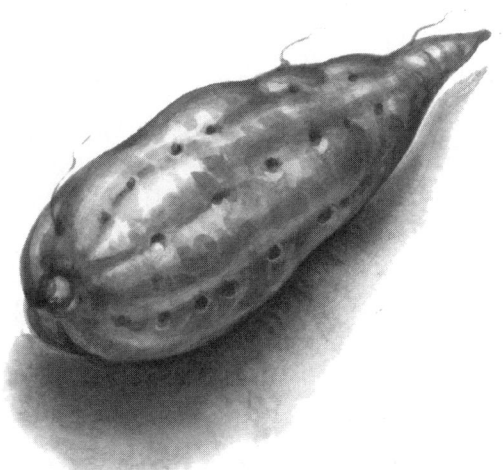

Vanillesauce

Wirkt Kapha erhöhend

Die größten Wunder der Natur nehmen wir heute als selbstverständlich hin. Milch mit ihren mehreren hundert Inhaltsstoffen ist eines dieser Wunder, zumindest wenn es sich um Rohmilch oder nur pasteurisierte Milch aus artgerechter Tierhaltung handelt. Alle essenziellen Aminosäuren, jede Menge Vitamine, Mineralstoffe und Spurenelemente sind in Milch enthalten. Ein bis zwei Gläser warme Milch am Tag bringen genug Kraft und Elan für Alt und Jung, für Kranke und Gesunde, für Denker und körperlich Arbeitende. Milch festigt die Knochen, unterstützt Nieren und Blase, fördert die Blutbildung, regt die Drüsen an und stärkt die weiblichen Unterleibsorgane. Nicht zuletzt entspannt Milch die Nerven und hebt die Laune. Vanille war schon bei den Frauen der aztekischen Herrscher zur Aromatisierung von Speisen und Getränken äußerst beliebt. Dabei schmeckt Vanille nicht nur köstlich, sondern macht auch Appetit, stärkt den Magen und kurbelt die Verdauung an. Anregend wirkt Vanille nicht nur auf die Nieren, sondern – wie man sich erzählt – auch auf das Liebesleben.
Ein köstliches Dessert für alle Pitta- und Vata-Menschen.

Für 4 bis 6 Personen

*1 Vanilleschote
1 l Milch (vegan: Vanille-Sojadrink)
½ TL Kurkuma
4 gehäufte EL Mais- oder Kartoffelstärke
2 – 3 Kardamomkapseln
4 – 5 EL Roh-Rohrzucker oder 75 ml Ahornsirup*

1) Vanilleschote aufschlitzen und das Mark mit einer Messerspitze herausschaben.
2) Topf mit kaltem Wasser ausspülen. 1 Tasse Milch (bzw. Sojadrink) zurückbehalten und die restliche Milch mit der aufgeschlitzten Vanilleschote, dem herausgeschabten Vanillemark und Kurkuma zum Kochen bringen.
3) Maisstärke mit der Tasse kalter Milch verrühren und in die kochende Milch geben. Kardamomkapseln aufschlitzen, die Samen im Mörser zerstoßen und ebenfalls zur Milch geben.
4) Kurz aufkochen lassen und Roh-Rohrzucker bzw. Ahornsirup hinzufügen.

Variation:
Vanille-Safran-Sauce

Kapha erhöhend

Weichen Sie 3 – 4 Safranfäden für 15 Minuten in 2 EL Milch (bzw. Vanille-Sojadrink für Veganer) ein, bevor Sie sie mit der restlichen Milch zum Kochen bringen.

Desserts

Sonnenblumen-Kürbiskern-Krokant

Wirkt Kapha erhöhend

Süßes im Handumdrehen. Dieser köstliche Krokant ist der Beweis, mit wie wenig Aufwand Sie eine kleine Sensation zaubern können. Ob zum Backen, als Dekoration auf Desserts, über Eiscreme oder einfach als süße Knabberei – mit diesem Rezept werden Sie Jung und Alt begeistern.
Grüne Kürbiskerne enthalten neben jeder Menge Fettsäuren auch ätherische Öle, Vitamine, Mineralien und Spurenelemente. Damit stärken sie die Haare und die Sehkraft, fördern die Blutbildung und verjüngen die Haut. Auch bei Blasenschwäche werden sie empfohlen. Egal, ob Sie körperlich oder geistig erschöpft sind, Kürbiskerne geben verbrauchte Energie zurück und entspannen auf sanfte Weise.
Sonnenblumenkerne gehören zu den wenigen Nahrungsmitteln, die ohne Unterschied allen drei *Doshas* gut tun. Sie schützen das Herz, stärken die Nerven und nähren das Gehirn. Auch unsere Haut und das Bindegewebe halten sie fit. Und schließlich sollen sie uns auch unsere gute Stimmung wiederbringen.
Eine köstliche Leckerei für Vata- und Pitta-Frauen.

Für 4 Personen

Fett für das Backblech
100 g Roh-Rohrzucker
2 – 3 EL Wasser
100 g Sonnenblumenkerne
100 g grüne Kürbiskerne

1) Backblech oder Tablett einfetten. Zucker und Wasser in einer Pfanne karamellisieren. Dann Sonnenblumen- und Kürbiskerne dazugeben und unter ständigem Rühren 1 – 2 Minuten anrösten, bis die Kerne zu Knacken beginnen.
2) Krokant auf dem Blech verteilen und abkühlen lassen. Anschließend in kleine Stücke brechen.

> Grob gehackt können Sie dieses Krokant auch hervorragend zum Dekorieren und Bestreuen von Cremes, Puddings, Quarkspeisen oder Gebäck verwenden.

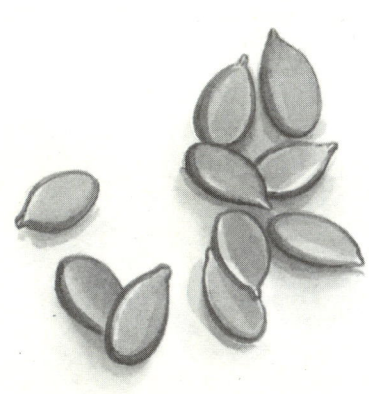

Pistazien-Marzipan-Herzen

Wirkt Kapha erhöhend

Augenschmaus. Pistazien sind als grüne Farbtupfer, aber auch ihres ganz speziellen Aromas wegen auf dem Esstisch immer gern gesehen. Ungesättigte Fettsäuren, Proteine, Kohlenhydrate, besonders viel Eisen, Phosphor und der höchste Kaliumgehalt aller Nüsse machen sie zu einer ausgesprochen herzfreundlichen Speise. Pistazien sorgen für einen geschmeidigen Teint, stärken die Nerven, regen die Blutbildung an und gleichen zu niedrigen Blutdruck aus. Selbst aphrodisierende Wirkungen schreibt man ihnen zu.

Mandeln schenken Vitalität, fördern die Sehkraft und stärken die weiblichen Unterleibsorgane. Sie sind eine optimale Kraftquelle für Schwangere, Wöchnerinnen und Stillende. Außerdem unterstützen sie die Rückbildung der Gebärmutter nach der Geburt und helfen bei Periodenschmerzen. Nicht zuletzt schenken sie Körper wie Geist wieder Energie.

Ein köstliches Konfekt für Vata- und Pitta-Frauen.

Ergibt etwa 30 Herzen

50 g fein gemahlene Pistazienkerne
200 g geschälte, fein gemahlene Mandeln
125 g Lavendelhonig oder fester Honig
1 Msp gemahlener Safran
4 Tropfen Rosenwasser

Für die Kuvertüre:
Carobglasur (S. 253)

Zur Dekoration:
2 EL gehackte Pistazien

1) Pistazien und Mandeln mit Honig, Safran und Rosenwasser verkneten. Zwischen zwei Frischhaltefolien zu einer Platte ausrollen.
2) Carobglasur herstellen (S. 253).
3) Die obere Frischhaltefolie abziehen und mit Backförmchen Herzen ausstechen. Die Herzen mit einer Gabel in die Kuvertüre tauchen, zum Abtropfen auf ein kleines Gitter legen und mit gehackten Pistazien bestreuen.

Dattelnougat

Wirkt Kapha erhöhend

Hoch hinaus. Dattelpalmen verstecken ihre begehrten Früchte auf höchster Ebene, in bis zu 40 Metern Höhe. Das, was dort vor sich hinreift, ist nicht nur sehr nahrhaft und bekömmlich, sondern vitalisiert auch unseren Körper ungemein. Aus gutem Grund, denn Datteln sind äußerst reich an Kalzium, Eisen, Kalium und den seltenen B-Vitaminen. Datteln reinigen das Blut, stärken die Knochen, unterstützen die Leber und regen den Kreislauf an. Auch bei Lungenerkrankungen, Sodbrennen sowie Hitzewallungen sind sie hilfreich. Nicht zuletzt bringen Datteln erschöpften Nerven sowie unserer Konzentration und unserem Denkvermögen wieder neue Energie.
Haselnüsse sind ebenfalls ein leckeres Gehirn- und Nervenfutter. Darüber hinaus pflegen Haselnüsse die Haut, aktivieren den Darm und stärken die Blutgefäße. Auch die Keimzellen sollen durch sie angeregt werden. In jedem Fall schenken sie jede Menge Lebenskraft.
Ein leckeres Konfekt für alle Vata- und Pitta-Typen.

Ergibt 20 Kugeln

200 g Haselnüsse
150 g frische Datteln
50 g Rosinen
4 EL fester Honig
3 EL Carobpulver

1) Haselnüsse auf einem Backblech verteilen und etwa 10 Minuten bei 200 °C im Backofen rösten, bis die Häutchen aufgesprungen sind. Die Häutchen der abgekühlten Haselnüsse zwischen den Händen abreiben, die Nüsse sehr fein mahlen.
2) Datteln waschen, entkernen und mit den ebenfalls gewaschenen Rosinen zu feinem Mus hacken bzw. durch einen Früchtewolf drehen. Nuss- und Früchtemus mit Honig und Carob vermengen und aus der Masse 20 Kugeln rollen. Zum Servieren auf einen schönen Teller legen.

> Eine leckere Abwechslung ist es, wenn Sie die Dattelnougatkugeln einmal in etwas Kokosflocken oder auch in einer Mischung aus Carobpulver und Zimt wälzen.

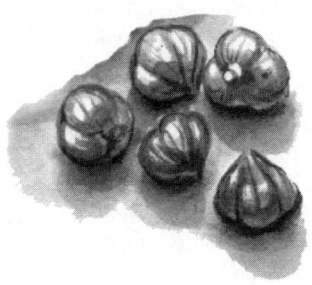

Desserts

Energiebällchen

Wirkt Kapha erhöhend

Diese Leckerei hält, was ihr Name verspricht. Schließlich finden sich in Dinkel alle essenziellen Aminosäuren, herzfreundliche ungesättigte Fettsäuren und jede Menge Vitamine und Mineralstoffe. Sein Zink bringt die Abwehrkräfte in Schwung und schützt die Leber. Mit seiner Kieselsäure stärkt Dinkel Haut, Haare, Bindegewebe und Nägel. Außerdem regt er den Appetit an, bringt die Verdauung in Gang, senkt den Cholesterinspiegel und enthält Krebsschutzstoffe. Dinkel ist ideal für Schwangere, Stillende und alle, die sonst noch Kraft und Energie brauchen.

Auch Gerste hat uns mehr als genug zu bieten. Ihre vielen Mineralien schärfen die Sinne, ihre Schleimstoffe lindern Magen- und Darmbeschwerden und spülen kleine Blasen- und Nierensteine aus. Der Ayurveda empfiehlt Gerstengerichte zur Entschlackung wie zur Stärkung, ganz besonders aber in der Schwangerschaft, während der Stillzeit zum Stimulieren des Milchflusses und – wegen der kühlenden und trocknenden Eigenschaften – auch bei den Hitzewallungen der Wechseljahre. Energiebällchen sind optimal für alle Vata- und Pitta-Typen.

Ergibt etwa 40 Bällchen

250 g Dinkelflocken
75 g Gersten- bzw. Haferflocken
50 g enthäutete und fein gemahlene Mandeln
40 g (4 EL) Carob
1 TL gemahlene Bourbon-Vanille
¼ TL Zimt
50 g frische Datteln
100 g Butter
200 – 250 g Honig
2 EL Ahornsirup
etwa 100 ml Milch, Sahne oder Apfelsaft

Zum Wälzen:
Kokosflocken

1) Die Flocken in einem Mixer bzw. einer elektrischen Kaffeemühle fein mahlen und in einer großen Schüssel mit Mandeln, Carob, Vanille und Zimt mischen.
2) Datteln waschen, entkernen und fein hacken. Butter in Flöckchen schneiden.
3) Honig, Ahornsirup, Datteln und Butter mit den anderen Zutaten verkneten. So viel Milch, Sahne bzw. Apfelsaft beigeben, bis die Masse eine weiche, homogene Konsistenz erreicht hat.
4) Anschließend die Masse zu Bällchen rollen und in Kokosflocken wälzen.

Energiebällchen können Sie beliebig variieren bzw. ergänzen, z. B. mit gerösteten und gemahlenen Haselnüssen, Kürbiskernen, Cashewnüssen sowie Trockenfrüchten wie getrockneten Aprikosen. Die Honigmenge lässt sich auch nach Belieben reduzieren bzw. durch eingeweichte und pürierte Trockenfrüchte ersetzen. Sie sehen, Ihrer Fantasie sind keine Grenzen gesetzt. Ganz bestimmt haben Sie bald Ihr persönliches Hausrezept entdeckt! In der Schwangerschaft oder während der Stillzeit, zu Hause oder auf Reisen, im Büro, in der Schule oder als Abschluss einer Mahlzeit: Energiekugeln finden in jedem Fall ihre Abnehmer. Weil diese kleinen Bällchen so begeisterten Zuspruch finden, machen wir meist mehr davon – auf Vorrat.

Getränke

Fit und munter zwischendurch. Erfrischend und am besten warm, wenn nicht sogar heiß: So hat die Vata-Frau Getränke am liebsten. Das gibt wieder Energie und tut auch dem Teint gut. Also bitte nicht vergessen: Wenn es das nächste Mal wieder einmal kalt oder trocken werden sollte, am besten gleich zu einem dieser warmen Getränke greifen.

Die Pitta-Frau bevorzugt dagegen lieber kühle und kühlende Getränke. Stress, Aufregung, Reibereien u. Ä. kennen Sie ja ohnehin schon zur Genüge. Für Sie sind Getränke ein willkommener Ausgleich, damit Sie mit einem kühlen Kopf neuen Taten entgegeneilen können.

Was die anderen beiden Typen erdet, das hat die Kapha-Frau schon von Geburt aus mitbekommen. Sie braucht deswegen nicht so viel Flüssigkeit wie andere Frauen, und Getränke mag sie am liebsten heiß und mit Pep, sprich mit Gewürzen. Das bringt ihr den Schwung, all ihre positiven Eigenschaften so richtig zu entfalten.

Erdbeer-Mandel-Milch

Wirkt ausgleichend auf alle Doshas

Fruchtig, frisch und fit. Erdbeeren sind nicht nur eine fantastische Bereicherung unseres Speisezettels in den Sommermonaten, sie sind angefüllt mit aromatisch saftigen Schätzen. Über 300 Substanzen hat man bisher in Erdbeeren gefunden, jede Menge Mineralien, ätherische Öle, Farb- und Gerbstoffe. Und mit ihrem Vitamin C übertreffen sie sogar Zitronen und Orangen. Erdbeeren bringen unseren Verdauungsapparat in Schwung, heilen Wunden, unterstützen die Nieren und regen den gesamten Stoffwechsel an. Sie reinigen die Schleimhäute und senken Fieber und Hitzewallungen. So sind Erdbeeren ideal zum Großputz der Körpers – auch bei Hautunreinheiten.

Mandeln sind ideal zur Stärkung von Körper, Nerven und Gehirn. Auch in der Schwangerschaft, nach der Geburt und bei Menstruationsbeschwerden schätzt man sie als willkommene Kraftquelle. Überhaupt üben sie einen äußerst positiven Einfluss auf die weiblichen Unterleibsorgane aus. Mehr können Sie für Energie und gute Laune nicht tun.

Ein köstliches Getränk für alle Vata-, Pitta- und Kapha-Konstitutionen.

Für 2 bis 4 Personen

50 g enthäutete Mandeln
250 ml heißes Wasser
500 g frische süße Erdbeeren
½ TL gemahlene Bourbon-Vanille
2 – 3 EL Akazienhonig bzw. Ahornsirup

1) Mandeln mit dem heißen Wasser im Mixer pürieren und in einer großen Tasse zum Abkühlen zur Seite stellen.
2) Erdbeeren waschen, Stiele entfernen und ebenfalls pürieren. Anschließend Mandelmilch, Vanille und Honig zugeben und alles noch einmal kurz mixen. Erdbeer-Mandelmilch in einen schönen Glaskrug füllen und vor dem Servieren umrühren.

> Diese fruchtige Mandel-Milch ist nicht nur ein erfrischendes Getränk, sondern passt ebenso gut zum Frühstücksmüsli oder zu Puffreis (S. 131).

Gewürzte Nussmilch

Wirkt ausgleichend auf alle Doshas

Das Erfolgsgeheimnis der Ayurveda-Küche sind die Gewürze – vor allem in den richtigen Nuancen und Kombinationen.

Süß-scharfer Anis ist genau das Richtige für eine leckere Nussmilch. Mit seinen ätherischen Ölen regt er den Appetit an, stärkt den Magen und fördert die Verdauung. Anis entschlackt, entwässert und stimuliert die Milchbildung bei stillenden Müttern. Über die Muttermilch überträgt sich seine entblähende und entkrampfende Wirkung auch auf den Säugling. Bei Unterleibsschmerzen, Regelbeschwerden bis hin zu Husten wird Anis gern empfohlen.

Kardamom erinnert im Geschmack an Zitronenschalen und Eukalyptus. Er aktiviert den gesamten Stoffwechsel, schützt das Herz, vertreibt Übelkeit und unterstützt Nieren und Blase. Zudem wirkt Kardamom entschlackend, sorgt für einen hübschen Teint und stärkt die Beckenorgane. Nicht zuletzt bringt er geistige Klarheit, Gedächtniskraft und gute Laune.

Bei dieser Nussmilch können alle Konstitutionstypen nach Herzenslust zugreifen.

Für 4 Personen

4 Kardamomkapseln
1 TL Fenchelsamen
½ TL Anissamen
1 Nelke
2 dünne Scheiben Süßholz
750 ml Wasser
50 g enthäutete Mandeln
40 g Sonnenblumenkerne
20 g Pistazien
20 g Pinienkerne
20 g Rosinen
etwa 50 g Vollrohrzucker, Ahornsirup bzw. Honig (je nach Dosha-Typ)

1) Kardamomkapseln aufschlitzen und Samen mit den restlichen Gewürzen und dem Wasser 10 Minuten zugedeckt köcheln lassen. Süßholz und Nelke entfernen.
2) Enthäutete Mandeln, Sonnenblumenkerne, Pistazien, Pinienkerne und Rosinen 30 Minuten im Tee einweichen und anschließend im Mixer zu einer cremigen Nussmilch pürieren. Nach Belieben und je nach Typ süßen (Vollrohrzucker für Vata, Ahornsirup für Pitta und Honig für Kapha). Nussmilch in Gläser füllen und vor dem Trinken umrühren.

Variation:
Nussmilch schmeckt nicht nur pur köstlich, sondern auch mit ¼ l warmer Milch bzw. Reismilch (sanft Kapha erhöhend) oder mit einem Fruchtsaft Ihrer Wahl.

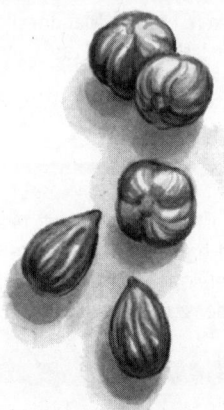

Avocado-Dattel-Shake

Wirkt Kapha erhöhend

Lecker, leicht und köstlich. Avocados sind so vielseitig in der Küche, dass man sie in Lateinamerika schon seit 9000 Jahren anbaut. Auch für Herz und Gefäße sind sie reiner Balsam. Sie enthalten bis zu 30 % Fett, das zu drei Vierteln aus mehrfach ungesättigten Fettsäuren besteht – ohne jede Spur von Cholesterin. Ihr Vitamin-B-Gehalt ist der höchste unter den Früchten. Daneben glänzen sie mit allen lebenswichtigen Aminosäuren, wertvollen Mineralstoffen sowie Vitamin C und E. Reife Avocados vermehren Kapha. Sie pflegen die Haut, stärken die Knochen, unterstützen die Wundheilung und lindern Magen- und Darmbeschwerden. In der Schwangerschaft, nach der Geburt und in der Stillzeit sind sie ebenso ideal wie in den Wechseljahren. Außerdem stärken sie die Nerven, entspannen auf wohltuende Weise und sorgen für einen erquickenden Schlaf.
Das optimale Getränk für Pitta- und Vata-Typen.

Für 4 Personen

1 reife Avocado (etwa 250 g)
50 g frische Datteln
40 g Roh-Rohrzucker
800 ml Reismilch (Reisdrink)

1) Avocado halbieren, Kern entfernen, Fruchtfleisch mit einem Löffel herausschaben und in einen Mixer geben. Datteln waschen, entkernen, in kleine Stückchen schneiden und mit dem Roh-Rohrzucker ebenfalls in den Mixer geben.
2) Avocado-Dattel-Mischung cremig pürieren. Anschließend die Reismilch hinzufügen und nochmals alles zu einem glatten cremigen Shake pürieren. Avocado-Dattel-Shake in schöne Gläser füllen und servieren.

Vata-Typ: Wenn Sie möchten, können Sie Ihren Shake zusätzlich noch mit etwas verdauungsanregenden Gewürzen bestreuen, wie z. B. Zimt oder Kardamompulver.

Pfirsichnektar

Wirkt sanft Kapha erhöhend

Frucht der Venus nannten die Römer den Pfirsich und sahen in ihm ein Symbol der Weiblichkeit, Fruchtbarkeit und sogar ein Aphrodisiakum. In jedem Fall schenken Pfirsiche körperliche und geistige Kraft, dafür sorgen ihre Vitamine und Mineralstoffe wie Eisen. Wie alle tiefgelben und orangen Früchte enthalten Pfirsiche reichlich Beta-Carotin und Bioflavone – beide gelten als wichtige Krebs- und Herzschutzstoffe. Pfirsiche fördern die Blutbildung, wirken harntreibend und holen Wasseransammlungen aus den Geweben, was Lunge, Herz und Kreislauf entlastet. Daneben regen sie den Stoffwechsel und den Appetit an und stärken die Blase. Als Pfirsichnektar sind sie eine wahre Wohltat für erschöpfte Nerven und für die Haut ein regenerierender Schönheitstrunk.
Ein erfrischendes Getränk für Vata-, Pitta- und in Maßen auch für Kapha-Frauen (siehe auch *Dosha*-Tipp).

Für 4 Personen

500 g reife süße Pfirsiche
1 TL frisch gehackter Ingwer
2 – 3 EL Ahornsirup
¾ TL Zimt
750 ml Reismilch (Reisdrink)

1) Pfirsiche waschen, mit einem scharfen Messer enthäuten und in Stücke schneiden.
2) Pfirsichstücke, Ingwer, Ahornsirup und ½ TL Zimt im Mixer pürieren, anschließend langsam Reismilch hinzugießen und alles weiter zu einem schaumig-cremigen Nektar pürieren.
3) Pfirsichnektar in schöne Gläser füllen und vor dem Servieren als Dekoration mit dem restlichen Zimt bestreuen.

Kapha-Typ: Rühren Sie noch eine Messerspitze gemahlenen Kardamom unter den Nektar.

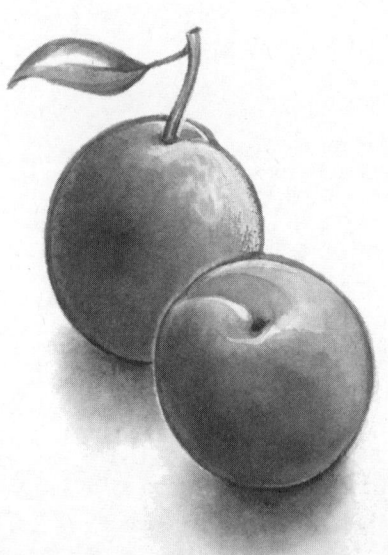

> Pfirsichnektar ist ein leckeres Sommergetränk, mit Puffreis-Crunchies (S. 131) zusammen aber auch ein lecker-leichtes Frühstück.
> An Stelle der Pfirsiche können Sie auch gerne einmal andere süße Früchte probieren, wie Aprikosen, Birnen oder Mangos.

Heißer Apfelpunsch

Wirkt ausgleichend auf alle Doshas

Eine paradiesische Verführung. Ob das mit dem Apfel im Paradies wirklich so war, darüber mögen die Experten streiten. Fest steht jedenfalls, dass Äpfel im Früchteparadies ganz oben rangieren. Sie sind erfrischend, fördern die Verdauung, vernichten Bakterien und putzen die Zähne. Über 300 wertvolle Biostoffe schlummern in ihnen. Zu ihnen gehören organische Säuren, welche die Leber entgiften helfen, Gerbstoffe, ätherische Öle und vor allem Pektin mit seiner Schutzwirkung auf Darm und Gefäße. Äpfel entschlacken, unterstützen die Fettverdauung, senken die Blutcholesterinwerte und besänftigen Erkältungen, Fieber und Hautausschläge. Und süß, reif und saftig gelten Äpfel immer noch als Aphrodisiakum.
Zimt kann ebenfalls anregend in romantischen Stunden wirken. Darüber hinaus bringt er mit seinen ätherischen Ölen Appetit, Stoffwechsel und Kreislauf in Schwung. Er reinigt das Blut, wirkt sanft entwässernd und sorgt für einen geschmeidigen Teint. Zimt erfrischt Mund und Zähne, stillt Schmerzen und besänftigt Menstruationsbeschwerden.
Ein köstliches Getränk für alle Konstitutionstypen.

Für 4 Personen

4 Kardamomkapseln
1 l naturtrüber Apfelsaft
1 Zimtstange
10 g (2 Scheiben) frischer Ingwer
1 Nelke
1 EL Ahornsirup

Für die Dekoration:
4 dünne Zitronenscheiben

1) Kardamomkapseln mit einem Messer aufschlitzen, zusammen mit dem Apfelsaft und den anderen Gewürzen 20 Minuten zugedeckt köcheln lassen.
2) Saft durch ein feines Teesieb gießen und mit Ahornsirup süßen. In 4 schöne Teegläser füllen und mit jeweils einer dünnen Zitronenscheibe servieren.

> Probieren Sie diesen Punsch ruhig auch einmal mit anderen Säften, z. B. mit Traubensaft (gut für alle *Doshas*), Süßkirschsaft (gut für alle *Doshas*) oder Holundersaft (wirkt Pitta erhöhend). Es lohnt sich!

Safran-Lassi (Joghurtgetränk mit Safran)

Wirkt Kapha und sanft Pitta erhöhend

Summertime ... Lassi, das indische Joghurtgetränk, ist eine herrliche Erfrischung für heiße Sommertage. Von eisgekühlten Getränken rät der Ayurveda in der heißen Jahreszeit eher ab. Auch wenn sie im ersten Augenblick angenehm erscheinen, reduzieren sie die ohnehin schwache Verdauungstätigkeit noch mehr. Joghurt-Zubereitungen und vor allem Lassi sind da eine weitaus bessere Alternative. Joghurt besitzt bis auf den Milchzucker die gleichen wertvollen Inhaltsstoffe der Milch, allen voran Kalzium, reichlich Proteine, Vitamine und natürlich Milchsäurebakterien. Damit regt Joghurt nicht nur Appetit und Verdauung an, sondern übt auch einen kühlenden und vitalisierenden Effekt auf den gesamten Körper aus. Nach dem Ayurveda vermehrt Joghurt Kapha und sanft Pitta. Damit auch Pitta-Typen diese Erfrischung ab und zu genießen können, haben wir diesem Rezept Süßmittel, Kardamom und Wasser beigegeben. Auf diese Weise ist dieses Lassi optimal für Vata- und in Maßen auch für Pitta-Frauen.

Für 4 Personen

10 Safranfäden bzw. ¼ TL gemahlener Safran
1 EL heißes Wasser
4 Kardamomkapseln oder
   ¼ TL gemahlener Kardamom
500 g Joghurt
500 ml – 1 l Wasser (je nach Wunsch)
50 – 100 g Roh-Rohrzucker bzw.
   50 – 75 ml Ahornsirup
1 Prise Zimt

1) Safran im heißen Wasser 10 Minuten lang einweichen. Kardamomkapsel aufschlitzen und die Samen im Mörser zerstoßen. Alle Zutaten (außer Zimt) in einem Mixer pürieren (oder mit einem Schneebesen verrühren, bis sich alle Klümpchen aufgelöst haben).
2) Lassi in schöne Gläser füllen, jeweils mit einer Prise Zimt bestreuen und zimmertemperiert servieren.

Lassi-Variationen:

Früchte-Lassis schmecken einfach lecker. Wenn Ihre Verdauungskraft allerdings zu schwach ist, sollten Sie Lassi lieber nur pikant mit Gewürzen oder leicht gesüßt zu sich nehmen. Damit Sie Ihre Verdauung nicht zusätzlich belasten, sollten Sie Lassi nie eisgekühlt, sondern immer zimmertemperiert trinken.

Bananen-Lassi

(für Vata- und in Maßen für Pitta-Typen)
Wirkt Kapha und sanft Pitta erhöhend

Lassen Sie den Safran weg. Pürieren Sie noch zwei Bananen und eventuell 1 TL frisch geriebenen Ingwer, den Sie als Saft auspressen, zusammen mit den restlichen Zutaten.

Mango-Lassi

(für Pitta- und Vata-, in Maßen auch
für Kapha-Typen)
Wirkt sanft Kapha erhöhend

1 reife Mango mit den restlichen Zutaten pürieren.

Orangen-Lassi

(für Vata- und in Maßen für Pitta-Typen)
Wirkt Kapha und sanft Pitta erhöhend

Mixen Sie 250 ml Saft von süßen Orangen unter das Lassi.

Vanille-Lassi

(für Pitta- und Vata-Typen)
Wirkt Kapha erhöhend

Lassen Sie Safran und Zimt weg und geben Sie zu den restlichen Zutaten stattdessen 1 TL gemahlene Bourbon-Vanille.

Rosen-Lassi
(für Pitta- und Vata-Typen)
Wirkt Kapha erhöhend

Fügen Sie 1 – 2 EL Rosenwasser zu den restlichen Zutaten, lassen Sie den Zimt weg und dekorieren Sie die Gläser mit einigen frischen, biologisch angebauten Rosenblüten.

Minz-Lassi
Wirkt ausgleichend auf alle Doshas

Fügen Sie 2 EL fein gehackte frische Minzeblätter hinzu und dekorieren Sie die Gläser mit je einem frischen Minzeblatt.

Gewürz-Lassi
Dosha-Wirkung nach Zubereitung

Kapha-Typ: Verdünnen Sie Ihr Lassi mit vier Teilen Wasser. Wenn Sie es pikant lieben, so würzen Sie Ihr Lassi mit Ingwerpulver bzw. frisch geriebenem Ingwer, geröstetem und zerstoßenem Kreuzkümmel und etwas schwarzem Pfeffer. Wer es lieber süßlich mag, der sollte Ingwerpulver, Safran, Zimt, Kardamom oder Nelkenpulver zufügen und als Süßungsmittel etwas Honig nehmen.

Vata-Typ: Ihnen werden die gleichen Gewürze gut tun wie Kapha-Typen. Verwenden Sie statt Ingwerpulver lieber frisch geriebenen Ingwer. Eine Prise Muskat unterstützt die Absorption im Darm.

Pitta-Typ: Für Sie sind Gewürze ideal, die Ihr Pitta nicht erhöhen, z. B. gerösteter und gemahlener Kreuzkümmel, Koriander, Fenchel und Safran, Kardamom, etwas Zimt und etwas frischer Ingwer. Zusätzlich können Sie Ihr Lassi auch mit kühlenden, gehackten, frischen Minze- bzw. Korianderblättern bestreuen.

Pitta-Lassi
(für Pitta- und Vata-Typen)
Wirkt Kapha erhöhend

500 g Joghurt
500 – 1000 ml Wasser
1 TL gerösteter und gemahlener Fenchel
1 TL gerösteter und gemahlener Koriander
1 – 2 EL Ahornsirup
1 EL frisch gehackte Korianderblätter
    zum Bestreuen

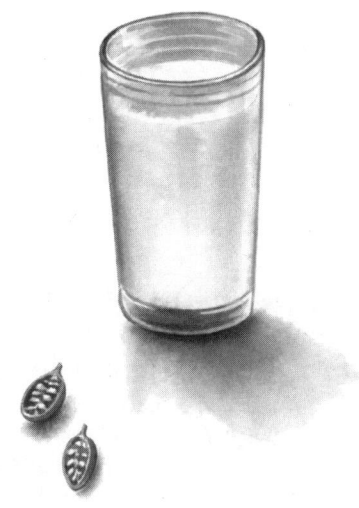

Rosinen-Mandel-Milch

Wirkt Kapha erhöhend

Die Frühlingsboten. Während es bei uns noch kalt ist, beginnen in Spanien, Portugal, Italien und auf dem Balkan schon die Mandelbäume zu blühen. Aus den Blüten werden später reife Steinfrüchte, die Mandeln. Von allen Nusssorten sind Mandeln am beliebtesten. Sie besitzen über 50 % Fett mit vielen, ungesättigten Fettsäuren, außerdem jede Menge Eiweiß, Vitamine, Kohlenhydrate, Mineralstoffe und Enzyme mit Hormoncharakter. Ob jung oder alt, ob körperlich oder geistig rege, Mandeln stärken alle. Sie schenken Lebenskraft, sind gut für die Augen und kräftigen Nerven, Gehirn und Körper. Auch in der Schwangerschaft, nach der Geburt und bei Menstruationsbeschwerden schätzt man sie als willkommene Energiequelle. Rosinen sind ebenfalls eine fabelhafte Knochen-, Gehirn- und Fitnessnahrung: ideal für Schulkinder und alle Lernenden, aber auch für Schwangere und ältere Menschen. Rosinen-Mandel-Milch gilt im Ayurveda als herausragendes Rasayana, ein unschätzbares Tonikum für Körper und Geist.
Ein köstliches Getränk für Vata- und Pitta-Typen.

Für 4 Personen

50 g Rosinen
25 g Pistazien
75 ml Wasser
1 l Vorzugsmilch bzw. nur pasteurisierte Milch (nicht homogenisiert)
8 – 10 Safranfäden
50 g enthäutete Mandeln
evtl. 1 TL Vollrohrzucker bzw. Ahornsirup pro Portion

1) Rosinen waschen und mit den Pistazien 15 Minuten im heißen Wasser einweichen. 2 EL Milch in eine Tasse geben und Safranfäden darin einweichen.
2) Safranmilch gemeinsam mit der restlichen Milch in einem Topf langsam zum Kochen bringen. Dabei mit einem Schneebesen immer wieder umrühren, damit sie etwas schaumig wird.
3) In der Zwischenzeit Mandeln, Rosinen, Pistazien und Einweichwasser im Mixer fein pürieren. Einen Schöpflöffel warme Milch zugeben und noch einmal alles vermixen. Anschließend zur heißen Milch geben und noch einmal aufkochen lassen.
4) Rosinen-Mandel-Milch servieren. Falls erwünscht, können Vata-Typen mit Vollrohrzucker, Pitta-Konstitutionen dagegen mit Ahornsirup süßen.

> Mandeln besitzen am meisten Heilkraft, wenn Sie sie über Nacht in Wasser einweichen und anschließend enthäuten.

Ingwermilch

Wirkt ausgleichend auf alle Doshas

Der Allroundkünstler. Frischer Ingwer zählt zu den wenigen Gewürzen, die allen *Dosha*-Typen bekommen. Maßvoll genossen, regt er Appetit und Verdauung an, ohne das Pitta-*Dosha* aus dem Lot zu bringen. Überhaupt hat Mutter Natur dem Ingwer eine große Menge an Bitterstoffen und ätherischen Ölen mitgegeben, insbesondere das Gingerol. Damit lindert Ingwer Atemwegserkrankungen, entschlackt den Organismus, besänftigt Blähungen und pflegt die Darmflora. Ferner stärkt er das Herz, hemmt die Blutgerinnung und senkt Cholesterinspiegel wie Blutdruck. Bei Übelkeit hilft frischer Ingwer ebenso wie bei Ödemen und Regelbeschwerden. Regelmäßig genossen soll er auch Krebs vorbeugen. In Milch gekocht, fördert Ingwer deren bessere Bekömmlichkeit und Absorption, vor allem bei einer Mischung aus gleichen Teilen Milch und Wasser. Als leichter Abendtrunk entspannt Ingwermilch, hebt die Stimmung und fördert einen tiefen und erholsamen Schlaf. Ein optimales Getränk für alle Vata-, Pitta- und Kapha-Konstitutionen.

Ergibt eine Tasse

1 – 2 TL frisch geriebener Ingwer
250 ml Vorzugsmilch bzw. nur pasteurisierte Milch (nicht homogenisiert)
eventuell 250 ml Wasser
evtl. Süßungsmittel je nach Dosha

1) Ingwer in Milch bzw. in eine Mischung von Milch und Wasser geben. Milch für einige Minuten köcheln lassen bzw. Halb-Milch/Halb-Wasser-Gemisch auf etwa 250 ml einkochen (dies dauert etwa 15 Minuten).
2) Anschließend umgießen bzw. mit einem Schneebesen umrühren, damit Schaum auf der Milch entsteht.
3) Milch in eine Tasse füllen (wer möchte, kann den Ingwer abseihen) und nach Geschmack süßen. Vata-Typen können mit Vollrohrzucker oder Jaggery bzw. Gur süßen, Pitta-Menschen mit Ahornsirup und Kapha-Typen ihre leicht abgekühlte Milch mit Honig.

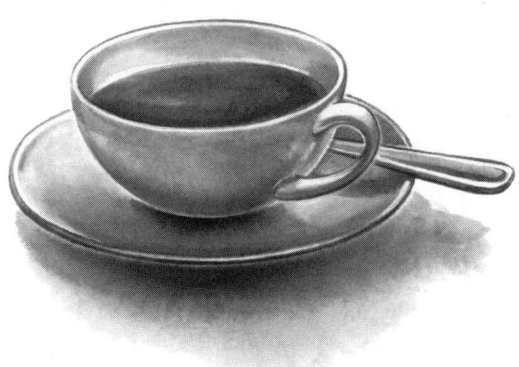

Gewürzmilch

Wirkt sanft Kapha erhöhend

Das Lebenselixier. Rohmilch oder nur pasteurisierte Milch (nicht homogenisiert) aus artgerechter Tierhaltung ist nach dem Ayurveda eines der wichtigsten Nahrungs- und Heilmittel. Ein bis zwei Gläser warme Milch am Tag sind mit ihren aufbauenden Eigenschaften ideal für Alt und Jung, für Schreibtischmenschen wie für Sportler.

Milch macht gute Laune, hält fit und gesund. Noch heute empfiehlt der Ayurveda Milch bei Frauenbeschwerden, Wechseljahrstörungen, Blutarmut, Nieren- und Blasenkrankheiten, Gicht, Altersbeschwerden, Hauterkrankungen, Haarausfall, Kopfschmerzen, Konzentrationsstörungen und Schlaflosigkeit. Milch stärkt den Körper, die Abwehrkraft und – durch ihre Exorphine – auch die Psyche.

Frisch gemolkene, euterwarme Milch ist für den Mensch am allerbesten. Bereits 3 Stunden nach dem Melken wirkt Milch Kapha vermehrend. Um kalte, Kapha erhöhende Milch bekömmlicher zu machen, werden ihr die Elemente Feuer (aufkochen lassen) und Luft (mehrere Male umgießen bzw. mit dem Schneebesen umrühren) hinzugefügt. Dazu kommen noch verdauungsanregende Gewürze wie Safran und Kardamom und – je nach Typ und Belieben – auch Süßungsmittel.

Gewürzmilch ist ideal für Vata- und Pitta-Typen, in Maßen auch für Kapha-Konstitutionen.

Pro Person:

250 ml Vorzugsmilch, Rohmilch bzw. nicht homogenisierte Milch
¼ TL Zimt
2 Safranfäden oder 1 Msp Safranpulver
1 – 2 Kardamomkapseln

Zum Süßen:
(je nach Konstitution):
Vollrohrzucker, Jaggery bzw. Gur oder Honig

1) Topf mit kaltem Wasser ausspülen und Rohmilch bzw. nicht homogenisierte Milch mit Zimt und Safranfäden auf kleiner bis mittlerer Flamme zum Kochen bringen. Währenddessen die Kardamomkapseln mit einem Messer aufschlitzen, die Samen im Mörser (oder mit dem Griff eines Nudelholzes) zu Pulver zerstoßen und zur Milch geben.
2) Anschließend die Milch mit einem Schneebesen so umrühren, dass sich auf ihr Schaum bildet.
3) Milch in eine Tasse füllen und nach Geschmack süßen. (Vata-Typen können mit etwas Vollrohrzucker oder Jaggery bzw. Gur, Pitta-Typen mit Ahornsirup und Kapha-Typen mit Honig süßen.)

Kapha-Typ: Probieren Sie auch einmal heiße Gewürzmilch aus Ziegenmilch.

Wenn Sie keine Milch vertragen, versuchen Sie doch einmal heiße, mit Wasser verdünnte Ingwermilch (S. 287).
Den Honig zum Süßen erst in die leicht abgekühlte, warme Milch geben, damit er seine Heilkraft nicht verliert.

Ingwertee

Wirkt Pitta erhöhend

Das Wurzel-Wunder. Von Ingwer spricht der Ayurveda in den höchsten Tönen und nannte ihn deswegen auch gleich »Wundermedizin«. Zu Recht, denn die Natur hat Ingwer vollgepackt mit Bitterstoffen und ätherischen Ölen, insbesondere Gingerol. Damit kurbelt Ingwer den ganzen Stoffwechsel an, fördert die Entschlackung und sorgt für die Ausleitung der Stoffwechselgifte. Ingwer reinigt die Atemwege und lindert Erkältungen, Husten und Asthma. Auch den Verdauungstrakt bringt er in Schwung, hilft bei Übelkeit und verdorbenem Magen und pflegt die Darmflora. Ingwer regt die Menstruation an und soll daneben auch aphrodisierende Wirkungen besitzen. Zudem senkt er den Cholesterinspiegel und den Blutdruck, hemmt die Blutgerinnung und schützt damit vor Herzinfarkt. Nicht zuletzt beseitigt Ingwer Erschöpfung und bringt gute Laune. Ein ideales Getränk für Vata- und Kapha-Beschwerden und Frauen.

Ergibt 1 l Tee

1 l Wasser
1 EL frisch geriebener Ingwer
3 – 4 schwarze Pfefferkörner
1 – 2 Nelken
evtl. Vollrohzucker

1) Wasser mit Ingwer und Gewürzen aufkochen und anschließend 10 – 15 Minuten zugedeckt auf kleiner Flamme köcheln lassen.
2) Tee abseihen und in eine Thermoskanne füllen. Etwas abkühlen lassen und eventuell mit Vollrohzucker süßen.

Falls Sie Pippali (Langpfeffer) bekommen können, kochen Sie 1 – 2 der dünnen, etwa 2 cm langen, schwarzen Früchte an Stelle der Nelken. Langpfeffer aktiviert, ähnlich wie sein Verwandter, der schwarze Pfeffer, unseren gesamten Stoffwechsel. Mit ihm beseitigen Sie Kälte, vermehrtes Kapha und *Ama*. Pippali lindert alle Erkältungskrankheiten ebenso wie Asthma, Arthritis, Rheuma, Gicht, Ischias und zahlreiche Verdauungsbeschwerden.

Variationen:

Agni anregender Ingwer-Tee
Wirkt ausgleichend auf alle Doshas

1 EL geriebenen Ingwer und 3 aufgeschlitzte Kardamomkapseln in 1 l Wasser für 10 Minuten köcheln lassen.

Koriander-Ingwer-Tee
Wirkt ausgleichend auf alle Doshas
(Agni anregend und entblähend)

1 EL geriebener Ingwer, 1 TL Koriandersamen und 1 TL Kreuzkümmelsamen in 1 l Wasser 10 Minuten köcheln lassen.

Zitronen-Ingwer-Tee
Wirkt ausgleichend auf alle Doshas
(Agni anregend, gut für die Leber)

Auf 1 l Wasser 1 EL frisch geriebenen Ingwer und 1 Msp Kurkuma 10 Minuten köcheln lassen. Vor dem Servieren den Saft einer ½ Zitrone hinzufügen und eventuell mit Vollrohzucker süßen.

Süßholz-Fenchel-Ingwer-Tee
Wirkt ausgleichend auf alle Doshas
(Vata und Pitta beruhigender Tee)

1 – 2 Süßholzstückchen, 1 TL Fenchel und 1 EL frisch geriebenen Ingwer in 1 l Wasser 10 – 15 Minuten köcheln lassen. Beachten Sie beim Süßen, dass das Süßholz dem Tee bereits einen süßlichen Geschmack verleiht.

Ingwer-Safran-Tee
Wirkt ausgleichend auf alle Doshas
(Besonders bei Vata-Beschwerden wie Menstruationskrämpfen und Kopfschmerzen)

1 EL frisch geriebenen Ingwer mit ½ TL Safranfäden in 1 l Wasser für 10 Minuten köcheln lassen.

Grundrezepte

Selbst gemachter Frischkäse (Panir)

Wirkt Kapha erhöhend

Etwas besonders Feines in der Ayurveda- und Gourmetküche ist Frischkäse. Unter allen Käsesorten ist er nicht nur am bekömmlichsten, sondern bietet auch Hunderte wertvoller Inhaltsstoffe, darunter eine Vielzahl wichtiger Vitamine, leicht verwertbare Aminosäuren, Mineralstoffe und Spurenelemente. Damit ist Frischkäse ideal für Haut, Haare und Knochen. Außerdem regt er die Blutbildung an, stärkt die Nerven und bringt die grauen Zellen in Schwung. Ob Kinder, Erwachsene oder ältere Menschen, ob in Wachstums-, Aufbau- oder Stärkungsphasen, ob in Schwangerschaft, Stillzeit oder Menopause, der Ayurveda empfiehlt Frischkäse immer, wenn das Kapha-*Dosha* gestärkt werden soll.

Frischkäse ist schnell selbst zubereitet. Sie brauchen dafür nur einen (Edelstahl-)Topf mit schwerem Boden, ein Baumwoll-Käsetuch (z. B. eine Baumwollwindel) und ein Sieb. Und natürlich das Wichtigste, die Milch. Je naturbelassener die Milch ist, desto besser wird der Käse. Rohmilch oder Vorzugsmilch direkt vom Bauern oder aus dem Naturkostladen bzw. Reformhaus bzw. nur pasteurisierte (aber nicht homogenisierte!) Milch ergeben die besten Resultate. Frischkäse aus Milch mit niedrigem Fettgehalt wird krümelig und hart. Aus der ohnehin nicht empfehlenswerten H-Milch gelingt er erst gar nicht.

Neben der Milch benötigen Sie noch etwas Zitronensaft, die benötigten Mengen entnehmen Sie den folgenden Tabellen

Wie viel Frischkäse erhalte ich aus der Milch?
1 l Milch: 150 g weicher Frischkäse (115 g, 10 Minuten gepresst)
2 l Milch: 285 g weicher Frischkäse (250 g, 10 Minuten gepresst)
(Zum Vergleich: 1 l Milch ergibt 40 – 70 g konventionellen Hartkäse und 100 – 130 g konventionellen Weichkäse.)

Wie viel Zitronensaft brauche ich?

Milch	Zitronensaft
1 l Milch	2 EL (30 ml)
1½ l Milch	3 EL (45 ml)
2 l Milch	4 EL (60 ml)
2½ l Milch	5 EL (75 ml)
4 l Milch	8 EL (120 ml)

1) Den sauberen Topf mit kaltem Wasser ausspülen (damit die Milch nicht anbrennt) und die Milch darin zum Kochen bringen. In der Zwischenzeit eine Zitrone auspressen (benötigte Menge siehe Tabelle oben).
2) Wenn die Milch zu steigen beginnt, den Zitronensaft nach und nach hineingießen und mit einem Holzlöffel umrühren. Jetzt trennen sich die weißen, kleinen Käsestückchen von der gelbgrün schimmernden Molke. Wenn die Molke noch nicht klar ist, noch einmal leicht aufkochen lassen und – falls nötig – noch ein paar Tropfen Zitronensaft hineinträufeln.
3) Käsetuch über das Sieb legen und das Sieb in eine Schüssel stellen, um die wertvolle Molke aufzufangen. Jetzt den Topfinhalt durch das Sieb gießen.
4) Den Frischkäse mit dem Käsetuch kurz unter fließend kaltes Wasser halten. Käsetuch an den vier Enden zusammenknoten und 5 – 10 Minuten aufhängen, bis keine Molke mehr tröpfelt (= **weicher Frischkäse**). Oder Käsetuch nach dem Abtropfen in das Sieb legen und mit einem schweren Gewicht (einem Stein oder einem gefüllten Topf) 15 – 20 Minuten pressen (= **fester Frischkäse**). Weichen Frischkäse benötigen Sie für Füllungen, festen Frischkäse für schneidefähige Würfel.

Grundrezepte

Verschiedene Gerinnungsmittel

Zitronensaft verleiht dem Käse einen leicht säuerlichen Geschmack. 2 EL reichen aus, um 1 l Milch gerinnen zu lassen. Für manche ist **Joghurt** der Favorit unter den Gerinnungsmitteln, weil der Käse dann voll und weich wird. Verrühren Sie den Joghurt mit etwas warmer Milch, bevor Sie ihn in die kochende Milch geben. Für 1 l Milch benötigt man 8 – 9 EL Joghurt. **Saure Molke** ist ebenfalls ein gutes Gerinnungsmittel. Man kann sie schon einen Tag nach ihrer Gewinnung zur Käseherstellung verwenden. Lässt man die Molke 2 Tage stehen, wird sie saurer und noch wirksamer. Für diesen Zweck können Sie auch die Molke von abgehängtem Joghurt (Joghurtcreme) verwenden. Auf 1 l Milch brauchen Sie mindestens 300 ml saure Molke.

Vermeiden Sie synthetisch hergestellte Zitronensäure (Citrat)! Sie beeinträchtigt nicht nur die Knochen- und Blutbildung, sondern fördert auch die Aufnahme von Giftstoffen. Außerdem wird die anfallende Molke zu sauer und somit unbrauchbar.

> Verwenden Sie nicht unnötig viel Gerinnungsmittel, sonst wird Ihr Frischkäse zu säuerlich. Sobald sich die Käsestückchen von der gelbgrünlichen Molke trennen, ist es genug.
> **Molke** wird übrigens nicht nur in der Küche gern weiter verwendet (z. B. für Suppen, Brotteig, Getränke etc.). Auch in der Kosmetik (zum Baden) und in der Heilkunde schätzt man sie: Molke erfrischt, reinigt, bringt die grauen Zellen wieder in Schwung und hebt die Stimmung.

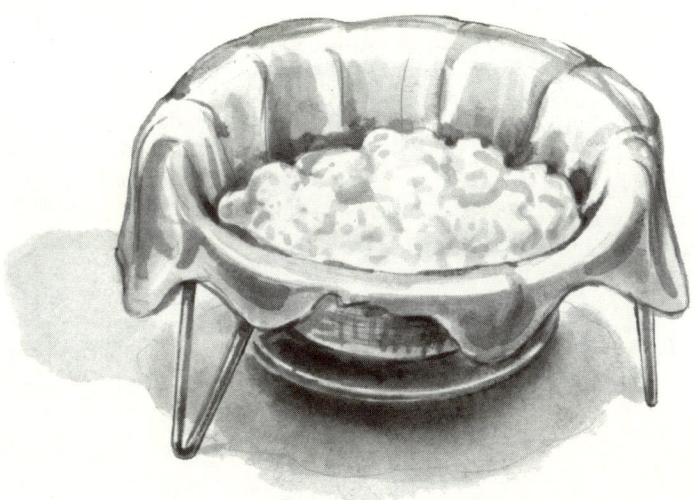

Selbst gemachter Joghurt

Wirkt Kapha und sanft Pitta erhöhend

Natur pur. Joghurt bietet bis auf den Milchzucker etwa die gleichen wertvollen Inhaltsstoffe wie Milch. Hervorzuheben sind reichlich Proteine, Kalzium, Vitamin B_2 sowie die seltenen Vitamine B_{12} und D. Und natürlich die Milchsäurebakterien: Etwa 500 – 800 Millionen dieser natürlichen und erwünschten Mikroorganismen finden sich in 1 ml Joghurt. Damit regt Joghurt den Appetit und die Verdauung an, stärkt das Immunsystem und hemmt sogar das Wachstum von Tumoren und Krebs. Darüber hinaus senkt Joghurt den Cholesterinspiegel, wirkt harntreibend und hilft bei Durchfallerkrankungen. Joghurt stärkt den Körper, verlängert das Leben und schafft gute Laune. Nach dem Ayurveda vermehrt Joghurt Kapha und sanft Pitta. Bei der langen Liste der Heilkräfte macht der Ayurveda nur eine einzige Einschränkung: Joghurt sollte nicht abends oder nachts gegessen werden, da er sonst die Stoffwechselvorgänge stört, die um diese Zeit allmählich zur Ruhe kommen sollten. Joghurt ist optimal für Vata-Menschen, abgeändert können jedoch auch Pitta- und Kapha-Konstitutionen gelegentlich zugreifen (siehe *Dosha* Tipp).

Für 1 kg Joghurt

1 l Milch
1 EL Joghurt bzw. Joghurtkultur (aus dem Reformhaus)

1) 1 l Milch (Roh-, Vorzugs- oder nur pasteurisierte Milch, *nicht* homogenisiert) aufkochen und die Temperatur auf 35 – 40 °C absinken lassen. Eine Tasse zum Anrühren zurückbehalten.
2) Dann 1 EL Joghurt (Sanoghurt oder Bioghurt) bzw. die entsprechende Menge Joghurtkultur aus dem Reformhaus in einer Tasse warmer Milch auflösen und diese in den Milchtopf rühren. (Bei 2 l Milch benötigt man 50 ml Naturjoghurt.)
3) Joghurtansatz in saubere Schraubgläser füllen oder im Edelstahltopf lassen. Eine Thermosflasche eignet sich besonders gut. Der Ansatz sollte eine gleich bleibende Temperatur von 35 – 40 °C behalten und nicht mehr bewegt oder erschüttert werden. Dann ist er nach 4 – 8 Stunden fertig. (Am besten, Sie wickeln den Topf bzw. die Gläser in Handtücher und Wolldecken ein.)

Pitta-Typ: Damit Joghurt auch Ihnen gut bekommt, sollten Sie ihn zum Verzehr mindestens 1:1 mit Wasser verdünnen und mit Ahornsirup und Korianderpulver zu sich nehmen.

Kapha-Typ: Gelegentlich können auch Sie Joghurt genießen, wenn Sie ihn kräftig mit Honig, Ingwer, Zimt, Kardamom und/oder schwarzem Pfeffer würzen.

Früchtejoghurt:

Geben Sie in Ihren hausgemachten Joghurt je nach Geschmack frische Früchte wie pürierte Bananen, Erdbeeren oder Ähnliches und ein gesundes Süßungsmittel wie Honig oder Vollrohrzucker. Wer den Joghurt noch etwas andicken will, kann Johannisbrotkernmehl oder Biobin unterrühren.

Im Kühlschrank hält sich selbst gemachter Joghurt 1 – 2 Wochen, am aromatischsten und heilkräftigsten allerdings ist er frisch – aus qualitativ hochwertiger Milch (nicht homogenisiert) und rechtsdrehenden Milchsäurebakterien (nicht wärmebehandelt). Vergessen Sie nicht, einen Rest Ihres Joghurts gleich für die nächste Kultur aufzuheben. Wenn die Anfangskultur nach einigen Malen schwächer wird, nehmen Sie wieder frisch gekauften Joghurt.

Ayurveda-Buttermilch

Wirkt bei entsprechender Zubereitung ausgleichend auf alle Doshas

Fit-Getränk für alle. Wenn es um Buttermilch geht, ist der Ayurveda voll des Lobes. Sie erfrischt nicht nur, sondern regt auch den Appetit an, gibt Kraft und unterstützt Nieren und Milz. Ihr hoher Lecithingehalt verhindert, dass sich Cholesterin in den Arterien einnistet, und verbessert die Durchblutung von Gehirn und zentralem Nervensystem. Ob Übelkeit, Fieber, Durchfall, Hämorrhoiden oder Ödeme, Buttermilch kann vieles lindern. Außerdem regt sie die Blutbildung an, wirkt entkrampfend und fördert die Regeneration der Haut. Nicht zuletzt ist Buttermilch ein köstliches Getränk zum Entschlacken, Regenerieren und Jungbleiben. Nach dem Ayurveda wirkt Buttermilch sanft Kapha und sanft Pitta erhöhend. Die in den Ayurveda-Heilbüchern gepriesene Buttermilch wird auf der Grundlage von Joghurt hergestellt. Bei uns dagegen wird Buttermilch durch Verbutterung von Sahne gewonnen und nachträglich mit Starterkulturen gesäuert. Buttermilch ist ideal für Vata- und – entsprechend ergänzt – auch für Pitta- und Kapha-Typen (siehe *Dosha* Tipp).

Wasser und Joghurt zu gleichen Teilen, z. B.:

500 g Joghurt
500 ml Wasser

1) Ausgangsprodukt ist Joghurt, den Sie am besten selbst herstellen (S. 292). Dann ist er wirklich frisch und schmeckt am besten.
2) Frischen Joghurt zu gleichen Teilen mit Wasser verdünnen und im Mixer so lange schlagen, bis eine feine Schaumschicht (das Butterfett) auf der Oberfläche schwimmt. Butterfett abschöpfen, weitermixen und immer wieder abschöpfen, bis kein Butterfett mehr auf der Oberfläche zu sehen ist. Fertig ist die Ayurveda-Buttermilch. (Falls Ihre Buttermilch zu dick geworden ist, verdünnen Sie sie einfach mit 25 % Wasser. Und ist der verwendete Joghurt recht sauer, geben sie ebenfalls etwas Wasser zu.)

Vata-Typ: Geben Sie pro Glas Buttermilch eine Prise Muskat und ¼ – ½ TL trocken gerösteten und zerstoßenen Kreuzkümmel oder Kümmel hinzu. Sie können jedoch auch die Empfehlungen für den Kapha-Typ befolgen.

Pitta-Typ: Pro Glas noch 1 – 2 TL Ahornsirup oder Vollrohrzucker hinzufügen.

Kapha-Typ: Ihnen wird es gut tun, pro Glas noch ¼ – ½ TL schwarzen Pfeffer und ¼ TL Ingwerpulver hinzuzufügen.

Den abgeschöpften Joghurtschaum können Sie noch am selben Tag für leckere Gemüsegerichte, Salatsaucen oder Suppen weiterverwenden.

Ghee (Butterreinfett, Butterschmalz)

Wirkt frisch zubereitet Kapha erhöhend,
einige Zeit aufbewahrt jedoch ausgleichend auf alle Doshas

Alles in Butter. Ohne Ghee wäre die Ayurveda-Küche und Heilkunst so unvollständig wie ein Wagen ohne Räder. Zum Kochen, Braten und Frittieren, aber auch in vielen ayurvedischen Arzneimitteln schlägt Ghee alle anderen Speisefette oder -öle um Längen. Aus gutem Grund, denn Ghee aus Kuhmilchbutter regt Appetit und Verdauung an, reinigt das Blut und entlastet die Leber. Ghee stärkt die Augen, sorgt für eine geschmeidige Haut und fördert die Blutbildung. Bei chronischem Fieber, Husten und Auszehrung wird es ebenso empfohlen wie bei Rheuma, Arthritis, Gicht sowie Magen- und Darmgeschwüren. Ghee lindert Unterleibskrämpfe, beseitigt Periodenschmerzen, besänftigt Hitzewallungen der Wechseljahre und gibt Kraft und Energie in Schwangerschaft, Wochenbett und Stillzeit. In Aufbauphasen wie im Alter stärkt Ghee Körper, Nerven und Gehirn – und erhellt die Stimmung.

Das bei uns übliche Butterreinfett wird durch Ausschmelzen und Zentrifugieren von Butter gewonnen. Der Ayurveda dagegen bevorzugt Ghee aus Butter, die beim Quirlen von Joghurt entsteht. Der dabei stattfindende bakterielle Umwandlungsprozess intensiviert die Heilwirkung von Ghee und macht es darüber hinaus jahrzehntelang haltbar. Eine praktische Alternative ist, Ghee – wie in unserem Rezept – aus Sauerrahmbutter herzustellen. Selbst gemachtes Ghee hat einen wunderbar nussartigen Geruch und einen unvergleichlichen Geschmack.

Frisch zubereitetes Ghee erhöht das Kapha-*Dosha* und ist ideal für Vata- und Pitta-Typen. Einige Zeit aufbewahrt steigert es noch seine Heilkräfte und tut allen Konstitutionstypen gleichermaßen gut.

1) Beliebige Menge ungesalzene Sauerrahmbutter (Ghee-Ertrag siehe unten) bei mittlerer Hitze in einem schweren Topf erwärmen, bis kleine Schaumbläschen an die Oberfläche steigen. (Diese kleinen Schaumbläschen sind die festen Milchbestandteile der Butter, die das Ranzigwerden verursachen und beim Kochen verbrennen.) Butterschaum mit einem Löffel vorsichtig abschöpfen und in einem Gefäß sammeln.
2) Butter auf niedrigster Flamme weiterköcheln lassen und den aufsteigenden Schaum fortwährend abschöpfen. Auf keinen Fall anbrennen lassen; wenn es überhitzt wird oder zu lange siedet, nimmt es eine dunkle Färbung und einen beißenden Geruch an. Bei richtiger Temperatur geköchelt, riecht es puffmaisähnlich, ist goldfarben und so klar, dass man den Topfboden deutlich sehen kann. Falls Ihre Elektroplatte selbst auf kleinster Einstellung zu stark sein sollte, sollten Sie sie zwischendurch immer mal abschalten.
3) Abschließend fertiges Ghee abschöpfen (ohne den Bodensatz aufzuwirbeln) und durch ein feines, mit Küchenpapier oder Filtertüten ausgelegtes Sieb filtern. In einem Behälter (unbedeckt) abkühlen lassen.

Buttermenge	Kochzeit	Ghee-Ertrag
500 g	25 Minuten	400 g
1 kg	45 Minuten	800 g
2,5 kg	2 Stunden	2,2 kg

Der abgeschöpfte Schaum und der leckere Bodensatz sind gekühlt 3 – 4 Tage haltbar und können in Brotteigen, Gemüsegerichten, Suppen oder als Brotaufstrich mit Kräutern und Gewürzen verwendet werden. Richtig zubereitetes Ghee selbst hält sich – in einem geschlossenen Behälter aufbewahrt – ungekühlt monatelang, gekühlt mindestens ein halbes Jahr und eingefroren über ein Jahr.

Ghee selbst herzustellen, ist ganz praktisch. Lassen Sie einfach den Topf mit der Butter vor sich hin köcheln, während Sie andere Gerichte zubereiten. Und dazwischen schöpfen Sie immer mal wieder den Schaum ab.

In Kosmetik wie Heilkunde fungiert Ghee als wertvolle Trägersubstanz, die die Wirkstoffe der Kräuter und Duftöle rascher zu den entsprechenden Geweben *(Dhatus)* befördert.

Mildes Garam Masala

Wirkt ausgleichend auf alle Doshas

In der Kürze liegt die Würze. Gewürze und selbst gemachte Gewürzmischungen (*Masalas*) sind das Herzstück der Ayurveda-Küche. Sie runden die schmackhaften und bekömmlichen Gerichte erst richtig ab und verleihen ihnen ihr charakteristisches Aroma. Bei Garam Masala bevorzugt jede indische Region und manchmal sogar jede Familie ihre eigenen Lieblingsgewürze. Manche kommen mit drei verschiedenen Gewürzen aus, während andere sich erst mit 15 unterschiedlichen Gewürzen so richtig wohl fühlen.

Kreuzkümmel ist die Stammmutter unseres Wiesenkümmels und schmeckt etwas aromatischer. Mit den ätherischen Ölen und Gerbstoffen regt Kreuzkümmel Appetit und Stoffwechsel an, reinigt das Blut, besänftigt Schmerzen und stärkt die Gebärmutter. Bei Regelbeschwerden und zur Förderung der Milchsekretion in der Stillzeit ist er ebenso gern gesehen wie bei Hautausschlägen, Übelkeit, Blähungen und Fieber. Außerdem wirkt Kreuzkümmel entwässernd und entgiftend. Nicht zuletzt bringt er auch unsere grauen Zellen wieder in Schwung.

Diese Gewürzmischung ist genau das Richtige für alle Vata-, Pitta- und Kapha-Typen.

Ergibt etwa 150 g Gewürzpulver

4 EL Koriandersamen
2 EL Kreuzkümmelsamen
1 TL Fenchelsamen
1½ TL schwarzer Pfeffer
7 Nelken (½ TL)
7 Kardamomkapseln
½ TL Zimt

1) Koriander, Kreuzkümmel und Fenchelsamen in einer Pfanne trocken rösten, bis die Samen eine leichte Tönung annehmen. In einem Mörser zu feinem Pulver zermahlen. Ebenso Pfefferkörner, Nelken und die Samen des Kardamom (dazu Kapseln mit einem Messer aufschlitzen und Samen herausholen) im Mörser fein mahlen.
2) Alle Gewürze miteinander mischen und in einem luftdicht verschließbaren Gefäß (am besten in einem Schraubglas) kühl und dunkel aufbewahren.

Variation:
Garam Masala nach Maharastra-Art
Wirkt Pitta erhöhend (besonders gut für Kapha und in Maßen auch für Vata-Typen)

Rösten Sie zusätzlich zu den o. g. Gewürzen noch 1 – 2 getrocknete und zerbröselte rote Chilis, 1 EL grüne Pfefferkörner, 1 EL Sesam und 2 Lorbeerblätter. Mahlen Sie die Gewürze und geben Sie anschließend noch 1 TL Ingwerpulver und 1 EL gemahlene Muskatnuss hinzu.

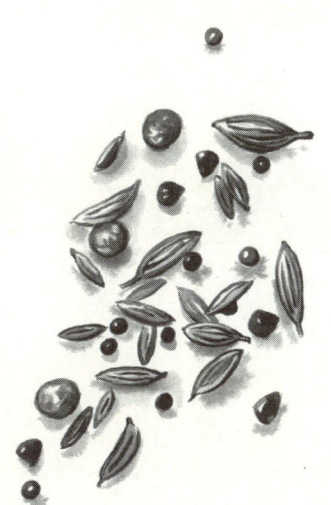

> Die Gewürze können Sie auch in einer Kaffeemühle fein mahlen.
> Garam Masala passt gut zu Gemüse- und Reisgerichten, Dals und Suppen.

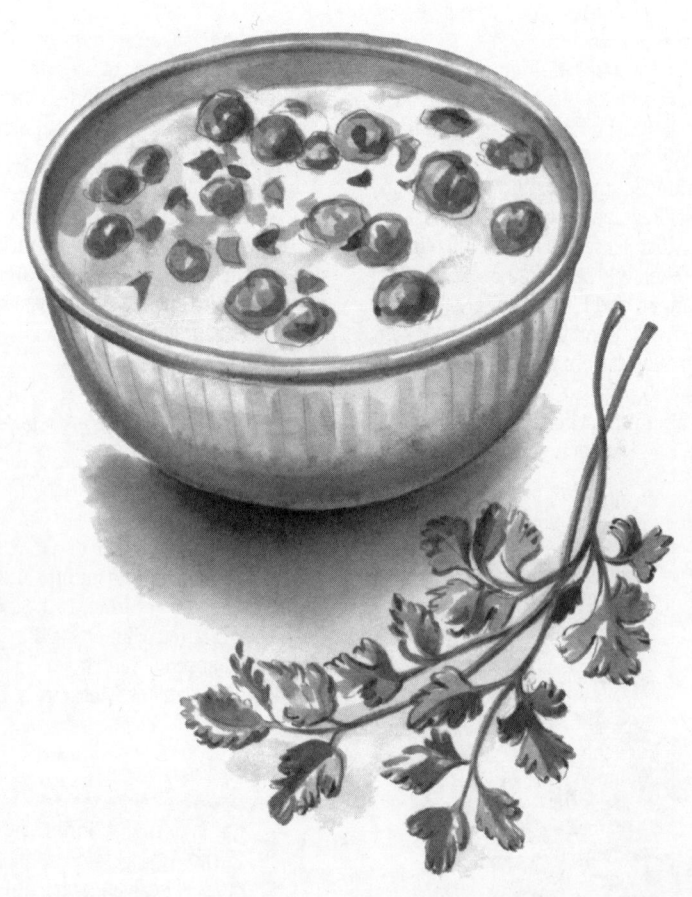

Welches Nahrungsmittel für welchen Dosha-Typ?

Folgende Tabellen zeigen Ihnen auf einen Blick, welche Nahrungsmittel Ihrer *Dosha*-Konstitution gut tun. Vergessen Sie aber nicht, dass Tabellen nur allgemeine Richtlinien geben können. Der einzigartige Vorteil der Ayurveda-Küche liegt ja gerade darin, dass sie in der Auswahl der Zutaten und Gewürze selbst Nahrungsmittel, die Ihrem Typ normalerweise nicht so liegen würden, zu bekömmlichen Delikatessen verwandeln kann. Achten Sie also immer auch auf die *Dosha*-Wirkung des *gesamten* Gerichts, die wir in unseren Rezepten angegeben haben.

Und vergessen Sie ebenfalls nicht, Ihre Ernährung an Jahreszeit, Lebensphase, Verdauungskraft oder momentane Beschwerden anzupassen. Berücksichtigen Sie auch eine etwaige Misch-Konstitution bzw. Nahrungsmittelallergie. So hilfreich unsere Tabellen in der Praxis sind, so wenig können Sie eine individuelle Ayurveda-Ernährungsberatung und eine Behandlung bei einem ayurvedisch geschulten Heilpraktiker bzw. Arzt ersetzen.

* Diese Nahrungsmittel können in Maßen genossen werden.
** Diese Nahrungsmittel können Sie gelegentlich verzehren.

Obst

Vata		Pitta		Kapha	
Nein	Ja	Nein	Ja	Nein	Ja
Herbe und unreife Früchte	Süße, saure, saftige und reife Früchte	Saure Früchte	Süße Früchte	Süße, sehr saure und saftige Früchte	Herbe Früchte
Äpfel (roh, herb)	Ananas	Ananas (sauer)	Ananas (süß)	Ananas	Äpfel
Bananen (unreif)	Äpfel (gekocht)	Äpfel (sauer)	Äpfel (süß)	Avocados	Apfelmus (mit Honig)
Birnen (roh, feste herbe Sorten)	alle Beeren	Aprikosen (sauer)	Aprikosen (süß)	Bananen	Aprikosen
Grapefruits*	Aprikosen	Bananen (unreif)	Avocados	Dattteln	Beeren
Preiselbeeren*	Avocados	Beeren (sauer)	Bananen (reif)	Feigen (frisch)	Birnen
Quitten	Bananen (reif)	Erdbeeren*	Beeren (süß)	Grapefruits*	Erdbeeren*
Trockenobst (nicht eingeweicht)	Birnen (süß, saftig)	Grapefruits*	Birnen	Kakis	Feigen (getrocknet)
	Datteln (frisch)	Kiwis	Datteln	Kiwis*	Granatäpfel
	Erdbeeren	Mangos (grün)	Feigen	Kokosnüsse	Kirschen
	Feigen (frisch)	Orangen (sauer)	Granatäpfel*	Limetten/ Limonen**	Mangos*
	Granatäpfel	Papayas	Kakis	Melonen	Nektarinen*
	Kakis	Pflaumen (sauer)	Kokosnüsse	Orangen	Pfirsiche*
	Kirschen	Preiselbeeren	Limetten/ Limonen*	Papayas	Preiselbeeren
	Kiwis	Rhabarber	Mangos (reif)	Pflaumen (saftig)	Quitten
	Kokosnüsse	Sauerkirschen	Melonen	Rhabarber	Rosinen
	Limetten/ Limonen	Trauben (sauer)	Nektarinen (süß)	Trauben*	Stachelbeeren
	Mangos (reif)	Zitronen*	Orangen (süß)	Wassermelonen	Trockenobst
	Melonen (süß)		Pflaumen (süß)		Zitronen*
	Nektarinen		Pfirsiche (süß)		
	Orangen		Quitten (süß)		
	Papayas		Rosinen		
	Pfirsiche		Stachelbeeren		
	Pflaumen (frisch, saftig)		Trauben (süß)		
	Rhabarber		Trockenobst		
	Stachelbeeren		Süßkirschen*		
	Trauben		Wassermelonen		
	Trockenobst (eingeweicht bzw. gekocht)*		Zwetschgen (süß)		
	Wassermelonen				
	Zitronen				

Hinweis: Früchte verzehren Sie am besten pur und nicht mehr nach 18 Uhr

Welches Nahrungsmittel für welchen Dosha-Typ?

Gemüse

Vata		Pitta		Kapha	
Nein	Ja	Nein	Ja	Nein	Ja
Bitteres, rohes (im Übermaß), tiefgefrorenes, getrocknetes oder in Mikrowelle zubereitetes Gemüse	Gedünstetes bzw. gekochtes, frisches Gemüse	Scharfes und und sauer eingelegtes Gemüse	Süßes, bitteres und zusammenziehendes (auch rohes) Gemüse	Süßes und saftiges Gemüse	Scharfes und bitteres Gemüse (auch roh, wenn gut gewürzt)
Blattgemüse* Blumenkohl Brokkoli Chicorée (roh) Chili (rot) Chinakohl Erbsen (frisch**) Endivien Grünkohl Kartoffeln* Kohlrabi Kohl Kopfsalat* Löwenzahn Mais (frisch gekocht, mit etwas Ghee**) Portulak Radicchio Rauke/Rucola* Rettich (roh) Rosenkohl Spinat (roh) Stangensellerie (roh) Sprossen Tomaten (v. a. roh) Zuckererbsen*	Artischocken (gekocht, mit Öl und Gewürzen) Auberginen Bockshornkleeblätter* Chicorée (gedünstet) Chili (grün) Fenchel Feldsalat* Flaschenkürbis Gurken (ohne Schale) Grüne Bohnen* Jap. Rettich (Daikon)* Karela* Karotten Kresse Kürbis Mangold (gut gewürzt) Meerrettich** Mungsprossen (gedünstet) Okra Oliven Paprika (enthäutet) Pastinaken Petersilie* Rote Bete Steckrüben Spargel Spinat (gekocht)** Süßkartoffeln* Tomatensauce Zucchini	Auberginen* Bockshornkleeblätter* Chili Karotten (roh) Kresse Kohlrabi* Meerrettich Peperoni Radieschen Rauke/Rucola* Rettich Rote Bete (roh) Sprossen (scharf, z. B. Rettich) Tomaten	Artischocken Blattgemüse Blumenkohl Brokkoli Chicorée Chinakohl Endivien Erbsen Feldsalat Fenchel Flaschenkürbis Grüne Bohnen Grünkohl Gurken Karela Karotten (gek.)* Kartoffeln Kohl Kopfsalat Kürbis Löwenzahn Mais (frisch gekocht, mit etwas Ghee) Mangold Okra Oliven* Paprika* Pastinaken Petersilie Portulak Radicchio Rosenkohl Rote Bete (gekocht) Spargel Spinat Sprossen (mild) Stangensellerie Steckrüben Süßkartoffeln Zucchini Zuckererbsen	Gurken Oliven Pastinaken** Steckrüben Süßkartoffeln Tomaten (v. a. roh) Zucchini	Artischocken Auberginen (gegrillt, o. Öl) Blattgemüse Blumenkohl Bockshornkleeblätter Brokkoli Chicorée Chili Chinakohl Endivien Feldsalat Fenchel Flaschenkürbis* Grüne Bohnen Grünkohl Karela Karotten Kartoffeln** Kohlrabi Kohl Kopfsalat Kresse* Kürbis* Löwenzahn Mais Mangold Meerrettich Okra Paprika Peperoni Petersilie Portulak Rauke/Rucola* Radicchio Radieschen Rettich Rote Bete Rüben (scharf) Stangensellerie Spargel Spinat* Sprossen (alle) (Zucker-)Erbsen

Getreide, Getreideprodukte und Stärkeprodukte

Vata		Pitta		Kapha		
Nein	Ja	Nein	Ja	Nein	Ja	Ja
Flocken oder gepufftes Getreide	Ideal: gekochtes Getreide (z. B. Brei)		Im Allgemeinen gut bekömmlich			Flocken oder gepufftes Getreide
Buchweizen Gerste** Haferflocken (trocken) Haferkleie Hefebrot Mais Maisgrieß (als Polenta mit Olivenöl**) Müsli (mit kalter Milch) Nudeln (aus Weißmehl) Popcorn Roggen* Weizenkleie*	Amarant Basmatireis Bulgur Dinkel (noch besser als Weizen) Dinkelnudeln Dinkelreis Grünkern Hafer/ Haferflocken (gekocht, z. B. Brei) Hirse (gekocht)** Knäckebrot** Müsli (mit warmer Milch) Puffreis (mit Flüssigkeit) Quinoa Reismilch Reisnudeln Roter Reis Sauerteigbrot* Tapioka/Sago (nur mit Milch gekocht) Vollkornreis (gewürzt) Weizen Wildreis	Buchweizen Haferflocken Haferkleie* Hafermüsli Hefebrot* Hirse Mais Maisgrieß Popcorn* Roggen Sauerteigbrot	Amarant* Basmatireis Bulgur Dinkel (noch besser als Weizen) Dinkelnudeln Dinkelreis Gerste Getreideflocken Grünkern Hafer (gekocht) Knäckebrot (ohne Sesam) Müsli Puffreis Quinoa* Reismilch Reisnudeln Roter Reis Tapioka/Sago Vollkornreis Weizen Weizenkleie Weizenkeimlinge Wildreis**	Bulgur Dinkel*+** Dinkelreis*+** Grünkern* Hafer (gekocht) Hefebrot* Reis (poliert) Reismilch* Reisnudeln* Roter Reis Sauerteigbrot (geröstet*) Vollkornreis Weizen Wildreis**	Amarant Basmatireis (mit Nelke gekocht) Buchweizen Gerste Getreideflocken (z. B. Dinkel, Hirse, Roggen) Haferflocken Haferkleie Hirse Knäckebrot (z. B. aus Amarant, Roggen, Dinkel) Mais Maisgrieß Maisnudeln Müsli (mit Wasser gekocht) Popcorn Puffreis Quinoa (auch gepufft) Roggen Tapioka/Sago* Weizenkleie**	

Hülsenfrüchte und Sojaprodukte

Vata		Pitta		Kapha	
Nein	Ja	Nein	Ja	Nein	Ja
	Eingeweicht, gut gekocht und mit entblähenden Gewürzen		Im Allgemeinen gut bekömmlich		Eingeweicht und mit verdauungsfördernden Gewürzen
Bohnen (weiße, schwarze, Adzuki-, Kidney-, Lima-, Pinto-) Chana Dal Erbsen (geschält, halbiert, getrocknet) Kala Chana (ind. Kichererbsen)* Kichererbsen Linsen (braun) Sojabohnen Sojamargarine Sojamehl Tofu (kalt und ungewürzt)	Mungbohnen (gekeimt, ohne Schale und mit Gewürzen) Mung Dal (gelb und grün) Sojamilch (warm und gewürzt)* Sojajoghurt** Sojasauce Tofu (warm und gewürzt)* Tur Dal Urad Dal	Sojasauce Sojajoghurt Tur Dal Urad Dal	Bohnen (weiße, schwarze, Adzuki-, Kidney-, Lima-, Pinto-) Chana Dal Erbsen (geschält, halbiert, getrocknet) Kala Chana (ind. Kichererbsen) Kichererbsen Linsen (braun) Mungbohnen Mung Dal (grün und gelb) Sojabohnen Sojamargarine Sojamehl Sojamilch Tofu	Kidneybohnen Sojabohnen Sojajoghurt Sojamehl Sojamilch (kalt und ungewürzt) Sojasauce Tofu (kalt und ungewürzt) Urad Dal	Azuki-Bohnen* Bohnen (weiße, schwarze, Lima-, Pinto-) Chana Dal Erbsen (geschält, halbiert, getrocknet) Kala Chana (ind. Kichererbsen) Kichererbsen Linsen (braun) Mungbohnen Mung Dal (grün oder gelb) Sojamilch (warm und gewürzt) Tofu (warm und gewürzt) Tur Dal

Nüsse

Vata		Pitta		Kapha	
Nein	Ja	Nein	Ja	Nein	Ja
Bittere, herbe, Nüsse	In Maßen		In Maßen		In Maßen
Erdnüsse Cashewnüsse (ungeröstet) Kokosflocken**	Cashewnüsse (geröstet) Haselnüsse Kokosnüsse (frisch) Macadamianüsse Mandeln (eingeweicht und enthäutet) Paranüsse Pekannüsse Pinienkerne Pistazien Walnüsse	Macadamianüsse Paranüsse Pekannüsse Pistazien	Cashewnüsse (nur geröstet)* Erdnüsse (ungesalzen)* Haselnüsse* Kokosnüsse (frisch) Kokosflocken Mandeln (eingeweicht und enthäutet) Pinienkerne Walnüsse*	Cashewnüsse Erdnüsse Haselnüsse Kokosnüsse (frisch) Macadamianüsse Paranüsse Pekannüsse Pinienkerne Pistazien Walnüsse	Kokosflocken Mandeln (eingeweicht und enthäutet)

Ölsamen

Vata		Pitta		Kapha	
Nein	Ja	Nein	Ja	Nein	Ja
	Nur geröstet oder eingeweicht				Nur geröstet und in Maßen
	Gomasio (Sesamsalz) Kürbiskerne Leinsamen Mohnsamen Sesam Sonnenblumenkerne Tahin (Sesampaste)	Gomasio (Sesamsalz) Sesam Tahin (Sesampaste)	Kürbiskerne Leinsamen Mohnsamen Sonnenblumenkerne	Mohnsamen Sesam (und Sesamprodukte wie Tahin, Gomasio)	Kürbiskerne Leinsamen Sonnenblumenkerne

Öle

Vata		Pitta		Kapha	
Nein	Ja	Nein	Ja	Nein	Ja
Raffinierte Öle	Kaltgepresst, zu jeder Mahlzeit	Raffinierte Öle	Kaltgepresst und in Maßen	Raffinierte Öle	Kaltgepresst, nur in kleinen Mengen
Kokosöl Maiskeimöl Sojaöl	Distelöl Ghee Olivenöl Senföl* Sesamöl Sonnenblumenöl Walnussöl	Maiskeimöl Senföl Sesamöl	Distelöl Ghee Kokosöl Olivenöl Sojaöl Sonnenblumenöl Walnussöl	Distelöl Ghee Kokosöl Sesamöl* Sojaöl Walnussöl	Maiskeimöl Olivenöl* Senföl Sonnenblumenöl

Milchprodukte

Vata		Pitta		Kapha	
Nein	**Ja**	**Nein**	**Ja**	**Nein**	**Ja**
Homogenisierte, ultrahocherhitzte Milchprodukte	Unbehandelte oder nurpasteurisierte Milchprodukte*	Homogenisierte, ultrahocherhitzte Milchprodukte	Unbehandelte oder nurpasteurisierte Milchprodukte	Homogenisierte, ultrahocherhitzte Milchprodukte	Unbehandelte oder nurpasteurisierte Milchprodukte**+*
Eiscreme** Hartkäse** Kuhmilch (kalt)	Butter Buttermilch Dickmilch Fetakäse Ghee Hüttenkäse Joghurt Kuhmilch (erwärmt und gewürzt) selbst gemachter Frischkäse (Panir) Weichkäse Sahne Saure Sahne Ziegenmilch Ziegenkäse	Butter (gesalzen) Eiscreme* Fetakäse Ghee Saure Sahne Ziegenmilch Ziegenkäse	Butter (ungesalzen) Buttermilch* Dickmilch* Ghee Hartkäse* Hüttenkäse Joghurt* Kuhmilch Selbst gemachter Frischkäse (Panir; nicht frittiert) Sahne Weichkäse	Butter (gesalzen) Buttermilch (gekauft) Dickmilch Eiscreme Fetakäse Ghee Joghurt (unverdünnt) alle Käsesorten (weich und hart) Kuhmilch (vor allem kalt verzehrt) selbst gemachter Frischkäse (Panir) Sahne Saure Sahne	Butter (ungesalzen)**+* Buttermilch** (1:4 verdünnt, gewürzt, selbst gemacht) Joghurt* (1:4 verdünnt und gewürzt) Kuhmilch (nur heiß, verdünnt und gewürzt)* Ziegenmilch (entrahmt) Ziegenkäse** (ungesalzen)

Gewürze

Vata		Pitta		Kapha	
Nein	Ja	Nein	Ja	Nein	Ja
Bittere, herbe, zu scharfe und kühlende Gewürze	*Agni* anregende, entblähende, süße, saure und salzige Gewürze	Scharfe, zu saure, salzige und erhitzende Gewürze	Bittere, herbe, süße und *Agni* anregende Gewürze	Süße, saure, salzige und kühlende Gewürze	*Agni* anregende, scharfe, bittere, herbe und erwärmende Gewürze
Curryblätter* Neemblätter Chili (rot)*	Ajwan Anis Asafoetida Basilikum Bockshornklee* Bohnenkraut Cayennepfeffer* Chili (grün)* Dill Estragon* Fenchelsamen Gewürznelken Ingwer Kardamom Koriander Kreuzkümmel Kümmel Kurkuma Lorbeerblätter* Majoran Mangopulver Muskat Orangenschale Oregano Paprikapulver Petersilie* Pfeffer (schwarz) Pfefferminze* Piment Pippali Rosenwasser Rosmarin Safran Salbei Schwarzkümmel (Kalonji) (Stein-)Salz Senfkörner Sternanis Tamarinde Thymian Vanille Zimt Zitronenschalen	Ajwan Anis Asafoetida* Basilikum (getrocknet)* Bockshorn-kleesamen** und -blätter* Bohnenkraut Cayennepfeffer Chili (rot und grün) Gewürznelke Ingwerpulver Lorbeerblätter Majoran Mangopulver Muskat Oregano Paprikapulver Piment Rosmarin**+* Salz* Senfkörner Sternanis Tamarinde	Basilikum (frisch) Curryblätter Dill Estragon* Fenchelsamen Ingwer (frisch)* Kardamom* Koriander Kreuzkümmel Kurkuma Kümmel* Neemblätter Orangenschale* Petersilie Pfeffer (schwarz)* Pfefferminze Pippali* Rosenwasser Safran Salbei Schwarzkümmel* (Kalonji) Thymian* Vanille* Zimt* Zitronenschalen*	Mangopulver (Meer-)Salz Tamarinde	Ajwan Anis Asafoetida Basilikum Bockshornklee Bohnenkraut Cayennepfeffer Chili (rot und grün) Curryblätter Dill Estragon Fenchelsamen Gewürznelken Ingwer (v. a. Ingwerpulver) Kardamom Koriander Kreuzkümmel Kümmel Kurkuma Lorbeerblätter Majoran Muskat Neemblätter Orangenschale Oregano Paprikapulver Petersilie Pfeffer (schwarz) Pfefferminze Piment Pippali Rosenwasser Rosmarin Safran Salbei Schwarzkümmel (Kalonji) Senfkörner Steinsalz* Sternanis Thymian Vanille* Zimt Zitronenschalen

Welches Nahrungsmittel für welchen Dosha-Typ?

Süßungsmittel

Vata		Pitta		Kapha	
Nein	Ja	Nein	Ja	Nein	Ja
Weißer, raffinierter Zucker stört alle drei Doshas					
Zucker, weiß und raffiniert Fruchtzucker (Fructose)	Ahornsirup Fruchtdicksäfte (z. B. Apfel- oder Birnendicksaft) Honig (kalt abgefüllt) Jaggery bzw. Gur Vollrohrzucker Roh-Rohrzucker*	Zucker, weiß und raffiniert Fruchtzucker (Fructose)	Ahornsirup Fruchtdicksäfte (z. B. Apfel- oder Birnendicksaft) Honig (kalt abgefüllt) Jaggery bzw. Gur Vollrohrzucker Roh-Rohrzucker*	Zucker, weiß und raffiniert Fruchtzucker (Fructose) Ahornsirup Jaggery bzw. Gur Vollrohrzucker Roh-Rohrzucker	Fruchtdicksäfte (Apfeldicksaft) Honig (kalt abgefüllt, älter als 6 Monate)

Die Autorin

Petra Skibbe, Jahrgang 1965.
Über ihren Beruf als Physiotherapeutin hinaus interessierte sie sich schon immer für ganzheitliche Heilmethoden (wie Shiatsu, Fußreflexzonen-Massage oder Bachblüten) und integriert sie in ihre Arbeit.

Eine ausgewogene, gesunde Ernährung und ein erfülltes Leben sind Bestandteile jeder umfassenden Heilmethode. Diese Aspekte faszinierten sie besonders, als sie vor 20 Jahren die Ayurveda-Heilkunde und -Ernährung kennen lernte.

Neben ihrer beruflichen Tätigkeit bietet sie auch Vorträge, Seminare und Workshops an. (Interessenten können sich für Kontakte an den Verlag wenden.)

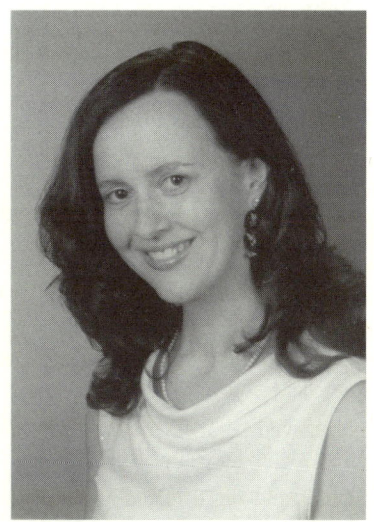

Gemeinsam mit Joachim Skibbe hat sie folgende Bücher geschrieben (alle im pala-verlag):
- Backen nach Ayurveda – Kuchen, Torten & Gebäck
- Backen nach Ayurveda – Brot, Brötchen & Pikantes
- Ayurveda – Die Kunst des Kochens
- Köstliche Kürbisküche
- Ayurveda – Feiern und Genießen
- Toskana – vegetarisch genießen

Erklärung der benutzten Sanskrit-Begriffe

Abhyanga: ayurvedische Ölmassage

Agni: (wörtl. Feuer) Körperfeuer, insbesondere Verdauungsfeuer

Ama: Stoffwechselschlacken und Körpergifte, die in den Zellen abgelagert werden; geistiges Ama entsteht durch negative Gedanken und Gefühle

Amla: sauer; eine der *sechs Rasas* (Geschmacksrichtungen)

Asthi: Knochen und Knorpel; eines der sieben *Dhatus* (Gewebe, Aufbauelemente)

Atharva-Veda: alte indische Überlieferung, einer der vier Hauptveden

Bhagavad-Gita: das bekannteste vedische Schriftdokument und Weisheitsbuch

Chakra: (wörtl. Rad) die sieben Hauptenergiezentren des Körpers, die entlang der Wirbelsäule liegen

Charaka-Samhita: (sprich: *Tscharak-Sang-hita*) einer der beiden bedeutendsten und ältesten, heute noch erhaltenen Ayurveda-Kommentare

Dhanvantari: Inkarnation *Krishnas* bzw. *Vishnus*, Begründer des Ayurveda

Dhatu: die sieben Gewebe oder Aufbauelemente des Körpers: Plasma, rote Blutkörperchen, Muskelgewebe, Fettgewebe, Knochen, Nervengewebe und Knochenmark und schließlich Keimzellen

Dosha: (wörtl. das, was aus dem Gleichgewicht geraten kann) Konstitutionstypen, Bioenergien *(Vata, Pitta, Kapha)*

Gunas: die drei Psycho-Prinzipien *Sattva, Rajas* und *Tamas*, die zusammen mit ihren Kombinationen Körper und Geist beeinflussen

Jagannatha: (wörtl. Herr des Universums) ein anderer Name für *Krishna*

Kapha: (sprich Kapp-ha) das aus den Elementen Erde und Wasser abgeleitete Dosha, zuständig für Struktur, Zusammenhalt, Flüssigkeitshaushalt und Körperabwehr

Kashaya: zusammenziehend, herb; eine der sechs *Rasas* (Geschmacksrichtungen)

Katu: scharf; eine der sechs *Rasas* (Geschmacksrichtungen)

Krishna: (wörtl. der *Allanziehende*) Gott, von dem alle göttlichen Inkarnationen ausgehen, ursprünglicher Lehrer der Veden und Sprecher der Bhagavad-Gita

Lavana: salzig, eine der sechs *Rasas* (Geschmacksrichtungen)

Madhura: süß, eine der sechs *Rasas* (Geschmacksrichtungen)

Majja: Knochenmark, Nerven; eines der sieben *Dhatus* (Gewebe, Aufbauelemente)

Malas: Ausscheidungsprodukte des Körpers

Mamsa: (wörtl. Fleisch) Muskelgewebe; eines der sieben *Dhatus* (Gewebe bzw. Aufbauelemente)

Mantra-Meditation: das Rezitieren verschiedener Namen Gottes zur spirituellen Weiterentwicklung

Meda: Fettgewebe, eines der sieben *Dhatus* (Gewebe, Aufbauelemente)

Ojas: subtiles Stoffwechselendprodukt, Essenz der Lebensenergie; verantwortlich für Gesundheit und Schönheit

Panchakarma: Reinigungskur des Ayurveda

Pitta: das aus den Elementen Feuer und Wasser abgeleitete *Dosha*; zuständig für Stoffwechsel, Verdauung, Wärmehaushalt, Intellekt und emotionalen Ausdruck

Prana: Lebensenergie

Rajas: (sprich Radschas) das Psychoprinzip der Aktivität und des Leistungswillens, das zweite der drei *Gunas*

Rakta: rote Blutkörperchen, eines der sieben *Dhatus* (Gewebe, Aufbauelemente)

Rasa: Plasma, Zellflüssigkeit; eines der sieben *Dhatus* (Gewebe, Aufbauelemente)

Rasa: (wörtl. auch: Geschmack, Wohlgeschmack) die sechs Geschmacksrichtungen süß, sauer, salzig, scharf, bitter und zusammenziehend (herb)

Rig-Veda: alte indische Überlieferung, einer der vier Hauptveden

Erklärung der benutzten Sanskrit-Begriffe

Sattva: das Psychoprinzip des Glücks, der Erkenntnis und der Reinheit, Impuls sich weiterzuentwickeln; zentraler Aspekt der drei *Gunas*, ohne den keine Gesundheit möglich ist

Shrimad-Bhagavatam: eines der bekanntesten vedischen Schriftdokumente

Srotas: Transportsysteme des Körpers

Shukra: Keimzellen; eines der sieben *Dhatus* (Gewebe, Aufbauelemente)

Sushruta-Samhita: einer der beiden bedeutendsten und ältesten, heute noch erhaltenen Ayurveda-Kommentare

Tamas: das Psychoprinzip der Hilflosigkeit und Apathie, das letzte der drei *Gunas* (Psycho-Prinzipien)

Tikta: bitter; eine der sechs *Rasas* (Geschmacksrichtungen)

Ubtan: ayurvedische Kräuterreinigungspaste

Vata: das aus den Elementen Luft und Äther abgeleitete *Dosha*; zuständig für Bewegung, Transport, Inspiration und Kommunikation

Veda: (wörtl. echtes Wissen) Sammelbegriff für die vor 5000 Jahren schriftlich niedergelegten Erkenntnisse der vedischen Hochkultur

Vipak: Nachverdauungseffekt von Nahrungsmitteln, die insgesamt drei *Vipaks* süß, sauer und scharf, beeinflussen die Gewebe und die Ausscheidung des Körpers

Virya: (wörtl. Kraft) Energie und Wirksamkeit von Lebensmitteln; insgesamt gibt es zwei *Viryas*: heiß (stoffwechselanregend) und kalt (stoffwechselhemmend)

Vishnu: ein Name Gottes in der vedischen Kultur

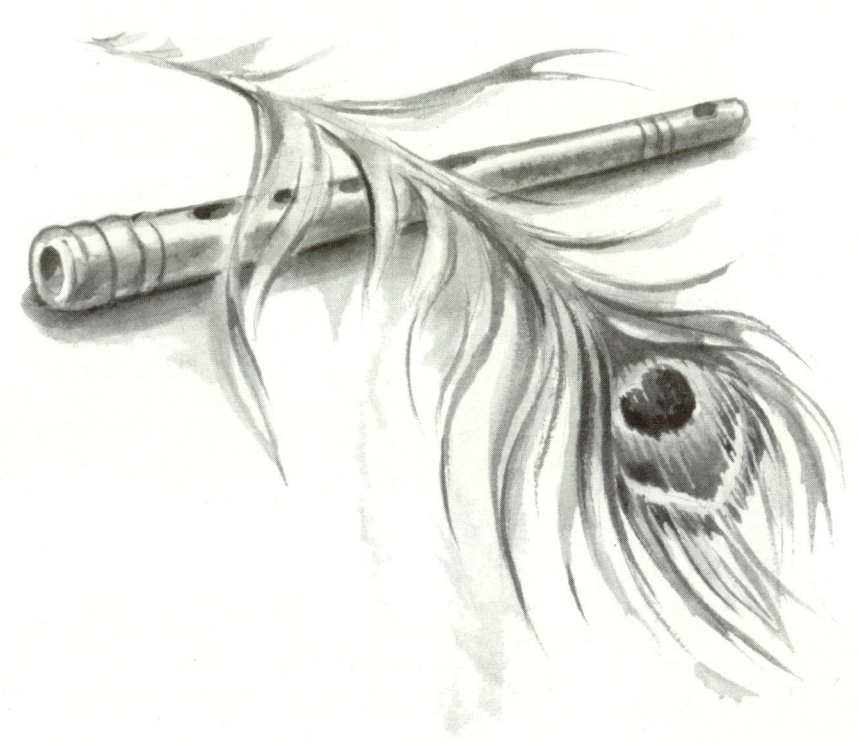

Literatur

Bhishagratna, Kunjalal; **Sushruta Samhita Vol. 1 – 3**; Chaukhambha Sanskrit Series, Varanasi, 1998

Dash, Bhagavan; **Materia Medica of Ayurveda – Madanapala's Nighantu;** B. Jain Publishers; New Delhi, 1994

Dash, Bhagavan u. Kashyap Lalitesh; **Materia Medica of Ayurveda – Todarananda Ayurveda Saukhyam Nr.1**; Concept Publishing Company, New Delhi, 1997

Devi, Yamuna; **Lord Krishna's Cuisine**, The Art of Indian Vegetarian Cooking; Bala Books, Angus & Robertson Publishers, North Ryde (Australia) and London (England), 1987

Frawley, David; **Das große Ayurveda-Heilungsbuch**, Droemer Knaur, München 2001

Johari, Harish; **Grundlagen der ayurvedischen Kochkunst**; Windpferd Verlag, Durach, 1988

Johari, Harish; **Dhanwantari**; Rupa & Co, New Delhi, 1994

Lad, Vasant; **Das Ayurweda Heilbuch**; Edition Schangrila, Haldenwang, 1986

Lad, Vasant u. Frawley David; **Die Ayurweda Pflanzen-Heilkunde**; Edition Schangrila, Haldenwang, 1987

Miller, Light u. Miller, Bryan; **Ayurveda and Aromatherapy;** Motilal Banarsidass Publishers, Delhi, 1998

Morningstar, Amadea u. Desai, Urmila; **The Ayurvedic Cookbook**, Motilal Banarsidass Publishers, Delhi, 1996

Münzing-Ruef, Ingeborg; **Kursbuch gesunde Ernährung;** Zabert Sandmann Verlag, München, 1996

Nadkarni, K.M. u. Nadkarni, A.K.; **The Indian Materia Medica Vol. 1 – 2**; Popular Prakashan Private Ltd., Bombay, 1998

Pahlow, Mannfried; **Das große Buch der Heilpflanzen**; Gräfe und Unzer, München, o. J.

Ranade, Subash; **Ayurveda – Wesen und Methodik**; Karl F. Haug Verlag, Heidelberg, 1994

Rosenberg, Kerstin; **Gesund, schön und sinnlich**; Verlag Hermann Bauer, Freiburg, 2000

Sharma, Priyavrat; **Caraka-Samhita Vol. 1 – 4**; Chaukhambha Orientalia, Varanasi, 1994

Skibbe, Petra u. Joachim; **Backen nach Ayurveda – Kuchen, Torten & Gebäck**; pala-verlag, Darmstadt, 2004

Skibbe, Petra u. Joachim; **Backen nach Ayurveda – Brot, Brötchen & Pikantes**; pala-verlag, Darmstadt, 2006

Skibbe, Petra u. Joachim; **Ayurveda – Die Kunst des Kochens**; pala-verlag, Darmstadt, 2004

Skibbe, Petra u. Joachim; **Ayurveda – Feiern und Genießen**; pala-verlag, Darmstadt, 2004

Svoboda, Dr. Robert E.; **Prakruti – Your Ayurvedic Constitution**; Motilal Banarsidass Publishers, Delhi, 1996

Willfort, Richard; **Gesundheit durch Heilkräuter**; Rudolf Trauner Verlag, Linz, 1991

Bezugsquellen

Gewürze und andere Zutaten

Surabhi Natural Products
Moststraße 25a
93326 Abendsberg
Tel: 09443/9180363
www.surabhi.de

Govinda Natur GmbH
Waldstraße 18
55767 Abentheuer
Tel: 06782/989001
www.govinda-versand.de

Sat Nam Versand
Marie-Curie-Straße 6
64823 Gross-Umstadt
Tel: 06078/789060
www.satnam.de

Indu-Versand
Turmstraße 7
35085 Ebsdorfergrund
Tel: 06424/3988
www.indu-versand.de

Schweiz:
Govinda Veda Kultur
Preyergasse 16
8001 Zürich
Tel: 044/2518859
www.govinda-shop.ch

Österreich:
Govinda Kulturtreff
Lindengasse 2a
1070 Wien
Tel: 01/5222817
www.govinda.at

*Säurewecker, mikrobielles
(nicht gentechnisch verändertes) Lab
und anderes Zubehör
zur Käseherstellung*

Bunte Kuh
Käsereibedarf
Hinterdorfstraße 18
36154 Hosenfeld-Hainzell
Tel: 06650/1560
www.kaesereibedarf.de

Rezeptindex

Die mit * gekennzeichneten Rezepte sind vegan oder enthalten eine vegane Variante.

Amarant-Mangold-Röllchen* 180
Ananas-Mango-Reis * 132
Aniswaffeln 258
Apfelgelee * 265
Apfel-Ingwer-Kompott* 260
Apfelpunsch* 283
Apfelstrudel* 255
Aprikosen-Carob-Muffins * 256
Aprikosenchutney mit Mandelkrokant* 246
Aprikosen-Grießauflauf 272
Aprikosen-Kürbis-Dessert* 268
Artischocken mit Salbei im Teigmantel* 209
Artischocken-Brokkoli-Kürbis-Salat* 148
Artischocken-Gemüseauflauf 212
Artischocken-Rucola-Dip 240
Auberginen-Mandel-Paste * 232
Auberginenröllchen 176
Auberginensauce alla Toscana 234
Avocado-Dattel-Shake* 281
Avocado-Ingwer-Dip 142
Avocado-Kokos-Chutney* 242
Ayurveda-Buttermilch 293
Ayurvedischer Gewürzkuchen* 248

Bananen-Pfirsich-Pudding* 266
Basmati-Wildreis* 192
Beerenfrüchtereis* 132
Birnen-Quinoa-Auflauf* 271
Birnen-Trauben-Reis* 132*
Blumenkohlfrikadellen 230
Blumenkohlgratin* 220
Bohnen in Paprika-Mandel-Sauce * 173
Brasilianischer Eintopf (Feijao)* 168
Brasilianischer Kokospudding* 267
Brokkolicreme-Suppe* 151
Brokkoli-Fenchelcremesuppe 152
Brokkoli-Kürbis-Artischocken-Salat* 148
Bulgur-Khichari* 165
Buttermilch 293
Buttermilchbrötchen 137
Buttermilchsauce, grüne 237
Butterschmalz (Ghee) 294

Carob-Aprikosen-Muffins * 256

Cashew-Kichererbsen-Taschen mit Spinat* 227
Chapatis* 222
Crostini mit Zucchini, Tomaten und Oliven* .. 231
Currysauce 162

Dattel-Avocado-Shake* 281
Dattel-Mandel-Kekse * 259
Dattelnougat 277
Dattel-Tamarinden-Chutney* 244
Dinkeldessert 269
Dinkelflockenbrei* 133
Dinkel-Gersten-Reis* 196
Dinkelgratin 218
Dinkelgrießsuppe mit Gemüse* 156
Dinkelkuchen mit Ricotta 214
Dinkel-Rucola-Salat 149
Dipgemüse* 144
Dosa* 205
Dreikornreis* 196

Eintopf, brasilianisch * 168
Energiebällchen 278
Erbsen-Karotten-Gemüse mit Frischkäse 185
Erdbeer-Mandel-Milch* 279

Feigen, kandiert* 270
Feijao* 168
Feldsalat-Radicchio* 140
Fenchelcremesuppe mit Brokkoli 152
Fenchel-Quinoa-Auflauf 221
Festsalat* 139
Fladenbrote* 222
Frikadellen, grüne* 229
Frischer Mangopie* 250
Frisches Korianderchutney* 243
Frisches Sauerkraut* 183
Frischkäse in Sahnesauce
    mit Korianderblättern 189
Frischkäse 290
Früchtereis* 132
Fruchtsalat* 127
Frühlingsbohnen* 186

Garam Masala* 295

Gebackener Kürbis alla Toscana* 217
Gebratene Salatröllchen 172
Gebratene Zucchini alla Toscana * 181
Gegrillter Paprikasalat * 147
Gegrillter Radicchio 211
Gelber Zitronen-Ingwer-Dal * 158
Gemüse alla marinara* 175
Gemüseauflauf mit Artischocken 212
Gemüse-Dinkelgrießsuppe * 156
Gemüsepolenta* 200
Gemüse-Reiskroketten mit Oliven* 198
Gerste mit Zimtreis * 191
Gerstenmus mit Milch 135
Gersten-Reis-Dinkel * 196
Gewürzkuchen* 248
Gewürzmilch 288
Gewürzreis* 190
Gewürzsirup* 268
Gewürzte Nussmilch * 280
Ghee 294
Granola* 130
Grießauflauf mit Aprikosen 272
Großer Festsalat* 139
Grüne Bohnen in Paprika-Mandel-Sauce * .. 173
Grüne Buttermilchsauce 237
Grüne Frikadellen* 229
Grüne Nester 213
Grüne Salatcremesuppe 153
Grüner Mung Dal mit Roter Bete* 160
Grüner Spargel mit Ingwer* 171
Grüner Spargelsalat 145

Heidelbeeren in Mangosauce* 129
Heidelbeerkuchen 251
Heißer Apfelpunsch* 283
Herzhafte Kräuter-Landtorte 216
Himbeer-Joghurt-Creme 262
Holundersauce 269

Indische Riesenkräcker* 225
Ingwer-Apfel-Kompott* 260
Ingwer-Avocado-Dip 142
Ingwermilch 287
Ingwertee* 289
Ingwer-Zitronen-Dal * 158

Jagannatha-Kokos-Dal * 161
Joghurt 292

Joghurtgetränk mit Safran 284
Joghurt-Himbeer-Creme 262
Joghurt-Minz-Dip 240
Joghurt-Spinat-Salat 146

Kandierte Feigen* 270
Karhi mit Papadam 159
Karibikreis* 194
Karotten-Erbsen-Gemüse mit Frischkäse ... 185
Kartoffel-Kürbis-Kroketten mit Kokos* 204
Kartoffel-Okra-Curry* 187
Kartoffelpüree mit Safran 203
Kartoffel-Zucchini-Gratin 219
Käse-Trauben-Salat 143
Käse-Kidneybohnen-Eintopf 170
Käse-Kräuter-Fritten 208
Käsepakoras 208
Käse-Spinat-Puris 226
Khichari (Bulgur)* 165
Khichari (Mangold)* 164
Khichari (Quinoa)* 166
Khichari (Vollkornbasmati)* 163
Kichererbsen-Cashew-Taschen mit Spinat * 227
Kichererbsen-Pfannkuchen* 206
Kichererbsen-Sesam-Aufstrich* 233
Kidneybohnen-Käse-Eintopf 170
Knusprige Aniswaffeln 258
Kokos-Avocado-Chutney* 242
Kokos-Jagannatha-Dal * 161
Kokos-Kürbis-Kartoffel-Kroketten* 204
Kokospudding* 267
Korianderchutney* 243
Kräuter-Landtorte 216
Kräuterpfannkuchen* 207
Kräuter-Tofu-Sauce* 238
Kürbis-Brokkoli-Artischocken-Salat* 148
Kürbis ganz einfach* 184
Kürbis, gebacken* 217
Kürbis-Aprikosen-Dessert* 268
Kürbis-Kartoffel-Kroketten mit Kokos* 204
Kürbiskern-Rucola-Sauce 239
Kürbiskern-Sonnenblumen-Krokant* 275
Kürbis-Nougat-Eis 264

Leichter Fruchtsalat* 127
Leichter Marmorkuchen * 253

Maisfladenbrot* 224

Maisnudelpfanne mit Wildkräutern*	199
Mandel-Auberginen-Paste *	232
Mandel-Dattel-Kekse *	259
Mandel-Erdbeer Milch*	279
Mandel-Rosinen-Milch	286
Mango-Ananas-Reis *	132
Mangocreme	261
Mangold mit Zitronen-Dressing *	177
Mangold-Amarant-Röllchen*	180
Mangold-Khichari mit Frischkäse*	164
Mangoldsalat mit Walnüssen	141
Mangoldsuppe mit Nudeln*	155
Mangopie*	250
Mangosauce mit Heidelbeeren *	129
Marmorkuchen *	253
Marzipan-Pistazien-Herzen	276
Meereskräutersauce*	236
Melonen-Nektarinen-Salat*	128
Melonenpie*	254
Mildes Garam Masala*	295
Minz-Joghurt-Dip	240
Mung Dal mit Roter Bete*	160
Mungbällchen in Currysauce	162
Mungsprossen, sautiert	182
Nektarinen-Melonen-Salat*	128
Nougat-Kürbis-Eis	264
Nussecken	257
Nussmilch *	280
Nuss-Zimt-Kuchen	247
Okra-Kartoffel-Curry*	187
Palmenherzen mit Avocado-Ingwer-Dip	142
Panir	290
Panna Cotta	263
Papadams*	225
Paprika mit Weißkohl*	188
Paprika-Mandel-Sauce *	173
Paprikasalat, gegrillt *	147
Pekan-Walnuss-Suppe	154
Petersilienwürfel in Tomatensauce	210
Pfannkuchen, südindische *	205
Pfirsich-Bananen-Pudding*	266
Pfirsichnektar*	282
Pflaumen-Streuselkuchen*	252
Pikante Reisnudelpfanne*	197
Pikanter Dinkelkuchen mit Ricotta	214
Pistazien-Marzipan-Herzen	276
Puffreis-Crunchies*	131
Quarkbrötchen mit Sonnenblumenkernen	138
Quinoa nach Peking-Art*	202
Quinoa-Birnen-Auflauf*	271
Quinoa-Fenchel-Auflauf	221
Quinoa-Khichari *	166
Quinoasalat*	150
Radicchio, gegrillt	211
Radicchio-Feldsalat*	140
Radieschensuppe	157
Reis-Dinkel-Gerste *	196
Reiskroketten*	198
Reisnudelpfanne*	197
Ricotta-Dinkelkuchen	214
Riesenkräcker*	225
Risotto mit Zucchini*	195
Rosinengrießbrei mit Aprikosen	134
Rosinen-Mandel-Milch	286
Rosinenscones	136
Rosinen-Stachelbeer-Chutney*	245
Rosinen-Süßkartoffel-Halava	273
Rote-Bete-Dip *	241
Roter Reis mit Rosmarin*	193
Rucola-Dinkel-Salat	149
Rucola-Artischocken-Dip	240
Rucola-Kürbiskern-Sauce	239
Safran-Lassi	284
Salatcremesuppe	153
Salatröllchen, gebraten	172
Sauce mit frischem Basilikum	235
Sauerkraut*	183
Sautierte Mungsprossen	182
Schnelle Buttermilchbrötchen	137
Schneller Pfirsich-Bananen-Pudding*	266
Schnelles Dipgemüse*	144
Selbst gemachter Frischkäse	290
Selbst gemachter Joghurt	292
Sesam-Kichererbsen-Aufstrich*	233
Sonnenblumen-Kürbiskern-Krokant*	275
Spaghettibohnen in Olivenöl*	178
Spargel mit Ingwer*	171
Spargelsalat	145
Spinat mit Vollkorngrieß	179
Spinat-Cashew-Kichererbsen*	227

Spinat-Joghurt-Salat 146
Spinat-Käse-Puris 226
Spinatkuchen mit Frischkäse 215
Spinatraita 146
Stachelbeer-Rosinen-Chutney* 245
Streuselkuchen mit Pflaumen* 252
Südindische Pfannkuchen * 205
Süßer Jagannatha-Kokos-Dal * 161
Süßkartoffel-Rosinen-Halava 273

Tamarinden-Dattel-Chutney* 244
Tofu-Kräuter-Sauce* 238
Tomatensauce mit Petersilienwürfel 210
Tortillas* 224
Trauben-Birnen-Reis* 132*
Trauben-Käse-Salat 143

Vanillesauce* 274

Versunkener Heidelbeerkuchen 251
Vollkornbasmati-Khichari* 163
Vollkorngrieß mit Wintergemüse* 201

Walnuss-Pekan-Suppe 154
Weiße Sauce mit frischem Basilikum 235
Weißkohl mit gebackenem Paprika* 188
Wildreis* 192
Winter-Upma* 201
Wirsingpüree mit Thymian-Croûtons 174

Zimt-Nuss-Kuchen 247
Zimtreis mit Gerste* 191
Zitronen-Ingwer-Dal * 158
Zucchini, gebraten * 181
Zucchini-Kartoffel-Gratin 219
Zucchinimuffins 228
Zucchini-Risotto mit Blüten* 195

Ayurveda – Die Kunst des Kochens

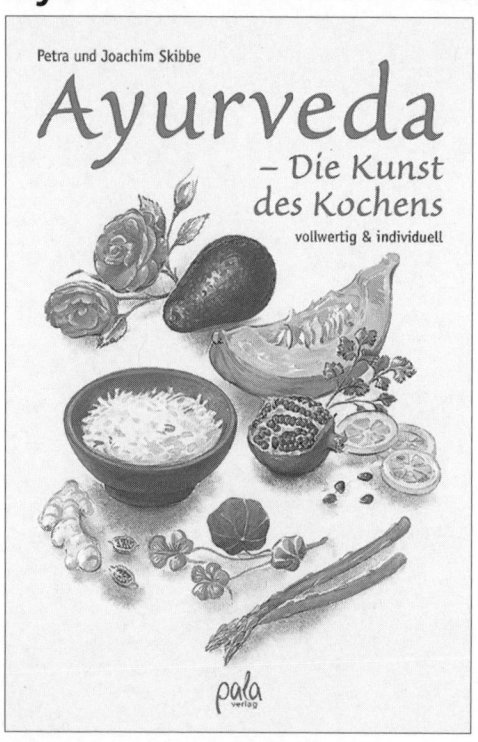

Petra und Joachim Skibbe:
**Ayurveda –
Die Kunst des Kochens**
ISBN: 978-3-89566-139-6, 288 Seiten

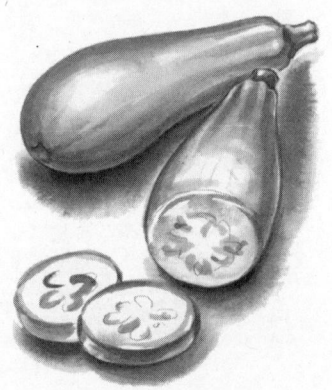

Seit mehr als fünftausend Jahren ist die Heilkunst des Ayurveda der Menschheit bekannt, an Aktualität hat sie jedoch bis heute nicht verloren. Einer der Eckpfeiler dieser ganzheitlichen Lehre ist eine gesunde, ausgeglichene und individuell abgestimmte Ernährung mit frischen und vollwertigen Lebensmitteln. Darüber hinaus ist auch die Berücksichtigung von Faktoren wie Lebensalter und Jahreszeit wesentlich. Wer die Prinzipien des Ayurveda in das tägliche Leben integriert, und das ist gar nicht so schwer, wird sich bald wieder voller Harmonie und Energie fühlen.

Die Kunst des Kochens nach ayurvedischem Wissen geht über indische Traditionen hinaus, denn diese universellen Prinzipien sind weder auf bestimmte landestypische Heilmittel noch auf eine bestimmte Küche begrenzt. Ob Spargelcremesuppe oder Safranreis, Nudeln oder Nuss-Sandesh, Karottengemüse oder Khichari, ob süß, sauer, pikant oder würzig, die Ayurveda-Küche hat für alle etwas zu bieten. Wer sich ohne tierisches Eiweiß ernährt, findet in diesem Buch auch eine Menge veganer Rezepte zum Genießen.

Lernen Sie die einfachen Prinzipien des Ayurveda kennen. Finden Sie heraus, zu welchem Konstitutionstyp Sie gehören und welche Ernährung Ihnen am besten bekommt. Dann können Sie sich aus den über 150 Rezepten Ihre ganz persönlichen Menüs zusammenstellen.

Backen nach Ayurveda

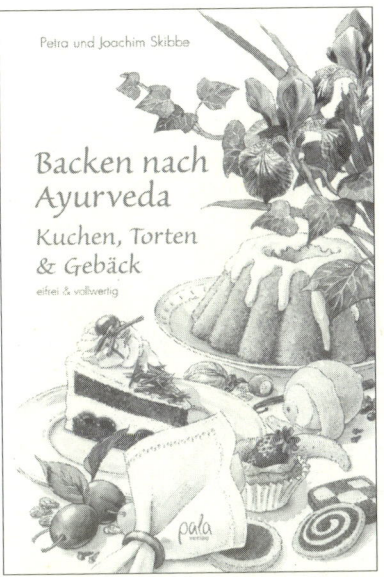

Backen und Genießen mit Ayurveda. Backen nach ayurvedischen Prinzipien bedeutet typgerechtes, eifreies und vollwertiges Backen. Kulinarische Höhepunkte, wie opulente Biskuittorten, feine Sachertorten oder lockere Käsekuchen, gelingen ohne ein einziges Ei und sind mindestens ebenso köstlich wie ihre klassischen Vorbilder. Ob Marmorkuchen oder Nussecken, Bienenstich oder Blätterteighörnchen, versunkene Apfeltorte oder Kokos-Sahne-Trüffel, selbst Rühr- und Mürbteige gelingen ohne Eier und laden mit Ayurveda-Süßungsmitteln zum Genießen ein.
Wer sich ohne tierisches Eiweiß ernährt, ist mit diesem Backbuch gut beraten. Zahlreiche Rezepte sind auch für eine lecker-leichte vegane Ernährung geeignet.

Petra und Joachim Skibbe:
Backen nach Ayurveda – Kuchen, Torten & Gebäck
ISBN: 978-3-89566-178-5, 192 Seiten

In ihrem zweiten Buch **Backen nach Ayurveda – Brot, Brötchen & Pikantes** zeigen Petra und Joachim Skibbe, wie lecker und abwechslungsreich auch pikante Backwaren, Brote und Brötchen nach ayurvedischen Prinzipien sind.
Ihre Rezeptpalette reicht von köstlichen Ayurvedabroten über knusprige Knäckebrote, kräftige Sauerteigbrote bis hin zu allerlei Brötchen und Muffins. Auch die Liebhaber pikanter Gemüsekuchen und Snacks aus dem Backofen finden in diesem Buch zahlreiche Anregungen. Über einhundert leichte und leckere Rezepte machen das pikante Backen nach Ayurveda-Prinzipien in wahrstem Sinne des Wortes zu einem unvergleichlichen Erlebnis für den Gaumen.
Auch wer sich tierisch-eiweißfrei ernährt, findet in diesem Buch eine Vielzahl veganer Rezepte zum Genießen. Abgerundet wird das Buch durch einen umfassenden Naturkostführer mit zahlreichen wertvollen Einkaufs- und Ayurveda-Ernährungstipps.

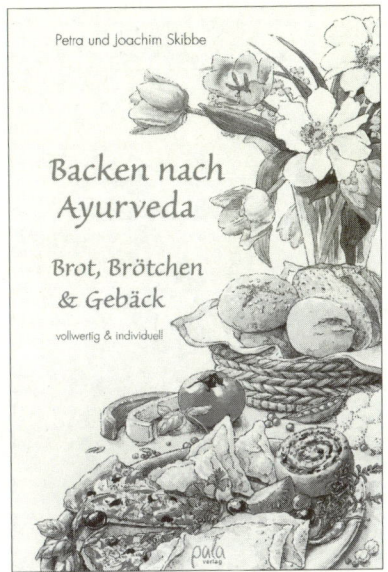

Petra und Joachim Skibbe:
Backen nach Ayurveda – Brot, Brötchen & Pikantes
ISBN: 978-3-89566-166-2, 192 Seiten

Andere Bücher aus dem pala-verlag

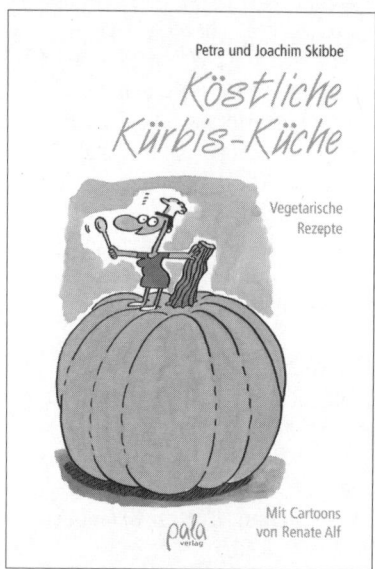

Petra und Joachim Skibbe:
Köstliche Kürbis-Küche
ISBN: 978-3-89566-150-1

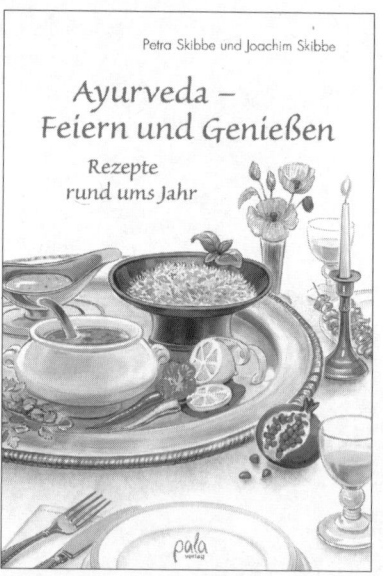

Petra und Joachim Skibbe:
Ayurveda – Feiern und Genießen
ISBN: 978-3-89566-187-7

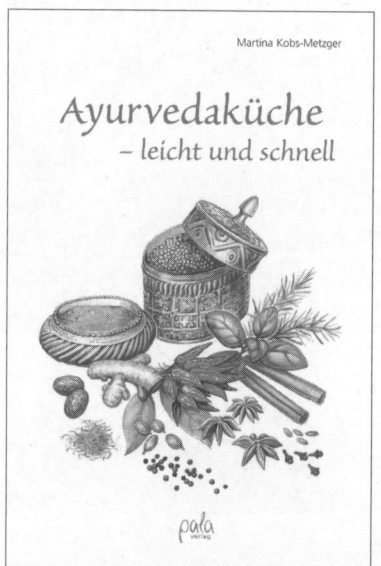

Martina Kobs-Metzger:
Ayurvedaküche – leicht und schnell
ISBN: 978-3-89566-209-6

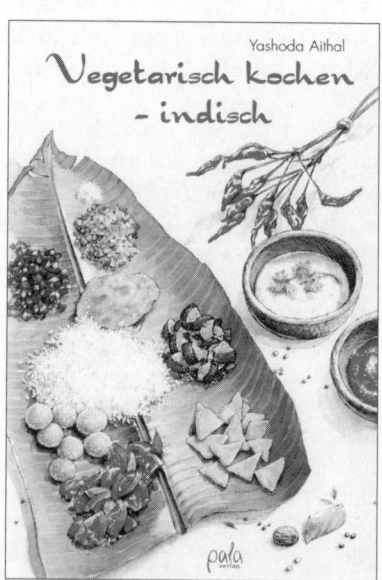

Yashoda Aithal:
Vegetarisch kochen – indisch
ISBN: 978-3-89566-153-2

Vollwertig, vegetarisch, vegan

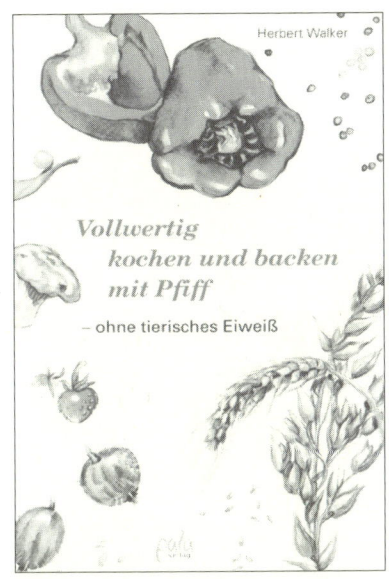

Herbert Walker: **Vollwertig kochen und backen mit Pfiff**
ISBN: 978-3-89566-146-4

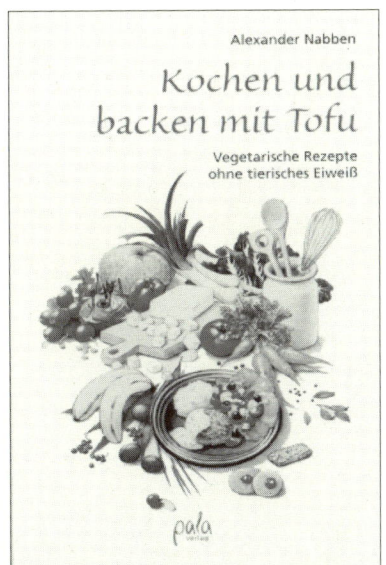

Alexander Nabben:
Kochen und backen mit Tofu
ISBN: 978-3-89566-158-7

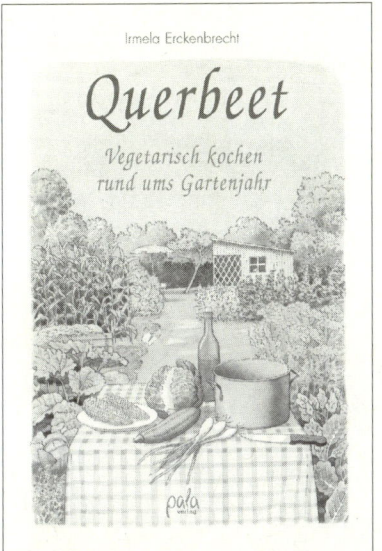

Irmela Erckenbrecht: **Querbeet – Vegetarisch kochen rund ums Gartenjahr**
ISBN: 978-3-89566-163-1

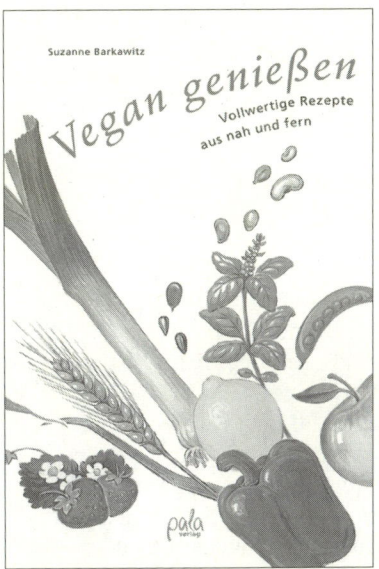

Suzanne Barkawitz:
Vegan genießen
ISBN: 978-3-89566-137-2

Gesamtverzeichnis bei: pala-verlag, Postfach 11 11 22, 64226 Darmstadt
www.pala-verlag.de

© pala-verlag, Darmstadt 2002
2. aktualisierte Auflage 2007
ISBN: 978-3-89566-176-1
pala-verlag, Rheinstr. 35, 64283 Darmstadt
www.pala-verlag.de
Redaktionelle Mitarbeit: Joachim Skibbe
Lektorat: Barbara Reis/Wolfgang Hertling
Titel- und Textillustration: Tatiana Mints
Tipp-Kastenzeichnungen: Sabine Hoff
Druck: freiburger graphische betriebe
www.fgb.de
Printed in Germany

Dieses Buch ist auf Papier aus
100 % Recyclingmaterial gedruckt